高水平大学 "十四五" 规划预防医学专业精品教材

供预防医学等专业使用

公共卫生技能

主 审 ◎ 董柏青 杨晓波　　主 编 ◎ 邹云锋 林华亮　　副主编 ◎ 谢艺红 谭盛葵 郭 蕊

编 委 （以姓氏笔画为序）

马金凤　广西中医药大学
王晓敏　广西医科大学
卢小玲　广西科技大学
刘 顺　广西医科大学
刘晓勇　广东省职业病防治院
农 康　广西壮族自治区职业病防治研究院
农清清　广西医科大学
李 海　广西中医药大学
李习艺　广西医科大学
何 晓　桂林医学院
邹云锋　广西医科大学
张 康　广西科技大学
张子龙　中山大学
张必科　中国疾病预防控制中心
陈 捷　广西壮族自治区职业病防治研究院
林华亮　中山大学
林勇军　广西壮族自治区职业病防治研究院
罗 丹　广西中医药大学

周 艳　广西壮族自治区职业病防治研究院
周为文　广西壮族自治区疾病预防控制中心
秦剑秋　南宁市疾病预防控制中心
徐国勇　广东省职业病防治院
高玉秋　广西中医药大学
郭 蕊　右江民族医学院
郭振友　桂林医学院
黄大敏　右江民族医学院
黄世文　广西壮族自治区职业病防治研究院
黄东萍　广西医科大学
黄颉刚　广西医科大学
梁 旭　右江民族医学院
蒋玉艳　广西壮族自治区疾病预防控制中心
覃 健　广西医科大学
覃光球　广西中医药大学
曾怀才　桂林医学院
谢艺红　广西医科大学
谭盛葵　桂林医学院
熊润松　广西中医药大学

U0334191

华中科技大学出版社
http://press.hust.edu.cn
中国·武汉

内 容 简 介

本书是高水平大学"十四五"规划预防医学专业精品教材。

本书共五章。内容包括公共卫生基本技能、突发公共卫生事件现场调查处置技能、实验室常规检测技术、公共卫生服务政策制定技能、公共卫生论文与报告撰写技能。

本书可供预防医学等专业使用。

图书在版编目(CIP)数据

公共卫生技能/邹云锋,林华亮主编. —武汉:华中科技大学出版社,2022.8
ISBN 978-7-5680-7319-6

Ⅰ. ①公… Ⅱ. ①邹… ②林… Ⅲ. ①公共卫生学 Ⅳ. ①R1

中国版本图书馆 CIP 数据核字(2022)第 174431 号

公共卫生技能   邹云锋　林华亮　主编
Gonggong Weisheng Jineng

策划编辑:居　颖
责任编辑:张　琴　郭逸贤
封面设计:廖亚萍
责任校对:李　琴
责任监印:周治超
出版发行:华中科技大学出版社(中国·武汉)　　电话:(027)81321913
　　　　　武汉市东湖新技术开发区华工科技园　　邮编:430223
录　　排:华中科技大学惠友文印中心
印　　刷:武汉市籍缘印刷厂
开　　本:889mm×1194mm　1/16
印　　张:21
字　　数:660 千字
版　　次:2022 年 8 月第 1 版第 1 次印刷
定　　价:78.00 元

　　预防医学是贯彻我国预防为主的卫生工作方针和确保预防保健战略重点实施的一门学科。2018年,教育部发布了《普通高等学校本科专业类教学质量国家标准》,其中《公共卫生与预防医学类教学质量国家标准》明确指出,预防医学教育的根本任务是培养适应社会发展与公共卫生事业需要、具有从事公共卫生与预防医学实际工作能力的人才,本科生应当具备到人群现场开展流行病学调查、正确使用公共卫生检测常用仪器和设备、分析归纳疾病和公共卫生事件及其影响因素的能力。

　　由于大部分高校教师长期从事理论教学和科研工作,缺乏一线工作实践经验,突发公共卫生事件现场调查处置、常规仪器设备的使用和采样技术、疾病监测系统的报告和评估、疾病防控技术方案和政策文件的制定等疾病预防控制常用的专业技能,是目前大部分高校教学的弱点。为提高学生的实践操作技能和岗位胜任力,弥补高校人才培养与用人单位需求的裂痕,近年来,部分高校通过教学改革增设了公共卫生技能培训课程,2018年,教育部公共卫生与预防医学类专业教学指导委员会举办首届全国大学生公共卫生综合技能大赛,至2022年通过以赛促学、以赛促教的方式推动了公共卫生实践技能教学的改革。

　　本教材针对高校实践技能教学和实践单位工作的需求,分为公共卫生基本技能、突发公共卫生事件现场调查处置技能、实验室常规检测技术、公共卫生服务政策制定技能、公共卫生论文与报告撰写技能五章,重点培养学生到人群现场开展流行病学调查、正确使用公共卫生检测常用仪器和设备、分析归纳疾病和公共卫生事件及其影响因素的能力,旨在为预防医学本科生公共卫生技能培训课程教学和全国大学生公共卫生综合技能大赛培训提供参考教材和培训资料。

邹云锋　林华亮

目 录

MULU

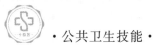

第一章　公共卫生基本技能

第一节　概　　述

公共卫生是以社区为平台开展的预防医学专业服务。专业服务的基本内容是确定社会公共卫生问题、对公共卫生措施的评价、常见病防控、健康教育与健康促进、公共卫生监测。要完成这些基本的服务内容，就需要掌握公共卫生基本的操作和技能，去检测和发现，在此基础上解决公共卫生存在的问题。

因此，公共卫生基本技能水平和公共卫生事件的综合分析能力成为公共卫生工作人员需要具备的核心能力。本章包括职业医学基本技能、环境卫生基本技能、食品营养卫生基本技能、流行病学基本技能、疾病监测技术、数据分析和评估技术、临床科研设计及相关技能这七个公共卫生基本能力。

第二节　职业医学基本技能

一、照度检测

(一)概述

照度指单位面积上所接受可见光的能量，单位为勒克斯(lx)，用于指示光照的强弱和物体表面积被照明程度的量。本部分主要介绍利用照度计测量照度的原理和方法。

1. 测量原理　照度计是用来测量光线强弱等级的专用设备。目前，我国公共场所标准中用来测定照度的仪器是利用光敏半导体元件的物理光现象制成的。当外来光线射到硒光电池(光电元件)后，硒光电池可将光能转变为电能，通过电流表显示出光的照度值。

2. 精度与测量范围　使用照度计量程下限不小于 1 lx，上限不大于 5000 lx，指针式照度计示值误差要求不超过满量的 ±8%，室内照度测定仪器示值误差不超过 ±4%。

3. 整体照明测点要求

(1)测点数量：室内面积不足 50 m^2 的设置 1 个测点，50～200 m^2 的设置 2 个测点，200 m^2 以上的设置 3～5 个测点。

(2)测点位置：当只有 1 个测点时，应设置在室内中央；当有 2 个测点时，应设置在室内对称点上；有 3 个测点时，应设置在室内对角线四等分的 3 个等分点上；有 5 个测点时，应按梅花状布点(图 1-1)，其他按均匀布点原则设置测点位置。

4. 局部照明测点要求　如为特殊情况需要的局部照明时，可测量其中有代表性的一点。如果是局部照明和整体照明兼有的情况，应根据实际情况决定开启或关闭整体照明灯光，并在测定结果中注明。

5. 操作步骤

(1)检查仪器电源及连线。

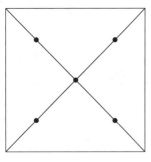

图1-1 测点布置

（2）打开仪器开关,盖上受光器盖,检查仪器零点。

（3）暴露仪器探头光敏面,把探头水平放置于待测光源下。

（4）选择合适挡位。

（5）根据光源选择暴露时长。

（6）填写现场检测记录单,内容包括测量日期、测量时间、受检单位、测量地点、检测人员、照度计型号及编号、测量值(单位:lx)等。

（7）测量完成后,将光敏面盖盖上,并将仪器放回盒中。若长时间不使用,应将仪器电池取出放置于阴凉干燥通风处保存。

6. 注意事项

（1）照度计受光器上必须保持洁净无尘。

（2）测定时,照度计受光器应水平放置。

（3）操作人员的位置和服装不应对测量结果有影响。

（4）如果光源是白炽灯,应开启5 min后开始测量,气体放电灯应开启30 min后开始测量。

（二）实践案例

1. 案例介绍 某大学图书馆阅览室面积约200 m²,装有6组(每组2根)日光灯,同学们反映无论白天还是晚上,阅览室的照明条件都比较昏暗,在里面自习看书会感觉到光照不足,视觉疲劳,影响学习效率。

2. 操作任务 由你负责这项检测工作,你将怎么做?

［要点提示］

该大学图书馆阅览室属于公共场所,采用整体照明,无局部照明,根据阅览室面积应设置2个采样点,位于室内对称点上。待日光灯开启30 min后测定照度值。参照《公共场所卫生管理条例实施细则》及GB 37488—2019《公共场所卫生指标及限值要求》,其他有阅读需求的公共场所照度不应低于100 lx。

3. 知识链接 根据《公共场所卫生管理条例》对场所的归类,大学图书馆阅览室属于公共场所范畴,对其进行卫生监督时适用《公共场所卫生管理条例实施细则》及GB 37488—2019《公共场所卫生指标及限值要求》。

二、噪声检测

（一）概述

从卫生学意义上讲,凡是使人感到厌烦、不需要或有损健康的声音均为噪声。长期暴露于一定强度的噪声环境中,会损伤机体的听觉系统和非听觉系统,噪声聋是我国法定的职业病。本部分主要介绍利用数字声级计测量环境噪声的原理和方法。

1. 测量原理 环境噪声通常用数字声级计进行测定,其原理是利用电容式声电换能器,将被测声音信号转变为电信号,经内部处理后转换成声级值。根据人耳对声音的感觉特性,用不同类型的滤波器对不同频率声音进行叠加衰减。计权网络有"A""B""C""D"等几种。环境噪声测量一般用A计权网络,即用声级计中的A计权声级测量一定时间内的噪声强度,经过计算得出等效A声级(L_{Aeq}),根据A声级结果进行评价。目前,许多声级计可以直接给出测定时间内的等效A声级。

2. 精度与测量范围 测量范围(A声级)为30～120 dB,精度为±1.0 dB。

3. 测量方法

（1）现场调查:为正确选择测量点、测量方法和测量时间等,必须在测量前对工作场所进行现场调查。调查内容主要包括以下几个方面。

①工作场所的面积、空间、工艺区划、噪声设备布局等,绘制略图。

②工作流程的划分、各生产程序的噪声特征、噪声变化规律等。

③预测量,判定噪声的性质、分布状况等。

Note

④工作人员的数量、工作路线、工作方式、停留时间等。

(2)测点选择与布置。

①工作场所声场分布均匀时(测量范围内 A 声级差＜3 dB),选择 3 个测点,取平均值。

②工作场所声场分布不均匀时,应将其划分为若干声级区,同一声级区内 A 声级差＜3 dB。每个区域内,选择 2 个测点,取平均值。

③测点距地面高度 1～1.5 m,与墙壁和其他主要反射面距离≥1 m。

4. 操作步骤

(1)按照测点布置要求进行布点。

(2)检查声级计和声级校准器是否有检定合格标志。

(3)检查声级计和声级校准器的电池电量。

(4)将传声器从盒中取出,安装在声级计上。

(5)使用声级校准器(图 1-2)对声级计进行校准:将声级计功能开关分别置于"F"(快挡)、"A"(A 计权)、"L"(低量程)位,将声级校准器(94 dB,1000 Hz)安装到声级计传声器上,开启校准器电源,声级计应指示 94 dB(误差范围±0.2 dB);若不指示 94 dB,可用小螺丝刀调整声级计侧边的"CAL"旋钮使得声级校准器指示 94 dB。

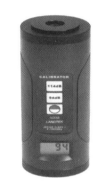

图 1-2 声级校准器

(6)现场噪声测定前,还应测量环境风速。若风速超过 3 m/s,应安装防风罩。

(7)在距地面 1～1.5 m 高度,将传声器指向声源方向,测定环境噪声。

(8)填写现场检测记录单,内容包括检测日期、时间、地点、人员和声级计型号、声级校准器型号、检测数值(单位:dB(A))等。

(9)关闭仪器,取下传声器,放入盒中(盒中配有干燥剂),声级计放入仪器盒中。若长时间不使用,应将仪器电池取出放置于阴凉干燥通风处保存。

5. 不同噪声类型的测定方法 根据噪声的特性将噪声分为稳态噪声(声压波动＜3 dB 的噪声)、非稳态噪声(声压波动≥3 dB 的噪声)、脉冲噪声(声音持续时间≤0.5 s,间隔时间＞1 s,声压有效值变化＞40 dB 的噪声)等。不同类型的噪声采用不同的测定方法及计算方法。一个区域内的环境噪声测定结果以该区域内各测点等效 A 声级的算术平均值给出。

(1)稳态噪声:用声级计"F"挡(快挡)读取 1 min 指示值或平均值。

(2)周期性噪声:用声级计"S"挡(慢挡)每隔 5 s 读取一个瞬时 A 声级值,测量一个周期。

(3)非周期性非稳态噪声:用声级计"S"挡(慢挡)每隔 5 s 读取一个瞬时 A 声级值,连续读取若干数据。

环境噪声为周期性噪声或非周期性非稳态噪声的,等效 A 声级(L_{Aeq})的计算方法如式(1-1)所示。

$$L_{Aeq} = 10 \lg(\sum_{i=1}^{n} 10^{0.1L_{Ai}}) - 10 \lg n \tag{1-1}$$

式中,L_{Aeq}表示环境噪声等效 A 声级,单位为分贝(dB);n表示在规定时间 t 内测量数据的总数,单位为个;L_{Ai}表示第 i 次测量的 A 声级,单位为分贝(dB)。

由于噪声计算比较复杂,可以购买直接由内置软件计算 L_{Aeq} 的噪声仪。稳态噪声可设置测量 1 min,读取 L_{Aeq};周期性噪声可根据噪声周期设置测量时间,读取 L_{Aeq};非周期非稳态噪声根据现场情况设置测量时间,读取 L_{Aeq}。

6. 注意事项

(1)测量前必须使用声级校准器对声级计进行校准。

(2)传声器应放置在劳动者工作时耳部的高度,站姿为 1.50 m,坐姿为 1.10 m。

(3)传声器的指向为声源的方向。

(4)测量仪器固定在三角架上,置于测点;若现场不适合放置三角架,可使用手持声级计,但应保持测试者与传声器的间距大于 0.5 m。

Note

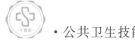
(5)应在正常生产情况下进行测量。当工作场所风速超过 3 m/s 时,传声器应安装防风罩,应尽量避免电磁场的干扰。

（二）实践案例

1. 案例介绍 某豆油生产加工企业污水处理岗的一位女职工近期疑似听力异常,进行职业健康检查,疑似听力损失,为进一步明确是否为职业性噪声聋,职业病诊断部门需要获得该女职工工作的岗位的噪声强度资料。

2. 操作任务 由你负责这项检测工作,你将怎么做?

[要点提示]

污水处理站有很多的动力设备、仪器、仪表、管线及阀门,运行过程中会产生噪声。根据 GBZ/T 189.8—2007《工作场所物理因素测量 噪声》,对污水处理站的现场进行初步调查和测量,污水处理站的声场分布均匀,为稳态噪声。同时通过询问该女职工得知日常作业主要为固定岗操作。按照噪声检测仪的操作步骤,随机选择污水处理站 3 个测点,取平均值。

3. 知识链接 根据我国现阶段执行的 GBZ 2.2—2007《工作场所有害因素职业接触限值 第 2 部分:物理因素》规定,稳态噪声限值为 85 dB(A)。

三、风速检测

（一）概述

风速(wind speed)是指单位时间内空气在水平方向上的移动距离,单位用 m/s 或 km/h 表示。由于很多中小型公共场所(如写字楼、酒店、宾馆等)的采光通风面积相对较小,自然通风能力相对较差,机械送、排风是其重要的通风手段。公共场所新风量是评估公共场所空气质量和卫生情况的重要指标,因此对于公共场所送风设备的风速检测十分必要,本部分主要介绍热球式电风速仪和数字风速仪测量风速的原理和使用方法。

（二）测量原理

室内风速通常用热球式电风速仪测量,主要分为指针式和数字式两种,但其测量原理相同。这类风速仪由热球式测头和测量仪表组成,测头的加热圈(金属丝通过电加热)直接暴露在气流中,当气流沿垂直方向流过加热圈时,带走一部分热量,引起测头加热电流或电压的变化,测头温度与风速呈负相关。用指针或数字显示室内风速值。

（三）精度与测量范围

最低检测值不小于 0.05 m/s,在测 0.05～2 m/s 范围内,其测量误差不大于±10%。

（四）操作步骤

1. 指针式热球式电风速仪

(1)检查风速仪的检验合格标志,注意是否在有效期内。

(2)"校正开关"置于"断"的位置,"电源转换"开关置于所选电源处,检查电池电量。

(3)观察电表指针是否指零,如有偏移,可调整机械调零螺丝,使指针回零。

(4)将测杆插在插座上,测杆垂直向上放置,"校正开关"置于"满度"位置,调整"满度粗调"和"满度细调"两个旋钮,使电表指在满度的位置。"校正开关"置于"低速"位置,慢慢调整"零位粗调"和"零位细调"两个旋钮,使指针位于零点。

(5)轻轻拉动螺塞,使测杆探头露出,测头上的红点垂直对准风向,从电表上读出风速值。当校正开关置于"低速"挡时,测量范围为 0.05～5 m/s;当校正开关置于"高速"挡时,测量范围为 5～30 m/s。

(6)通过校正曲线查出被测风速。

(7)填写现场检测记录单,内容包括检测日期、时间、地点、人员和风速仪型号、检测数值(单位:m/s)等。

(8)将测杆收回,从插座上移除,将"校正开关"和"电源转换"开关置于"断"的位置,关闭仪器。若长时间不使用,应将仪器电池取出置于阴凉干燥通风处保存。

2.数字风速仪

(1)检查风速仪的检验合格标志,检查电池电量。

(2)按开关键开机,屏幕显示倒计时,进入预热状态。

(3)旋转探头帽,使测头暴露,将测头上的红点对准来风方向,保持探头垂直向上进行风速测量。可按"HOLD"键保持当前数值,按"↑""↓"键切换风速单位(m/s,km/h)。

(4)填写现场检测记录单,内容包括检测日期、时间、地点、人员和风速仪型号、检测数值(单位:m/s 或 km/h)等。

(5)收回探头,旋转探头帽盖住测头,关闭仪器。若长时间不使用,应将仪器电池取出放置于阴凉干燥通风处保存。

(五)注意事项

(1)禁止在有可燃性气体环境中使用风速仪。

(2)请根据说明书的要求正确使用风速仪,不要将探头和风速仪暴露在潮湿环境中,禁止触摸探头内部传感器部位,否则可能导致传感器损坏。

(3)风速仪长期不使用时,请取出内部的电池以免电池漏液造成风速仪损坏。

小 结

直读式仪器常用于公共场所、工作场所及职业环境的物理及部分化学因素的检测,其特点是灵敏度高,检测时间短,检测设备便于携带到现场。本章节主要介绍了照度检测仪、噪声检测仪及风速检测仪这些直读式仪器的使用说明及使用方法。这些仪器在使用过程中应注意维护和保养,使用过程需严格按照操作步骤进行,以保证现场检测的数据真实可靠。

(黄大敏 梁旭)

第三节 环境卫生基本技能

一、生活饮用水监测

(一)目的

保障生活饮用水卫生质量和饮用水安全,保护人民身体健康,防止介水传染病及其他公共卫生事件的发生。

(二)适用范围

适用于水源水(地表水、地下水)、出厂水、管网末梢水等生活饮用水的采集、保存与检测。

(三)职责

遵照国家相关生活饮用水卫生规范进行现场监测采样工作。

(四)采样点的选择及监测

(1)检验生活饮用水的水质,应在水源水、出厂水和居民经常用水点采样。

(2)城市集中式供水管网末梢水的水质检验采样点数,一般应按供水人口中每两万人设一个采样点计算,供水人口超过 100 万人时,按上述比例计算出的采样点可酌量减少。人口在 20 万以下时,应酌量增加采样点。

(3)对水源水、出厂水和部分有代表性的管网末梢水至少每半年进行一次常规检验项目的全分析,对于非常规检验项目,可根据当地水质情况和存在的问题,在必要时具体确定检验项目和频率。在选择水源或水源情况有改变时,应测定常规检测项目的全部指标。

(4)自建集中式生活饮用水水质监测的采样点数、采样频率和检验项目,按上述规定执行。

(5)卫生健康主管部门对水源水、出厂水和居民经常用水点进行定期监测,并做出水质评价。

(五)水样采集与保存

1.一般要求

(1)理化指标:采样前先用水样荡洗采样器、容器和塞子2~3次(油类除外)。

(2)微生物学指标:同一水源、同一时间采集几类检测指标的水样时,先采集供微生物学指标检测的水样。采样时直接采集,不可用水样涮洗已灭菌的采样瓶,并避免手指或其他物品沾污瓶口。

2.水源水的采集 水源水是指集中式供水水源地的原水,水源水采样点通常应选择汲水处。

(1)表层水:在河流、湖泊可以直接汲水的场合,可用适当的容器如水桶采样。从桥上等地方采样时,可将系着绳子的桶或带有坠子的采样瓶以及使用深水采样器投入水中汲水。注意不能混入漂浮于水面上的物质。

(2)一定深度的水:在湖泊、水库等地采集具有一定深度的水时,可用直立式采水器。

(3)泉水和井水:对于自喷的泉水,可在涌口处直接采样。采集不自喷泉水时,应先将停滞在抽水管中的水汲出,新水更替后再进行采样。从井水采集水样,应在充分抽汲后进行,以保证水样的代表性。

3.出厂水的采集 出厂水是指经集中式供水单位水处理过的水。出厂水的采样点应设在出厂进入输送管道以前处。

4.末梢水的采集 末梢水是指出厂水经输送管网送至终端(用户水龙头)处的水。采集末梢水时应注意采样时间,由于夜间可能析出附着物沉积于管道,采样时应先打开水龙头放水数分钟,排除沉积物。采集用于微生物学指标检验的样品前应对水龙头进行消毒。

5.二次供水的采集 二次供水是指集中式供水在入户之前经再度储存、加压和消毒或深度处理,通过管道或容器输送给用户的供水方式。二次供水的采集应包括水箱(或蓄水池)进水、出水以及末梢水。

6.分散式供水的采集 分散式供水是指用户直接从水源取水,包括河水、湖水、溪水、水库水、井水、沟塘水等。分散式供水的采集应根据实际使用情况确定。

7.采样体积 根据测定指标、测试方法、平行样检测所需样品量等情况计算并确定采样体积。生活饮用水中常规检验指标的采样体积见表1-1,非常规指标和有特殊要求指标的采样体积应根据检测方法的具体要求确定。

表1-1 生活饮用水中常规检验指标的采样体积

指 标 分 类	容器材质	保 存 方 法	采样体积/L	备 注
一般理化	聚乙烯	冷藏	3~5	—
挥发性酚类与氰化物	玻璃	氢氧化钠(NaOH),pH≥12,如有游离余氯,加亚砷酸钠去除	0.5~1	—
金属	聚乙烯	硝酸(HNO₃),pH≤2	0.5~1	—
汞	聚乙烯	硝酸(HNO₃)(1+9,含重铬酸钾50 g/L)至 pH≤2	0.2	用于冷原子吸收法测定
耗氧量	玻璃	每升水样加入 0.8 mL 浓硫酸(浓 H₂SO₄),冷藏	0.2	—
有机物	玻璃	冷藏	0.2	水样应充满容器至溢流并密封保存
微生物	玻璃(灭菌)	每 125 mL 水样中加入 0.1 mg 硫代硫酸钠(Na₂S₂O₃)除去残留余氯	0.5	—
放射性	聚乙烯		3~5	—

8.采样容器与水样保存 采集样品时,应根据待测组分的特性,选择合适的采样容器。同时应根据待测组分的稳定性,选择不同的保存方法,必要时加入一定量的保存剂。

(1)保存方法。

①主要有避光冷藏、加入保存剂等。

②水样在 4 ℃冷藏保存,储存于暗处。

③保存剂不能干扰待测物的测定,不能影响待测物的浓度,其纯度和等级应达到分析的要求。

④保存剂可预先加入采样容器中,也可在采样后立即加入,但是易变质的保存剂不能预先添加。

(2)保存条件。

①水样的保存期限主要取决于待测物的浓度、化学组成和物理化学性质。

②水样采集后应尽快测定,水温、pH、浊度、色度、游离余氯等指标应在现场测定,其余项目的测定应在规定时间内完成。常用的采样容器和水样保存方法见表 1-2。

表 1-2　常用的采样容器和水样保存方法

项　　目	采样容器	保 存 方 法	保存时间
浊度[a]	G,P	冷藏	12 h
色度[a]	G,P	冷藏	12 h
pH[a]	G,P	冷藏	12 h
电导[a]	G,P	—	12 h
碱度[b]	G,P	—	12 h
酸度[b]	G,P	—	30 d
COD	G	每升水样加入 0.8 mL 浓硫酸(浓 H_2SO_4),冷藏	24 h
DO[a]	溶解氧瓶	加入硫酸锰、碱性碘化钾(KI)、叠氮化钠溶液,现场固定	24 h
BOD_5[b]	溶解氧瓶	—	12 h
TOC	G	加入硫酸(H_2SO_4)至 pH≤2	7 d
F[b]	P	—	14 d
Cl[b]	G,P	—	28 d
Br[b]	G,P	—	14 d
I[b]	G	加入氢氧化钠(NaOH)至 pH 12	14 d
氨氮[b]	G,P	每升水样加入 0.8 mL 浓硫酸(浓 H_2SO_4)	24 h
硫化物	G	每 100 mL 水样加入 4 滴乙酸锌溶液(220 g/L)和 1 mL 氢氧化钠溶液(40 g/L),暗处放置	7 d
氰化物、挥发性酚类[b]	G	加入氢氧化钠(NaOH)至 pH≥12,如有余氯,加亚砷酸钠去除	24 h
B	P	—	14 d
一般金属	P	加入硝酸(HNO_3)至 pH≤2	14 d
Cr^{6+}	G,P(内壁无磨损)	加入氢氧化钠(NaOH)至 pH 7～9	尽快测定
As	G,P	加入硫酸(H_2SO_4)至 pH≤2	7 d
Ag	G,P(棕色)	加入硝酸(HNO_3)至 pH≤2	14 d
Hg	G,P	加入硝酸(HNO_3)(1+9,含重铬酸钾 50 g/L)至 pH≤2	30 d
卤代烃类[b]	G	现场处理后冷藏	4 h
苯并(α)芘[b]	G		尽快测定
油类	G(广口瓶)	加入盐酸(HCl)至 pH≤2	7 d

续表

项　目	采样容器	保存方法	保存时间
农药类[b]	G(衬聚四氟乙烯盖)	加入抗坏血酸0.01~0.02 g除去残留余氯	24 h
除草剂类[b]	G	加入抗坏血酸0.01~0.02 g除去残留余氯	24 h
邻苯二甲酸酯类[b]	G	加入抗坏血酸0.01~0.02 g除去残留余氯	24 h
挥发性有机物[b]	G	用盐酸(HCl)(1+10)调至pH<2, 加入抗坏血酸0.01~0.02 g除去残留余氯	12 h
甲醛,乙醛,丙烯醛[b]	G	每升水样加入1 mL浓硫酸(浓H_2SO_4)	24 h
放射性物质	P	—	5 d
微生物[b]	G(灭菌)	每125 mL水样加入0.1 mg硫代硫酸钠除去残留余氯	4 h

[a]表示应现场测定。

[b]表示应低温(0~4 ℃)避光保存。

G为硬质玻璃瓶;P为聚乙烯瓶(桶)。

9. 样品管理和运输

(1)样品管理。

①除用于现场测定的样品外,大部分水样都要运回实验室进行分析,在水样运输和实验室检测过程中应保证其性质稳定、完整、不受污染、损坏和丢失。

②采集的水样应有采样标签和采样记录,注明水样编号、采样人、采样日期、采样时间、采样地点、采样体积、保存方法、气温、水温、水样采集点周边环境状况、需检测指标等信息。

(2)样品运输。

①样品装箱运输前应逐一核对样品登记表、样品标签、采样记录,核对无误后按照冷藏、保温、常温等进行分类装箱。

②检查容器是否盖好或封好,待测油类的水样不能用石蜡封口。

③需要冷藏的样品应配备专门的隔热容器,并放入制冷剂。

④夏季应注意防止样品温度过高导致水样中化学物质发生反应,尤其应注意微生物学检测水样的保存条件;冬季应采取保温措施,以防样品瓶冻裂。

⑤做好防震、防碰撞等衬垫工作。

10. 水样采集的质量控制　为防止水样在采集过程中受到污染或发生变质,必须做好采样过程的质量控制,才能真实反映受检水样的水质状况。

(1)现场空白:在采样现场以纯水作为样品,按照测定项目的采样方法和要求,与样品相同条件下进行装瓶、保存、运输直至送交实验室分析。通过将现场空白与实验室内空白测定结果相对照,了解采样过程中操作步骤和环境条件对样品质量的影响。

(2)运输空白:以纯水作为样品,从实验室到采样现场又返回实验室。运输空白可用来测定样品运输、现场处理和储存或由容器可能带来的污染。每批样品至少有一个运输空白。

(3)现场平行样:在同等采样条件下,采集平行双份样送至实验室分析,测定结果可反映采样与实验室测定的精密度。当实验室精密度受控时,主要反映采样过程的精密度变化。一般每批样品至少采集2组平行样,如样品总量大于10件时,所采现场平行样的数量需占样品总量的10%以上。

(4)现场加标样或质控样。

①现场加标样:取一组现场平行样,将实验室配制的一定浓度的被测物质的标准溶液等量加入其中一份已知体积的水样中,另一份不加标样,然后按样品要求处理,送实验室分析。将测定结果与实验室加标样对比,掌握测定对象在采样、运输过程中的准确度变化情况。现场加标样除了加标在采样现场进行外,其他要求应与实验室加标样一致,并使用同一标准溶液。

②现场质控样:将标准样和与样品基体组分接近的标准控制样带到采样现场,按样品要求处理后与样品一起送实验室分析。

③现场加标样或质控样的数量,一般控制在样品总量的 10% 左右,每批样品不少于 2 个。

(六)水样采集的注意事项

(1)采样时不可搅动水底的沉积物。

(2)采集测定油类的水样时,应在水面下 300 mm 采集柱状水样,全部用于测定。不能用采集的水样冲洗采样器(瓶)。

(3)采集测定溶解氧、生化需氧量和有机污染物的水样时应注满容器,容器上部勿留空间,并采用水封。

(4)含有可沉降性固体(如泥沙等)的水样,应分离除去沉积物。

(5)测定油类、BOD_5(五日生化需氧量)、硫化物、微生物学、放射性等项目要单独采样。

(6)完成现场测定的水样,不能带回实验室供其他指标测定使用。

(七)现场监测

1. 余氯比色计

(1)取水样 5 mL 于带刻度的比色管中。

(2)用滴管加入 2～3 滴邻联甲苯胺溶液,迅速混匀,与标准管进行比色。

(3)按照要求读出水样中的余氯含量。

2. 问题

(1)浓度单位:饮用水中余氯的卫生学标准浓度表示单位是 mg/L。

(2)温度控制:测定水中余氯时的温度最好不低于 15 ℃,不高于 20 ℃。

(3)结果判断:立即比色,所得结果为游离性余氯,10 min 后比色,所得结果为总余氯。

(4)结果计算:化合性余氯＝总余氯－游离性余氯。

(5)卫生学标准:饮用水中的余氯含量为 0.3～0.5 mg/L,即可满足生活饮用水的要求。

二、空气污染监测

(一)大气污染物及其存在状态

大气污染物的种类有数千种,已发现有危害作用而被人们注意到的有 1200 多种,大部分是有机物。由于污染物不同,存在状态不同,其采样方法和监测手段不同。根据大气污染物的形成过程,可将其分为一次污染物和二次污染物。

1. 一次污染物 直接从污染源排放到大气中的有害物质。

SO_2、NO_x、CO、碳氢化合物、颗粒性物质等,颗粒性物质中包含有毒重金属、多种有机和无机化合物等。

2. 粒子状污染物 分散在大气中的液体和固体颗粒物。

(1)颗粒直径分布在 0.01～100 μm 之间,不均匀,体系复杂。

(2)降尘:颗粒较大,直径＞10 μm,由于自重,可较快地沉降到地面。

(3)飘尘:粒较小,直径＜10 μm,(PM_{10})。

(4)飘尘和降尘二者合起来称为总悬浮颗粒物(total suspended particulate matter,TSP)。

(二)监测项目

1. 例行监测项目

(1)必测项目:SO_2、NO_x、TSP、硫酸盐化速率、灰尘自然降尘量。

(2)选测项目:CO、PM_{10}、总氧化剂、氟化物、铅、汞、BAP、总烃及非甲烷烃、光化学氧化剂。

2. 自动系统监测项目

(1)必测项目:SO_2、NO_x、TSP 或 PM_{10}、CO。

(2)选测项目:臭氧、总碳氢化合物。

(三)大气监测试样的采集

1. 布设采样点的基本原则

(1)采样点位置应包括整个监测地区的高、中、低浓度三种地方。

(2)污染源较集中,主导风向明显时,污染源的下风方向为主要监测范围,布置较多采样点,上风方向设少数采样点作为对照。

(3)工业集中、人口密集和超标地区设较多采样点。

(4)非污染地区设一对照观测站,提供大气中污染物质的本底数据。

2. 采样点数目

(1)采样点数目是由监测范围的大小、污染物变化程度以及人口分布等因素决定的。

(2)自动连续监测站:世界卫生组织(WHO)和世界气象组织(WMO)在假定人口数可反映地区的大小和污染变化程度的条件下,提出按人口多少设置城市监测站(自动连续监测)的数目。

(3)我国规定的大气例行监测:我国现阶段监测技术普遍尚未达到自动连续监测水平,中小城市多用间歇性人工采样,我国规定的大气例行监测数较 WHO、WMO 的自动监测多。

3. 布设采样点的方法

(1)功能分区布点法——用于区域性常规监测。

一个城市或一个区域可按其功能分为工业区、居民区、交通稠密区、商业区、文化区、清洁区、对照区等,一般把多数点布设在工业区,其次是交通稠密区和人口密集的居民区,其他区可根据实际和可能设置,但必须设置 1~2 个对照点。

优点:便于分析人体健康与污染物种类和浓度的相关关系,以及分析人为污染与环境质量的关系。此法适用于大中城市,功能区有明显区别的区域尤为适用。

(2)网格布点法——用于调查面源。

适用于较多而分散的污染源,且污染物空间分布比较均匀(图 1-3)。

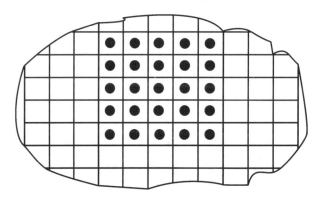

图 1-3 网格布点法

方法:将监测范围内的地面划分成网状方格,在每个网格中心设一个点,网格大小视污染源强度而定,排放量大和污染源密集地区网格要小些(如城市的中心区),其他地区网格可大些。一般 1~9 km 设一点,若主导风向明显,则下风向应多布点,约占总采样点数的 60%。对照点应选在清洁处。

优点:该法不受人为因素的影响,随机性强,能客观反映污染物的时空分布。得到的数据对今后的布点有效,并可为面源扩散模式提供合理的数据。对于分散供热的城市,和以燃煤产生的污染物为主要对象(如 SO_2、CO、颗粒物等)的监测较理想。

(3)同心圆布点法:主要用于有多个污染源(污染群),且重大污染源比较集中的情况。

方法:

①找出污染群的中心点,以它为圆心,在地面上划若干个同心圆,再从圆心向周围引出几条放射线,采样点布在同心圆与放射线的交点上,为防止主导风向的波动,射线要多些,射线的夹角≤45°,最近点和最远点要根据排放源高度、地形和气象条件确定。

②一般,最大地面浓度出现在离中心点相当于排放源高度(H)10~20倍距离远的地点。

③同心圆的间距可根据实际可能来确定,在最大地面浓度附近圆要密些,其他地方的圆可疏些。

④原则上,射线与同心圆的交点即为采样点,若主导风不明显,也可在各个方向布点,但是当主导风明显时,应在下风向多布点。

⑤采用同心圆布点法,可全面了解污染物向四面八方扩散的情况,但工作量大,不经济,所以在实际工作中应用较少。

(4)扇形布点法。

优点:节省人力、物力,其缺点是采样点的位置随主导风向变化而改变。

注意:

①若污染源是高架点源(如高炉烟囱),则弧线应在最大浓度附近密些,其他地方可稀疏些。

②最大浓度出现的位置,不仅与气象条件和地理状况有关,还与烟囱高度有关。

③在实际工作中,由于监测范围内情况复杂,一般来说,没有哪一种布点方法能适合于整个监测区域或监测目的,往往需要选用以一种布点方法为主,其他布点方法为辅,相互补充结合的方法,才能使采样点的布设合理可靠。

④扇形布点在污染源下风方向的扇形内,扇形角度应不大于90°,监测点在扇形平面内距污染源不同距离的若干弧线上,每条弧线上设3~4个采样点,相邻两个采样点之间夹角为10°~20°,同时,在上风方向设置对照点。

4. 布设采样点的注意事项

(1)采用同心圆和扇形布点法时,应考虑高架点源排放污染物的扩散特点。

(2)在实际工作中,常采用以一种布点法为主,兼用其他方法的综合布点法。

(3)监测点设置高度:将采样口设置在高于地面1.5~2 m处(即人的呼吸带)。若高度过低,易受地面扬尘影响,过高则不能测得近地面的污染物浓度。

(4)避开污染源:污染源对监测点影响极大,故监测点必须避开污染源,其距离主要取决于污染源的排放高度和浓度。

(5)一般监测点与污染源的距离应大于烟囱高度的10倍,距离家庭生活炉灶烟囱应不小于25 m。

(6)避开交通要道:在交通要道上,既有交通工具本身排放的废气,也有交通车辆行驶扬起的大量尘土。一般离开道路边缘15~30 m。

(7)避开障碍物:如林地、高墙、建筑物等。采样点与障碍物的距离最少为障碍物高度的2倍。

(8)设置对照点:选在远离城镇、航线、公路等不受污染的地带。

5. 采样时间和频率 采样时间和频率都是由大气污染物的时间分布特征所决定的,也与监测目的和要求有关。

(1)采样时间:指每次采样所需要的时间,又叫采样时段。

采样时间分短期的、长期的和间歇性的。

①短期采样:只用于某些特定目的或在确定监测方案前做初步调查时用。由于时间短,短期采样试样缺乏代表性。

②长期采样:在较长时间(如一个月)内,自动连续采样并测定。

长期采样取得的数据,既可以反映出污染物浓度随时间的变化规律,又可获得任一段时间的平均值,是最佳的采样方式。目前我国北京等大城市已广泛采用此法。由于受到仪器条件的限制,我国中小城市普遍采用的是间歇性采样法。

③间歇性采样:用于人工采样。克服了短期采样试样缺乏代表性的缺点和长期采样要求使用精密仪器、资金昂贵的不足,符合我国国情。

想要得到有代表性结果,需每隔一定时间进行重复采样、测定,以多次测定所得数值的平均值为代表值。这是一种较好的采样方式。若长期积累监测数据,可从中得出大气污染物浓度的变化规律。

(2)采样频率:一定时间范围内的采样次数的高低,是决定监测数据是否具有代表性的重要因素之

一、采样频率越高,所得的数据越具有代表性。如果采用间歇性采样,采样频率较低,日平均浓度的累计采样时间只有几小时,因而要获得具有代表性的数据,必须合理分配采样时间,否则可能导致错误的结论。

国家环保局颁布的城镇空气质量采样频率和时间规定如表1-3所示。

表1-3　城镇空气质量采样频率和时间规定

监测项目	采样时间和频率
二氧化硫	隔日采样,每天连续采样24±0.5 h,每月14~16天,每年12个月
氮氧化物	同二氧化硫
总悬浮颗粒物	隔双日采样,每天连续24±0.5 h,每月5~6天,每年12个月
灰尘自然降尘量	每月采样30±2天,每年12个月
硫酸盐化速率	每月采样30±2天,每年12个月

6. 采样方法

选择采样方法要考虑的因素:污染物的存在状态、污染物的浓度、污染物的理化特性和所用分析方法的灵敏性。

分子状污染物的采样方法有直接采样法、充气法、置换法、浓缩采样法、溶液吸收法。

(1)直接采样法:当大气中被测组分浓度较高,或所用分析方法很灵敏时,不需富集,直接采集少量样品就可满足分析要求。

(2)充气法、置换法:测得的结果,均是污染物瞬时浓度或者短时间内的平均浓度。

(3)浓缩采样法:此法采样时间较长,所得分析结果是该采样时间内的平均浓度,它能较好地反映污染物与人体接触的真实情况,有其实用的重要意义。浓缩采样的方法很多,如溶液吸收法、填充柱阻留法和低温冷凝法等。

(4)溶液吸收法:吸收以气态和蒸汽状态存在的物质。当气体通过装有吸收液的吸收管时,被测物分子阻留在吸收液中,即达到浓缩的目的。采样结束后,分析吸收液中被测物的含量,根据含量和采样体积可计算出大气中该污染物的浓度。

①吸收原理。

a.简单的溶解气体的物理过程,如用水吸收甲醛。

b.伴随着化学反应的吸收,如用碱性溶液吸收酸性气体。伴有化学反应的吸收速率大于仅靠溶解作用的物理吸收速率。除了溶解度很大的气体外,一般都选用伴有化学反应的吸收液。

②选择吸收液的原则。

a.吸收液应选择对被采集的待测物质溶解度大或化学反应速率快的溶液(保证吸收速率高),而干扰物尽可能不被吸收。

b.碱性气体用酸性溶液吸收,如 NH_3 用 H_2SO_4 吸收;酸性气体用碱性溶液吸收,如 HCN 用 NaOH 吸收。待测物质被吸收后,要有足够的稳定时间,否则会影响测定结果。例:SO_2 若用碱液吸收,在采样或放置过程中,易氧化成硫酸盐而使结果偏低。用四氯汞钾作吸收液,生成稳定的络合物,保证了测定结果的可靠性。

c.所用吸收液应利于下一步分析。如用盐酸萘乙二胺分光光度法测大气中 NO_2 用的吸收液:冰乙酸—对氨基苯磺酸—盐酸萘乙二胺混合液同时作为显色剂,可边吸收边显色,采样后直接比色测定,大大简化了操作。

d.选择价格便宜、易于得到、毒性小并可回收利用的化学物质。

三、公共场所卫生监测技术规范

(一)范围

本标准规定了开展公共场所卫生监测的技术要求,本标准适用于公共场所的卫生监测和监督。

（二）引用标准

《公共场所卫生管理规范》（GB 37487—2019）、《公共场所卫生指标及限值要求》（GB 37488—2019）、《公共场所卫生检验方法 第 6 部分：卫生监测技术规范》（GB/T 18204.6—2013）。

（三）定义

公共场所卫生监测（health monitoring for public places）：在公共场所营业期间内，对公共场所经营单位的卫生状况进行监测与评价。

（四）监测点数目

（1）进行空气监测时应按照公共场所的性质、规模、人群经常停留场所分别设置数量不等的监测点，各类公共场所监测点数目参照各类公共场所监测的要求。

（2）公共卫生用品的监测样本量按各类物品投入使用总数的 3%～5%抽取。当某类卫生用品用具投入使用总数不足 30 件时，此类物品的采样数量至少 1 件。

（五）监测频率和样品要求

1. 发证监测和复证监测 空气监测应该监测一天，每日上午、下午和晚上各采样一次，或者在营业前、营业中和营业结束前各采样二次。每次采样应采平行样品。

2. 经常性卫生监测 空气监测：只进行一次性监测或者在营业高峰时间内监测一次，每次采样应采平行样品。

3. 开展公共场所卫生学评价 要连续监测三天，每次监测必须采集平行样品。

（六）各类公共场所监测的要求

1. 空气监测

（1）旅店业空气监测。

（2）公共浴室空气监测。

（3）理发店、美容店空气监测。

（4）游泳馆、体育馆空气监测。

（5）展览馆、图书馆、美术馆、博物馆、商场、书店、医院候诊室、就餐场所、公共交通等候室空气监测。按照相应专业特点参照规范和要求进行采样监测。

2. 公共卫生用品采样部位的要求

（1）茶（餐）具采样：应在茶（餐）具与口唇接触处（即 1.5 cm 高度）的内外缘采样一周。

（2）毛巾、枕巾（套）采样：应在毛巾、枕巾（套）对折后两面的中央 5 cm×5 cm 面积上用力均匀涂抹 5 次。

（3）床单、被罩采样：应分别在床单、被罩两端的中间 5 cm×5 cm 处以及床单、被罩的中央部位 5 cm×5 cm 面积上用力均匀涂抹 5 次。从浴巾、浴衣、浴裤上随机选择部位，限定 5 cm×5 cm 面积内用力均匀涂抹 5 次。

（4）脸（脚）盆采样：应在盆内壁 1/3～1/2 高度处涂抹一圈采样。对于浴盆，应在盆内四壁及盆底呈梅花状布点采样。

（5）拖鞋采样：应在每只拖鞋鞋面与脚趾接触处 5 cm×5 cm 面积上按顺序均匀涂抹 3 次采样。一双拖鞋为一份样品。

（6）马桶坐垫采样：应在座垫圈前 1/3 部位采样。

（7）理发推子采样：应在推子前部上下均匀各涂抹 3 次。一个推子为一份样品。

（8）理发刀、剪和修脚工具的采样：应在使用的刀、剪刀的两个侧面各涂抹 1 次采样。

（9）胡刷采样：胡刷应浸泡在 50 mL 无菌生理盐水中充分漂洗（或用棉拭子在胡刷内外面均匀地各涂抹 2 次）。若使用一次性胡刷，则不需采样。

（七）现场采样操作的质量控制

（1）每次监测前应对现场监测人员进行工作培训，其内容包括监测目的、计划安排、监测技术的具体指导和要求、记录填写等,以确保工作质量。

(2)现场采样前,必须详细阅读仪器的使用说明,熟悉仪器性能及适用范围,能正确使用监测仪器。

(3)每件仪器应按计量规定定期进行检定,修理后的仪器应重新进行计量检定。每次连续监测前应对仪器进行常规检查。

(4)对于采样器的流量于每次采样之前进行流量校正。

(5)使用化学法现场采集样品时,应设空白对照,采集平行样。

(6)微生物采样必须在无菌条件下操作。采样用具,如采样器皿、试管、广口瓶、剪子等,必须经灭菌处理,无菌保存。

(八)样品送检要求

(1)采样前或采样后应立即贴上标签,每件样品必须标记清楚(如名称、来源、数量、采样地点、采样人及采样时间)。

(2)样品(特别是微生物样品)应尽快送实验室。为防止在运输过程中样品的损失或污染,存放样品的器具必须密封性好,小心运送。

(九)监测项目和检验方法

(1)监测项目见《公共场所卫生管理规范》(GB 37487—2019)、《公共场所卫生指标及限值要求》(GB 37488—2019)。

(2)检验方法见《公共场所卫生检验方法 第6部分:卫生监测技术规范》(GB/T 18204.6—2013)。

(十)监测数据整理

(1)数据的表达:测定的数据与监测仪器灵敏度和分辨率有关。测定结果低于检出限的数值,应记录为低于该检出限,并同时记录方法的检出限。

(2)低于仪器分辨率的数据和计算的数据只能保留一位小数,且不宜做过细的判断。

(3)异常值的取舍:在测试分析中,一旦发现明显的过失误差,应随时剔除由此产生的数据,以使测定结果更符合客观实际。但在未确定其是否为技术性失误所致之前,不可随意取舍。

(4)将获得的监测数据归类、分组整理后提出平均值、检出最高值和最低值,并与卫生标准比较。对于两组资料的比较,必须注意可比性。

(5)根据监测结果和检查结果进行综合分析,对被监测单位做出卫生质量评价报告,并提出改进建议。

四、医院消毒灭菌的效果监测

(一)概述

医院消毒是预防医院内感染的重要措施之一,消毒效果的监测是评价其消毒方法是否合理、消毒效果是否可靠的手段,因而在医院消毒工作中至关重要。

医院消毒效果监测时需遵循以下原则:监测人员需经过专业培训,掌握一定的消毒知识,具备熟练的检验技能;选择合理的采样时间(消毒后、使用前);遵循严格的无菌操作。

(二)热力灭菌效果的监测方法

1.压力蒸汽灭菌效果监测方法

(1)化学监测法。

①化学指示管(卡)监测法:将既能指示温度,又能指示温度持续时间的化学指示管(卡)放入每一待灭菌的物品包中央,经一个灭菌周期后,取出化学指示管(卡),根据颜色及性状的改变判断其是否达到灭菌条件。

②化学指示胶带监测法:将化学指示胶带粘贴于每一待灭菌物品包外,经一个灭菌周期后,观察其颜色的改变,以指示其是否经过灭菌处理。

③结果判定:检测时,所放置的化学指示管(卡)的性状和颜色均变至规定的条件,可认为该包物品灭菌合格。

④注意事项：监测所用化学指示剂须经国家卫生健康委员会认证，并在有效期内使用。

（2）生物监测法。

①指示菌株：嗜热脂肪杆菌芽胞（ATCC7953 或 SSIK31 株）。菌片含菌量为每片 $5.0\times10^{5}\sim5.0\times10^{6}$ cfu，在 (121 ± 0.5) ℃条件下，D 值为 $1.3\sim1.9$ min，死亡时间（KT 值）$\leqslant19$ min，存活时间（ST 值）$\geqslant3.9$ min。

②培养基：试验用培养基为溴甲酚紫蛋白胨水培养基。

③检测方法：将两个嗜热脂肪杆菌芽胞菌片分别装入灭菌小纸袋内，置于标准试验包的中心部位。灭菌柜（室）内，排气口上方放置一个标准试验包（有 3 件平纹长袖手术衣、4 块小手术巾、2 块中手术巾、1 块大手术巾、30 块 10 cm×10 cm 8 层纱布敷料，25 cm×30 cm×30 cm）。手提压力蒸汽灭菌器，用通气储物盒（22 cm×13 cm×6 cm）代替标准试验包，盒内盛满中试管，指示菌片置于中心部位的两只灭菌试管内（试管口用灭菌牛皮纸包封），将储物盒平放于手提压力蒸汽灭菌器底部。

经一个灭菌周期后，在无菌条件下，取出标准试验包或通气储物盒中的指示菌片，投入溴甲酚紫蛋白胨水培养基中，经 56 ℃培养 7 天（自含式生物指示物按说明书执行），观察培养基颜色变化。检测时设阴性对照和阳性对照。

④结果判定：每个指示菌片接种的溴甲酚紫蛋白胨水培养基都不变色，判定为灭菌合格；若指示菌片之一接种的溴甲酚紫蛋白胨水培养基由紫色变为黄色，则判定为灭菌不合格。

⑤注意事项：监测所用菌片须经国家卫生健康委员会认证，并在有效期内使用。

2. 干热灭菌效果监测方法

（1）化学检测法。

①检测方法：将既能指示温度又能指示该温度持续时间的化学指示剂分别放入待灭菌的物品中。经一个灭菌周期后，取出化学指示剂，根据其颜色及性状的改变判断其是否达到灭菌条件。

②结果判定：检测时放置指示管（卡）的颜色及性状均变至规定的条件，则可认为该包物品灭菌合格。

③注意事项：检测所用的化学指示剂需经国家卫生健康委员会认可，并在有效期内使用。

（2）物理检测法（热电偶检测法）。

①检测方法：检测时，将多点温度检测仪的多个探头分别放于灭菌器各层内、中、外各点。关好柜门，将导线引出，通过记录仪观察温度上升情况与持续时间。

②结果判定：若所示温度（曲线）达到预定温度，则灭菌温度合格。

（3）生物检测法。

①指示菌株：枯草杆菌黑色变种芽胞（ATCC9372），菌片含菌量为每片 $5.0\times10^{5}\sim5.0\times10^{6}$ cfu。其抗力应符合以下条件：在 (160 ± 2) ℃时，其 D 值为 $1.3\sim1.9$ min，存活时间 $\geqslant3.9$ min，死亡时间 $\leqslant1.9$ min。

②检测方法：将枯草杆菌芽胞菌片分别装入灭菌中试管内（1 片/管）。灭菌器与每层门把手对角线内、外角处放置 2 个含菌片的试管，试管帽置于试管旁，关好柜门，经一个灭菌周期后，待温度降至 80 ℃时，加盖试管帽后取出试管。在无菌条件下，加入普通营养肉汤培养基（每管 5 mL），以 37 ℃培养 48 h，观察初步结果，其中无菌生长管须继续培养至第七日。

③结果判定：若每个指示菌片接种的普通营养肉汤培养基管内液体均澄清，判定为灭菌合格；若指示菌片之一接种的普通营养肉汤培养基管内液体呈混浊状态，则为灭菌不合格。对难以判定的普通营养肉汤培养基管，应取 0.1 mL 接种于营养琼脂平板，用灭菌 L 形涂布棒涂匀，于 37 ℃培养 48 h 后观察菌落形态，并做涂片染色镜检，判断是否有指示菌生长。若有指示菌生长，判为灭菌不合格；若无指示菌生长，判为灭菌合格。

④注意事项：检测所用的指示菌片需经国家卫生健康委员会认证，并在有效期内使用。

（三）紫外线消毒效果的监测

1. 紫外线灯管辐照强度值的测定

（1）检测方法：开启紫外线灯 5 min 后，将测定波长为 254 nm 的紫外线辐照计探头置于被检紫外线灯下垂直距离 1 m 的中央处,待仪表稳定后,所示数据即为该紫外线灯管的辐照强度值。

(2)结果判定:普通 30 W 直管型紫外线灯,新灯辐照强度≥90 μW/cm^2 为合格;使用中紫外线灯辐照强度≥70 μW/cm^2 为合格;30W 高强度紫外线灯,新灯辐照强度≥180 μW/cm^2 为合格。

(3)注意事项:测定时电压为(220±5) V,温度为 20～25 ℃,相对湿度<60%,紫外线辐照计必须在计量部门检定的有效期内使用。

2. 生物监测法

(1)空气消毒效果监测。

(2)表面消毒效果监测。

(四)医疗器械灭菌效果的监测

1. 采样时间　在灭菌处理后,存放有效期内采样。

2. 常规监测

(1)检测方法:用无菌方法将拟检缝合针、针头、手术刀片等小件医疗器械各 5 件,分别投入 5 mL 的无菌洗脱液中;取 5 支注射器在 5 mL 无菌肉汤培养基中分别抽吸 5 次;对于手术钳、镊子等大的医疗器械,在无菌操作下,取 2 份以上,用沾有无菌洗脱液的棉拭子反复涂擦采样,并将棉拭子投入 5 mL 无菌洗脱液中。将采样管用力振打 80 次,用无菌吸管吸取 1 mL 待检样品放于灭菌平皿内,加入已溶化的 45～48 ℃的营养琼脂 15～18 mL,边倾注边摇匀,待琼脂凝固,置 37 ℃温箱培养 48 h,统计菌落数。

(2)结果判定:平板上无菌生长为灭菌合格。

(3)注意事项:若消毒因子为化学消毒剂,采样液中应加入相应中和剂。

3. 无菌检验

(1)无菌检验前准备。

①洗脱液与培养基无菌性试验:无菌试验前 3 天,于需-厌氧菌培养基与霉菌培养基内各接种 1 mL 洗脱液,分别置 30～35 ℃与 20～25 ℃培养 72 h,应无菌生长。

②阳性对照管菌液制备:在试验前一天取金黄色葡萄球菌(26003)的普通琼脂斜面新鲜培养物,接种 1 环至需-厌氧菌培养基内,在 30～35 ℃培养 16～18 h 备用。

(2)无菌操作。

①取缝合针、针头、手术刀片等小件医疗器械 5 件直接浸入 6 管需-厌氧菌培养管(其中一管作阳性对照)与 4 管霉菌培养管,培养基用量为每管 15 mL。

②取 5 支注射器,在 5 mL 洗脱液中反复抽吸 5 次,洗下管内细菌,混合后接种至需-厌氧菌培养管(共 6 管,其中 1 管作阳性对照)与霉菌培养管(共 4 管)。接种量:1 mL 注射器为 0.5 mL,2 mL 注射器为 1 mL,5～10 mL 注射器为 2 mL,20～50 mL 注射器为 5 mL。培养基用量:接种量为 2 mL 以下时,每管 15 mL;接种量为 5 mL 时,每管 40 mL。

③对于手术钳、镊子等大件医疗器械,取 2 件,用沾有无菌洗脱液的棉拭子反复涂抹采样,将棉拭子投入 5 mL 无菌洗脱液中,将采样液混匀,接种于需-厌氧菌培养管(共 6 管,其中 1 管作阳性对照)与霉菌培养管(共 4 管)。接种量为每管 1 mL,培养基用量为每管 15 mL。

(3)培养:将预先准备的金黄色葡萄球菌阳性对照管液按 1∶1000 稀释 1 mL,将需-厌氧菌培养管以及阳性与阴性对照管置于 30～35 ℃培养 5 天,霉菌培养管与阴性对照管于 20～25 ℃培养 7 天,培养期间每天检查是否有菌生长,如加入供试品后培养基出现混浊或沉淀,经培养后不能从外观上判断时,可取培养液转种入另一个相同的培养基中或斜面培养基上,培养 48～72 h 后,观察是否再现混浊或在外面上有无菌落生长,并在转种的同时,取培养液少量,涂片染色,用显微镜观察是否有菌生长。

(4)结果判定:阳性对照在 24 h 内应有菌生长,阴性对照在培养期间应无菌生长。如需-厌氧菌培养管及霉菌培养管内均为澄清或更显混浊但经证明并非有菌生长,判为灭菌合格;如需-厌氧菌培养管及霉菌培养管中任何一管证实有菌生长,应重新取样,分别同法复试 2 次,除阳性对照外,其他各管均不得有菌生长,否则判为灭菌不合格。

4. 注意事项

(1)送检时间不得超过 6 h,若样品保存于 0~4 ℃,则不超过 24 h。

(2)被采样本表面积<100 cm² 时,取全部表面;被采样本表面积≥100 cm² 时,取 100 cm²。

(3)若消毒因子为化学消毒剂,采样液中应加入相应中和剂。

5. 热原检查法

(1)鲎试验:本法系利用鲎试剂与细菌内毒素产生凝集反应的机制,以检查供试品中细菌内毒素限量是否符合规定的一种方法。内毒素的量用内毒素单位(EU)表示。细菌内毒素国家标准品(以下简称 RSE)系自大肠埃希菌提取、精制得到的内毒素。以细菌内毒素国际标准品为基准,经过协作标定,使其与国际标准品单位含义一致。RSE 用于标定、复核、仲裁鲎试剂灵敏度和标定细菌内毒素工作标准品(以下简称 CSE)。CSE 系经以 RSE 为基准进行标定,确定其重量的相当效价。每纳克(ng)CSE 的效价应不小于 2 EU,不大于 50 EU,并具备均一性和稳定性的实验数据。CSE 用于试验中空试剂灵敏度复核、干扰试验及设置的阳性对照。

①试验准备:试验所用器皿,需经处理,除去可能存在的外源性内毒素,常用的方法是 250 ℃ 干烤至少 1 h 或 180 ℃ 干烤至少 2 h,也可用其他适宜的方法。试验所用器皿应确保无吸附细菌内毒素的作用。试验操作过程应防止微生物的污染。

②鲎试剂灵敏度复核:根据鲎试剂灵敏度的标示值(λ),用细菌内毒素检查用水(与批号鲎试剂 24 h 不产生凝集反应的灭菌注射用水,以下简称 BET 水)将 RSE 或 CSE 溶解,在旋涡混合器上混合 15 min,然后制备成 2.0λ、λ、0.5λ 和 0.25λ 4 个浓度的内毒素标准溶液,每稀释一步均应在旋涡混合器上混合 30 s,每一浓度平行做 4 管,同时用 BET 水做 4 管阴性对照,如最大浓度(2.0λ)4 管均为阳性,最低浓度(0.25λ)4 管均为阴性,阴性对照 4 管均为阴性,按式(1-2)计算反应终点浓度的几何平均值即为鲎试剂灵敏度的测定值(λ_c)。

$$\lambda_c = \lg^{-1}(\sum(X/4)) \tag{1-2}$$

式中,X 为反应终点浓度的对数值。反应终点浓度是系列浓度递减的内毒素溶液中最后一个呈阳性结果的浓度。

当 λ_c 在 $0.5\lambda \sim 2.0\lambda$(包括 0.5λ 和 2.0λ)时,方可用于细菌内毒素检查,并以 λ 为该批鲎试剂的灵敏度。每批新的鲎试剂在用于试验前都要进行灵敏度的复核。鲎试剂灵敏度定义为在本检查法规定的条件下能检测出标准溶液或供试品溶液中的最低内毒素浓度,用 EU/mL 表示。

③供试品干扰试验:按"鲎试剂灵敏度复核"项下试验,用 BET 水和未检出内毒素的供试品溶液或其不超过最大有效稀释倍数(MVD)的稀释液分别制成含 CSE 2.0λ、λ、0.5λ 和 0.25λ 4 种浓度的内毒素溶液。用 BET 水和供试品溶液或稀释液制成的每一浓度平行做 4 管,另取 BET 水和供试品溶液或稀释液各做 4 管阴性对照。如标准溶液最高浓度(2.0λ)4 管为阳性,最低浓度(0.25λ)4 管均为阴性,两种阴性对照 8 管均为阴性,按式(1-3)、式(1-4)计算用 BET 水制成的内毒素标准溶液反应终点浓度的几何平均值(E_s)和供试品溶液或稀释液制成的内毒素溶液反应终点浓度的几何平均值(E_t)。

$$E_s = \lg^{-1}(\sum X_s/4) \tag{1-3}$$

$$E_t = \lg^{-1}(\sum X_t/4) \tag{1-4}$$

式中,X_s、X_t 分别为用 BET 水和供试品溶液或稀释液制成的内毒素溶液的反应终点浓度的对数值。

当 E_t 在 $0.5E_s \sim 2.0E_s$(包括 $0.5E_s$ 和 $2.0E_s$)时,认为供试品在该浓度下不干扰试验,否则需进行适当处理后重复试验,或使用更灵敏的鲎试剂。对供试品进行更大倍数稀释,是排除干扰因素的简单有效的方法。对于每个品种,要求至少对三个批号的供试品进行干扰试验。若鲎试剂的来源、供试品的配方或生产工艺有变化时,须重复进行干扰试验。

供试品的最大有效稀释倍数(MVD)按式(1-5)计算:

$$MVD = L/\lambda \tag{1-5}$$

式中,L 为供试品的细菌内毒素限值,单位为 EU/mL。当正文中的限值以 EU/mg 或 EU/U 表示时,应乘以供试品溶液的浓度,再以所得值代入式(1-5)。

④检查法：取装有 0.1 mL 鲎试剂溶液的 10 mm×75 mm 试管或 0.1 毫升/支规格的鲎试剂原安瓿 6 支，其中 2 支加入 0.1 mL 或 0.2 mL 供试品溶液（其稀释倍数不得超过 MVD）作为供试品管，2 支分别加入 0.1 mL 或 0.2 mL 用 BET 水稀释 CSE 制成的 2.0λ 和 0.25λ 浓度的标准内毒素溶液，1 支加入 0.1 mL 或 0.2 mL BET 水作为阴性对照管，另 1 支加入 0.1 mL 或 0.2 mL 供试品阳性对照溶液（相当于用供试品溶液将 CSE 制成 2λ 浓度的内毒素溶液）作为阳性对照管。将试管中溶液轻轻混匀后，封闭管口，垂直放入（37±1）℃水浴或适宜恒温器中，保温（60±2）min。保温和拿取试管过程应避免受到振动造成假阴性结果。

⑤结果判断：将试管从水浴中轻轻取出，缓缓倒转 180°时，管内凝胶不变形，不从管壁滑脱者为阳性，记录为（＋）；凝胶不能保持完整并从管壁滑脱者为阴性，记录为（－）。供试品两管均为（－），应认为符合规定。当供试品的稀释倍数等于 MVD 时，如两管均为（＋），应认为不符合规定；如两管中一管为（＋），另一管为（－），按上述方法复试，其中供试品管增加为 4 管，供试品 4 管中如有一管为（＋），即认为不符合规定。若第一次试验时供试品的稀释倍数小于 MVD 而结果出现两管均为（＋）或两管中一管为（＋），另一管为（－）时，按同样方法复试和判定，复试时要求将其稀释至 MVD。加入标准内毒素溶液的两管中最高浓度（2.0λ）管应为（＋），最低浓度（0.25λ）管应为（－），供试品阳性对照均应为（＋），阴性对照均应为（－），否则试验无效。

（2）动物试验法。

①原理：将一定剂量的供试品，经静脉注入家兔体内，在规定的时间内，观察家兔体温升高情况，以判定供试品中所含热原的限度是否符合规定。

②供试家兔：试验用的家兔应健康无伤；体重 1.7～3.0 kg，雌兔应未孕。预测体温前 7 天起，应用同一饲料饲养。在此期间内，体重应不减轻，精神、食欲、排泄等不得有异常现象。下列情况均应在检查供试品前 3～7 天内预测体温，进行挑选：未曾用于热原检查的家兔；供试品判定为符合规定，但其组内升温达 0.6 ℃的家兔；供试品判定为不符合规定，但其组内家兔平均升温未达 0.8 ℃，且已休息两周以上的家兔；三周内未曾使用的家兔。挑选试验的条件与检查供试品时相同；仅不注射药液，每隔 0.5 h 测量体温 1 次，共测 8 次，8 次体温均在 38.0～39.6 ℃的范围内，且最高体温与最低体温相差不超过 0.4 ℃的家兔，方可供热原检查用。用于热原检查后的家兔，如供试品判定为符合规定，至少休息 48 h 方可供再供热原检查用。用于热原检查后的家兔，如供试品判定为不符合规定，且其组内家兔平均升温达 0.8 ℃或更高，则组内全部家兔不再使用。用于一般药品的检查时，每一家兔的使用次数不应超过 10 次。

③试验前的准备：在做热原检查前 1～2 天，供试用家兔应尽可能处于同一温度的环境中，实验室和饲养室的温度相差不得大于 3 ℃，实验室的温度应在 17～25 ℃，在试验全部过程中，应注意室温变化不得大于 3 ℃，应避免噪声干扰。家兔在试验前至少 1 h 开始停止给食并置于适宜的装置中，直至试验完毕。测量家兔体温应使用精密度为±0.1 ℃的肛温计，或其他同样精确的测温装置。肛温计插入肛门的深度和时间各兔应相同，深度一般约为 6 cm，时间不得少于 1.5 min，每隔 30 min 测量体温 1 次，一般测量 2 次，两次体温之差不得超过 0.2 ℃，以此两次体温的平均值作为该兔的正常体温。当天使用的家兔，正常体温应在 38.0～39.6 ℃的范围内，且各兔间正常体温之差不得超过 1 ℃。

④试验用的注射器、针头及一切和供试品溶液接触的器皿应无菌、无热原，可置烘箱中 250 ℃加热 30 min 或 180 ℃加热 2 h 来去除热原，也可用其他适宜的方法去除热原。

⑤检查法：取适用的家兔 3 只，测定其正常体温后 15 min 内，自耳缘静脉缓缓注入规定剂量并温热至约 38 ℃的供试品溶液，然后每隔 0.5 h 按前法测量其体温 1 次，共测 6 次，以 6 次体温中最高一次减去正常体温，即为该兔体温的升高度数。如 3 只家兔中有 1 只体温升高 0.6 ℃或 0.6 ℃以上，或 3 只家兔体温升高的总度数达 1.3 ℃或 1.3 ℃以上，应另取 5 只家兔复试，检查方法同上。

⑥结果判定：在初试 3 只家兔中体温升高均低于 0.6 ℃，并且 3 只家兔体温升高总数低于 1.4 ℃，或在复试的 5 只家兔中，体温升高 0.6 ℃或 0.6 ℃以上的家兔不超过 1 只，并且初试、复试合并 8 只家兔的体温升高总数为 3.5 ℃或 3.5 ℃以下，均认为供试品符合热原检查条例规定。在初试 3 只家兔中，

体温升高 0.6 ℃或 0.6 ℃以上的家兔超过 1 只,或在复试的 5 只家兔中,体温升高 0.6 ℃或 0.6 ℃以上的家兔超过 1 只,或初试、复试合并 8 只家兔的体温升高总数超过 3.5 ℃,均认为供试品的热原检查不符合规定。

(五)手和皮肤黏膜消毒效果监测

1. 采样时间　在消毒后立即采样。

2. 采样方法

(1)手的采样:被检人五指并拢,用浸有含相应中和剂的无菌洗脱液的棉拭子在双手指屈面从指根到指端往返涂擦 2 次(一只手涂擦面积约 30 cm²),并随之转动棉拭子,剪去操作者手接触部位,将棉拭子投入 10 mL 含相应中和剂的无菌洗脱液试管内,立即送检。

(2)皮肤黏膜采样:将 5 cm×5 cm 灭菌规格板放在被检皮肤处;用不含相应中和剂的无菌洗脱液的棉拭子 1 支,在灭菌规格板内横竖往返均匀涂擦各 5 次,并随之转动棉拭子,剪去操作者手接触部位后,将棉拭子投入 10 mL 含相应中和剂的无菌洗脱液试管内,立即送检。不规则的黏膜皮肤处可用棉拭子直接涂擦采样。

3. 检测方法

(1)细菌总数检测:将采样管用力振打 80 次,用无菌吸管吸取 1.0 mL 待检样品接种于灭菌平皿内,加入已溶化的 45～48 ℃的营养琼脂 15～18 mL,边倾注边摇匀,待琼脂凝固,置 37 ℃温箱培养 48 h,统计菌落数。

采样结果计算方法:细菌总数(cfu/cm²)=平板上菌落数×稀释倍数/采样面积(cm²)。

(2)致病菌检测:致病菌检测按《抗菌药物临床应用指导原则(2015 年版)》执行。

4. 结果判定

(1)消毒洗手。

①Ⅰ、Ⅱ类区域工作人员:细菌总数≤5 cfu/cm²,且未检出致病菌为消毒合格。

②Ⅲ类区域工作人员:细菌总数≤10 cfu/cm²,且未检出致病菌为消毒合格。

③Ⅳ类区域工作人员:细菌总数≤15 cfu/cm²,且未检出致病菌为消毒合格。

④母婴同室、婴儿室、新生儿室及儿科病房的工作人员手上,不得检出沙门氏菌及其他致病菌。

(2)皮肤黏膜:参照手的卫生学标准执行。

5. 注意事项　皮肤黏膜采样处,若表面积不足 5 cm×5 cm,可用相应面积的灭菌规格板采样。

(六)物品和环境表面消毒效果的监测

1. 采样时间　在消毒处理后进行采样。

2. 采样方法　用 5 cm² 的标准灭菌规格板,连续采样 4 个,用浸有含相应中和剂的无菌洗脱液的棉拭子 1 支;在灭菌规格板内横竖往返均匀涂擦各 5 次,并随之转动棉拭子,剪去操作者手接触部位后,将棉拭子投入 10 mL 含相应中和剂的无菌洗脱液试管内,立即送检。

门把手等不规则物体表面用棉拭子直接涂擦采样。

3. 检测方法

(1)细菌总数检测:将采样管在混匀器上振荡 20 s 或用力振打 80 次,用无菌吸管吸取 1.0 mL 待检样品接种于灭菌平皿,每一样本接种于 2 个平皿内,加入已溶化的 45～48 ℃的营养琼脂 15～18 mL,边倾注边摇匀,待琼脂凝固,置(36±1)℃温箱培养 48 h,统计菌落数。小型物体表面的检测结果用 cfu/件表示。

(2)致病菌检测:依据污染情况进行相应指标的检测。

4. 结果判定

(1)Ⅰ、Ⅱ类区域:细菌总数≤5 cfu/cm²,且未检出致病菌为消毒合格。

(2)Ⅲ类区域:细菌总数≤10 cfu/cm²,且未检出致病菌为消毒合格。

(3)Ⅳ类区域:细菌总数≤15 cfu/cm²,且未检出致病菌为消毒合格。

(4)母婴同室、早产儿室、婴儿室、新生儿室及儿科病房的物体表面不得检出沙门氏菌。

5. 注意事项

(1)采样时间:在灭菌处理后,存放有效期内采样。送检时间:不得超过采样后 6 h,若样品保存于 0～4 ℃,则不得超过 24 h。

(2)采样面积:被采样本表面积<100 cm² 时,取全部表面积;被采样本表面积≥100 cm² 时,取 100 cm²。

(七)空气消毒效果的监测

1. 采样时间 在消毒处理后进行采样。

2. 采样方法

(1)布点方法:室内面积≤30 cm²,设内、中、外对角线 3 点,内、外点布点部位距墙壁 1 m;室内面积>30 m²,设 4 角及中央 5 点,4 角的布点部位距墙壁 1 m。

(2)平板暴露法:将普通营养琼脂平板(直径为 9 cm)放在室内各采样点处,采样高度为距地面 1.5 m,采样时将平板盖打开,扣放于平板旁,暴露 5 min 后盖好立即送检。

3. 检测方法 将送检的平板置 37 ℃温箱培养 48 h,统计菌落数,并分离致病菌。

平板暴露法结果计算公式:

$$细菌总数(cfu/m^3) = 50000N/A \times T \tag{1-6}$$

式中,A 为平板面积(cm²);T 为平板暴露时间(min);N 为平均菌落数(cfu)。

4. 结果判定

(1)Ⅰ类区域:细菌总数≤10 cfu/m³,且未检出致病菌为消毒合格。

(2)Ⅱ类区域:细菌总数≤200 cfu/m³,且未检出致病菌为消毒合格。

(3)Ⅲ类区域:细菌总数≤500 cfu/m³,且未检出致病菌为消毒合格。

(八)消毒液的监测

1. 常用消毒液有效成分测定

(1)有效氯含量测定。

配制 2 mol/L 硫酸、10%碘化钾与 0.5%淀粉等溶液。配制并标定 0.1 mol/L 硫代硫酸钠标准溶液。

对液体含氯消毒剂,吸取 0.1 mL 放容量瓶中,加蒸馏水至刻度,混匀。对固体含氯消毒剂,称取 1 g(精确至 0.001 g),置研钵研磨后以蒸馏水溶解,转入 100 mL 容量瓶中(溶于水中无残渣者可免研磨)。称量杯及研钵需用蒸馏水洗 3 次,洗液全部转入容量瓶。

向 100 mL 碘量瓶中加 2 mol/L 硫酸 10 mL、10%碘化钾溶液 10 mL 和混匀的消毒剂稀释液 10.0 mL。此时,溶液出现棕色。盖上盖并振摇混匀后加蒸馏水至碘量瓶盖缘,置暗处 5 min 后打开盖,使盖缘蒸馏水流入瓶内。用硫代硫酸钠标准溶液(装于 25 mL 滴定管中)滴定游离碘,边滴边摇匀。待溶液呈淡黄色时加入 0.5%淀粉溶液 10 滴,溶液立即变蓝色。继续滴定至蓝色消失,记录用去的硫代硫酸钠溶液总量。重复测 3 次,取 3 次平均值进行以下计算。

因 1 mol/L 硫代硫酸钠标准溶液 1 mL 相当于 0.03545 g 有效氯,故可按式(1-7)计算有效氯含量。

$$有效氯含量 = c \times V \times 0.03545/W \times 100\% \tag{1-7}$$

式中,c 为硫代硫酸钠标准溶液物质的量浓度(mol/L),V 为滴定用去硫代硫酸钠标准溶液体积(mL),W 为碘量瓶中所含消毒剂原药质量(g)(液体消毒剂则为体积(mL))。

(2)有效碘含量的测定。

配制 0.5%淀粉溶液。备 36%乙酸溶液。配制并标定 0.1 mol/L 硫代硫酸钠标准溶液。

向 250 mL 碘量瓶中精确加含碘消毒剂样液 50 mL 及乙酸 1 滴。用 0.1 mmol/L 硫代硫酸钠标准溶液滴定(通常用 25 mL 滴定管,若预计有效碘浓度>5%,则用 50 mL 滴定管),边滴边摇匀。待溶液呈淡黄色时加入 0.5%淀粉溶液 10 滴(溶液立即变蓝色),继续滴定至蓝色消失,记录用去的硫代硫酸钠标准溶液总量。重复测 3 次,取 3 次平均值进行以下计算。

由于 1 mol/L 硫代硫酸钠标准溶液 1 mL 相当于 0.1269 g 有效碘,故可按式(1-8)计算有效碘含量。

$$有效碘含量 = c \times V \times 0.1269/W \times 100\% \tag{1-8}$$

式中,c 为硫代硫酸钠标准溶液物质的量浓度(mol/L),V 为滴定用去硫代硫酸钠标准溶液体积(mL),W 为碘量瓶中所含消毒剂原药质量(g)(液体消毒剂则为体积(mL))。

(3)戊二醛($C_5H_8O_2$)含量的测定。

配制 6.5%三乙醇胺溶液、0.04%溴酚蓝乙醇溶液与盐酸羟胺中性溶液(17.5 g 盐酸羟胺加蒸馏水 75 mL 溶解,并加异丙醇稀释至 500 mL,摇匀。加 0.04%溴酚蓝乙醇溶液 15 mL,用 6.5%三乙醇胺溶液滴定至溶液显蓝绿色)。配制并标定 0.25 mol/L 硫酸标准溶液。

取戊二醛消毒剂样液 10.0 mL(非消毒浓度的浓溶液需用 50 mL 容量瓶稀释后取样)置 250 mL 碘量瓶中,精确加 6.5%三乙醇胺溶液 20 mL 与盐酸羟胺中性溶液 0.25 mL,摇匀。静置反应 1 h 后,用 0.25 mol/L 硫酸标准溶液滴定。待溶液显蓝绿色,记录硫酸溶液用量。同时,以不含戊二醛的三乙醇胺、盐酸羟胺中性溶液重复上述操作(空白对照)。重复测 3 次,取 3 次的平均值进行以下计算。

由于 1 mol/L 硫酸标准溶液 1 mL 相当于 0.1001 g 戊二醛,因此可按式(1-9)计算戊二醛含量。

$$戊二醛含量 = c \times (V_2 - V_1) \times 0.1001/W \times 100\% \tag{1-9}$$

式中,c 为硫酸标准溶液物质的量浓度(mol/L),V_1 与 V_2 分别为样品与空白对照滴定中用去的硫酸标准溶液体积(mL),W 为戊二醛样品体积(mL)。

(4)过氧化氢(H_2O_2)浓度的测定。

配制 2 mol/L 硫酸与 10%硫酸锰溶液。另外配制并标定 0.02 mol/L 高锰酸钾标准溶液。

取 1.0 mL 过氧化氢样液,于 100 mL 容量瓶中用蒸馏水稀释至刻度,混匀。

取过氧化氢稀释液 10.0 mL,置 100 mL 碘量瓶中,加入 2 mol/L 硫酸 20 mL 与 10%硫酸锰 3 滴,摇匀。用 0.02 mol/L 高锰酸钾标准溶液(装于 25 mL 滴定管中)滴定至溶液呈粉红色,记录高锰酸钾标准溶液用量。重复测 3 次,取 3 次平均值进行以下计算。

因 1 mol/L 高锰酸钾标准溶液 1 mL 相当于 0.08505 g 过氧化氢,故可按式(1-10)计算过氧化氢含量。

$$过氧化氢含量 = c \times V \times 0.08505/W \times 100\% \tag{1-10}$$

式中,c 与 V 分别为高锰酸钾标准溶液物质的量浓度(mol/L)与滴定中用去的体积(mL),W 为碘量瓶中所含过氧化氢样液体积(mL)。

(5)过氧乙酸($C_2H_4O_3$)浓度的测定。

配制以下溶液:2 mol/L 硫酸、10%碘化钾、0.01 mol/L 高锰酸钾、10%硫酸锰、3%铝酸铵与 0.5%淀粉。配制并标定 0.05 mol/L 硫代硫酸钠标准溶液。

取 1.0 mL 过氧乙酸样液,于 100 mL 容量瓶中用蒸馏水稀释至刻度,混匀。向 100 mL 碘量瓶中加 2 mol/L 硫酸 5 mL,10%硫酸锰 3 滴,混匀的过氧乙酸稀释液 5.0 mL,摇匀并用 0.01 mol/L 高锰酸钾溶液滴定至溶液呈粉红色。随即加 10%碘化钾溶液 10 mL 与 3%铝酸铵溶液 3 滴,摇匀并用 0.05 mol/L 硫代硫酸钠标准溶液(装于 25 mL 滴定管中)滴定至淡黄色。加入 0.5%淀粉溶液 3 滴(溶液立即变蓝色),继续用硫代硫酸钠标准溶液滴定至蓝色消失,记录硫代硫酸钠标准溶液的总用量。重复测 3 次,取 3 次平均值进行以下计算。

由于 1 mol/L 硫代硫酸钠标准溶液 1 mL 相当于 0.03803 g 过氧乙酸,故可按式(1-11)计算过氧乙酸含量。

$$过氧乙酸含量 = c \times V \times 0.03803/W \times 100\% \tag{1-11}$$

式中,c 与 V 分别为硫代硫酸钠标准溶液物质的量浓度(mol/L)与滴定中用去的体积(mL),W 为碘量瓶中所含过氧乙酸样液体积(mL)。

(覃健 张子龙)

第四节　营养与食品卫生基本技能

食品营养与卫生主要关注营养以及食物与人体健康的关系,具有非常强的科学性、社会性及应用性,与国家的发展和居民的日常生活均密切相关,在增进人民体质、预防疾病、保护健康方面发挥着重要作用。营养与食品相关公共卫生技能主要包括食品采样、营养调查和营养监测技术。学生应在掌握了基础医学、临床医学以及营养与食品卫生等基本理论知识的基础上,具备一定的调查、研究能力和科学思维能力,通过学习营养与食品相关公共卫生技能,为从事营养与食品相关的监督、检测和管理工作打下坚实的基础。

一、食品采样技术

食品是营养物质的载体,但食品中也可能存在生物性、化学性和物理性等有害因素。在食品卫生监督管理工作中,为了解食品卫生质量或查明食品生产经营过程中存在的卫生问题,需对食品进行检测和分析。食品样品是获得检测数据的基础,而食品采样工作是分析检测过程的关键环节。因此,食品采样是食品分析的首项工作,如果采样方式方法不当,就无法获得有用的数据,甚至可能导致错误的结论。因此,需要运用科学合理的采样方法,以保证食品检测结果的准确性。

（一）采样原则

1. 代表性原则　所谓食品采样是指从整批被检食品中抽取一部分具有代表性的样品,供分析化验使用。食品生产批号、原料情况（来源、种类、地区、季节等）、加工工艺、储运及销售条件、采样方法等均会对所采集的样品检测结果产生影响,因此,采样时必须考虑可能影响到代表性的各种因素,使采集的样品能够真正反映被采集样品的整体状况。

在进行抽样活动前需了解食品样品的总体情况,当总体中包含不同来源、不同批号的样品时,选择样品时均需有所涵盖,采用随机抽样方法使选取出来的样品具有较强的代表性。在取样时,确保取样工具清洁,避免对样品造成污染。在样品保存时,要规避样品的理化指标与微生物状况被破坏,避免二次污染的问题。总之,保证样品能反映食品整体的特征,既不引入原来不存在的物质,样品中原有物质也不发生改变,使样品具有代表性。

2. 典型性原则　当食品样品检测需要发现某些重点食品的安全卫生问题或证明可疑食品是否存在安全问题时,需采用典型性原则。针对性地采集可能达到监测目的的典型样品。通常包括以下几种情况:①重大活动的食品安全保障,应对可能影响食品安全的重点食物及关键控制的样品进行采集;②污染或疑似污染的食品,应重点采集接近污染源或易被污染部分,同时还应尽量采集可能的阳性对照和阴性对照食品;③中毒或疑似中毒的食品,应根据可能的中毒原因,尽可能采集到含毒量最多的食品,包括但不限于中毒患者吃剩的食物、制作可疑食品的原材料、水样等,除食物样本外,还需采集盛装可疑食品的餐具、接触可疑食品的菜板刀具等环境样品,以及患者呕吐物、排泄物、血液、胃内容物等。④掺假或疑似掺假的食品,可针对性地采集有问题的典型样品,而不是用均匀的样品代表。

3. 时效性原则　由于样品中被检物质可能会随着时间发生改变,因此采样需及时,采样食品应尽快送检。同时,食品检测结果往往需要对某些事件的处理提供证据和支持,如为重大活动的食品安全卫生提供保障,为食物中毒患者及时提供救治依据。因此,食品采样应注意时效性原则。

4. 程序性原则　样品检验的程序性原则是指食品样品的采样、送检、检验、报告等均应按规定的程序进行,各阶段都要有完整的手续,责任分清。按照规定的程序检测食品样品,是检测结果具有法律效力的基础,也是检测结果真实客观、准确无误的保障。如采样记录应完整规范;采样结束向被采样食品的单位或个人出具正式采样凭据;对于情况复杂、责任重大的食品采样工作,应由两人或两人以上协同进行,共同编号签封等。

（二）采样前准备

（1）了解采样目的：是否为常规性食品卫生检测或专项调查，根据不同的采样目的，选择合适的采样方法。

（2）查询相关食品卫生标准。食品卫生标准是国家对各种食品及食品相关产品等规定必须达到的卫生质量和卫生条件的客观指标和要求，是食品检测结果评价的重要标准。不同食物其感官指标、生物指标、毒理学指标等评价标准不同，食品采样前应查询所采食品相对应的食品卫生标准。

（3）准备采样工具。

通常包括：①常规采样工具：酒精灯、酒精棉球、灭菌棉拭子、消毒纱布、镊子、吸管、吸耳球、剪刀、火柴、皮筋、记号笔、标签纸等。②常规样品容器：无菌塑料袋、广口瓶、运送培养基试管、灭菌平皿、一次性小试管、样品冷藏设施等。③防护用品：白色工作服或隔离衣、医用手套、口罩、帽子等。④取证工具：执法记录仪、照相机、摄像机、录音机等。

根据样品性质不同，需选用不同的取样工具。如长柄勺可用于散装液体样品采集；玻璃或金属管采样器适用于深型桶装液体食品样品的采样；金属探管适用于采集袋装的颗粒或粉末状样品；金属夹子可用于夹取固体食品。

根据采集样品的性质选择采样容器。容器应密封性好，内壁光滑，清洁干燥，不含待测物质及干扰物质。容器的盖或塞子不得影响样品的气味、风味、pH值及食物成分。盛液体或半液体样品容器，可用具塞玻璃瓶、带盖塑料瓶等。盛固体或半固体样品的容器，可用不锈钢、铝制、陶瓷、塑料制容器。大宗食品采样可备四方搪瓷盘，现场分样用。酒类、油性样品不宜用橡胶瓶塞，酸性食品不宜采用金属容器盛装，测农药的样品不宜采用塑料容器盛装。

（三）采样方法

食品样品由于样品形态、包装等差异，采样方法也不尽相同。

1. 散装液体、半液体食品 以一池或一缸为单位，采样前，先检查样品的感官性状，均匀后再采样。如果池或缸太大，难以混匀，可根据池或缸的高度等距离分为上、中、下三层，在四角和中间不同部分三层中各取同样量的样品混合后，供检验用。流动液体采样，定时定量从输出口取样混合后，供检验用。

2. 大面积平铺的固体散装食品 固体样品可按堆型和面积大小采用分区设点或按高度分层采样。分区设点，每区面积≤50 m²，设中心、四角5个点；两区界线上的2个点为两区共有点，如：两个区设8个点，三个区设11个点，依次类推，如图1-4所示。如果分层采样，要先上后下逐层采样，各样点数量一样，感官检查后，如性状基本一致，可混合成一个样品；如不一致，则分装。

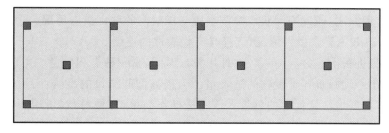

图1-4 分区采样示意图

3. 大包装食品 一般情况下，大包装液体样品容器不透明，很难看到容器内物质的实际情况，用采样管直通容器底部取出样品，检查是否均匀，有无杂质、异味等，然后搅拌均匀，供检验用；颗粒或粉末状如粮食、白砂糖等堆积较高的食品，一般分上、中、下三层，用金属探管从各层分别取样，每层从不同方位采样数量一样，选取等量袋数，每袋取样次数一样，感官性状相同的混合在一起，不同的分别盛放。无论哪种采样，如样品数量较多，都应混合均匀，用四分区法均分样品。

4. 小包装食品（≤500克/包） 同一批号的小包装食品可根据需要直接进行取样。

5. 可疑食物中毒样品 可疑中毒食品需应采尽采。食物中毒样品的采集数量需尽可能多一些以便于反复试验，同时采集相应食品原材料、餐具、炊具、环境样本及患者生物样本。各种样品的采集要注意无菌操作,防止污染,选样及时、准确,样品有代表性,手续完备,检验目的明确,重点突出。

(四)采样流程

以下以微生物检测样品采集为例,说明采样流程。

(1)穿戴好工作服,戴口罩、帽子。

(2)打开采样箱,在采样区域铺设无菌台布。

(3)选择适合的采样容器、工具(灭菌袋或灭菌广口瓶、镊子、勺子、酒精灯、酒精棉球、温湿度计等)。

(4)在采样食品附近点燃酒精灯,手消毒后进行无菌操作采样。

(5)无菌采集固体食品样品约250 g,液体食品样品约250 mL,盛装体积不能超过3/4容器,封口加盖。

(6)样品贴食品标签,填写采样单,写明样品编号、采样名称、采样地点、采样时间、采样者等信息,4 ℃冷藏,4 h内送检。

(五)样品运输与保存

一般微生物检测样本冷藏运输及保存,但霍乱弧菌、副溶血弧菌检测样品常温运输送检。一般食品样品按一式三份,供检验、复验、备查或仲裁使用,检验结束后通常保留一个月以备需要时复查,保留期从检验报告单签发之日起开始计算。易变质食品不予保留。保留样品加封存入适当的地方,并尽可能保持原状。

二、营养调查技术

营养调查是指对特定个体或人群的营养水平和健康状况进行调查,内容包括膳食调查、人体测量、人体营养水平的生化检验、营养相关疾病临床体征和症状的检查等。一个地区或国家人群营养调查结果可为该地区或国家制定营养与食品相关国家标准和政策提供支持;有助于了解人群中存在的健康问题,并针对问题提供改进意见;为疾病预防和医疗机构提供营养相关疾病的诊断和治疗依据。

营养调查的基本步骤包括:确认调查目的;确定调查范围和被调查人群;确定抽样方法;准备调查所需物资和完成调查员的相关培训;实施调查;整理数据及统计分析;完成调查报告。

(一)膳食调查

调查个体或群体一段时间内各种食品的摄入量,得到每人每日平均能量和各种营养素的摄入量,以便对膳食摄入状况进行评价。

1.膳食调查方法 常用的膳食调查方法有询问法、记账法、称重法、食物频率法和化学分析法。

(1)询问法:又称回顾法,通过询问获取被调查者一段时间的膳食摄入情况。通常采用24 h膳食回顾法,询问被调查者24 h内膳食摄入情况,选择具有代表性的连续3天(2个工作日和1个休息日)的膳食进行调查,包括每日进餐次数(包括在家、在外用餐)、时间、食物种类和数量。主食、副食、水果和点心都应包括在内,以得出平均每日各类食物的进食量。为提高询问结果的准确性,可采用一些食品图谱、模具等帮助被调查者更好地估计食物的重量。该方法操作简单,方便易行,可用于家庭或个人,但由于回忆的偏倚以及食物重量估计的误差,所得结果较为粗略。

(2)记账法:即通过调查购入食物的票据和账目,得到一段时间内各类食物的消耗总量,结合该单位用餐的总人、日数,得出平均每人每日各类食物的消耗量。该方法适用于有详细账目的集中供餐单位,如幼儿园、部队、学校等。如果进食人员年龄、性别、劳动强度不同,需要分别折算成相应"标准人"的摄入量,即60 kg轻体力劳动成年男子每人每日各类食物的摄入量。该方法所费人力较少,简单易行,能调查较长时间的膳食,但无法对人群中个体的膳食摄入信息进行准确评估。

(3)称重法:指用标准化的称量工具称量后记录每餐各种食物的生重、熟重、进食量、剩余食物量,统计及记录每餐进食人员组成及其人数,计算此餐每人所进食的各种食物的生重,可用于个人、家庭或集体单位。可连续称重3~7天,以计算平均每人每日食物摄入量。如就餐人员中年龄、性别、劳动强度存在较大差别,也需要折算为标准人后进行计算。该方法能相对准确得出被调查单位或个人的膳食情况。

但相对费人力、费时间。

（4）食物频率法：通过记录调查对象过去一段时间内（周、月、年）消费各种食物的频率及其消耗食物的量，计算调查对象一定时间内平均每日各类食物的摄入量。食物频率法可分为定性、定量和半定量三种形式，常用问卷进行调查，问卷内容包括食物名称、食物摄入的频率和平均每次食用量三个基本方面。进行调查时调查员可使用食物模型等辅助工具帮助调查对象估计进食的食物量。该方法受试者负担较轻，应答率较高，且物力消耗较小，实施起来较为简易。同时也能够反映受试者一段时间内的膳食模式，为研究提供科学依据，适合用于大规模人群流行病学研究。该方法缺点在于对较长时间以前的食物消费频率和消费量调查可能存在回忆误差。

（5）化学分析法：研究时留取与调查对象进食的食物种类和数量完全相同的一日膳食，通过实验室化学仪器分析，检测其中所含能量和营养素的量。样品收集方法可分为双份原料法和双份饭法。该方法操作复杂，但其结果准确，主要用于科学研究或严格限制营养的患者，不适用于大范围的膳食调查。

上述不同的膳食调查方法各有优缺点，可根据实际情况进行选择。根据膳食调查结果，可从多个方面对被调查者的膳食状况是否均衡合理做出评价，为全面营养状况评价和膳食指导提供依据。

2. 膳食评价 膳食评价的内容主要包括以下几个方面。

（1）膳食模式评价：将被调查者摄入的食物进行分类，以"中国居民平衡膳食宝塔"为依据，对被调查者的膳食模式进行评价。

（2）能量及营养素的摄入量评价：除化学分析法直接通过检测获得食物所含营养素的量外，使用其他膳食调查方法得出每人每日各种食物摄入量后，通过食物成分表计算平均每日营养素摄入量进行评价。评价的依据主要参照《中国居民膳食营养素参考摄入量》（DRIs），将调查对象的实际能量及营养素的摄入量与推荐值、参考值做对比，从而评价当前膳食摄入水平能否满足个体的营养需要。但参考值与推荐值均为参考大样本人群制定，不一定适合每个个体，因此在实际工作中评价个体摄入量时，需要结合人体测量、生化检查等辅助检查的数据进行评价。

（3）一日三餐能量分配评价：一般人群早中晚三餐的能量比约为2∶4∶4或3∶4∶3，可根据个人需要适当调整。能量需要量较大的人群，如生长期的青少年儿童或重体力劳动者可以加餐。三餐宜规律进食，不宜过饥过饱，每天早餐不能少，午餐要吃饱，晚餐适量吃。

（4）能量及蛋白质来源评价：评价摄入的总能量中三大产能营养素的构成比，以及优质蛋白质（畜、禽、鱼、蛋及奶、豆类等）占总膳食蛋白质的比例。

（5）其他：根据膳食调查结果，还可对被调查者的某些饮食行为习惯和特征进行针对性评价，如是否存在能量摄入过剩，盐、油、糖摄入量是否过多，是否存在挑食偏食等不良饮食习惯，是否摄入过多含糖饮料，食物烹调加工方法是否合理等。

（二）人体测量

人体测量主要是检查体重、身高、腰围、臀围、皮褶厚度等指标，并计算出各种人体测量系数，如体质指数（BMI）、腰臀比等，并结合调查对象的年龄和性别选择合适的指标，用于评价一定时期内营养状况好坏。

1. 体质指数 计算公式：BMI＝体重（kg）/（身高（m））^{2}，此方法可操作性较强，性别对计算结果无影响，且对调查对象无损伤，是目前营养工作中最常用的体格指标之一。

中国肥胖问题工作组推荐的适用于我国成人的标准：消瘦，BMI＜18.5；正常，18.5～23.9；超重，24～27.9；肥胖，≥28.0。WHO推荐的成人标准：消瘦，BMI＜18.5；正常，18.5～24.9；超重，25～29.9；肥胖，≥30.0。

对于未成年的青少年儿童有单独的标准。尽管BMI方法非常简便易操作，但仅考虑了身高和体重两个因素，无法区分脂肪与瘦体组织，对于肌肉含量或脂肪含量较大的受试者评价不准确。

2. 理想体重 用身高来估计体重的适宜值，称为理想体重或适宜体重。我国常采用Broca改良公式：理想体重（kg）＝身高（cm）－105。（实际体重－理想体重）/理想体重在±10%及以内为正常，－20%～＜－10%为瘦弱，－20%以下为极瘦弱；>10%～20%为超重，>20%～30%轻度肥胖，>30%～

50％中度肥胖,50％以上为重度肥胖。

(三)人体营养水平的生化检验

营养相关疾病在出现症状以前,体内营养素储备水平和细胞组织已发生改变,运用适当的生理、生化等实验室检测方法可以在早期查出营养缺乏或过剩的情况。包括检测血液中营养成分的浓度;检测尿液中排出的营养成分或代谢产物;检测血液或尿液中异常代谢产物;检测头发中微量元素,如锌、铜、铁等;检测与营养素摄入有关的血液成分或酶;进行营养素负荷、饱和实验,如水溶性维生素的负荷、饱和实验等。

常检指标如下。

(1)血脂:总脂、总甘油三酯、总胆固醇、高密度脂蛋白胆固醇、低密度脂蛋白胆固醇等。

(2)蛋白质:血清总蛋白、血清白蛋白(A)、血清球蛋白(G)、白球比(A/G)。

(3)钙、磷:血清钙、血清无机磷、钙磷乘积、血清碱性磷酸酶等。

(4)铁:全血血红蛋白浓度、血清铁蛋白、血清铁、红细胞游离原卟啉等。

(5)锌:血浆锌、红细胞锌、发锌等。

(6)维生素类:如血浆 25-OH-D_3、1,25-$(OH)_2$-D_3(维生素 D);血浆视黄醇结合蛋白(维生素 A);红细胞谷胱甘肽还原酶活性系数(维生素 B_2)、血浆同型半胱氨酸含量、血浆叶酸、红细胞叶酸(叶酸)、尿负荷试验(水溶性维生素)等。

(四)人体营养相关疾病的临床检查

主要检查是否存在营养缺乏或过剩引起的营养相关疾病症状、体征,明确其严重程度。营养相关疾病的症状和体征比较复杂,轻度缺乏或不足时症状轻微,体征不典型,而且有的症状和体征并不特异,须与其他疾病鉴别。

常见营养缺乏症及检查指标或体征如下。

(1)能量缺乏:消瘦。

(2)蛋白质缺乏:消瘦、水肿。

(3)维生素 A 缺乏:夜盲症、干眼症(比托斑)。

(4)维生素 D 缺乏:佝偻病、骨质疏松症、骨质软化症。

(5)维生素 B_1 缺乏:脚气病。

(6)维生素 B_3 缺乏:癞皮病(皮炎、腹泻、痴呆)。

(7)叶酸缺乏:巨幼红细胞性贫血、高同型半胱氨酸血症。

(8)维生素 C 缺乏:坏血症(全身点状出血、牙龈炎)。

(9)钙缺乏:佝偻病、骨质疏松症(肋骨串珠、O 形腿、X 形腿)。

(10)铁缺乏:贫血(面色苍白、口唇黏膜或眼结膜苍白、反甲)。

(五)营养调查结果的分析和评价

根据上述膳食调查、人体测量、人体营养水平的生化检测以及营养相关疾病的临床检查结果,可对被调查者的营养状况进行综合评价,分析膳食中存在的问题,为群体或个人的膳食摄入提出改善建议。若为大规模的人群调查,还应向政府有关部门提供情况报告及改善的建议,为营养与食品相关政策的制定提供依据。

三、营养监测技术

营养监测是指长期动态监测特定人群的营养状况,同时收集可能影响人群营养状况有关的环境和社会经济条件等指标,探讨从政策、社会措施等方面改善营养状况和条件的途径,是公共营养工作的主要组成部分。同时,营养监测还收集与食物生产、消费、分配有关的信息,因此也称为食物营养监测。

(一)营养监测的目的和特点

营养监测的目的侧重于为政策制定服务,需要全面了解社会发展过程中居民食物消费及营养状况的变化和趋势,有针对性地调整食物生产、流通政策,以预防营养相关疾病的发生,保证社会发展过程中食物生产、人群健康与环境平衡发展和优化提高。

营养监测和营养调查都是公共营养主要的工作内容和方法,二者既有联系又有区别,互相配合,交叉渗透。营养监测过程中突出其动态监测及保护重点人群的特点,与传统营养调查相比较,具有以下特征。

(1)以生活在社会中的人群特别是需要重点保护的人群为对象,进行社会因素分析并探讨可能采取的社会性措施。

(2)将人群营养状况的信息用于营养政策的制定和调整上。进行营养监测时,在分析营养状况及其影响因素之后,将这些信息及时地反馈,用于研究、制定、修订和执行营养政策。研究营养政策是营养监测的主要任务。

(3)营养监测的着眼点是一个国家或一个地区的全局,以有限的人力、物力分析和掌握全局的常年动态变化趋势,在工作方式上倾向于进行宏观分析,其工作内容服从于完成宏观分析的需要。

(4)营养监测调查的范围更为广泛,包括与营养有关的社会经济与农业畜牧业等方面的分析指标,为使营养监测获取具有相当广度的数据信息,提倡尽可能收集现成的资料,而不强调通过直接测定获得第一手数据。

(二)营养监测的内容

营养监测的内容包括:居民营养及相关健康状况监测;居民食物摄入、能量及营养素摄入情况监测;居民营养知识、营养态度和饮食行为方式的监测;食物成分和营养素含量变化的监测;食品供应及相关社会影响因素的监测;社会经济发展水平监测等。

(三)营养监测的方式

监测方式的确定,既与监测的目的有关,也与所监测疾病的性质有关,同时也受经费和人力的限制。

1. 一般人群监测 一般人群监测有利于了解全体人群中疾病的分布,尤其是疾病在亚人群中的分布,长期监测能了解人群中疾病的变化趋势。但监测耗费的人力和财力非常大,同时也难以控制质量,此外,进行主动监测与收集更详细的信息也相对困难。

2. 哨点监测 哨点监测是指在选择的人群中,根据标准化的工作程序和指标,系统地收集有关资料。一般而言,从可行性的角度考虑,哨点一般不通过概率抽样方式确定,但是选择哨点的标准需要与该监测系统的监测目的相一致。哨点监测既保留了全人群监测的优点,又避免了耗费人力和财力的缺点。

(四)营养监测人群和监测点

1. 选择营养监测人群 根据营养监测的目的,确定营养监测人群,如全人群、5岁以下儿童、孕产妇、儿童青少年等。监测的人群选取需要保证样本有代表性,人群的分布需考虑不同分层因素,如不同经济地带划分、城市和农村的划分、性别划分,同时又要避免过多耗费人力和财力。

2. 选取监测点 选取监测点时要考虑监测点的基本条件,否则无法收集所需要的数据,或数据的误差很大,不能反映真实情况。如果抽到的监测点不能胜任监测工作时,可以在同类地区进行调换。监测点选择后必须经过建设才能成为一个合格的监测点,包括工作制度的建立、必要设备的配备、人员培训等。

监测点的选取原则如下。

(1)可行性原则。

①领导重视,组织健全。营养监测点要成立监测领导小组,负责营养监测工作的领导和协调。同时在领导小组的指导下,明确营养监测的职能部门。

②有健全的监测工作网络。

③具体监测工作由经过培训的专人负责。

④有健全的工作制度、工作程序、工作质控和考核制度、资料管理制度。

Note

⑤能保质保量完成监测任务。

（2）代表性原则：考虑经济、地理分布、被监测人群等因素，保证样本在不同卫生状况的地区的人口比例与全国类似，同时保证监测点地理分布的均衡性。

（五）营养监测常用指标

1. 健康指标　健康指标的选择应根据可得到的资料及基线调查数据确定，可随不同地区、不同人群而不同。

（1）一般营养监测的健康状况指标：如出生体重，按年龄体重，按年龄身高，按身高体重，0～4 岁死亡数，哺乳/喂养方式，某种营养缺乏病新病例等。

（2）特殊情况下营养监测的附加指标：如上臂围、比托斑、血清维生素 A、血红蛋白等。

（3）肥胖和有慢性疾病的人群还应选择的指标：如血清胆固醇和甘油三酯、血压、三头肌皮褶厚度、冠心病死亡率。

2. 社会经济指标　人群营养状况的变化在大多数情况下受当地生态环境的影响，其中社会经济和农业方面的变化是可以测量的，可以作为营养监测的重要部分。常用于营养监测的社会经济指标如下。

（1）经济状况指标：包括再生产的物质财富，如住房、耐用消费品、储蓄存款/收入；不再生产的物质财富，如拥有土地面积、农业供水等；无形财富，如教育水平、受教育年限、文化程度、职业等。

①恩格尔指数指用于食品开支的收入占家庭总收入的百分比，其作为反映个人收入方面的指标应用较广泛，是衡量一个国家或地区居民消费水平的标志。通常恩格尔指数>60％为贫困，50％～59％为勉强度日，40％～49％为小康，30％～39％为富裕，<30％为非常富裕。

②收入弹性 $= \dfrac{食物购买力增长（\%）}{收入增长（\%）}$，可侧面反映改善营养经济条件的速度。富裕国家为 0.1～0.4，发展中国家和地区有的达到 0.7～0.9。

③人均收入 $= \dfrac{实际收入}{家庭人口数}$，人均收入增长率（％） $= \dfrac{（第二年度人均收入－第一年度人均收入）}{第一年度人均收入} \times$ 100％，人均收入增长率虽包括了非食品的开支，是个不定数，但也可相对说明富裕贫困程度，其中饮食开支一般随总收入增长而增长。

（2）环境指标：如供水、粪便及垃圾处理、地理位置、与服务部门（卫生、教育、银行/信用社、农业机构）的距离等。

（3）各种服务指标：如医疗卫生机构数，每千人口床位数，每千人口医生数、护士数等。

3. 饮食行为与生活方式指标　饮食行为与生活方式会影响人的营养与健康状况，常用指标包括吸烟、饮酒、体力活动及生活规律等情况，以及营养知识、态度和行为的改变等。

（李习艺）

第五节　流行病学基本技能

一、个体防护技术

（一）个体防护基本知识

1. 个体防护概念　人们在工作和生活中为防御物理、化学、生物等外界因素伤害所穿戴的防护用品，包括头面部和呼吸防护用品（防护帽、防护眼镜、口罩等）、防护服（隔离衣）、防水围裙、手套、鞋套（防护靴）等。

2. 个体防护装备介绍

（1）头面部和呼吸防护用品。

①防护帽:防护帽保护工作人员免受化学性和生物性危害物飞溅头部(头发)造成污染,以及预防微生物通过头发上的灰尘、头皮屑等播散污染周围人员、环境和物体表面。防护帽的种类有一次性使用帽、安全帽、防尘帽、防水帽、防寒帽、防高温帽、防静电帽和防电磁辐射帽等,在使用过程中可以保持其性能、牢固度以及舒适感。

②口罩。

国内医用口罩的划分标准:从过滤元件级别来看,口罩可以分为用于过滤非油性颗粒物的 KN 类以及过滤油性和非油性颗粒物的 KP 类;从过滤效果来看,用氯化钠颗粒物检测过滤效果,可将 KN 类分为过滤效果≥99.97%、过滤效果≥95.0%和过滤效果≥90.0%(KN100、KN95、KN90),用油类颗粒物检测过滤效果,可将 KP 类分为过滤效果≥99.97%、过滤效果≥95.0%和过滤效果≥90.0%,百分数越高,过滤效果越好;从防护效果来看,可以根据其在不同空气污染环境下降低可吸入颗粒物(PM2.5)浓度至小于等于 75 $\mu g/m^3$ 的能力来划分。a.医用防护口罩。应符合 GB 19083—2010《医用防护口罩技术要求》标准,适用于接触经空气传播的传染病患者、近距离(≤1 m)接触经飞沫传播的传染病患者或进行产生气溶胶的操作。除了过滤效率,该标准还在口罩基本要求、鼻夹、口罩带、气流阻力、合成血液穿透、表面抗湿性、微生物指标、环氧乙烷残留量、阻燃性能、皮肤刺激性、密合性上有要求。需要注意的是,佩戴医用防护口罩时,一定要用双手沿颜面部对鼻夹塑形,同时进行密合性试验。b.医用外科口罩。应符合 YY 0469—2011《医用外科口罩》标准,适用于远距离(>1 m)接触飞沫传播的传染病患者,临床医务人员有创操作,及进行有体液、分泌物(不包括汗液)、呕吐物、排泄物等喷溅的操作或侵入性操作、无菌操作等。医用外科口罩过滤效率强调细菌过滤效率不小于 95%,对非油性颗粒的过滤效率仅要求不小于 30%。除过滤效率外,在外观、结构与尺寸、鼻夹、口罩带、合成血液穿透、压力差、阻燃性能、微生物指标、环氧乙烷残留量、皮肤刺激性、细胞毒性、迟发型超敏反应上都有技术要求。c.医用普通口罩。应符合YY/T 0969—2013《一次性使用医用口罩》标准,仅适用于普通医疗环境。细菌的过滤效率应不小于 95%,但未规定非油性颗粒物的过滤效率。除此之外,其余方面要求与医用外科口罩相同。

国外医用口罩的划分标准:a.美国将颗粒物防护口罩分为可防护非油性悬浮微粒的 N 类和可防护非油性及含油性悬浮微粒的 R 类与 P 类;从过滤效果来看,又分为过滤效率≥95%、过滤效率≥99%和过滤效率≥99.97%三种,N 类口罩与此相对应的为 N95、N99 和 N100,R 类口罩与此相对应的为 R95、R99 和 R100,P 类口罩与此相对应的为 P95、P99 和 P100。N95 口罩就是 N 类口罩中过滤效果≥95%的口罩,但它不等同于医用防护口罩,医用防护口罩规定口罩的过滤效果既要达到 N95 的要求,还要具有表面抗湿性和血液阻隔能力。b.欧洲对于颗粒防护用过滤口罩有规定,根据测试的粒子穿透率分为P1(FFP1)、P2(FFP2)和 P3(FFP3)三个等级,FFP1 最低过滤效率≥80%,FFP2 最低过滤效率≥94%,FFP3 最低过滤效率≥97%。FFP2 口罩与上文提到的 KN95 口罩、N95 口罩过滤效率十分接近。

③防护型呼吸面罩:应符合 GB 2626—2019 及 GB/T 18664—2002 的相关要求,并需要定期按GB/T 18664—2002 的方法进行使用者适合性检验,根据检验结果选择合适规格,每次使用前都需要进行气密性检查。半面防护型呼吸面罩适用于接触经空气传播的传染病患者、近距离(≤1 m)接触经飞沫传播的传染病患者或进行产生气溶胶的操作。全面防护型呼吸面罩适用于接触传染病疑似病例、临床诊断或实验室诊断病例的大量血液、体液、分泌物(不包括汗液)、呕吐物、排泄物等,或调查处置经空气传播具有极高风险等级的传染病。

④动力送风呼吸装置:应符合 GB 30864—2014 及 GB/T 18664—2002 的相关要求。适用于接触、调查、处置经空气传播具有极高风险等级传染病疑似病例、临床诊断或实验室诊断病例的大量血液、体液、分泌物(不包括汗液)、呕吐物、排泄物等,以及进行产生气溶胶的操作等。

⑤护目镜:主要保护眼睛不受伤害,用于现场具有刺激性和腐蚀性气体、蒸气的环境,对现场有粉尘、放射性尘埃及经空气传播病原体的环境也具有一定阻隔作用。

⑥防护面罩(屏):防护面罩(屏)应从下巴一直延伸到额部,正侧面可阻挡液体,可以提供更好的面部和眼睛保护。

(2)躯体防护用品。

①隔离衣:隔离衣应能够全面覆盖手臂和身体前部,确保服装和暴露的上身区域受到保护。适用于接触经接触传播的感染性疾病患者(如传染病患者、多重耐药菌感染患者)或其周围环境等,或对患者实

29

行保护性隔离(如大面积烧伤、骨髓移植等患者的诊疗、护理等),或可能轻微受到患者血液、体液、分泌物(不包括汗液)、呕吐物、排泄物污染等情况。

②医用一次性防护服:应符合 GB 19082—2009《医用一次性防护服技术要求》,具有液体阻隔性能(抗渗水性、透湿量高、抗合成血液穿透性和表面抗湿性)、抗断裂性、过滤效率等。适用于接触甲类传染病患者及按甲类管理的乙类传染病患者、传播途径不明的新发传染病患者。

③手术衣:按照《中华人民共和国药典》(三部)(2020 年版)"无菌检查法"达到无菌要求。面料能阻止血液和其他体液的渗透,在使用过程中保持其性能和牢固度,适用于相应的灭菌方式,舒适,可保持穿戴者适宜的体温。适用于接触传染病疑似病例、临床诊断或实验室诊断病例的大量血液、体液、分泌物(不包括汗液)、呕吐物、排泄物等。

④防水围裙:包括可重复使用的围裙和一次性使用的围裙。其面料能阻止液体的渗透,适用于相应的灭菌方式,在使用过程中能保持其性能、牢固度和舒适性。适用于可能受到患者的血液、体液、分泌物(不包括汗液)、呕吐物、排泄物及其他污染物质污染的情况及进行复用医疗器械的清洗。

(3)手部防护用品。

①无菌手套:经灭菌处理,并能按照《中华人民共和国药典》(三部)(2020 年版)"无菌检查法"达到无菌要求。用于接触无菌组织或器官及破损的黏膜或皮肤。

②消毒手套:经消毒处理,按 GB 15979—2002 的方法检测,细菌菌落总数≤20 cfu/g,不得检出大肠菌群、铜绿假单胞菌、金黄色葡萄球菌、真菌及其他致病菌的手套。适用于接触完整的黏膜或微小的破损皮肤。

③卫生手套:按 GB 15979—2002 的方法检测,细菌菌落总数≤200 cfu/g,真菌菌落总数≤100 cfu/g,不得检出大肠菌群、铜绿假单胞菌、金黄色葡萄球菌及其他致病菌。适用于接触完整皮肤、环境和用品。

(4)足部防护用品:分为可重复使用的防护鞋(靴)和一次性使用的防护鞋套,根据感染预防的要求,分别或同时具备防刺破、阻止血液和其他体液的渗透、防微粒等功能。适用于从潜在污染区进入污染区或从缓冲间进入负压隔离病室、对传染病患者进行调查、消毒处置和传染病病原体检测。

3.防护水平

(1)生物安全实验室防护水平。

一级生物安全(BSL-1)实验室:可称为基础实验室,适用于在通常情况下操作不会引起人类或者动物疾病的微生物。

二级生物安全(BSL-2)实验室:可称为安全实验室,适用于操作能够引起人类或者动物疾病,但一般情况下对人、动物或者环境不构成严重危害,传播风险有限,实验室感染后很少引起严重疾病,并且具备有效治疗和预防措施的微生物。

三级生物安全(BSL-3)实验室:可称为高度安全实验室,适用于操作能够引起人类或者动物严重疾病,比较容易直接或间接在人与人、动物与人、动物与动物间传播的微生物。

四级生物安全(BSL-4)实验室:可称为最(高度)安全实验室,适用于操作能够引起人类或者动物非常严重疾病,以及在我国尚未发现或者已经宣布消灭的微生物。

(2)个体防护水平。

一级防护水平:要求穿戴工作帽、外科口罩或医用防护口罩、隔离服(或连体防护服)、工作服(或连体工作服)、乳胶手套、专用工作鞋。适用于 BSL-1 实验室(防护用品可适当简化)和 BSL-2 实验室。

二级防护水平:要求穿戴防护帽、符合 N95 或 FFP2 或医用防护口罩标准的口罩、防护眼镜(或防护面屏)、连体式防护服、乳胶手套、防护鞋(靴)。适用于 BSL-3 实验室人员、发热门诊医护人员、医院检验和接触样品人员、传染病患者和尸体护送人员、污染物处理人员以及微生物实验室维修人员。

三级防护水平:其个人防护水平在二级防护水平的基础上,头面部防护改为长管供气式面罩或正压头盔呼吸防护器,防护服改为正压防护服。适用于 BSL-4 实验室(在有三级生物安全柜条件下,个体防护用二级防护标准)和 ABSL-4 实验室(动物生物安全四级实验室),以及进行 SARS 患者的气管切开、气管插管、吸痰和尸体解剖等操作。

4.个人防护用品选用原则

(1)个人防护用品使用人员使用前应经过培训与指导,熟练掌握并正确使用个人防护用品。

（2）医务人员接触多个同种确诊传染病患者时，除手套外的个人防护用品无明显污染可连续使用；接触每个疑似患者之间应更换个人防护用品。

（3）一次性个人防护用品连续使用时间不超过 4 h。当个人防护用品被明显污染或破损时，应立即更换。个人防护用品脱卸过程中应根据需要随时进行手卫生，脱卸后应立即进行手卫生。在接触危害性严重的病原体或受到病原体污染后，应进行全身个人卫生。

（4）接触不同传播途径病原体时个人防护用品选用要求：根据标准预防、不同传播途径疾病预防与控制需要及疾病危害性，选择适宜的个人防护用品。病原体的危害性越严重，暴露风险越大，个人防护用品使用级别越高。对群体性不明原因传染病按最高级别要求进行防护。国家有相关规定的，按国家相关规定执行。

①接触传播：要求穿戴防护帽、医用外科口罩、防护眼镜或防护面屏（有喷溅时）、隔离衣、手套、防护鞋（靴），当进行可能发生喷溅的操作时应戴口罩和护目镜或面罩，并穿具有抗渗性能的防护服，以防止皮肤、黏膜和衣服的污染。

②空气（气溶胶）传播：要求穿戴防护帽、医用防护口罩（有喷溅时用全面防护型呼吸面罩或动力送风呼吸装置）、防护眼镜或防护面屏、医用防护服、防护鞋（靴）。

③飞沫传播：要求穿戴防护帽、医用外科口罩（有喷溅时用全面防护型呼吸面罩或动力送风呼吸装置）、防护眼镜或防护面屏、隔离衣（有喷溅时用防护服）、手套、防护鞋（靴）。

④经血液/体液传播：要求穿戴防护帽、护目镜或防护面屏（有喷溅时）、隔离衣或防护服、牢度强的手套、防护鞋（靴）。

（5）基于不同风险评估结果的个人防护用品选用要求：根据病原体种类、传播途径特点以及现场危险操作判断，可将感染风险分为极高风险、高风险、中风险和低风险。

①低风险：要求穿戴防护帽、医用外科口罩、隔离衣、手套，当进行可能发生喷溅的操作时应戴防护眼镜或防护面屏，以防止眼睛受感染。

②中风险：要求穿戴防护帽、医用外科口罩（有喷溅或气溶胶时用医用防护口罩）、隔离衣、手套、防护鞋（靴），当进行可能发生喷溅的操作时应戴防护眼镜或防护面屏，以防止眼睛受感染。

③高风险：要求穿戴防护帽、医用防护口罩（有喷溅或气溶胶时选用半面防护型呼吸面罩）、防护眼镜或防护面屏、医用防护服、手套、防护鞋（靴）。

④极高风险：要求穿戴防护帽、全面型呼吸面罩（有喷溅或气溶胶时选用动力送风呼吸装置）、医用防护服、手套、防护鞋（靴）。

（6）新冠肺炎疫情期间特定人群个人防护装备的选择见表1-4。

表 1-4　新冠肺炎疫情期间特定人群个人防护装备的选择

个人防护装备	流行病学调查人员	隔离病区工作人员	医学观察场所工作人员	病例和无症状感染者转运人员	尸体处理人员	环境清洁消毒人员	标本采集人员	实验室工作人员	卫生检疫人员
工作服	√	√	√	√	√	√	√	√	√
一次性工作帽	√	√	√	√	√	√	√	√	√
一次性手套	√	√	√	√	√	√	√	√	√
长袖加厚橡胶手套					√				
防护服	√	√		√	√			√	
医用外科口罩			√						√
KN95 及以上级别颗粒物防护口罩	√*		√**		√*	√*	√*	√*	√**
医用防护口罩	√*	√	√*	√	√	√	√	√	
动力送风过滤式呼吸器		√**			√**			√**	
自吸过滤式呼吸器					√*				

Note

续表

个人防护装备	流行病学调查人员	隔离病区工作人员	医学观察场所工作人员	病例和无症状感染者转运人员	尸体处理人员	环境清洁消毒人员	标本采集人员	实验室工作人员	卫生检疫人员
防护面屏或护目镜	√	√		√	√	√	√	√	
工作鞋或胶靴	√	√		√	√	√	√	√	
防水靴套	√	√		√	√	√	√	√	
防水围裙或防水隔离衣					√	√	√**	√**	

注:*表示该种类型防护装备可任选其一;**表示在特殊条件下可穿戴该防护装备。

(本表来源于《WS/T 697—2020 新冠肺炎疫情期间特定人群个人防护指南》)

(二)个体防护方法

1. 肠道传染病的个体防护 肠道传染病患者或携带者的粪便和呕吐物中携带有大量病原体,直接或间接接触这些粪便和呕吐物的工作人员要求穿戴防护帽、医用普通口罩、手套、工作服。

2. 呼吸道传染病的个体防护 呼吸道传染病主要通过飞沫、气溶胶传播,也可通过直接密切接触或间接接触传播,因此接触呼吸道传染病的工作人员需要按照呼吸道(微粒粒径大于 5 μm)隔离要求进行防护,要求穿戴防护帽、符合 N95 或 FFP2 或医用防护口罩标准的口罩、防护眼镜(或防护面屏)、连体式防护服、乳胶手套、防护鞋(靴)。

3. 接触隔离的个人防护 工作人员接触经接触传播的感染性疾病患者时,应该进行接触隔离防护,要求穿戴防护帽、医用外科口罩或医用防护口罩、乳胶手套、隔离服、防护鞋(靴)。

4. 空气隔离的个人防护 当工作人员接触可通过空气传播疾病的患者时,需要按照呼吸道(微粒粒径小于 5 μm)隔离要求进行防护,要求穿戴防护帽、符合 N95 或 FFP2 或医用防护口罩标准的口罩、防护眼镜(或防护面屏)、连体式防护服、乳胶手套、防护鞋(靴),并且要进行环境屏蔽,如空气处理系统和通风设备的单人负压房间,以防止病原体经空气传播。

5. 手消毒方法 手消毒方法具体步骤如图 1-5 所示。

(1)用手背按压取适量手消毒液。

(2)掌心相对,手指并拢,相互揉搓。

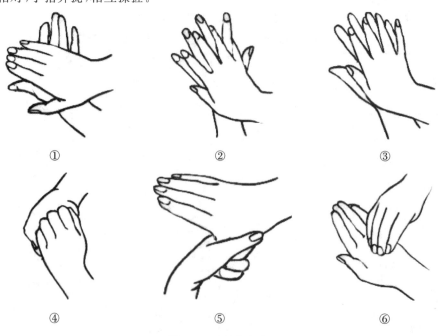

图 1-5 手消毒方法

（3）手心对手背沿指缝相互揉搓,交换进行。

（4）掌心相对,双手交叉指缝相互揉搓。

（5）弯曲手指使关节在另一手掌心旋转揉搓,交换进行。

（6）右手握住左手大拇指旋转揉搓,交换进行。

（7）将五个手指尖并拢放在另一手掌心旋转揉搓,交换进行。

（8）让双手表面自然风干。

（三）个人防护用品穿戴和脱卸

1.中风险等级消化道传染病的个人防护用品穿脱（以细菌性痢疾的环境消杀为例）

（1）穿戴顺序（清洁区）。

①去除个人用品,更换工作服。

②做好物品检查以及准备。

③手消毒。

④戴防护帽,注意不能让头发外露。

⑤戴医用外科口罩。

⑥检查隔离衣是否存在破损,穿隔离衣。

⑦检查一次性医用手套气密性,戴手套,确保覆盖隔离衣袖口。

⑧穿防护靴。

⑨检查确认穿戴效果,身体正常活动,不影响诊疗等工作。

（2）脱摘顺序（半污染区）。

①消毒手套,脱防护靴,手消毒。

②脱手套,手消毒。

③由内裹外脱隔离衣,双手尽量不接触到隔离衣外部,手消毒。

④脱口罩,双手扯住两根松紧带摘下,注意不要触碰到口罩外部,手消毒。

⑤脱防护帽,两手扣进帽檐,由内裹外,双手尽量不接触到帽子外部,手消毒。

⑥用酒精喷洒垃圾,垃圾袋专人专箱运走。

⑦手消毒。

2.高风险等级呼吸道传染病的个人二级防护用品穿脱（以新冠肺炎疑似患者标本采集人员为例）

（1）穿戴顺序（清洁区）。

①去除个人用品,更换工作服。

②做好物品检查以及准备。

③手消毒。

④戴防护帽,注意不能让头发外露。

⑤戴N95口罩:单手穿过两根松紧带托住口罩外部,不要触碰到口罩内部,另一只手撑开下方的松紧带跨过头部,再撑开上方的松紧带跨过头部,用双手沿颜面部对鼻夹塑形,检查气密性(图1-6、图1-7)。

⑥检查一次性医用手套气密性,戴内层手套。

⑦检查防护服是否有破损,穿防护服,注意不能让防护服接触地面,确保防护服袖口覆盖内层手套袖口,不能让内部的防护帽外露(图1-8、图1-9)。

⑧穿防护靴（或防护靴套）:将防护服脚口塞进靴子中,再从靴口处扯出部分防护服遮盖住靴口(图1-10)。

⑨检查一次性医用手套气密性,戴外层手套,确保覆盖防护服衣袖口。

⑩戴防护眼镜（或防护面屏）,单手固定眼镜外框,另一只手撑开松紧带跨过头部,注意眼镜外框应该压住防护服上半部分边缘(图1-11)。

⑪检查全身舒适度。

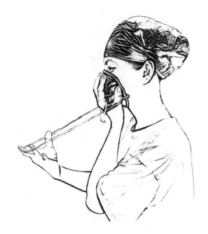

图 1-6　戴 N95 口罩

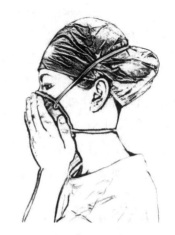

图 1-7　检查口罩气密性

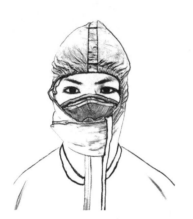

图 1-8　检查内部防护帽是否外露

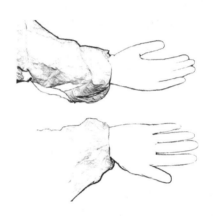

图 1-9　防护服袖口

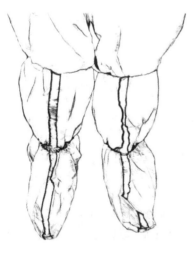

图 1-10　穿防护靴

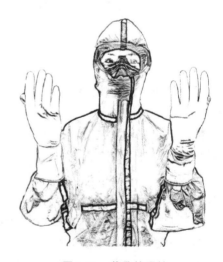

图 1-11　戴防护眼镜

　　⑫监督员协助检查确认穿戴效果,确保无裸露头发、皮肤和衣物,身体正常活动,不影响诊疗等工作(图 1-12)。

　　(2)脱摘顺序(半污染区)。

　　①监督员评估个人防护用品污染情况,对照脱摘顺序表口头提示工作人员进行脱摘,必要时可协助脱摘。

　　②个人防护外层有肉眼可见污染物时应擦拭消毒。

　　③用消毒液喷洒全身消毒。

　　④消毒外层手套。

　　⑤脱防护眼镜(或防护面屏),稍微弯腰前倾,双手抓住头部两边的松紧带撑开,小心摘下,将防护眼镜放入浸泡桶中消毒,消毒外层手套。

　　⑥脱外层手套,消毒内层手套。

　　⑦脱防护服,由上往下,由内裹外,从内部向外翻卷,注意不能让防护服掉落接触地面,也不要让外部的防护服接触到里面的工作服,将防护服卷到靴口处时,顺带脱防护靴套(或防护靴),消毒内层手套(图 1-13、图 1-14)。

　　⑧脱口罩,双手抓住头部后的下方口罩松紧带撑开摘下,单手将松紧带拉到口罩下方(胸口前),另一只手再拉住头部后的上方松紧带,拉到头部上方,两手分别上下拉住两根松紧带摘下口罩,全程双手不能触碰到口罩外部;接着单手捏住头顶处的防护帽,向上提拉脱下帽子,消毒内层手套(图 1-15、图 1-16)。

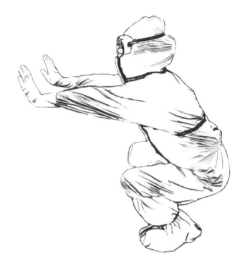

图 1-12　检查全身舒适度

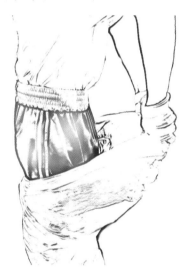

图 1-13　脱防护服

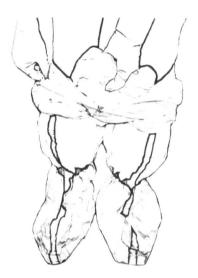

图 1-14　脱靴套

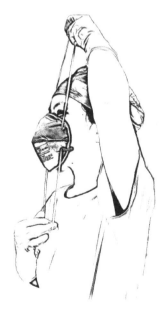

图 1-15　脱 N95 口罩

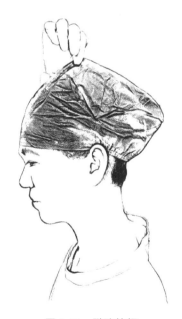

图 1-16　脱防护帽

⑨脱内层手套,消毒双手。

⑩戴医用外科口罩。

⑪用酒精喷洒垃圾,贴上标有新冠肺炎的红色标签,双层垃圾袋专人专箱运走。

⑫回到清洁区,脱口罩,全身沐浴,换回个人衣物,更换新的医用外科口罩。

⑬用酒精消毒清洁区垃圾,贴上标有新冠肺炎的红色标签,双层垃圾袋专人专箱运走,手卫生。

(黄颉刚)

二、卫生处理技术

(一)基本概念

1. 消毒　杀灭或清除传播媒介上的病原微生物,使其达到无害化的处理。

2. 灭菌　杀灭或清除传播媒介上一切微生物的处理。

3. 消毒剂　采用一种或多种化学或生物的杀微生物因子制成的用于消毒的制剂。

4. 灭菌剂　可杀灭一切微生物,达到灭菌要求的制剂。

5. 疫源地消毒　对存在或曾经存在传染源的场所进行的消毒。对防治、研究传染病的医疗卫生机构,可能受到污染的场所应按疫源地进行消毒。

6. 随时消毒　有传染源存在时,对其排出的病原微生物可能污染的环境和物品及时进行的消毒。目的是及时杀灭或去除传染源排出的病原微生物。

7. 终末消毒　传染源离开疫源地后进行的彻底消毒。

8. 预防性消毒　在没有明确的传染源存在时,对可能受到病原微生物污染的物品和场所进行的消毒。

9. 有效氯　衡量含氯消毒剂氧化能力的标志,指与含氯消毒剂氧化能力相当的氯量(非指消毒剂所含氯量),用 mg/L 或百分比(%)作为单位。

(二)常用消毒方法

1. 物理消毒方法

(1)煮沸消毒法。

①适用范围:餐(饮)具、衣物、床单等耐热、耐湿物品的消毒。

②操作方法及注意事项。

a. 消毒物品应保持清洁,所消毒的物品全部浸没在水中,可拆卸物品应拆开。

b. 从水煮沸时开始计时,煮沸时间应持续 15～30 min,中途加入物品应重新计时。

c. 高海拔地区,应适当延长煮沸时间。

(2)压力蒸汽灭菌法。

①适用范围:手术器械、生理盐水、玻璃容器及注射器、敷料等耐高温、耐高湿的医疗器械和物品的灭菌,但不能用于凡士林等油类和粉剂的灭菌。

②分类:根据排放冷空气的方式和程度不同,分为下排气式压力蒸汽灭菌器和预真空压力蒸汽灭菌器两大类。后者需要抽真空,不适用于液体的灭菌处理。

③杀菌原理:下排气式压力蒸汽灭菌器利用重力置换原理,使热蒸汽在灭菌器中从上而下将冷空气由下排气孔排出,排出的冷空气由饱和蒸汽取代,利用蒸汽释放的潜热使物品达到灭菌。预真空压力蒸汽灭菌器利用机械抽真空的方法,使灭菌柜室内形成负压,蒸汽得以迅速穿透到物品内部进行灭菌。

(3)紫外线消毒法。

①适用范围:适用于室内空气、物体表面的消毒,也可以通过特殊装置,用于水和其他液体的消毒。

②注意事项:

a. 在使用过程中,应该保持紫外线灯管表面的清洁,一般两周用酒精棉球擦拭一次,发现灯管表面有灰尘、油污时,应随时擦拭。

b. 使用紫外线灯消毒室内空气时,房间应保持清洁干燥,温度低于 20 ℃或高于 40 ℃、相对湿度大于 60％时应适当延长照射时间。

c. 紫外线穿透能力差,无法消毒照射不到的地方。使用紫外线消毒物体表面时,紫外线应能直接照射到被消毒物体表面,并且应达到足够的照射剂量。

d. 不得使用紫外线照射人的眼睛和裸露的皮肤,以免引起损伤。

e. 紫外线灯应定期检查以保证辐照强度。

2. 化学消毒方法

(1)普通喷雾消毒法:指用普通喷雾器喷洒消毒液进行表面消毒的处理方法,喷洒液体雾粒直径多在 100 μm 以上。各种农用和医用喷雾器均可应用。

①适用范围:适用于对室内空气、物体(品)表面、室内墙面和地面、室外建筑物和帐篷表面、地面、车辆外表面、装备及植被等实施消毒。

②使用要求:到达疫区或疫点后,先从足下喷洒,开辟无害化通道至操作端点,而后按先上后下、先左后右的顺序依次喷洒。喷洒量可依据表面的性质而定,以消毒剂溶液可均匀覆盖表面至全部湿润为度。

③注意事项:

a. 喷洒有刺激性或腐蚀性消毒剂时,消毒人员应戴防护口罩、眼镜,穿防护服。

b. 室内喷洒时,喷前应将食品、衣被及其他不需消毒的物品叠放收好,或用塑料膜覆盖防湿。

c. 室外喷洒时,消毒人员应站在上风向。

(2)浸泡消毒法:指将待消毒物品全部浸没于消毒剂溶液内进行消毒的处理方法。

①适用范围:适用于对耐湿器械、玻璃器皿、餐(饮)具、生活用具及衣物等实施消毒与灭菌。

②使用要求:对导管类物品应使管腔内同时充满消毒剂溶液。消毒或灭菌至消毒剂要求的作用时间,及时取出消毒物品用清水或无菌水清洗,去除残留消毒剂。

③使用注意事项。

a. 对有病原微生物污染的物品应先浸泡消毒,清洗干净,再消毒或灭菌处理。

b. 对仅沾染污物的物品应先清洗去污垢再浸泡消毒或灭菌处理。

c. 使用可连续浸泡消毒的消毒液时,消毒物品或器械应洗净沥干后再放入消毒液中。

(3)擦拭消毒法:指用布或其他擦拭物浸以消毒剂溶液,擦拭物体表面进行消毒的处理方法。

①适用范围:适用于对家具、办公用具、生活用具、玩具、器械、车辆和装备等物体表面,以及医院和实验室环境表面实施消毒处理。

②使用要求:消毒时,用干净的布或其他物品浸消毒剂溶液,依次往复擦拭拟消毒物品表面,作用至所用消毒剂要求的时间后,再用清水擦洗,去除残留消毒剂,以减轻可能引起的腐蚀、漂白等损坏作用。

③使用注意事项。

a. 不耐湿物品表面不能应用该方法实施消毒处理。

b. 擦拭时应防止遗漏。

c. 污物可导致消毒剂有效浓度下降,因此表面污物较多时,应适时更新消毒液,防止污物中的病原微生物对消毒剂溶液的污染。

(4)气体熏蒸消毒法:指在专用消毒柜(或箱)与消毒袋中,用消毒剂气体(如环氧乙烷、环氧乙酸、甲醛等)对物品进行消毒或灭菌的处理方法。适用于对医疗器械、衣物、书籍、皮革制品、精密仪器等畏湿怕热和怕腐蚀物品实施消毒与灭菌。

①适用范围:室内空气、棉被、纸张、皮草、精密仪器、诊疗器械等不耐湿、不耐热物品的消毒与灭菌。

②操作方法和注意事项。

a. 过氧乙酸熏蒸消毒法:对室内空气或怕热怕湿物品消毒前应紧闭门窗,将需要消毒的物品悬挂于室内,将 15％过氧乙酸在瓷或玻璃容器中加热蒸发,用量按照 7 mL/m³ 计算,相对湿度维持在 60％～80％,室温下熏蒸作用 2 h,然后进行通风换气。

b. 低温甲醛蒸汽灭菌:将需要灭菌的物品(主要适用于一些手术器械,例如内镜、眼科手术使用的热敏器械等)清洗干净后进行包装,然后放入低温甲醛蒸汽灭菌盒内,根据程序(预热→预真空、排气→蒸汽注入、湿化、升温→反复甲醛蒸发、注入→甲醛穿透、灭菌→反复蒸汽冲洗灭菌腔内甲醛→反复空气冲洗、干燥→冷却→恢复灭菌舱内正常压力)进行灭菌处理。对需要灭菌的物品进行包装时应使用专门的纸塑包装、无纺布、硬质容器,不可使用可吸附甲醛或甲醛不宜穿透的材料如布类、普通纸类、聚乙烯膜、玻璃纸等。装载时,灭菌物品应摊开放置,中间留有一定间隙,物品表面应尽量暴露。

c.环氧乙烷气体灭菌:将需要灭菌的物品(主要适用于电子仪器、光学仪器、医疗器械、纸张、皮草、塑料制品、内镜等)清洗干净,包装后放入环氧乙烷灭菌器中,按照相应灭菌器生产厂家的操作说明或使用手册,根据灭菌物品种类、包装、装载量和方式的不同,设定合适的灭菌参数。灭菌程序主要包括预热、预湿、抽真空、通入气体环氧乙烷达到预定浓度、维持灭菌时间、清除灭菌柜内环氧乙烷气体、解析灭菌物品内环氧乙烷的残留等过程。灭菌时采用100%纯环氧乙烷或环氧乙烷和二氧化碳混合气体。

(5)覆盖消毒法。

①适用范围:主要针对呕吐物、排泄物污染的环境表面。

②操作方法和注意事项:将适量的消毒粉、消毒剂凝胶或消毒干巾(含有消毒剂,吸附的同时可释放出消毒剂)覆盖在呕吐物或排泄物上一段时间,以防止气溶胶扩散到周围环境中。作用一段时间后再包裹消毒粉和呕吐物置于消毒专用袋中。

(6)揉搓消毒法。

①适用范围:适用于手的消毒。

②操作方法和注意事项:使用1~2 mL的消毒剂或洗手液揉搓双手,一般采用七步法:掌心对掌心揉搓→手指交叉、掌心对手背揉搓→手指交叉、掌心对掌心揉搓指缝→双手互握揉搓指背→拇指在掌中揉搓→指尖在掌心中揉搓→手腕清洗。每步来回揉搓10~15 s,尽可能使用专业的洗手液。洗手时稍加用力,使用流动的水冲洗干净后使用一次性纸巾擦手。

(三)常用消毒剂

1.根据化学消毒剂的消毒效能 可分为高效消毒剂、中效消毒剂和低效消毒剂。

(1)高效消毒剂:能杀灭一切细菌繁殖体、分枝杆菌、亲脂病毒(有脂质胞膜病毒)、亲水病毒、细菌芽胞、真菌以及孢子,常用的有戊二醛、过氧化氢、过氧乙酸、二氧化氯、环氧乙烷以及含氯类(如次氯酸钠、次氯酸钙、二氯异氰尿酸钠、三氯异氰尿酸等)、含溴类(如二溴海因)消毒剂等。

(2)中效消毒剂:可杀灭除细菌芽胞以外的上述微生物,包括细菌繁殖体、分枝杆菌、真菌和病毒。达到中等水平消毒要求的消毒剂,常用的有醇类(如乙醇、异丙醇)、含碘类(如碘伏、碘酒)、酚类(如来苏儿)消毒剂。

(3)低效消毒剂:仅能杀灭亲脂病毒、细菌繁殖体和部分真菌,为达到低水平消毒要求的消毒剂,如苯扎溴铵、苯扎氯铵等季铵盐类消毒剂,醋酸氯己定、葡萄糖酸氯己定等双胍类消毒剂等,常用的有新洁尔灭、洁尔灭、洗必泰等。

2.根据化学消毒剂的成分和性质 可分为醛类、卤素类、过氧化物类、醇类、酚类、双胍类、季铵盐类、杂环类和其他类消毒剂。

1)戊二醛

(1)特性:分子式为$C_5H_8O_2$,分子量约为100,为无色或淡黄色液体,挥发性低,有醛的气味。戊二醛具有广谱、高效杀菌作用。对金属腐蚀性小,受有机物影响小。戊二醛常用灭菌浓度为2%。

(2)适用范围:适用于不耐热的医疗器械和精密仪器等的消毒与灭菌。不能用于注射针头、手术缝合线以及棉线类物品的消毒与灭菌,亦不能用于室内物体表面的擦拭或喷雾消毒、室内空气消毒、手和皮肤黏膜的消毒。

(3)使用方法。

①灭菌处理:常用浸泡法。将清洗、晾干的待灭菌处理的医疗器械及物品浸没于装有戊二醛的容器中,加盖,浸泡10 h后,按无菌操作原则取出,用无菌水冲洗干净,并按无菌操作原则擦干后使用。

②消毒:用浸泡法。将清洗、晾干的待消毒处理的医疗器械及物品浸没于装有戊二醛的容器中,加盖,浸泡20~45 min,取出后用灭菌水冲洗干净并擦干。

③2%的戊二醛一般可连续使用7~14天,3.4%的戊二醛可连续使用28天。

(4)注意事项。

①戊二醛对手术刀片等碳钢制品有腐蚀性,使用前应先加入0.5%亚硝酸钠防锈。

②戊二醛对皮肤黏膜有刺激性,接触戊二醛溶液时应戴橡胶手套和护目镜,防止溅入眼内或吸入体内。

③盛装戊二醛消毒液的容器应加盖,放于通风良好处。

2)含氯消毒剂

(1)特性:含氯消毒剂是指溶于水后能产生次氯酸的消毒剂。其品种较多,可分为有机化合物类和无机化合物类,最常用的有次氯酸钠、次氯酸钙、漂白粉、二氯异氰尿酸钠、三氯异氰尿酸等。

①次氯酸钠:分子式为 $NaClO$,分子量约为74.5,纯品次氯酸钠为白色粉末,容易吸潮变成灰绿色结晶,在空气中不稳定,有明显的氯味。工业次氯酸钠的水溶液为浅黄色半透明液体,有氯气味,有效氯含量大于10%。

②次氯酸钙(漂粉精):分子式为 $Ca(ClO)_2$,分子量约为143。白色粉末,比漂白粉易溶于水且稳定,含杂质少,受潮易分解。有效氯含量为80%~85%。

③漂白粉:主要成分是次氯酸钙,还有氢氧化钙、氯化钙、氧化钙。有效氯含量大于25%。漂白粉为白色颗粒状粉末,有氯臭,溶于水,在光照、热、潮湿环境中极易分解。

④二氯异氰尿酸钠(优氯净):分子式为 $C_3Cl_2N_3NaO_3$,分子量约为220,有效氯含量大于60%,白色晶粉,性质稳定,即使储存于高温高湿条件下,有效氯也丧失极少。溶解度为25%,水溶液的稳定性较差。

⑤三氯异氰尿酸:分子式为 $C_3O_3N_3Cl_3$,分子量约为232.5,白色结晶,有较强的氯味,有效氯含量大于89.7%,25℃时溶解度为1.2%。

含氯消毒剂为高效消毒剂,具有广谱、高效、低毒、有强烈的刺激性气味、对金属有腐蚀性、对织物有漂白作用、受有机物影响很大、消毒液不稳定等特点。

(2)适用范围:适用于餐(茶)具、物体表面、环境、水、疫源地等消毒。

(3)使用方法。

①消毒液配制:根据不同含氯消毒剂产品的有效氯含量,用自来水将其配制成所需浓度溶液。

②消毒处理方法:常用的消毒方法有浸泡、擦拭、喷洒与干粉消毒等方法。

a.浸泡法:将待消毒的物品放入装有含氯消毒剂溶液的容器中,加盖。对细菌繁殖体污染的物品消毒,用含有效氯500 mg/L的消毒液浸泡10 min以上;经血传播的病原体、分枝杆菌、细菌芽胞污染的物品,用含有效氯2000~5000 mg/L的消毒液浸泡30 min以上。

b.擦拭法:对大件物品或其他不能用浸泡法消毒的物品用擦拭法消毒。

c.喷洒法:对一般污染的物品表面,用1000 mg/L的消毒液均匀喷洒,作用30 min以上;经血传播的病原体、分枝杆菌等污染的表面,用含有效氯2000 mg/L的消毒液均匀喷洒,作用60 min以上。喷洒后有强烈的刺激性气味,人员应离开现场。

d.干粉消毒法:对排泄物的消毒,用含氯消毒剂干粉加入排泄物中,使有效氯浓度达到10000 mg/L,略加搅拌后,作用2~6 h,对医院污水的消毒,用干粉按有效氯50 mg/L用量加入污水中,并搅拌均匀,作用2 h后排放。

(4)注意事项。

①粉剂应于阴凉处避光、防潮、密封保存;水剂应于阴凉处避光、密闭保存。所需溶液应现配现用。

②配制漂白粉等粉剂溶液时,应戴口罩、橡胶手套。

③未加防锈剂的含氯消毒剂对金属有腐蚀性,不应做金属器械的消毒;加防锈剂的含氯消毒剂对金属器械消毒后,应用无菌蒸馏水冲洗干净,并擦干后使用。

④对织物有腐蚀和漂白作用,不应用于有色织物的消毒。

⑤用于餐具的消毒后,应及时用清水冲洗。

⑥消毒时若存在大量有机物,应提高使用浓度或延长作用时间。

⑦用于污水消毒时,应根据污水中还原性物质含量适当增加浓度。

3)过氧乙酸

(1)特性:过氧乙酸又叫过醋酸,分子式为$C_2H_4O_3$,分子量约为76,为无色透明弱酸性液体,易挥发,腐蚀性强,有漂白作用,性质不稳定。1902年Freer和Novy首次报告过氧乙酸属于优良的消毒剂和灭菌剂。可杀灭细菌繁殖体、真菌、病毒、分枝杆菌和细菌芽胞。具有广谱、高效、低毒,对金属及织物有腐蚀性,受有机物影响大,以及稳定性差等特点。其浓度为$16\%\sim20\%$(g/100 mL)。

(2)适用范围:适用于耐腐蚀物品的灭菌、环境及空气等的消毒。

(3)使用方法。

①消毒液配制:过氧乙酸一般为二元包装,A液为冰醋酸液和硫酸的混合液,B液为过氧化氢,使用前按产品使用说明书要求将A、B两液混合后产生过氧乙酸,在室温放置24~48 h后即可使用。

②消毒处理:常用消毒方法有喷雾、浸泡、擦拭、喷洒等。

a.喷雾法:用气溶胶喷雾器以浓度为$0.1\%\sim0.5\%$的过氧乙酸,以20 mL/m³的用量对室内空气和物体表面进行喷雾消毒,作用1 h。

b.浸泡法:对一般物品,用$0.1\%\sim0.2\%$过氧乙酸浸泡30 min;对耐腐蚀医疗器械的高水平消毒,用$0.3\%\sim0.5\%$过氧乙酸浸泡30 min。

c.擦拭法:对大件物品或其他不能用浸泡法消毒的物品用$0.2\%\sim0.5\%$过氧乙酸擦拭作用30 min。

d.喷洒法:对一般污染表面的消毒用$0.2\%\sim0.4\%$过氧乙酸喷洒作用30~60 min。

(4)注意事项。

①过氧乙酸不稳定,应储存于通风阴凉处,用前应测定有效含量,原液浓度低于12%时禁止使用。

②稀释液应临用前配制。

③配制溶液时,忌与碱或有机物相混合。

④过氧乙酸对金属有腐蚀性,对织物有漂白作用。金属制品与织物经浸泡消毒后,即时用清水冲洗干净。

⑤使用浓溶液时,谨防溅入眼内或皮肤黏膜上,一旦溅上,即时用清水冲洗。

⑥消毒被血液、脓液等污染的物品时,需适当延长作用时间。

4)二氧化氯

(1)特性:分子式为ClO_2,分子量约为67.5,在常温下为黄绿色气体,溶于水后可制成无色、无味、透明的液体。1947年后逐步应用于消毒领域。二氧化氯属高效消毒剂,具有广谱、高效、速效杀菌作用。对金属有腐蚀性,对织物有漂白作用,消毒效果受有机物影响很大,二氧化氯活化液和稀释液不稳定。

(2)适用范围:适用于环境和物体表面的消毒;非金属医疗器械、食品加工器具、餐(茶)具、蔬菜水果、生活饮用水、游泳池水、医院污水的消毒处理,以及环境表面等消毒。

(3)使用方法。

①消毒液配制:二氧化氯消毒剂一般为二元包装,A液主要是亚氯酸钠,B液为活化剂,成分一般为柠檬酸,使用前将A液和B液混合生成二氧化氯溶液,稀释至所需要的浓度后使用。

②消毒处理:常用消毒方法有浸泡、擦拭、喷洒等方法。

a.浸泡法:将清洗、晾干的待消毒或灭菌物品浸没于装有二氧化氯溶液的容器中,加盖。对细菌繁殖体污染物品的消毒,用100~250 mg/L二氧化氯溶液浸泡30 min;对肝炎病毒和结核分枝杆菌污染物品的消毒,用500 mg/L二氧化氯浸泡30 min;对细菌芽胞污染物品的消毒,用1000 mg/L二氧化氯浸泡30 min。

b.擦拭法:对大件物品或其他不能用浸泡法消毒的物品用擦拭法消毒。消毒所用浓度和作用时间与浸泡法相同。

c.喷洒法:对一般污染的表面,用500 mg/L二氧化氯均匀喷洒,作用30 min;对肝炎病毒和结核杆菌污染的表面,用1000 mg/L二氧化氯均匀喷洒,作用60 min。

d.饮用水消毒法:在饮用水源水中加入 5 mg/L 的二氧化氯,作用 5 min,使大肠埃希菌数达到饮用水卫生标准。

(4)注意事项。

①置于阴凉、干燥通风处保存。A 液和 B 液混合后产生的二氧化氯溶液不稳定,应现配现用。

②配制溶液时,忌与碱或有机物相混合。

③二氧化氯对金属有腐蚀性,金属制品经二氧化氯消毒后,应迅速用清水冲洗干净并沥干。

④高浓度二氧化氯对织物具有漂白性,应避免接触衣物和皮肤。若不慎接触皮肤,应立即用清水冲洗。

5)过氧化氢

(1)特性:过氧化氢又叫双氧水,是一种强氧化剂。分子式为 H_2O_2,分子量约为 34,纯品稳定性好,稀释液不稳定。Schumb 报道了过氧化氢用于食品如牛奶和饮料的防腐,以后逐步被人们认识,并作为消毒剂。过氧化氢属高效消毒剂,具有广谱、高效、速效、无毒、对金属及织物有腐蚀性等特点。杀菌作用受有机物影响很大。过氧化氢容易被热、过氧化氢酶等破坏,最终产物是氧和水。

(2)适用范围:适用于丙烯酸树脂制成的外科埋植物、隐形眼镜、不耐热的塑料制品、餐具、服装、饮用水和空气等的消毒和口腔含漱、外科伤口清洗。

(3)使用方法。

①消毒液配制:根据有效含量按稀释定律用去离子水将过氧化氢稀释成所需浓度。

②消毒处理:常用消毒方法有喷雾、浸泡、擦拭等。

a.喷雾法:用气溶胶喷雾器以 1.5%~3.0% 的浓度、20 mL/m³ 的用量对室内空气和物体表面进行喷雾消毒,作用 1 h。

b.浸泡法:将清洗、晾干的待消毒物品浸没于装有 3% 过氧化氢的容器中,加盖,浸泡 30 min。

c.擦拭法:对大件物品或其他不能用浸泡法消毒的物品用擦拭法消毒。所有药物浓度和作用时间参见浸泡法。

d.其他方法:用 1%~1.5% 过氧化氢漱口;亦可用 3% 过氧化氢冲洗伤口。

(4)注意事项。

①过氧化氢应储存于通风阴凉处,用前应测定有效含量。

②稀释液不稳定,临用前配制。

③配制溶液时,忌与还原剂、碱、碘化物、高锰酸钾等强氧化剂相混合。

④过氧化氢对金属有腐蚀性,对织物有漂白作用。

⑤使用浓溶液时,谨防溅入眼内或皮肤黏膜上,一旦溅上,即时用清水冲洗。

⑥消毒被血液、脓液等污染的物品时,需适当延长作用时间。

6)醇类消毒剂

(1)乙醇。

①特性:乙醇又称酒精,分子式为 C_2H_5OH,分子量约为 46,无色透明液体。属中效消毒剂,可杀灭不形成芽胞的细菌、分枝杆菌、病毒,但所有浓度对细菌芽胞均无效。具有速效、无毒、对皮肤黏膜有刺激性、对金属无腐蚀性、受有机物影响很大、易挥发、不稳定等特点。

乙醇作为其他消毒剂的助溶剂和增效剂使用,如乙醇与氯己定、碘、苯扎溴铵等复配,其效果更佳。

②适用范围:适用于皮肤、环境表面及医疗器械的消毒等。

③使用方法:常用消毒方法有浸泡法和擦拭法。

a.浸泡法:将待消毒的物品放入装有乙醇溶液的容器中,加盖。对细菌繁殖体污染的医疗器械等物品的消毒,用 75% 的乙醇溶液浸泡 10 min 以上;个别对其他消毒剂过敏者,可用 75% 的乙醇溶液浸泡 5 min。

b.擦拭法:对皮肤的消毒,用 75% 乙醇棉球擦拭。

④注意事项。

a. 乙醇易燃,忌明火。

b. 必须使用医用乙醇,严禁使用工业乙醇消毒和作为原材料配制消毒剂。

c. 对酒精过敏者慎用。

(2)异丙醇。

①特性:异丙醇分子式为 C_3H_7OH,分子量约为 60,与水和大多数有机溶剂可混合,属中效消毒剂,其杀菌作用强于乙醇,可杀灭细菌繁殖体、分枝杆菌、病毒和真菌孢子,但所有浓度对细菌芽胞均无效。

②适用范围:适用于皮肤、环境表面及医疗器械的消毒等。

③使用方法:常用消毒方法有浸泡法和擦拭法。

a. 浸泡法:将待消毒的物品放入装有异丙醇溶液的容器中,加盖。对细菌繁殖体污染的医疗器械等物品的消毒,用 70% 的异丙醇溶液浸泡 10 min 以上。

b. 擦拭法:对手和皮肤的消毒,用 70% 异丙醇擦拭,作用 1~3 min。

④注意事项。

a. 异丙醇易燃,忌明火。

b. 对异丙醇过敏者慎用。

7)含碘消毒剂(以碘伏为代表)

(1)特性:碘伏是以活性剂表面为载体和助溶剂的不定性络合物,其分子量和分子式因表面活性不同而异。1932 年,Gershenfeld 首次合成了 PVP 碘伏,20 世纪 50 年代,制成了碘伏消毒剂,并得到广泛的应用,目前我国已有几十种不同配方的碘伏消毒剂。属中效消毒剂,具有中效、速效、低毒,对皮肤黏膜无刺激并无黄染,对铜、铝、碳钢等二价金属有腐蚀性,受有机物影响很大,以及稳定性好等特点。

(2)适用范围:适用于手、皮肤、黏膜等的消毒;手术切口部位、注射及穿刺部位皮肤及新生儿脐带消毒。

(3)使用方法。

①消毒液配制:根据有效碘含量用灭菌蒸馏水将碘伏稀释成所需浓度。

②消毒处理方法:常用消毒方法有浸泡、擦拭、冲洗等方法。

a. 浸泡法:对皮肤的浸泡消毒。卫生洗手消毒用含有效碘 500 mg/L 的消毒液浸泡 2 min。

b. 擦拭法:对皮肤、黏膜用擦拭法消毒。消毒时,用浸有碘伏消毒液的无菌棉球或其他替代物品擦拭被消毒部位。对外科洗手用含有效碘 2500~5000 mg/L 的消毒液擦拭,作用 3 min。对于手术部位及注射部位的皮肤消毒,用含有效碘 2500~5000 mg/L 的消毒液局部擦拭 2 遍,作用 2 min;对口腔黏膜及创口黏膜消毒,用含有效碘 500~1000 mg/L 的消毒液擦拭,作用 3~5 min。注射部位消毒也可用市售碘伏棉签(含有效碘 2000 mg/L)擦拭,作用 2~3 min。

c. 冲洗法:对阴道黏膜及伤口黏膜创面的消毒,用含有效碘 250 mg/L 的消毒液冲洗 3~5 min。

(4)注意事项。

①碘伏应于阴凉处避光、防潮、密封保存。

②碘伏对二价金属制品有腐蚀性,不应用于相应金属制品的消毒。

③消毒时,若存在有机物,应提高药物浓度或延长消毒时间。

④避免与拮抗药物同用。

8)胍类消毒剂(以氯己定为代表)

(1)特性:氯己定又称洗必泰,分子式为 $C_{22}H_{30}Cl_2N_{10}$,分子量约为505。性状为白色的结晶粉末,无臭、苦味、难溶于水,在酒精中溶解。常与无机酸和有机酸形成盐。例如,醋酸氯己定和葡萄糖酸氯己定等,均属低效消毒剂,具有速效杀菌作用,对皮肤黏膜无刺激性,对金属和织物无腐蚀性,受有机物影响轻微,稳定性好。

(2)适用范围:适用于外科洗手消毒、手术部位皮肤消毒、黏膜消毒等。

（3）使用方法。

①消毒液配制：根据有效含量用灭菌蒸馏水将醋酸氯己定稀释成所需浓度。

②消毒处理：常用消毒方法有涂擦和冲洗等方法。

a.涂擦法：用于手术部位及注射部位的皮肤消毒。用5000 mg/L醋酸氯己定、乙醇（70%）溶液局部涂擦2遍，作用2 min；对伤口创面消毒，用5000 mg/L醋酸氯己定水溶液涂擦创面2～3遍，作用2 min。外科洗手可用相同浓度和作用时间。

b.冲洗法：对阴道、膀胱或伤口黏膜创面的消毒，用500～1000 mg/L醋酸氯己定水溶液冲洗，至冲洗液变清为止。

（4）注意事项。

①勿与肥皂、洗衣粉等阴性离子表面活性剂混合使用或前后使用。

②冲洗消毒时，若创面脓液过多，应延长冲洗时间。

9）季铵盐类消毒剂（以苯扎溴铵和苯扎氯铵为代表）

（1）特性：苯扎溴铵分子式为$C_{21}H_{38}BrN$，分子量约为384。苯扎氯铵分子式为$C_{21}H_{38}ClN$，具有芳香味，呈淡黄色胶状，易溶于水，具有表面活性作用，振摇可产生大量泡沫。对化脓性病原菌有良好杀灭作用，对革兰阳性菌的杀灭作用要大于革兰阴性菌。

（2）使用范围：适用于手、皮肤黏膜的消毒和物体表面的消毒。

（3）使用方法：手术部位皮肤消毒，500～1000 mg/L，擦拭或浸泡消毒，作用3～5 min。黏膜消毒，500 mg/L，擦拭或浸泡消毒，作用3～5 min。环境表面消毒，1000～2000 mg/L，擦拭、喷洒或浸泡消毒，作用30 min。

（4）注意事项。

①苯扎溴铵与苯扎氯铵极易被多种物体吸附，因此浸泡液的浓度可随消毒物品数量增多而逐渐降低，应该及时更换消毒液。

②不得与肥皂或其他阴离子洗涤剂合用。

③不宜消毒粪、尿、痰等。

（四）消毒剂的配制

1. 操作流程

（1）测定消毒剂原药（液）有效成分浓度（C_1）。

（2）确定欲配制消毒剂应用液的浓度（C_2）：根据所选消毒剂以及病原微生物种类确定。

（3）确定欲配制消毒剂应用液的体积（V_2）：根据消毒场所的大小、消毒物品的多少确定。

（4）根据公式计算所需消毒剂原药（液）的质量或体积（M或V_1）：$M=(C_2 \times V_2)/1000C_1$（固体），$V_1=(C_2 \times V_2)/1000C_1$（液体）。

（5）按规范量取并配制消毒剂应用液。

2. 操作具体步骤

（1）测定消毒剂原药（液）有效成分浓度（C_1）：测定消毒剂原药（液）有效成分的实际含量，主要用于检查消毒剂药（液）是否合格，或所配消毒液中杀菌有效成分的含量是否准确。实验室可使用滴定法或其他检测方法，日常工作中也可使用浓度试纸快速测定法。使用浓度试纸测定时，按说明书要求将试纸浸于待测消毒剂一定时间，并在规定的时间内与标准比色卡比对，读取有效成分的含量值。

（2）确定欲配制消毒剂应用液的浓度（C_2）和体积（V_2）：配制消毒剂应用液的浓度主要根据选用的消毒剂以及所要杀灭的病原微生物的种类和抵抗力来确定，体积主要根据消毒场所的大小、消毒物品的多少来确定。

（3）计算所需液体消毒剂体积（V_1）或固体消毒剂的质量（M）。

①根据液体消毒剂配制的稀释定律（式（1-12））可求得所需液体消毒剂原液的体积。

$$V_1 = (C_2 \times V_2)/1000C_1 \tag{1-12}$$

式中，V_1表示需使用的消毒剂原液体积，单位为L；C_1表示消毒剂原液浓度，单位为g/L；V_2表示需配制的消毒剂应用液的体积,单位为 L;C_2 表示需配制的消毒剂应用液的浓度,单位为 mg/L;1000 表示换算成 mg 的系数。

②根据固体消毒剂配制的稀释定律(式(1-13))可求得所需固体消毒剂的质量。

$$M=C_2 \times V_2/1000C_1$$

(1-13)

式中,M 表示固体消毒剂的质量,单位为 g;V_2 表示需配制的消毒剂应用液的体积,单位为 L;C_2 表示需配制的消毒剂应用液的浓度,单位为 mg/L;C_1 表示固体消毒剂的浓度,单位为%;1000 表示换算成 mg 的系数。

(4)计算所需水的体积(V)。

①原药为液体消毒剂时,所需水的体积 $V=V_2-V_1$。

②原药为固体消毒剂时,稀释用水的体积就是消毒剂应用液的体积 V。

(5)消毒液配制:使用量筒或量杯量取体积小于 V 的稀释用水至配制容器中,再使用量筒准确量取消毒剂原液的体积 V_1 或用电子天平准确称取固体消毒剂质量 M,倒入水中搅拌均匀至充分溶解,然后加稀释用水并定容至应用液体积。

(6)操作注意事项。

①二元或多元包装的消毒剂(如二元型过氧乙酸或二氧化氯)在配制前首先应按产品说明书要求将 A、B 液混合后再使用。

②戊二醛溶液在配制后需要加入 pH 调节剂(碳酸氢钠)将 pH 调节至 7.5～8.0,并加入防锈剂(0.5%亚硝酸钠)。

③配制有刺激性或腐蚀性消毒剂溶液时,应在通风良好处配制,并做好个人防护,穿戴好工作服、防护口罩、手套、防护眼镜等个人防护用具。

④配制好的消毒剂溶液应当天使用,配制用水需使用常温水,性质较稳定的消毒剂应加盖密封,放置于阴凉干燥处存放,并注意监测消毒剂的有效浓度。

⑤使用量筒量取液体消毒剂溶液或加水定容时,配制者的视线应与凹液面最低处平齐。

(五)常用消毒操作

1. 喷雾消毒法

1)消毒法操作流程

(1)消毒前准备。

①正确安装喷雾器。

②清水试喷:检查有无漏水漏气,调节喷雾状态。

③消毒人员穿戴好个人防护用具。

④计算并配制消毒剂溶液。

(2)喷雾消毒。

①通过滤网装入药液。

②打气加压。

③喷雾消毒。

(3)消毒后过程。

①喷雾器维护保养:清洗喷雾器。

②消毒人员脱去个人防护用具。

③充分清洗双手。

④填写消毒工作记录单。

2)操作具体步骤　常用喷药器械按喷雾方式的不同可分为手动压缩式和电动式。按携带方式的不同又可分为手提式、手持式、背负式、担架式、车载式和飞机装载式等。以下以疫源地消毒为例,重点讲解背负式手动压缩式喷雾器对物体表面消毒的操作步骤。

(1)消毒前准备。

①安装:按照喷雾器的使用说明书正确安装喷雾器的各零部件,使用连接杆连接操作杆与喷雾器的

气筒和液桶,再用软管连接气筒和喷杆,最后将喷头与喷杆连接。注意各连接部位不要旋得过紧,以免加压时发生破裂。

②试喷:在液桶内加少量清水,按压操作杆打气加压,当按压感到吃力时即可进行试喷。试喷时检查各连接处有无漏气漏水,调节喷头使喷雾呈均匀雾状,不可为线状或水滴状。

③消毒人员穿戴好个人防护用具,包括工作服(或防护服)、防护口罩、手套、帽子、防护眼镜、胶靴等。

④根据需要喷雾消毒场所的面积或体积大小计算并配制消毒剂溶液。

(2)喷雾消毒操作过程。

①装药液:将配好的药液通过滤网过滤后倒入桶内,药液不能超过标准线,保持桶内有一定的空间储存压缩气体。

②打气:装好压缩泵,旋紧桶盖,不漏气、不漏水状态下即可打气加压。有的喷雾器压力达到一定程度时会自动排气,没有排气设备的则气压不宜太足。

③喷雾:背负喷雾器进行消毒操作。为保证雾滴喷洒范围和雾化程度,应调整好喷头松紧程度,同时在喷洒过程中,持续按压操作杆,使桶内保持合适的压力强度。喷雾时应先由外到内在脚下喷洒出一条消毒通道,再按由内到外、由左到右、由上到下的顺序进行喷雾消毒。雾滴应均匀覆盖物体表面,达到湿润而不流淌。

(3)消毒后过程。

①喷雾器的维护保养。

a.消毒完毕,使用背负式手动压缩式喷雾器时应握紧控制阀把手,直至喷射停止,放掉桶内余气(储压式喷雾器放压时应打开放气阀门),旋开桶盖,倒出剩余药液。

b.向桶内加适量清水,盖紧桶盖,然后通过上下晃动桶身清洗桶内壁。加压喷雾,清洗打气筒、软管、喷杆和喷头,并用清水冲洗2~3次。

c.清洗完毕倒出桶内剩余清水,清除并抹干喷雾器表面的灰尘、污物、药液和水渍,倒立放置于阴凉干燥通风处保存。

d.若较长时间不使用,应将喷杆和软管卸下,在连接部位涂抹少量润滑油,包装存放。

②消毒人员按一定的顺序脱去个人防护用品,放置于医疗废弃物垃圾袋中。

③采用七步洗手法,充分清洗双手。

④填写消毒工作记录单。

3)操作注意事项

(1)对疫源地进行喷雾消毒时,消毒人员应在清洁区穿戴好个人防护用具,然后按照从清洁区到污染区的顺序进行消毒,消毒完毕后进入半污染区脱去个人防护用品。

(2)消毒时,消毒人员应从外到内在脚下喷洒出一条消毒通道,再按从内到外、从左到右、从上到下、从表面到空间的顺序进行消毒。

2. 疫点关于餐具、玩具等物品的浸泡消毒法

1)浸泡消毒操作步骤　使用消毒剂溶液浸泡消毒是一种常用的化学消毒方法,常用于家庭、学校、疫源地等场所中各种耐湿物品(例如餐具、玩具、可水洗衣物等)的消毒。本节以疫源地餐具消毒为例,重点讲解浸泡消毒的操作步骤。

(1)消毒前准备。

①消毒人员穿戴好个人防护用具,包括工作服(或防护服)、防护口罩、手套、帽子、防护眼镜等。

②根据需要浸泡物品的多少计算并配制消毒剂溶液。

(2)浸泡消毒操作过程。

①将配制好的消毒剂溶液倒入消毒容器(如盆、桶或瓷盘等)中。

②将需要消毒的物品放入盛有消毒剂溶液的消毒容器,消毒剂溶液应将物品完全浸没。

③给容器加盖,消毒作用至规定的时间。

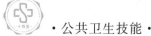

④消毒完毕后,将消毒的物品取出,用清水将消毒物品表面残留的消毒剂溶液冲洗干净。

⑤使用洁净的布将消毒物品表面的水渍擦拭干净,置于清洁干燥处。

(3)消毒后过程。

①消毒人员按照一定的顺序脱去个人防护用品,放置于医疗废弃物垃圾袋中。

②采用七步洗手法,充分清洗双手。

③填写消毒工作记录单。

2)操作注意事项

(1)日常消毒中若需要消毒的物品表面含有大量有机物(如油渍),浸泡消毒液前可使用清洁剂去污、清洗,干燥后再浸泡消毒。防止有机物影响消毒效果。

(2)用于浸泡消毒的容器,使用前后均应清洗消毒。

3.医疗机构关于医疗器械的浸泡消毒法 医疗机构中,不耐高温高压、耐湿、循环使用的医疗器械可使用浸泡法进行灭菌或消毒,必须经过严格的消毒程序。以下以戊二醛消毒液为例重点讲解对医疗器械进行浸泡消毒的操作步骤。

1)操作具体步骤

(1)消毒前准备。

①消毒人员穿戴好个人防护用具,包括工作服(或防护服)和防护口罩、手套、帽子、眼镜、鞋套等。

②根据需要浸泡物品的多少计算并配制浓度为 2.0%～2.5%的戊二醛消毒液。配制好的戊二醛消毒剂溶液在使用前应加入 pH 调节剂(碳酸氢钠),将 pH 从原液的 3.5～4.5 调节至 7.5～8.0,如用于金属器械,再加入防锈剂(0.5%亚硝酸钠)。

③清洗去污:污染的医疗器械消毒或灭菌处理前应充分清洗干净、干燥。新启用的手术器械消毒或灭菌前应先去除油污及保护膜,再用洗涤剂清洗去除油脂,干燥。

(2)消毒过程。

①将配制好的戊二醛消毒剂溶液倒入灭菌带盖容器中。

②将清洗干燥的器械放入戊二醛消毒液中浸泡,使其完全浸没,去除器械表面的气泡,再将消毒容器加盖,按说明书要求作用至规定时间,一般常温下消毒作用 1 h,灭菌作用 10 h。

③作用至规定时间后,以无菌的方式取出医疗器械。

④使用无菌蒸馏水冲洗干净,并用无菌纱布擦干表面的水渍,置于无菌容器中加盖保存。

(3)消毒后过程。

①室温条件下,加入碳酸氢钠和亚硝酸钠后的戊二醛消毒液需加盖放置于阴凉干燥通风处,最长可连续使用 14 天。使用过程中应加强浓度监测,当浓度低于 1.8%时应停止使用。

②消毒人员按一定的顺序脱去个人防护用品,置于医疗废弃物垃圾袋中。

③采用七步洗手法,充分清洗双手。

2)操作注意事项

(1)根据消毒剂溶液的稳定程度和污染情况,及时更换所用溶液,使用过程中保证戊二醛浓度≥1.8%。

(2)戊二醛为外用消毒液,禁止口服,且对皮肤黏膜有刺激性,对人体有毒性,对眼睛有严重的伤害,应在通风良好处配制、使用,并做好个人防护,佩戴好防护口罩、防护手套和防护眼镜等。如不慎接触,应立即用清水连续冲洗,如伤及眼睛,应及早就医。

(3)应在通风良好处使用,使用场所应有排风设备。

(4)用于浸泡器械的容器,必须洁净、加盖,使用前需先经灭菌处理。

(5)医疗器械采用浸泡法进行消毒灭菌处理后,冲洗擦干过程必须注意无菌操作。

(六)预防性消毒

预防性消毒是在没有明确的传染源存在时,对可能受病原微生物污染的场所和物品进行的消毒。例如公共场所、幼儿园中运输工具的定期消毒、餐具日常消毒、饮用水消毒、粪便污水处理以及发生自然灾害后对灾区的环境和饮用水水源进行消毒等均属于预防性消毒。

1.公共场所预防性消毒 公共场所是指人群经常聚集、供公众从事社会活动的各类场所的总称。如宾馆、饭馆、旅店、招待所、咖啡馆、酒吧、茶座;公共浴室、理发店、美容店;影剧院、录像厅(室)、游艺厅(室)、舞厅、音乐厅;体育场(馆)、游泳场(馆)、公园;展览馆、博物馆、美术馆、图书馆;商场(店)、书店;候诊室、候车(机、船)室、公共交通工具等。

由于公共场所的人流量较大,公共设施使用频率高,公共场所的环境和设施极易受到污染,因此日常预防性消毒必不可少。公共场所的环境及公共用品用具应以清洁为主,受到污染时,随时进行清洁。对于公众经常接触的物品,在清洁的基础上需要定期进行预防性消毒。

所在城市或区域发生传染病流行期间,特别是发生呼吸道传染病或肠道传染病时,应在日常预防性消毒的基础上,根据传染病病原体的种类和特性,加强对公共场所及用品用具的清洁消毒。

2.室内环境

(1)地面、墙壁:各类公共场所室内及交通工具内的地面,当无明显污染物时,通常可采用清水或清洁剂拖拭清洁,频率为每日一次或每日两次。当公共场所地面受血液、体液、呕吐物或排泄物污染时,在清除污物后可用含有效氯1000 mg/L的含氯消毒剂或0.2%～0.3%过氧乙酸溶液喷雾或拖拭消毒,作用15～30 min。对于候诊室或厕所等易受微生物污染的地面每日可使用含有效氯250～500 mg/L的含氯消毒剂或0.1%～0.2%过氧乙酸溶液喷雾或拖拭消毒。

各类公共场所的室内墙壁及公共交通工具箱面等在一般情况下通常不需要进行消毒,保持清洁即可。当受血液、体液、呕吐物或排泄物污染时,在清除污物后可用含有效氯1000 mg/L的含氯消毒剂或0.2%～0.3%过氧乙酸溶液喷雾或拖拭消毒,作用15～30 min,再用清水擦拭干净。

传染病流行期间,若怀疑被传染病病原体污染时,可用含有效氯500～1000 mg/L的含氯消毒剂或0.2%～0.3%过氧乙酸溶液进行喷雾或拖拭消毒,作用30 min后,再用清水擦拭干净。

(2)物体表面:各类公共场所中经常使用或触摸的物体表面(例如桌椅柜表面、门把手、窗把手、楼梯扶手、水龙头、电梯按钮等),当无明显污染物时,可每天用清水或清洁剂擦拭物体表面。日常也可根据消毒对象的性质使用含有效氯250～500 mg/L的含氯消毒剂或0.1%～0.2%过氧乙酸溶液对物体喷雾或擦拭消毒,作用10～15 min。并根据物品被接触或使用的频率确定日常预防性消毒的频率,经常使用或触摸的物体表面可每日清洁一次,不易触及的物体表面每周清洁一次即可。

(3)洗手池、浴缸、坐便器等:各类公共场所中的洗手池、浴缸、坐便器等表面一般情况下可使用清水或清洁剂擦拭清洁,并保持干燥。日常也需使用含有效氯500～100 mg/L的含氯消毒剂或0.2%～0.3%过氧乙酸溶液喷雾或擦拭消毒,作用15～30 min,频率一般为每日一次。

(4)室内空气:各类公共场所的室内空气一般情况下无需使用消毒剂喷雾或熏蒸消毒,通风良好的房间以自然通风为主,若通风不良可使用机械通风。若在夏季或冬季,使用空调或不能开窗通风时,可使用空气消毒器对室内进行定期消毒。

传染病流行期间,应加强通风换气,加强对空调过滤网的清洁消毒。当空气可能受到疑似病原体污染时,例如医院候诊室的空气,可采用0.2%过氧乙酸进行气溶胶喷雾消毒,作用1 h。或者使用15%的过氧乙酸进行熏蒸消毒,用量按7 mL/m³计算,作用1～2 h。在进行气溶胶喷雾消毒或熏蒸消毒时,室内不得有人,消毒完毕后开窗通风,散去空气中残留的消毒剂颗粒。

(七)疫源地消毒

1.疫源地终末消毒工作程序

(1)消毒前准备。

①物资准备:工作人员前往病家之前应做好物资准备工作,检查现场所需要的用品是否齐全,主要包括个人防护用品、采样箱及相关试剂、消毒剂和消毒工具、现场调查相关资料及工具书、通信设备等。

②消毒人员到达病家后,首先向患者家属做好解释工作,并查对门牌号、核对患者姓名及信息是否符合。同时还需向患者家属了解患者情况,包括发病日期、患者的居室、活动场所和日常接触使用的物品等情况,以此确定消毒的对象、范围和方法。

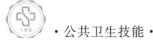

③进入病家之前,工作人员应穿戴好个人防护用品,根据传染病防护等级的不同,选择并穿戴相应的防护用品。

④进入现场后,工作人员首先进行现场观察,了解现场污染情况,根据污染情况将现场划分为清洁区和污染区,禁止无关人员进入消毒区内。

⑤根据了解和观察的情况确定需要消毒的范围和对象,按照病家面积或空间的大小,以及需要消毒物品的多少计算并配制消毒剂溶液。配制前应使用浓度试纸检测药物有效成分的含量,保证所配制药物的有效浓度。

⑥实施消毒前,必要时应由检验工作人员对不同的消毒对象进行消毒前采样,以了解消毒前的污染情况。

(2)消毒过程。

①将需要集中消毒的污染衣服、床单等用品收集在一起进行处理(亦可放入大帆布袋或消毒专用袋中送往当地疾病预防控制机构或消毒站消毒)。

②房间消毒前,应先关闭门窗,保护好水源(盖好井口、水缸等),食物、厨具应收放好。若为肠道传染病,应先杀灭室内苍蝇、蟑螂等再消毒。

③患者的排泄物、呕吐物、分泌物、残余食物等,以及盛装前述污染物的便器、痰盂、痰杯和用过的日常生活用具(餐饮具、毛巾、抹布、牙刷等,以及皮张、兽毛、奶制品等)均应严格进行消毒。

④消毒顺序:应按先外后内、先上后下、先清洁场所后污染严重的场所的顺序,依次对门、地面、家具、墙壁等进行喷雾消毒。呼吸道传染病重点做好室内空气消毒。

⑤室内消毒完毕后,应对其他污染处,如走廊、楼梯、厕所、下水道口等进行消毒。

(3)消毒后过程。

①消毒完毕后,工作人员将消毒过程中使用的所有消毒工具彻底清洗消毒,属于病家的消毒工具归还给病家。

②消毒人员按照一定的顺序依次脱下隔离衣、帽、口罩(或其他防护用具),使脏的一面卷在里面,放入消毒专用袋中带回彻底消毒。

③消毒人员彻底清洗消毒双手,填写消毒工作记录表。

④消毒完毕 60 min 后,检验人员对消毒过的物品再次采样,送回实验室检测以检验消毒效果。

⑤在离开前,消毒人员应告知患者家属在消毒结束 1～2 h 后彻底通风或擦洗,然后消毒人员才能撤离现场。

2. 各类传染病疫源地消毒要求

1)甲类传染病疫源地消毒处理原则

(1)鼠疫。

①室内环境表面:对可能被鼠疫杆菌污染的室内环境表面,包括墙壁、地面、门窗、家具表面等可用含有效氯 1000～2000 mg/L 的含氯消毒剂或 0.2%～0.5%过氧乙酸进行喷雾消毒,用量可根据墙壁或地面的材质不同而异,例如泥土墙壁吸液量为 150～300 mL/m²,水泥墙、木板墙、石灰墙为 100 mL/m²,以喷洒均匀、湿透、不流水为限。对地面的消毒先由外向内喷雾一次,待室内消毒完毕后,再由内向外重复喷雾一次,作用时间应不少于 60 min。

②室内空气:对肺鼠疫患者污染的室内空气可使用气溶胶喷雾法进行消毒,采用 0.2%～0.5%过氧乙酸溶液进行喷雾,用量为 8 mL/m³,作用 1 h。或者使用熏蒸法,房屋经密闭后,每立方米用 15%过氧乙酸溶液 7 mL(相当于 1 g/m³),或将其稀释为 0.5%～1.0%过氧乙酸水溶液(增加室内湿度至 60%～80%),放置于瓷或玻璃器皿中加热蒸发,熏蒸 2 h 后即可开窗通风。

③污染用具:对污染的一般耐热耐湿物品,例如餐饮具、衣物、床单、被罩等可煮沸或用流通蒸汽消毒 30 min,或用含有效氯 1000～2000 mg/L 的含氯消毒剂溶液浸泡 1～2 h 后用清水冲洗干净。对不耐热、不耐湿物品,例如棉絮、皮草、毛衣等可采取过氧乙酸熏蒸消毒,消毒时将欲消毒衣物悬挂室内(勿堆集一处),密闭门窗,糊好缝隙,每立方米用 15%过氧乙酸 7 mL(1 g/m³)放置瓷或玻璃容器中,加热熏

蒸 1~2 h。对不耐热、不耐湿的精密仪器的消毒可采用环氧乙烷消毒柜熏蒸消毒，或使用 75% 乙醇擦拭消毒。

④呕吐物、排泄物及盛装容器：患者的排泄物、呕吐物等应有专门容器收集，可用含有效氯 20000 mg/L 的含氯消毒剂溶液，加药量按粪药比 1∶2 计算，搅拌均匀，浸泡 2 h。若有大量稀释排泄物，可使用含有效氯 70%~80% 的漂白粉精干粉，按粪药比 20∶1 加药后充分搅拌，消毒 2 h。对盛装呕吐物或排泄物的容器可用含有效氯 5000 mg/L 含氯消毒剂溶液或 0.5% 过氧乙酸溶液浸泡消毒 30 min，浸泡时消毒液应漫过容器，使内外都达到消毒的目的。

⑤污染食物、垃圾及生活废弃物：对可能含有鼠疫杆菌的食物应煮沸 30 min 后废弃，或喷洒含有效氯 10000 mg/L 的含氯消毒剂溶液至完全湿润，作用 60 min 以上后深埋。污染的垃圾或生活废弃物应作为感染性废弃物集中焚烧处理。

⑥尸体：因患鼠疫死亡的患者尸体，应由收治患者的医疗机构在当地疾病预防控制机构指导下进行消毒处理。首先用 0.5% 过氧乙酸溶液或含有效氯 5000 mg/L 的含氯消毒剂溶液浸泡过的棉花堵塞口、耳、鼻、肛门、阴道等自然孔穴，再用上述消毒液喷洒全尸，然后用浸泡过上述消毒液的布单将尸体严密包裹，立即就近火化。不具备火化条件的农村、偏远地区或有民族信仰地区，可选在远离居民点 500 m 以外，远离饮用水源 50 m 以外的地方，挖土深坑 2 m 以上，在坑底及尸体周围撒 3~5 cm 厚的漂白粉，覆土掩埋压实。

⑦室内外环境处理：对鼠疫患者污染的室内外环境除了应进行消毒外，还应做好灭鼠、灭蚤、捕杀染病动物等工作。

（2）霍乱。

①患者的呕吐物、排泄物及盛装容器：患者的排泄物和呕吐物应有专门容器收集。对于成型便可用含有效氯 20000 mg/L 的含氯消毒剂溶液，加药量按粪药比 1∶2 计算，搅拌均匀，浸泡 2 h。对于稀便和呕吐物可按粪药比 10∶1 加入漂白粉干粉（含有效氯 25%~32%），搅拌均匀，作用 2 h。干燥排泄物在处理前应适量加水浸泡软化后，按成型便消毒处理。对盛装呕吐物或排泄物的容器可用含有效氯 5000 mg/L 含氯消毒剂溶液或 0.5% 过氧乙酸溶液浸泡消毒 30 min，浸泡时消毒液应漫过容器，使内外都达到消毒的目的。

②污染环境表面：被霍乱患者呕吐物或排泄物污染的房间、厕所等地面，应遵循先消毒再清理的原则进行处理。泥土地面由于渗透性较强，在被污染后应先刮去 10~15 cm 的表土（另行处理），然后再用含有效氯 2000~5000 mg/L 的含氯消毒剂或 0.5% 过氧乙酸消毒液对其进行喷洒消毒。对于非泥土地面可直接使用含有效氯 1000~2000 mg/L 的含氯消毒剂溶液或 0.2% 过氧乙酸消毒液进行喷洒消毒。用量按地面性质不同而异，一般最低用量为 100~200 mL/m²，最高为 1000 mL/m²，以喷洒均匀、透湿、不流水为限。

③污染用具：对污染的一般耐热耐湿物品，例如餐饮具、衣物、床单、被罩等可煮沸或流通蒸汽消毒 30 min，或用含有效氯 1000~2000 mg/L 的含氯消毒剂溶液浸泡 1~2 h 后用清水冲洗干净。对不耐热、不耐湿物品，例如棉絮、皮草、毛衣等可采取过氧乙酸熏蒸消毒，消毒时将欲消毒衣物悬挂室内（勿堆集一处），密闭门窗，糊好缝隙，每立方米用 15% 过氧乙酸 7 mL（1 g/m³）放置于瓷或玻璃容器中，加热熏蒸 1~2 h。对不耐热、不耐湿的精密仪器的消毒可采用环氧乙烷消毒柜熏蒸消毒或使用 75% 乙醇擦拭消毒。

④污染食物：可能被霍乱弧菌污染的剩余食物不可再食用，应煮沸 30 min 后废弃，或使用含有效氯 10000 mg/L 的含氯消毒剂溶液浸泡 6 min 以上后废弃，也可焚烧处理。

⑤饮用水消毒：采用集中式供水的地区，发生霍乱疫情后自来水厂应加强监测，保证出厂水余氯量不得低于 0.5 mg/L，末梢水余氯量不得低于 0.05 mg/L。分散式供水如直接从江、河、渠、井取水者，应在自家盛水容器中进行消毒处理，按每升水加入 1~5 mg 有效氯，作用 30 min 后测量余氯，余氯量应达到 0.5 mg/L。

Note

⑥污水消毒:霍乱流行期间应重视污水的处理,若污水已经排放出去,应对污水沟进行分段截流加氯消毒,可采用次氯酸钠、液氯、二氧化氯等对污水进行消毒,可根据污水中有机物含量投加 20～50 mg/L 的含氯消毒剂,作用 1.5 h 后,余氯量应大于 6.5 mg/L。

⑦尸体:因霍乱死亡的患者尸体,应由收治患者的医疗机构在当地疾病防控机构指导下进行消毒处理。首先用 0.5％过氧乙酸溶液或 5000 mg/L 的含氯消毒剂溶液浸泡过的棉花堵塞口、耳、鼻、肛门、阴道等自然孔穴,再用上述消毒液喷洒全尸,然后用浸泡过上述消毒液的布单将尸体严密包裹,立即就近火化。不具备火化条件的农村、偏远地区或有民族信仰地区,可选在远离居民点 500 m 以外,远离饮用水源 50 m 以外的地方,挖土坑(深 2 m 以上),在坑底及尸体周围撒 3～5 cm 厚的漂白粉,覆土掩埋压实。

⑧室内外环境的有害生物控制:在进行室内外环境消毒的同时,应开展防蝇、灭蝇和灭蟑螂的工作。

2)乙、丙类传染病疫源地消毒处理原则

(1)经呼吸道传播的乙、丙类传染病疫源地消毒处理原则:经呼吸道传播的乙、丙类传染病主要包括肺炭疽、白喉、肺结核、严重急性呼吸综合征(SARS)、新型冠状病毒肺炎、人感染高致病性禽流感、甲型H1N1 流感等。针对这类呼吸道传染病的消毒重点是污染的室内空气、环境表面以及污染物品。

大多数经呼吸道传播的乙、丙类传染病疫源地消毒的方法可参考鼠疫源地的消毒处理原则,但对于病原体可形成芽胞的传染病,只能使用高水平消毒剂,且需要提高消毒液的浓度,延长作用时间。例如消毒被肺炭疽患者污染的室内空气时,采用过氧乙酸熏蒸的药量应达到 3 g/m³,作用 2 h。被炭疽杆菌芽胞污染的室内物体表面,可采用含有效氯 5000 mg/L 的含氯消毒剂或 0.5％过氧乙酸消毒剂喷雾、擦拭或浸泡消毒。

(2)经消化道传播的乙、丙类传染病疫源地消毒处理原则:经消化道传播的乙、丙类传染病主要包括伤寒、副伤寒、细菌性痢疾、甲型和戊型病毒性肝炎、脊髓灰质炎、肠炭疽以及其他感染性腹泻病等。针对这类消化道传染病的消毒重点是排泄物或呕吐物,以及可能含有病原体的污水、环境表面以及污染物品。

经消化道传播的乙、丙类传染病疫源地消毒的方法可参考霍乱疫源地的消毒处理原则。此外,甲、戊型肝炎病毒在体外抵抗力较强,且容易通过粪便污染的污水造成疾病的传播或流行。因此,被甲、戊型肝炎病毒污染的污水,应加入含氯消毒剂作用 1.5 h 后,监测余氯,余氯量＞10 mg/L 时可以排放,并且对于甲、戊型病毒性肝炎患者粪便的处理应延长消毒时间,并增加药量。成型粪便可使用含有效氯10000 mg/L 的含氯消毒剂按粪药比 1:2 加入,搅拌后作用 6 h。稀便或呕吐物可按粪药比 5:1 的比例加漂白粉干粉(25％～32％),搅拌后作用 6 h。

(3)经血及血制品、皮肤、黏膜接触传播的乙、丙类传染病疫源地消毒处理原则:经血及血制品、皮肤、黏膜接触传播的乙、丙类传染病主要包括艾滋病、乙型病毒性肝炎、丙型病毒性肝炎、丁型病毒性肝炎、梅毒、淋病等。对这类传染病的消毒重点是患者的血液、体液、炎性分泌物以及污染的环境表面(包括地面、墙壁、家具表面、交通工具等)。在日常护理患者时,护理人员或家属应注意自身手和皮肤的随时消毒。

在有明显污染的血液、体液或分泌物时,应就地进行消毒后再进行清洁处理,可使用含有效氯 5000～10000 mg/L 的含氯消毒剂溶液对血液、体液或分泌物进行喷洒、擦拭或浸泡消毒,作用 30～60 min 后及时冲洗干净。可能被患者血液、体液或分泌物污染的地面、墙壁、家具表面等环境表面,可使用含有效氯 1000～2000 mg/L 的含氯消毒液进行喷洒、擦拭或浸泡消毒,作用 60 min。护理人员或家属的手或皮肤被污染后,可使用含 75％乙醇或含醇速干型手消毒剂擦拭或浸泡消毒 1～3 min,必要时可使用0.2％过氧乙酸浸泡或擦拭消毒。

(刘顺 郭蕊)

第六节　疾病监测技术

一、法定传染病监测系统

根据《中华人民共和国传染病防治法》,凡发现法定报告传染病,所有责任报告人都应当向当地疾病预防控制机构报告。传染病监测的内容和用途有以下几方面:及时发现并诊断病例,以便追踪和控制;发现新发传染病或新的公共卫生问题;了解病例三间分布情况,及时确定流行或暴发的存在,以便启动暴发调查并控制疫情;监测人群免疫水平,病原体的血清型(或)基因型、毒力、耐药性及其变异,以及动物宿主的种类、分布、病原体携带情况等,了解疾病的变化趋势,识别高危人群或地区,为干预策略与措施的制定和调整提供信息等。

我国法定传染病报告系统最早建立于20世纪50年代,在这之后的几十年间,经历了巨大的变化,并得到不断的完善。20世纪50年代到80年代中期,各类医院对其发现的法定传染病例,填报传染病卡并通过邮局寄送到属地的卫生防疫站。县防疫站每月汇总后通过邮寄上报地市级防疫站,地市级防疫站再汇总后将月报通过邮寄上报省级防疫站,省级防疫站汇总后再邮递给中国预防医学科学院,最后形成全国统一汇总报表通过邮递上报国家卫生部。20世纪70年代起,我国陆续建立了流感、乙脑、流脑、霍乱、鼠疫等单病种检测系统。在卫生部的支持和领导下,1980年建立了以传染病为主的全国疾病监测系统,由当时的中国预防医学科学院牵头负责实施。从20世纪80年代中期开始,计算机技术引进到法定传染病的传输过程,替代了通过邮局邮寄传染病报告卡的过程。计算机技术的引进极大地缩短了疫情从基层到中央的报告周期。从基层县级到中国预防医学科学院能节省数日,这种方式一直持续沿用了17年。2003年SARS疫情的暴发流行,再次引起国家对传染病疫情和突发公共卫生事件的高度重视,强化了法定传染病报告系统并建立网络直报信息平台,新建突发公共卫生事件报告系统,加大对公共卫生监测的投入,极大地提高了监测系统的效率。中国疾病预防控制信息系统(网络直报系统)于2004年建成投入应用,于2010年进行了一次改造,其核心子系统为传染病信息报告管理系统,实现了基于医疗卫生机构的法定传染病病例的实时、在线、直接报告。

(一)传染病信息报告组织机构职责

传染病信息报告组织机构遵循分级负责、属地管理的原则。

1. 卫生健康主管部门　卫生健康主管部门负责本行政区域内传染病信息报告工作的管理。

(1)负责建设和完善本行政区域内传染病信息网络报告系统,并为系统正常运行提供政策、经费保障。包括网络接入、与互联网安全隔离的虚拟专网(VPN)建设、用户第三方身份认证(数字证书)、设备维护和更新、现场技术指导、质量评估、技术培训及现场技术指导等。

(2)依据相关法律法规,结合本行政区域的具体情况,组织制定传染病信息报告工作实施方案,落实传染病信息报告管理工作。

(3)每年至少组织开展一次对各级医疗卫生机构传染病信息报告、管理等工作的监督检查,及时通报结果。

(4)国家卫生健康委员会(简称卫健委)及省级地方人民政府卫生健康主管部门根据全国或各省(自治区、直辖市)疾病预防控制工作的需要,可调整传染病监测报告病种和内容。

2. 疾病预防控制机构　疾病预防控制机构简称疾控机构,负责本辖区内传染病信息报告工作的业务指导和技术支持。

(1)中国疾病预防控制中心。

①负责全国传染病信息报告业务管理、技术培训和工作指导,协助国家卫健委制定相关标准、技术规范和指导方案等。

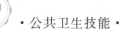

②负责全国传染病信息的收集、分析、报告和反馈,预测重大传染病发生、流行趋势,开展传染病信息报告管理质量评价。

③动态监测全国传染病报告信息,对疫情变化态势进行分析,及时分析报告异常情况或甲类及按甲类管理的传染病疫情。

④负责国家信息报告网络系统的规划、建设、维护和应用性能的改进与完善,并为省级相关系统建设提供技术支持。

⑤负责对全国传染病信息报告数据备份,确保数据安全。

⑥开展全国传染病信息报告管理工作的考核和评估。

(2)地方各级疾病预防控制机构。

①负责本辖区的传染病信息报告业务管理、技术培训和工作指导,实施传染病信息报告管理规范和相关方案,建立健全传染病信息报告管理组织和制度。

②负责本辖区的传染病信息的收集、分析、报告和反馈,预测传染病发生、流行趋势,开展传染病信息报告管理质量评价。

③动态监视本辖区的传染病报告信息,对疫情变化态势进行分析,及时分析报告、调查核实异常情况或甲类及按甲类管理的传染病疫情。

④负责对本辖区信息报告网络及系统的维护和技术支持。包括网络直报系统运行的网络接入环境、用户授权和认证、基本信息、标准编码(如行政区划、机构、人口数据)等的维护和管理。

⑤负责对本辖区的传染病信息分析相关数据的备份,确保报告数据安全。备份数据包括个案信息、统计报表。应定期保存至本地硬盘或其他介质,或者通过数据交换方式将属地数据实时同步至本地。

⑥开展对本辖区的传染病信息管理报告工作的考核和评估。

县级疾病预防控制机构履行以上职责的同时,负责对本辖区内医疗机构和其他责任报告单位报告传染病信息的审核;承担本辖区内不具备网络直报条件的责任报告单位的传染病信息网络报告;指导承担基本公共卫生服务项目的基层医疗卫生机构(乡镇卫生院、社区卫生服务中心)对不具备网络直报条件的责任报告单位的传染病信息网络报告。

3. 卫生监督机构 卫生监督机构配合卫生健康主管部门开展对传染病报告管理工作情况的监督检查,对不履行职责的单位或个人依法进行查处。

4. 医疗机构 医疗机构严格执行首诊医生负责制,依法依规及时报告法定传染病,负责传染病信息报告管理要求的落实。

(1)制定传染病报告工作程序,明确各相关科室在传染病信息报告管理工作中的职责。

(2)建立健全传染病诊断、登记、报告、培训、质量管理和自查等制度。

(3)确立或指定具体部门和专(兼)职人员负责传染病信息报告管理工作。二级及以上医疗机构必须配备2名或以上专(兼)职人员,一级及以下医疗机构至少配备1名专(兼)职人员。

(4)一级及以上医疗机构应配备传染病信息报告的专用计算机和相关网络设备,保障疫情报告及其管理工作。有条件的村卫生室、门诊部等也应配备专(兼)用计算机和相关网络设备,积极开展传染病信息网络直报。

(5)负责对本单位相关医务人员进行传染病诊断标准和信息报告管理技术等内容的培训。

(6)负责传染病信息报告的日常管理、审核检查、网络报告(数据交换)和质量控制,定期对本单位报告的传染病情况及报告质量进行分析汇总和通报。

(7)协助疾病预防控制机构开展传染病疫情调查和信息报告管理工作考核与评估。

(8)承担基本公共卫生服务项目的基层医疗卫生机构(乡镇卫生院、社区卫生服务中心)履行以上职责的同时,在县级疾病预防控制机构的指导下,承担本辖区内不具备网络直报条件的责任报告单位的传染病信息网络报告。

(9)私营、民营医疗机构,机关、企事业单位所属医疗机构、个体诊所、门诊部等均应按照规范和指南的要求执行。

5.采供血机构 采供血机构应对献血人员进行登记。按《艾滋病和艾滋病病毒感染诊断》对最终检测结果为阳性的病例进行网络报告。

（二）传染病信息报告

属地管理原则:传染病报告遵循属地管理的原则,传染病报告实行首诊医生负责制。

责任报告单位和责任报告人:各级各类医疗卫生机构为责任报告单位;其执行职务的人员和乡村医生、个体开业医生均为责任报告人。

1.报告病种

（1）法定报告传染病:分甲、乙、丙三类,共40种。

①甲类传染病:鼠疫、霍乱,共2种。

②乙类传染病:新冠肺炎、传染性非典型肺炎、艾滋病、病毒性肝炎、脊髓灰质炎、人感染高致病性禽流感、麻疹、流行性出血热、狂犬病、流行性乙型脑炎、登革热、炭疽、细菌性和阿米巴性痢疾、肺结核、伤寒和副伤寒、流行性脑脊髓膜炎、百日咳、白喉、新生儿破伤风、猩红热、布鲁氏菌病、淋病、梅毒、钩端螺旋体病、血吸虫病、疟疾、人感染H7N9禽流感,共27种。

③丙类传染病:流行性感冒、流行性腮腺炎、风疹、急性出血性结膜炎、麻风病、流行性和地方性斑疹伤寒、黑热病、包虫病、丝虫病,除霍乱、细菌性和阿米巴性痢疾、伤寒和副伤寒以外的感染性腹泻病,手足口病,共11种。

④国家卫健委决定列入乙类、丙类传染病管理的其他传染病和需要开展应急监测的其他传染病:如生殖道沙眼衣原体感染、尖锐湿疣、生殖器疱疹、人感染猪链球菌病、发热伴血小板减少综合征、AFP、埃博拉出血热、中东呼吸综合征、寨卡病毒病等。

（2）其他传染病:省级人民政府决定按照乙类、丙类管理的其他地方性传染病和其他暴发、流行或原因不明的传染病。

（3）不明原因肺炎和不明原因死亡等特定目的监测的疾病。

2.诊断与分类 责任报告人应按照传染病诊断标准（卫生行业标准）及时对传染病患者或疑似患者做出诊断。根据不同传染病诊断分类,分为疑似病例、临床诊断病例、确诊病例和病原携带者四类。其中,需报告病原携带者的病种包括霍乱、脊髓灰质炎以及国家卫健委规定的其他传染病。

采供血机构发现艾滋病病毒（HIV）抗体、确证试验或核酸检测阳性的病例,应按HIV感染者报告,病例分类为确诊病例。

3.登记与报告

（1）责任报告单位或责任报告人在诊疗过程中应规范填写报告或由电子病历、电子健康档案自动生成规范的门诊日志、入/出院登记、检测检验登记和放射影像登记。

①门诊日志项目包括就诊日期、姓名、性别、年龄、人群分类、有效证件号、现住址、病名（初步诊断）、发病日期、初诊或复诊。

初诊与复诊定义:患者首次到本院就诊定为初诊,慢性传染病患者第二次到本院因该病就诊定义为复诊。

②入/出院登记项目包括姓名、性别、年龄、人群分类、有效证件号、现住址、入院日期、入院诊断、出院日期、出院诊断、转归情况。

③检测检验登记项目包括送检科室/送检医师、患者姓名、检验结果、检验日期。

④放射影像登记项目包括开单科室/开单医师、患者姓名、检查结果、检查日期。

医疗机构电子病历系统的门诊日志、入/出院登记、检验检测登记和放射影像登记应按上述规定的项目进行设置。

（2）首诊医生在诊疗过程中发现传染病患者、疑似患者和规定报告的病原携带者后,应立即按要求填写"传染病报告卡",或通过电子病历、电子健康档案自动抽取符合交换文档标准的电子传染病报告卡,并按规定时限和程序进行报告。

（3）医疗卫生机构网络直报管理人员应保证疫情信息报告的及时、准确与真实。在接到信息报告后,及时检查报告卡内容,如发现填写不完整、不准确,或有错项、漏项等情况,应及时通知报告人核对,核实无误后将传染病报告卡信息及时、准确、完整地录入至传染病报告信息管理系统或完成直接数据交换。

(4)根据疫情报告先行的原则,责任报告单位和责任报告人发现传染病患者、疑似患者和规定报告的病原携带者时,无论是否实行专病管理,必须首先填写传染病报告卡,并在传染病报告信息管理系统的数据库中完成信息报告或数据交换,再根据相关规定收集和报告流调、随访、诊治、转归等信息。

(5)省级人民政府决定按照乙类、丙类管理的其他地方性传染病和其他暴发、流行或原因不明的传染病也应填报(或抽取)传染病报告卡。

(6)慢性传染病的报告遵循原则:医疗机构在做出艾滋病、乙肝、丙肝、肺结核、梅毒、血吸虫病等慢性传染病诊断时,如已知该患者本次病程曾经做出诊断并被报告过,则可不再进行报告;如对该患者的报告情况不清楚,仅对首次就诊进行一次性报告,再次就诊时诊断结果未发生变更则不再进行报告;跨年度的既往病例,如诊断变更或因该病死亡时应再次报告。

(7)医疗机构在开展健康体检、术前检查、孕产妇产前检查及住院常规检查等时,筛查出的乙肝、丙肝、梅毒等实验室血清抗体阳性结果者,但未经医生明确诊断或经医生诊断不符合传染病诊断标准的病例,不需报告。

(8)重点传染病报告原则。

①肺结核。

a.治疗失败病例、返回病例(指中断治疗后重新治疗的既往肺结核病例)、未完成疗程病例不需报告,可在门诊日志等登记册中记录为复诊病例。

b.对新发现的、经规范治疗治愈后再次复发的病例需要报告。

c.诊断为耐多药结核病需要报告,并在备注栏中填写"MDRTB"。

d.国家卫健委发布《关于调整肺结核传染病报告分类的通知》,为适应肺结核最新诊断标准和分类标准实施后的工作需要,决定自2019年5月1日起,将"传染病报告信息管理系统"中肺结核分类进行调整。肺结核分类由"利福平耐药、涂阳、仅培阳、菌阴、未痰检"调整为"利福平耐药、病原学阳性、病原学阴性、无病原学结果","结核性胸膜炎"归入肺结核分类统计,不再报告到"其他法定管理以及重点监测传染病"中。

②梅毒。

a.复发病例不需要报告。

b.年度内或跨年度的梅毒血清随访检测阳性病例不需要报告。

c.非梅毒螺旋体血清学试验阳性,而未做梅毒螺旋体血清学试验,按疑似病例填报。

③丙肝。

a.既往已治愈而再次感染的病例需要报告。

b.抗-HCV检测结果阳性,符合临床诊断但未开展HCV RNA检测的病例,填报"临床诊断病例"。

c.HCV RNA检测结果阳性病例,填报"确诊病例",并进一步填报"急性"或"慢性"。

d.18个月及以下的婴儿或幼儿,抗-HCV阳性并不一定代表HCV感染,应以HCV RNA阳性作为其HCV感染报告的依据;6个月后复查HCV RNA仍为阳性者,可诊断为慢性丙型肝炎。

e.HCV RNA检测结果阴性的病例,不论抗-HCV检测结果如何,均不需要报告;已按抗-HCV检测结果阳性报告的"临床诊断病例",应订正为其他疾病。

④乙肝。

a.乙肝病原携带者,包括慢性HBV携带者和非活动性HBsAg携带者,不需要报告。

b.以往曾在本院或其他医院诊断并明确报告过的乙肝病例,不需再次报告,应在门诊日志等登记册中记录为复诊病例。

⑤血吸虫病。

a.既往感染已治愈而再次感染的血吸虫病病例需要报告。

　b.新发现(以往未登记入册)的晚期血吸虫病病例需要报告,按"未分类"填报,并在备注栏中标明"晚期血吸虫病"。

　c.国外输入的血吸虫病病例需要报告,按照"未分类"填报,并在备注栏中标明"血吸虫病种类＋输入国家"。

　d.对于血清学检查阳性,有居住在流行区或曾到过流行区有多次疫水接触史者,未做病原学检查的病例,只能按照"临床诊断病例"＋"慢性"上报,不能报作"确诊病例"＋"慢性"。

　(9)责任报告单位应定期对本单位传染病报告工作开展自查,并将自查结果呈报本单位领导,同时在院内通报。如发现甲类或按甲类管理的传染病时,网络直报人员应立即向诊断医生核实,并报告分管领导,及时向本单位相关科室发出预警信息。

　4.传染病报告卡填报要求　传染病报告卡采用统一格式,可使用纸质或电子形式填报,内容要完整、准确,填报人须签名。纸质报告卡要求用 A4 纸印刷,使用钢笔或签字笔填写,字迹清楚。电子交换文档应当使用符合国家统一认证标准的电子签名和时间戳。

　(1)卡片编号:由责任报告单位自行编制填写,建议按年度编制,如年份(4 位数字)＋科室代码(2 位数字,自行编号)＋顺序号(4 位),如"2016-03-0001",或者采用网络直报系统自动生成的编号。

　(2)报卡类别:初诊病例和初诊死亡病例直接标识"初次报告"。对已填报过传染病报告卡的患者,在发生诊断变更或死亡时,必须再次填报传染病报告卡,标识"订正报告"。

　(3)姓名:填写患者或献血员的名字,应与有效证件的姓名保持一致。

　(4)家长姓名:14 岁及以下的患儿要求填写患儿家长姓名。

　(5)有效证件号:必填项,原则上要求填写居民身份证号。

　①如无法获取,也可填写护照、居民健康卡、社会保障卡、新农合医疗卡,无法获取的原因可在备注中说明。

　②暂无身份证号的婴儿、残障患者填写监护人的有效证件号。

　③劳教、羁押或服刑人员可填写该患者所在场所的编号,备注中填写说明。

　(6)性别:填写社会性别,在相应的性别前打"√"。

　(7)出生日期:出生日期与实足年龄只填写其中一项。出生日期应详细填写出生年月日(公历),如不详,填写实足年龄并选择年龄单位。

　实足年龄/年龄单位:大于或等于 1 个月、不满 1 周岁的,按月龄填写,年龄单位选择"月";不满 1 个月的按日龄填写,年龄单位选择"天"。

　(8)工作单位:教师、医务人员、工人、干部、职员必须填写发病时所在的工作单位名称,学生、托幼儿童填写所在学校(托幼机构)名称及班级。

　(9)联系电话:填写可与患者保持联系的电话号码,以便病例追踪、核实和随访。

　(10)患者属于:用于标识患者现住址与就诊医院所在地区的关系,在相应的类别前划"√"。

　①本县区:指患者为本地(县、区)居民。

　②本市其他县区:指患者为本市其他县(区)居民。

　③本省其他地市:指患者为本省其他地(市)居民。

　④外省:指患者为其他省居民。

　⑤港澳台:指患者为港澳台居民。

　⑥外籍:指患者为外籍居民。

　(11)现住址:指患者发病时的住址,而不是户籍所在地址。除必须填写省、市、县、乡(镇)等信息外,还要详细填写村、组及社区、门牌号等可随访到患者的详细信息。

　①专程至外地就诊时,应填写患者的常住地。如某患者患手足口病,该患者由 A 城市至 B 城市就诊,现住址应填写 A 城市。

　②外出或至外地工作、出差、旅游等期间患病,应填写工作地、寄宿或宾馆等地址。

　③如新发传染病的境外输入病例等无法提供本人现住址的,填写报告单位地址。

④羁押或服刑人员患病,填写羁押或服刑场所地址。

(12)人群分类:患者同时符合分类中一种以上时,应选择与该病发生和传播关系较密切的分类。如食品厂工人、熟食店售货员都应填写餐饮食品业,而不填工人或商业服务;未详细列入分类的,如警察、飞行员、军人、和尚、道士、乞丐、劳教人员等可填写在"其他"项中,并注明具体分类;个体经营者应根据其经营活动的行业,选择相应的分类。

(13)病例分类:在相应的类别前划"√"。乙肝、血吸虫病、丙肝病例根据所做出的"急性"或"慢性"诊断进行相应的填写;其余病种可不填写,按"未分类"录入。

符合 HIV 抗体确认试验、替代策略阳性或核酸检测阳性判断标准上报的 HIV 感染者或艾滋病患者应填报"确诊病例"。

(14)发病日期:填写患者本次就诊开始出现症状的日期,不明确时填本次就诊时间;病原携带者填写初次检出日期或就诊日期;HIV 感染者填写首次发现抗体阳性的初筛检测/核酸检测阳性日期,艾滋病患者填写本次就诊日期。

(15)诊断日期:须填写到小时。HIV 感染者或艾滋病患者填写接到确认检测阳性报告单的日期。

(16)死亡日期:填报因患该种传染病死亡的时间,因意外或非传染病死亡时,不需填报。艾滋病患者和 HIV 感染者死亡,不论是否因艾滋病死亡,均须及时进行死亡报告。

(17)疾病名称:在做出诊断的病名前打"√"。患者同时患两种及以上传染病的应分别填报告卡。

(18)其他法定管理以及重点监测的传染病:填写纳入报告管理的其他传染病病种名称。

(19)订正病名:当卡片类别为"订正报告"时,填写订正前所报告的疾病名称。

(20)退卡原因:因报告卡填写不合格需退卡时,填写其原因。

(21)报告单位:报出传染病报告卡的单位、科室名称。

(22)填卡医生:填写传染病报告卡的医生姓名。

(23)填卡日期:填报本卡日期。

(24)备注:以上各项内容不能涵盖且需特别注明的信息。用户可填写文字信息,如说明传染途径、订正为其他疾病的病名、境外输入病例的输入地等信息。诊断为耐多药结核病或订正诊断为耐多药结核病的患者在此栏补充填写"MDRTB"。

5. 报告程序与方式

(1)传染病信息报告实行网络直报或直接数据交换。暂无网络直报条件的医疗机构,在规定的时限内将传染病报告卡信息报告至属地具备网络直报条件的乡镇卫生院、城市社区卫生服务中心或县级疾病预防控制机构进行网络报告,对报出的报告卡进行登记,同时传真或寄送传染病报告卡至代报单位。

(2)县级疾病预防控制机构、乡镇卫生院或社区卫生服务中心为不具备网络直报条件的报告单位代报传染病报告卡时,应以自身账号登录系统,若被代报单位已在网络直报系统中创建,则"报告单位"选择该卡片的填写单位;若被代报单位未在系统中创建(如村卫生室、诊所),则"报告单位"选择自身,并在备注中注明传染病报告卡填写单位名称。

(3)区域卫生信息平台或医疗机构的电子健康档案、电子病历系统应当具备传染病信息报告管理功能,已具备传染病信息报告管理功能的要逐步实现与传染病报告信息管理系统的数据自动交换功能。

传染病报告管理功能模块至少包括门诊日志、出入院登记、放射影像和检测检验部门记录的浏览和导出、自动生成电子传染病报告卡、传染病报告卡管理、信息统计查询,以及数据交换接口等。

(4)军队医疗卫生机构向社会公众提供医疗服务时,发现传染病病例,应当按照相关规定进行传染病网络报告或数据交换。

(5)发现漏报的传染病病例应及时进行补报。

(6)现场调查时发现的传染病病例,由属地医疗机构诊断并报告。学校、托幼机构调查发现的,应由该机构门诊部或属地医疗机构进行报告;在社区、场所调查发现的,应由属地社区卫生服务中心或乡镇卫生院进行报告。

(7)具备网络直报条件的报告单位由于停电、网络设备故障、网络线路不通、改造、迁址等或其他原因不能进行网络报告时,应及时报告属地县区级疾病预防控制机构进行代报。已实现自动交换的区域平台或医疗机构因交换平台故障等原因不能自动交换的,应按规定时限和程序通过网络直报系统进行报告。

6. 报告时限　责任报告单位和责任报告人发现甲类传染病,乙类传染病中的肺炭疽、传染性非典型肺炎、按照甲类传染病管理的传染病患者或疑似患者时,或发现其他传染病和不明原因疾病暴发时,应于 2 h 内完成网络报告或数据交换。对其他乙丙类传染病患者、疑似患者和规定报告的传染病病原携带者在诊断后,应于 24 h 内完成网络报告或数据交换。

不具备网络直报条件的医疗机构应在规定时限内向属地乡镇卫生院、城市社区卫生服务中心或县级疾病预防控制机构报告,并于 24 h 内寄送出(或传真)传染病报告卡至代报单位。

(三)报告数据管理

1. 审核

1)责任报告单位对填报信息的内部检查　责任报告单位的传染病报告管理人员须对收到的纸质传染病报告卡或电子病历系统、电子健康档案系统中抽取的电子传染病报告卡的信息进行错项、漏项、逻辑错误等检查,对有疑问的及时向填卡人核实,对重复报告的卡片进行标注,不再进行网络报告。

检查时若发现以下情况,应立即报告属地县级疾病预防控制机构,并在规定时限内完成网络直报。

(1)发现甲类传染病和乙类传染病中的新冠肺炎、肺炭疽、传染性非典型肺炎、按照甲类传染病管理的传染病患者或疑似患者,以及其他传染病和不明原因疾病暴发。

(2)发现不明原因肺炎病例或不明原因死亡病例。

(3)发现同一种急性传染病在同一自然村寨、街道、集体单位(学校、幼儿园等场所)一日内出现 3 例及以上,或一周内出现 5 例及以上。

2)各级疾病预防控制机构对信息的审核

(1)县级疾病预防控制机构传染病网络直报管理人员应每日(包括法定节假日)对辖区报告或直接交换的传染病信息进行审核,对有疑问的报告信息及时反馈报告单位进一步核实,对误报、重报信息应及时删除。

(2)对甲类传染病和乙类传染病中的新冠肺炎、肺炭疽、传染性非典型肺炎、按照甲类管理的传染病患者或疑似患者,以及其他传染病和不明原因疾病暴发的报告信息,应立即调查核实,于 2 h 内通过网络完成报告信息的三级审核确认。

(3)对于其他乙、丙类传染病报告卡,由县级疾病预防控制机构或专病管理机构核对无误后,于 24 h 内通过网络完成审核确认。

(4)审核时如发现以下情况,建议结合本地实际,进一步核实并及时与本单位负责传染病控制工作的相关科室进行沟通,并以最快的通信方式及时报告上一级疾病预防控制机构和同级卫生健康主管部门。

①发现不明原因肺炎病例或不明原因死亡病例。

②发现聚集性的不明原因病例(3 例及以上)。

③以县(区)为单位,发现某种急性传染病在短期内(一周或一个潜伏期内)发病数较历史同期发病水平明显增加。

④以县(区)为单位,发现发病率极低(或已经消灭、消除)的传染病。

(5)医疗机构对网络直报系统中已审核的病例的诊断进行变更后,若发生以下情况,须由疾病预防控制机构再次审核确认。

①非法定传染病订正为法定传染病。

②一种法定传染病订正为另一种法定传染病(包括病毒性肝炎各病种之间的订正)。

③HIV 感染者订正为艾滋病患者。

④疑似病例订正为临床诊断病例或确诊病例。

2. 订正

(1)病例发生诊断变更、已报告病例因该病死亡,或填卡错误时,应由报告单位及时进行订正报告,并重新填写传染病报告卡或抽取电子传染病报告卡,卡片类别选择订正项,并注明原报告疾病名称,按报告时限要求在网络直报系统中完成订正。

(2)疾病预防控制中心或专病管理机构对报告进行订正后,应将订正信息反馈至报告单位,报告单位根据反馈结果重新填写传染病报告卡或抽取电子传染病报告卡,卡片类别选择订正项。

(3)对报告的疑似病例应及时进行排除或确诊。疑似病例订正为临床诊断或确诊病例,一种传染病订正为另一种传染病(包括病毒性肝炎各型的订正,如未分型肝炎订正为乙肝)的,应及时更新诊断日期;而同一病种由临床诊断订正为确诊病例,诊断日期可不更新。

(4)实行专病管理的传染病,相应的专病管理机构或部门对报告的病例进行追踪调查时,发现传染病报告卡信息有误或排除时应在 24 h 内订正。已具备数据自动抽取交换功能时,系统将以唯一身份标识实现传染病个案信息与专病系统之间的数据联动。暂不具备条件的,专病管理机构或部门应及时在传染病报告信息管理系统中完成相关信息的动态订正,保证数据的一致性。

3. 查重

(1)报告单位、县级疾病预防控制机构需每日对报告信息进行查重,对重复报告信息及时删除。网络直报系统设有报告卡自动查重功能,可按照系统设置的默认条件查重,也可自行设置查重条件。

①默认选择患者姓名、性别、年龄、人群分类、病种、现住址 6 个条件。

②患者在本年度内患同一种传染病但为 2 个及以上病程的,不作为重卡处理,建议在患者姓名后面加数字或其他字符以示区别。

(2)重卡删除时须填写被保留传报卡的卡片 ID。删除卡在网络直报系统中字体显示为蓝色,经审核删除后可恢复;未经审核删除后无法恢复。

(3)排除重卡时,保留唯一报告卡的处理原则如下。

①同一报告单位多次报告同一病例时,保留诊断分类级别高的卡片。

②不同报告单位报告同一病例时,为方便病例信息的及时订正,保留正在进行诊疗并管理病例的报告单位报告的卡片。若无法区分,则保留级别高的报告单位报告的卡片;相同级别报告单位报告同一病例的传染病报告卡时,保留诊断分类级别高的卡片。

③HIV 感染者或艾滋病患者按照"先报保留、补全资料、删除后报"的原则,即如果信息不一致,要更新该病例先报告的个案信息,确保该病例相关信息完整准确。

(四)传染病疫情分析与利用

传染病疫情分析是对所收集的传染病病例个案数据进行整理汇总后,使用适当的流行病学和统计学分析方法,描述传染病在人群中的分布特点、发展情况及其影响因素,评估疾病防控措施效果的过程。疫情分析要及时发送、反馈给相关的机构和人员,用于传染病预防控制策略和措施的制定、调整和评价。

(1)疫情分析所需的人口资料以国家统计部门数据为准。疫情分析所需的人口资料使用基本信息系统数据,数据来源为国家统计局公布的数据。

(2)省级及以上卫生健康主管部门定期发布的本行政区域传染病疫情信息,对外公布的法定传染病发病、死亡数以传染病报告信息管理系统中按审核日期和现住址统计的数据为准。单病种疫情信息通报和对外发布时,报告发病数和死亡数应与传染病报告信息管理系统数据保持一致。

(3)各级疾病预防控制机构应每日对通过网络报告的传染病疫情进行动态监视,高度关注辖区内的聚集性病例、可能的传染病暴发疫情或不明原因死亡等异常情况,对其三间分布特点、流行病学史及可能的流行趋势进行分析与预测。定期进行传染病疫情分析,当有甲类或按照甲类管理及其他重大传染病疫情报告时,随时做出专题分析和报告,要求如下。

①省级及以上疾病预防控制机构须按周、月、年进行传染病疫情分析。

②地(市)和县级疾病预防控制机构须按月、年进行传染病疫情分析。

③二级及以上医疗机构须按季、年进行传染病报告的汇总或分析。

（4）各级疾病预防控制机构要及时将疫情分析结果以信息、简报或报告等形式向上级疾病预防控制机构和同级卫生健康主管部门报告，并反馈到下一级疾病预防控制机构。县级疾病预防控制机构应定期将辖区内疫情分析结果反馈到医疗机构。医疗机构要将疫情分析结果及时在院内通报。

（5）各级疾病预防控制机构发现甲类传染病和乙类传染病中的新冠肺炎、肺炭疽、传染性非典型肺炎、按照甲类传染病管理的传染病，以及其他传染病和不明原因疾病暴发等未治愈的传染病患者或疑似患者离开报告所在地时，应立即报告当地卫生健康主管部门，同时报告上级疾病预防控制机构，接到报告的卫生健康主管部门应当以最快的通信方式向其到达地的卫生健康主管部门通报疫情。

（6）毗邻的以及相关地区的卫生健康主管部门，应当及时互相通报本行政区域的传染病疫情以及监测、预警的相关信息。

（7）信息利用实行分级分类管理。

卫生健康行业内部实现互联共享，公民、法人或其他组织申请公开相关信息的，按照《中华人民共和国政府信息公开条例》有关规定办理。

各地港口、机场、铁路疾病预防控制机构，国境卫生检疫机关，动物防疫机构以及部队卫生健康主管部门等跨系统跨行业机构需共享传染病监测信息时，根据共享的监测信息范围，报相应级别的卫生健康主管部门批准后，由疾病预防控制机构提供数据。

（五）资料保存

（1）各级各类医疗机构的纸质传染病报告卡及传染病报告相关记录保存3年。不具备网络直报条件的医疗机构，其传染病报告卡由代报单位保存，原报告单位必须进行登记备案。

（2）各级各类医疗机构已实现传染病报告卡电子化的，符合《中华人民共和国电子签名法》，具备电子签名和时间戳视为与纸质文本具有同等法律效力，须做好备份工作，备份保存时间至少与纸质传染病报告卡保持一致。暂不符合条件的须打印成标准纸质卡片由首诊医生签名后保存备案。

（3）实现直接数据交换的医疗机构，电子交换文档应当做好备份，保存时间至少与纸质传染病报告卡保持一致。

（4）各级疾病预防控制机构应将传染病信息资料按照国家有关规定纳入档案管理，定期对传染病信息报告管理系统中的传染病卡片，以及生成的月、年度统计分析表导出保存。

（六）信息系统安全管理

（1）各级各类医疗机构必须使用专网或与互联网安全隔离的虚拟专网进行网络报告。

（2）各级疾病预防控制机构负责辖区内信息报告系统用户与权限的管理，应根据信息安全三级等级保护的要求，制定相应的制度，建立分级电子认证服务体系，加强对信息报告系统的账号安全管理。

（3）各级疾病预防控制机构应按年度逐级做好系统管理员、业务管理员的备案工作；县区疾病预防控制中心同时做好医疗机构的用户备案。

（4）省及省以下用户采用短信认证方式，访问系统时须填写系统发送的短信动态验证码，认证用户身份。

（七）考核与评估

（1）各级卫生健康主管部门定期组织对本辖区内的传染病信息报告工作进行督导检查，对发现的问题予以通报并责令限期改正。

（2）各级疾病预防控制机构制定传染病信息报告工作考核方案，并定期对辖区内医疗机构和下级疾病预防控制机构进行指导与考核。

（3）各级各类医疗机构应将传染病信息报告管理工作纳入工作考核范围，定期进行自查与通报。

（李海　林华亮）

二、免疫接种报告系统

20世纪90年代以来,国家免疫规划信息管理范围日益扩大,先后将急性弛缓性麻痹病例、常规免疫接种率、预防接种异常反应等监测纳入了计算机报告系统。2011年底,为提高免疫规划信息管理水平,进一步提高预防接种服务、监测水平和效率,中国疾病预防控制中心根据《预防接种工作规范》等有关规定,开展了免疫规划信息管理系统的建设工作并决定启用国家免疫规划信息管理系统(简称国家信息平台)。

（一）意义

国家信息平台的建立与使用扩大了国家免疫规划的重要工作内容,及时发现了免疫薄弱地区和免疫空白点,能准确反映预防接种工作的数量与监督各级免疫规划工作质量,给传染病的预测、预警提供了重要依据,为疫苗管理和安全性评价提供了重要信息依据,同时也为调整免疫策略提供了有效信息。

（二）用户类型

1. 系统管理员　国家、省、市、县四级疾病预防控制机构授权使用国家信息平台,履行用户管理与服务职能的唯一责任人。主要功能是创建用户及为业务管理员授权。

2. 业务管理员　国家、省、市、县四级疾病预防控制机构、医疗卫生机构及其他机构,由免疫规划管理部门或单位指定负责管理该业务权限分配的唯一责任人。简单来说,其主要功能是为普通用户授权/分配功能及业务操作管理功能。

3. 普通用户　各级根据业务需求,由系统管理员建立普通用户,由业务管理员授权,是执行相应业务工作的责任人。本级用户是指国家、省、市、县四级疾病预防控制机构、医疗卫生机构及其他机构免疫规划管理部门或单位,由本级业务管理员分配的具有不同权限和业务操作功能的同级用户。医疗卫生机构是指由县区级疾病预防控制中心系统管理员审核,各系业务管理员授权的通过使用国家信息平台录入报告各类信息的用户。

（三）功能介绍

国家信息平台的主要功能涵盖五个方面:疫苗注射器管理、预防接种管理、预防接种异常反应(AEFI)监测管理、冷链设备管理以及综合管理。

1. 疫苗注射器管理　疫苗注射器管理包括批次管理、计划管理、出入库管理、预警管理、采购供应报表与使用情况报告等内容。实现了疫苗追溯及近效期疫苗预警等重要作用。

2. 预防接种管理　预防接种管理包括个案管理、常规接种率报表、群体个案管理、成人个案管理以及实体单位管理等内容,常规接种率报表又包括接种率报表管理和接种情况累计分析。此模块实现了客户端个案上传,共享数据信息,为个案查重提供依据;实现了跨省异地儿童接种,防止个案重卡;实现了常规接种率报表网上直报,便于监督接种率情况等。

1）常规接种率报表管理

（1）常规接种率报表。

①当月本地儿童应种和实种数报表。

②当月流动儿童应种和实种数报表。

③计划外（二类）疫苗报表。

按要求每月5日前向国家信息平台填报常规免疫接种率报表,每年的8月10日前上报疫苗下年度需求计划。年度计划按照行政区域分级管理,即按照乡、县、市、省、国家的级别原则,下级填报,上级审核。

（2）客户端直报:有条件的地区,利用客户端管理的儿童预防接种个案数据生成常规接种率报表,每月向国家信息平台报告。

2）实体单位管理　实体单位是接种单位和报告单位的总称。实体单位管理是国家信息平台最基础性的工作,也是常规接种率报表管理、疫苗注射器管理、AEFI监测管理和冷链设备管理等工作的基础。

在国家信息平台登记接种单位或报告单位信息,经逐级审核后赋予相关操作权限,并纳入系统相关统计指标的基数。

实体单位管理原则如下。

①维护:实体单位每年维护一次,时间为12月。方法为将上一年度的实体单位继承到下一年度。用户可以修改、增加或删除已变更的实体单位。

②新增、停用:年中可以增加实体单位,但不得删除,特殊情况可以停用实体单位,不参与数据统计。

③审核:实体单位由县级统一填写,实行国家、省、市三级审核制度。

3. 预防接种异常反应(AEFI)监测管理 AEFI监测管理包括AEFI监测信息管理、AEFI预警管理、AEFI公告、资料信息管理、AEFI字典管理等功能。AEFI监测管理系统主要实现了AEFI的个案信息从县级疾病预防控制机构到国家级的网络直报,各级对本辖区AEFI的查询、统计、下载、预警等功能。

具体内容包括:①AEFI个案报告卡上报、群体性AEFI登记表上报以及个案调查表上报。②调查报告的填写上报操作。③逐级审核操作:由乡级单位、县级疾控机构、市级疾控机构、省级疾控机构到国家级疾控机构的逐级审核操作。④查询、数据导出、打印、统计分析:查询个案信息,新增报告卡,个案查重,关键变量缺失查询;统计分析AEFI分类、发生率、报告单位数、时间分布、年龄分布、小于1岁儿童月龄分布、间隔分布、疫苗分布、疫苗批号分布、症状分布、临床诊断分布、死亡、严重AEFI、监测指标及补偿与其他给付金额等。⑤预警管理:预警人员管理,重大AEFI预警信息及设置,单病种AEFI预警信息及设置。

4. 冷链设备管理 冷链设备管理指各单位对所装备的冷藏车、疫苗运输车、冷库、冰箱等冷链设备,按照《扩大国家免疫规划相关监测信息报告工作方案》要求,登录国家信息平台进行录入、上报。具体模块包括设备审核、温度记录、设备维护分析、设备查询、预警设置。此模块主要实现了冷链设备网络维护、冷链设备审核制度、全年冷链温度记录以及全国冷链设备统计功能,为科学分析、评价和改进免疫规划工作提供信息支持。

(1)冷链设备信息报告单位和内容。

①报告单位:全国各级疾控机构、乡级防保组织和接种单位为扩大国家免疫规划相关监测信息的报告单位。

②报告内容:冷链设备档案。报告单位对所装备的冷藏车、疫苗运输车、冷库、冰箱等冷链设备,按照冷链设备档案表填报。

(2)冷链设备管理和报告流程。

①各级职责:预防接种单位——收集本单位冷链设备档案表,登录国家信息平台填报。县级疾控机构——收集本单位冷链设备档案表,登录国家信息平台填报;审核下级冷链设备档案。

②年度审核:每年1月份,各级冷链设备报告单位必须登录系统,查询、修订本级冷链设备状态;确认无误后完成本级审核确认工作,实现各级报告单位报告状态的审核确认。县级除审核确认本级冷链设备外,还要负责本县所辖乡镇冷链设备信息的审核确认。

③审核流程:大型设备(疫苗运输车、冷藏车、冷库等)逐级审核,省级终审。小型设备上级终审。

5. 综合管理 综合管理用于用户管理、权限分配等。综合管理是保证系统正常运行的关键模块,功能包括用户管理、权限管理、配置管理等。系统信息管理实现了行政区划、组织结构等基础数据维护,实现了日志查看功能,监控操作人员的使用情况,实现了公告管理维护;配置管理实现了疫苗生产企业等基础业务数据的维护,实现了自定义疫苗种类报表,实现了客户端版本管理,自动升级客户端;权限管理实现了严谨的用户管理功能,实现了用户授权功能及细化用户功能权限,实现了自定义角色,权限分配更加灵活。权限分配要求:系统管理员可建立下级系统管理员和本级业务管理员、本级普通用户账号;授权本级业务管理员;业务管理员(县级)可授权本级普通用户和下级普通用户。

随着我国免疫规划工作的深入开展,国家免疫规划技术管理规范逐渐成熟,信息管理需求不断加大,目前的免疫规划信息化管理已经不能充分满足我国免疫规划与预防接种服务的需求。如难以解决

Note

流动人口接种信息的统计报告,实现流动人口接种数据信息交换,故而不能获得真实准确的接种率信息;各地自行使用的各种预防接种信息系统的标准、编码、接口等不统一,导致异地接种、信息共享无法实现等。因此,迫切要求国家规划统一完善的免疫规划信息管理系统,以规范全国预防接种信息监测工作的数据管理、报告、利用和分析工作。

(李海)

三、食源性疾病监测系统

(一)食源性疾病监测的概念和目的

食源性疾病是指食品中致病因子进入人体引起的感染性、中毒性等疾病,包括食物中毒。目前已成为世界上公认的公共卫生问题之一,不仅影响着食品贸易和旅游业的发展,更是关系着人类的健康及生命安全。食源性疾病致病因子复杂多样,包括细菌、病毒、寄生虫、生物毒素、真菌及其毒素、化学污染物等多种因素。其中微生物性食源性疾病一直都是头号食品安全问题。2015年,世界卫生组织(WHO)发布了首个食源性疾病负担估算报告,指出全球每年近十分之一的人因食用受到污染的食品而生病,其中造成42万人死亡,五岁以下儿童处于特高风险。每年12.5万名儿童死于食源性疾病,占食源性疾病死亡总数的三分之一。监测是降低食源性疾病发病率和死亡率的重要手段之一。食源性疾病监测是指连续地、系统地、有计划性地收集、汇总、分析疾病的基本资料、在人群中的发生情况及影响因素的相关资料,并及时将监测所获得的信息反馈给相关部门和人员,用于疾病防控策略和措施的制定和效果评价。食源性疾病监测的目的是通过收集食源性疾病信息,早发现、早预警食源性疾病暴发和食品安全隐患,掌握主要食源性疾病的发病及流行趋势、疾病负担,及时采取相应的风险管理和监管措施,控制食源性疾病危害。食源性疾病监测系统,按工作能动性分为主动监测和被动监测;按监测对象不同可分为病例监测和事件监测。

(二)国际食源性疾病监测模式

实践证明,一种成功的监测模式可以包含多种监测系统。2002年,WHO将食源性疾病监测体系分为4类:非正式监测、症状监测、实验室监测和综合食物链监测。4类监测体系一定程度上都可以发现暴发,但灵敏度不同,监测取得的效果也存在差异。为帮助各国提高食源性疾病识别、控制及预防能力,2000年WHO、美国CDC及其他合作伙伴共同组建了全球沙门氏菌监测网(GSS),主要根据非伤寒沙门氏菌引起的食源性疾病建立监测体系,以了解全球沙门氏菌的流行病学特征。2009年,为了扩大监测病原体的范围,GSS更名为全球食源性感染性疾病网络(GFN),主要监测沙门氏菌、志贺菌、弯曲杆菌、大肠埃希菌、肉毒杆菌、霍乱弧菌等致病菌发病情况。世界上多个国家和地区都建立了各自的食源性疾病监测体系,很多都为本地区的食品安全控制和保障发挥了重要作用。如国际细菌分子分型网络,为食源性疾病暴发和新发食源性疾病的早期识别、分析、预警和预防控制发挥了重要作用。在国际上,美国食源性疾病监测体系是最具有代表性和影响力的体系之一,由许多监测系统相互关联组成,每个系统就像智能手机的应用一样有各自不同的目的,报告流程从地方一级开始并贯穿整个国家,依赖与州及地方卫生健康主管部门之间的联系。如食源性疾病主动监测系统在美国部分州设立监测点,主要监测肠道病原体,用于评估食源性疾病负担和流行趋势。

(三)我国食源性疾病监测体系

我国食源性疾病监测工作起步较晚,2010年我国开始全面启动食源性疾病监测工作,并逐步构建主动监测与被动监测互为补充的食源性疾病监测体系。主动监测是根据工作的需要,由公共卫生人员定期到责任报告单位收集疾病报告信息、主动进行病例搜索并督促检查报告的监测方式或监测系统。被动监测是由责任报告人(如医务人员)按照既定的报告规范和程序向公共卫生机构(如疾控机构)常规地报告疾病数据和信息,而报告接收单位被动接受报告的监测方式或监测系统。食源性疾病的范围比较广,仅从临床症状往往无法识别、判断病例的发病原因是否为食源性,尤其当病因及致病途径尚不清楚时,需要结合临床特征、流行病学调查及实验室检测结果综合判断。而有效的监测,尤其是主动监测,能够获取与疾病相关的主要信息,为综合判断食源性疾病提供重要的基础数据,具有较重要的公共卫生学意义。其中,主动监测系统主要包括食源性疾病监测报告系统、食源性疾病分子溯源网络和人群调查,被动监测系统主要包括突发公共卫生事件报告系统、食源性疾病暴发报告系统。

1. 食源性疾病病例监测系统 主要通过对病例个案信息的采集、汇总和分析,了解重要食源性疾病的发生情况,及时发现食源性聚集性病例、死亡病例、重症病例和事件线索,提高食源性疾病事件和食品安全隐患的早期识别、预警与防控能力。

从 2010 年开始,我国开始在全国范围内建立食源性疾病监测报告网络,建立之初名为"疑似食源性异常病例/异常健康事件监测",意为及时发现类似三聚氰胺所致小儿肾结石等异常病例。随着时间的推移,监测工作也逐渐深入,监测范围进一步扩展,系统名称变更为"食源性疾病监测报告系统",监测对象为由食品或怀疑由食品引起的生物性、化学性、有毒动植物性的感染性或中毒性病例,食源性异常病例(重点关注婴幼儿、中小学生、孕产妇等病例),由预包装食品引起的病例,发生在餐饮服务单位的病例,聚集性病例,以及重症和死亡病例等。

哨点医院首诊医生发现接诊的病例属于食源性疾病病例或疑似病例,即问询其基本信息及饮食暴露史、了解临床症状与体征、给出初步诊断等,填写食源性疾病病例监测信息表,在病例就诊后 2 个工作日内通过食源性疾病监测报告系统填报病例信息,具体流程可参见图 1-13。各级疾控中心及时审核病例信息,定期对辖区内上报数据和信息进行汇总分析,发现有共同饮食史的疑似食源性疾病聚集性事件时,及时进行信息核实、登记,并向同级卫生健康主管部门报告。

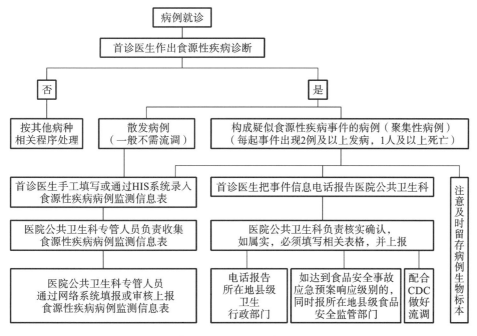

图 1-13 食源性疾病监测哨点医院工作流程

2. 食源性疾病主动监测(病原学监测)系统 主要通过收集符合病例定义的病例个案信息、标本采集,掌握重要食源性疾病病原体的感染状况,对特定病原体进行深入分析,结合流行病学调查,了解重要食源性疾病的发病特征及流行趋势。选择具备一定实验室检验资质和能力的医院作为主动监测哨点医院,承担病例生物样本采集和特定病原体的初步分离鉴定工作。

病例定义是由食品或怀疑由食品引起的以腹泻症状为主诉的感染性病例,检验项目是特定病原体(如沙门氏菌、志贺氏菌、致泻大肠埃希菌、副溶血性弧菌和诺如病毒等),监测机构可根据实际情况增加检测项目。临床医生依据病例定义,采集患者的新鲜粪便或肛拭子标本,应尽量在用药之前采集。

监测信息通过食源性疾病监测报告系统填报,阳性分离株需逐级上送至省级疾控中心。

3. 食源性疾病暴发监测系统　2010 年国家建立了食源性疾病暴发报告系统。食源性疾病暴发监测是通过对经流行病学调查确认的食源性疾病事件的收集和归因分析,掌握食源性疾病事件的高危食品和危险因素,为制定、调整食品安全监管策略提供依据。事件信息的收集通过食源性疾病暴发监测系统。该系统具备结案报告录入、报告信息审核、退回报告查询和统计分析等功能。该系统覆盖全国 31 个省(自治区、直辖市),并延伸到地市、区县。

各级各类医疗机构在日常诊疗中一旦发现疑似食源性疾病暴发事件(发病人数在 2 人及 2 人以上或死亡 1 人及以上),应做好登记,并及时上报所在地卫生健康主管部门。各级疾控中心收到疑似事件信息后,启动流行病学调查,对核实确认的,要在调查完毕 7 个工作日内通过"食源性疾病暴发监测系统"上报流行病学调查报告,实现国家、省、市、县四级网络直报。

4. 国家食源性疾病分子溯源网络(TraNet China)　该系统具备菌株信息、分子分型图谱、耐药性监测等数据实时上报、在线分析及数据共享等功能。食源性致病菌分子溯源是基于脉冲场凝胶电泳(PFGE)和全基因组测序(WGS)等分子分型技术建立起食源性疾病分子溯源网络(TraNet),通过PFGE、WGS等分辨力高、重复性好的分子检测技术,对食品和病例中的食源性致病菌分离株进行分子分型和聚类分析,结合流行病学信息,为聚集性病例识别和暴发溯源调查提供技术支持。构建国家、省、市三级应用的分子溯源分析数据库,实现了不同地区、不同实验室间致病菌的快速分析、比对与共享,提高了我国食源性疾病暴发识别的敏感性和快速调查的能力。基于 WGS 获得的食源性致病菌全基因组图谱还有助于开展毒力因子、耐药基因、血清分子分型等遗传与变异、致病和耐药及菌株进化等方面的基础研究。

我国食源性疾病监测工作起步较晚,这既是机遇也是挑战。需结合国情和国外先进经验,充分考虑我国社会经济、医疗体制、食品安全等现状,遵循属地管理、分级负责、依法有序、多方协作原则,逐步完善我国食源性疾病监测、预警、控制体系。

(蒋玉艳)

四、环境监测

(一)概述

1. 环境监测的过程　一般为现场调查→监测方案制定→优化布点→样品采集→运送保存→分析测试→数据处理→综合评价。

2. 环境监测的分类

(1)按监测目的分类。

①监视性监测(又称例行监测或常规监测):监视性监测包括对污染源的监督监测(污染物浓度、排放总量、污染趋势等)和环境质量监测(所在地区的空气、水体、噪声、固体废物等监督监测)。

②特定目的监测(又称特例监测)。

(2)根据特定的目的分类。

①污染事故监测。

②仲裁监测。

③考核验证监测。

④咨询服务监测。

(3)按监测介质对象分类,环境监测可分为水质监测、空气监测、土壤监测、固体物监测、生物监测、生态监测、噪声和振动监测、电磁辐射监测、放射性监测、热监测、光监测、卫生(病原体、病毒、寄生虫)监测等。

3. 研究性监测　研究性监测,又称为科研监测,是针对特定目的的科学研究而进行的高层次的监测,例如环境本地的监测及研究、标准分析方法的研究、标准物质的研制等。

4. 优先监测　经过优先选择的污染物称为环境优先污染物,对优先污染物进行的监测称为优先监测。

(二)水体监测

1.水体和水体污染 水体污染一般分为化学型污染、物理型污染和生物型污染三种类型。

(1)化学型污染:随废(污)水及其他废物排入水体的无机和有机污染物质造成的水体污染。

(2)物理型污染:排入水体的有色物质、悬浮物、放射性物质及高于常温的物质造成的污染。

(3)生物型污染:随生活污水、医院污水等排入水体的病原微生物造成的污染。

污染物进入水体后,首先被稀释,随后进行一系列复杂的物理、化学变化和生物转化,如挥发、絮凝、水解、络合、氧化还原及微生物降解等,使污染物浓度降低,这一过程称为水体自净。

2.第一类污染物和第二类污染物

(1)第一类污染物:在车间或车间处理设施排放口采样测定的污染物,包括总汞、烷基汞、总镉、总铬、六价铬、总砷、总铅、总镍、苯并[α]芘、总铍、总银、总α放射性、总β放射性。

(2)第二类污染物:在排污单位排放口采样测定的污染物,包括悬浮物、石油类、动植物油、挥发酚、总氰化物、硫化物、氨氮、氟化物、磷酸盐、甲醛、苯胺类、硝基苯类、阴离子表面活性剂、总铜、总锌、总锰、彩色显影剂、显影剂、元素磷、有机磷农药、乐果、对硫磷、甲基对硫磷、马拉硫磷、五氧酚及五氯酚钠、可吸附有机卤化物、四氯化碳、三氯乙烯、四氯乙烯、苯、甲苯、乙苯、邻二甲苯、对二甲苯、间二甲苯、氯苯、邻二氯苯、对二氧苯、对硝基氯苯、2,4-二硝基氯苯、苯酚、间甲酚、2,4-二氯酚、2,4,6-三氯酚、邻苯二甲酸二丁酯、邻苯二甲酸二辛酯、丙烯腈、总硒、粪大肠菌群、总余氯、总有机碳。

3.监测断面和采样点的布设

(1)河流监测断面的布设。

①背景断面:设在基本上未受人类活动影响的河段,用于评价一个完整水系污染程度。

②对照断面:为了解流入监测河段前的水体水质状况而设置。这种断面应设在河流进入城市工业区以前的地方,避开各种废(污)水流入处和回流处,一个河段一般只设一个对照断面,有主要支流时可酌情增加。

③控制断面:为评价监测河段两岸污染源对水体水质影响而设置。控制断面的数目应根据城市的工业布局和排污口分布情况而定,设在排污区(口)下游,废(污)水与江、河水基本混匀处。在流经特殊地区(如饮用水源地及与其有关的地方病发病区、风景游览区、严重水土流失区及地球化学异常区等)的河段上也应设置控制断面。

④削减断面:河流受纳废(污)水后,经稀释扩散和自净作用,使污染物浓度显著降低的断面,通常设在城市或工业区最后一个排污口下游1500 m以外的河段上。

另外,有时为特定的环境管理需要,如定量化考核、监视饮用水源和流域污染源限期达标排放等,还要设置管理断面。

(2)湖泊、水库监测垂线(或断面的布设)。

①在湖(库)的不同区域(进水区、出水区、深水区、浅水区、湖心区、岸边区)设置监测垂线。

②当湖(库)区无明显区别时,用网格布点法布设监测垂线。

③受污染物影响较大的重要湖泊、水库,在污染物主要传输路线上布设控制断面。

4.水样类型

(1)瞬时水样:瞬时水样是指在某一时间和地点从水体中随机采集的分散单一水样。

(2)混合水样:混合水样分为等时混合水样和等比例混合水样,前者是指在某一时段内,在同一采样点按相等时间间隔所采集的等体积瞬时水样混合后的水样,这种水样在观察某一时段平均浓度时非常有用,但不适用于被测组分在储存过程中发生明显变化的水样;后者是指在某一时段内,在同一采样点所采水样量随时间或流量成比例变化的混合水样,即在不同时间依照流量大小按比例采集的混合水样,这种水样适用于流量和污染物浓度不稳定的水样。

(3)综合水样:把在不同采样点同时采集的各个瞬时水样混合后所得到的水样称为综合水样,这种水样在某些情况下更具有实际意义。例如:当为几条排污河、渠建立综合处理厂时,以综合水样取得的水质参数作为设计的依据更为合理。

5. 物理指标检验

(1)水温:水温计法、颠倒温度计法。

(2)臭和味:定性描述法、臭阈值法(一般用自来水通过颗粒状活性炭吸附制取无臭水)。

(3)色度:水的色度一般是指真色。常用测定方法:铂钴标准比色法,稀释倍数法。

(4)浊度:反映水中的不溶性物质对光线透过时阻碍程度的指标,通常仅用于天然水和饮用水,而沸水中不溶性物质含量高,一般要求测定悬浮物。测量方法有目视比浊法和分光光度法、浊度仪法等。

(5)透明度:水的清澈程度。

(6)固体物:总固体物包括溶解固体物和悬浮物。

(7)电导率:水的电导率是指目标水体的水能够导电的程度。水中电导率的测量通过电在水中的渗透程度来确定。

(8)氧化还原电位:反映水溶液中所有物质表现出来的宏观氧化还原性。

6. 有机污染物测定的综合指标和类别指标

(1)化学需氧量(COD):在一定条件下氧化一升水样中还原性物质所消耗的氧化剂的量。以氧的质量浓度(mg/L)来表示。有四种方法测定,分别是重铬酸钾法、恒电流库仑滴定法、快速消解分光光度法、氯气矫正法。

(2)高锰酸盐指数(Imn):以高锰酸钾溶液为氧化剂测得的化学需氧量。

(3)生化需氧量(BOD):在有溶解氧的条件下,好氧微生物在分解水中有机物的生物化学氧化过程中所消耗的溶解氧量。有三种方法测定:稀释与接种法(也叫五日培养法)、微生物电极法、其他方法。

(4)总有机碳(TOC):以碳的含量表示水体中有机物总量的综合指标。能将有机物全部氧化,比BOD或COD更能反映有机物的总量。

(5)挥发酚:根据酚类物质能否与水蒸气一起蒸出,可分为挥发组分与不挥发组分。沸点在230 ℃以下的为挥发酚。

(6)油类:水中的油类物质可分为矿物油和动植物油两大类。

这些有机污染物主要影响空气与水的氧交换,通过消耗水中的溶解氧使水质恶化。

(三)空气监测

1. 空气污染监测项目

(1)必测项目:二氧化硫、二氧化氮、可吸入颗粒物、一氧化碳、臭氧。

(2)选测项目:总悬浮颗粒物、铅、氟化物、苯并芘、有毒有害有机物。

2. 布设监测站(点)和采样点的方法 监测区域内的监测站(点)总数确定后,可采用经验法、统计法、模拟法等进行监测站(点)布设。

经验法是常采用的方法,特别是对尚未建立监测网或监测数据积累少的地区,需要凭借经验确定监测站(点)的位置。具体方法见上文空气污染监测部分布设采样点的方法。

(四)危险废物监测

危险废物是指在《国家危险废物名录(2021 年版)》中,或根据国务院环境保护主管部门规定的危险废物鉴别标准认定的具有危险性的废物。工业固体废物中危险废物量占总量的 5%～10%,并以 3%的年增长率发展。

凡《国家危险废物名录》中规定的废物直接属于危险废物,其他废物可按下列鉴别标准予以鉴别。

一种废物是否对人类和环境造成危害可用下列四点来鉴别:①是否引起或严重导致人类和动、植物死亡率增加;②是否引起各种疾病的增加;③是否降低人类对疾病的抵抗力;④在储存、运输、处理、处置或其他管理不当时,对人体健康和环境会造成现实或潜在的危害。

我国对危险废物有害特性的定义如下。

(1)急性毒性:某些固体废物能引起小鼠(或大鼠)48 h 内死亡半数以上。国家制定有害物质卫生标准的试验方法,通过进行半数致死量(LD50)试验可评定毒性大小。

(2)易燃性:某些固体废物(含闪点低于60℃的液体)经摩擦或吸湿和自发的变化具有着火倾向,着火时燃烧剧烈而持续,在管理期间会引起危险。

(3)腐蚀性:当固体废物具有下列特征时为具有放射性。含水固体废物,或本身不含水但加入一定量水后其浸出液的pH≤2或pH≥12.5的固体废物,或在55℃以下时对钢制品每年的腐蚀深度大于0.64 cm的固体废物。

(4)反应性:当固体废物具有下列特性之一时为具有反应性。①在无爆震时就很容易发生剧烈变化;②和水剧烈反应;③能和水形成爆炸性混合物;④和水混合会产生毒性气体、蒸汽或烟雾;⑤在有引发源或加热时发生爆震或爆炸;⑥在常温、常压下易发生爆炸或爆炸性反应;⑦其他法律法规所定义的爆炸品。

(5)放射性:当固体废物具有下列特征时为具有放射性。含有天然放射性元素、放射性比活度大于3700 Bq/kg的固体废物,含有人工放射性元素的固体废物或者放射性比活度(Bq/kg)大于露天水源限值10~100倍(半衰期＞60天)的固体废物。

(6)浸出毒性:Ⅱ类工业固体废物按规定的浸出方法进行浸取,所得浸出液中有一种或者一种以上污染物的浓度超过GB8978—1996《污水综合排放标准》最高允许排放浓度,或者pH在6~9。

(五)土壤质量监测

1.采样点布设方法 包括对角线布点法、梅花状布点法、棋盘式布点法、蛇形布点法。

2.对角线布点法 该方法适用于面积较小、地势平坦的废(污)水灌溉或污染河水灌溉的田块。由田块进水口引一对角线,在对角线上至少分5等份,以等分点为采样点。

3.梅花状布点法 该方法适用于面积较小、地势平坦、土壤物质和污染程度较均匀的地块。中心分点设在地块两对角线交点处,一般设5~10个采样点。

4.棋盘式布点法 这种布点方法适用于中等面积、地势平坦、地形完整开阔,但土壤较不均匀的地块,一般设10个或10个以上的采样点,此法也适用于受固体废物污染的土壤,因为固体废物分布不均匀,此时应设20个以上的采样点。

5.蛇形布点法 这种布点方法适用于面积较大,地势不很平坦,土壤不够均匀的地块布设采样点,设置的采样点数目较多。

6.放射状布点法 该方法适用于大气污染型土壤,以大气污染源为中心,向周围画射线,在射线上布设采样点,在主导风向的下风向适当增加采样点之间的距离和采样点数量。

7.网格布点法 该方法适用于地形平缓的地块。将地块划分成若干均匀网状方格,采样点设在两条直线的交点处或方格的中心。农用化学物质污染性土壤、土壤背景值调查常用这种方法。

(覃健 农清清)

五、职业病监测

(一)职业病监测系统介绍

我国职业病监测工作始于20世纪50年代,1956年国务院颁发《工人职员伤亡事故报告规程》,规定了企业对工人职员在生产区域中所发生的和生产有关的伤亡事故,必须进行调查、登记、统计和报告。劳动部门对企业进行伤亡事故的调查、登记、统计、报告和处理,实行监督检查。企业对于职工伤亡事故,如果有隐瞒不报、虚报或者故意延迟报告的情况,除责成补报外,责任人应受纪律处分;情节严重的,应该受刑事处分。

1997年我国开始应用DOS、DBASE数据库对各地报告的数据进行统计分析。

2005年,卫生部颁发《关于进一步加强职业病报告工作的通知》,明确了各级卫生健康主管部门的职责,对职业病报告工作提出以下要求:①各级卫生健康主管部门负责本行政区域内的职业病报告统计管理工作,并指定同级的职业病防治机构或疾病预防控制机构具体承办常规职业病报告统计工作。各级卫生健康主管部门对职业病报告统计工作要明确职责,加强日常监督,并提供开展工作所必需的经费和设备。②有职业病防治机构的地区,职业病诊断机构将诊断的职业病向职业病防治机构报告;没有职业病防治机构的地区,职业病诊断机构向疾病预防控制机构报告诊断的职业病。职业病防治机构或疾病预防控制机构汇总后报送同级卫生健康主管部门,并同时报上一级职业病防治机构或疾病预防控制机构;省级职业病防治机构或疾病预防控制机构在汇总报送省级卫生健康主管部门的同时报中国疾病预防控制中心。③中国疾病预防控制中心负责制定全国职业病报告统计工作实施方案,负责对全国职业病报告统计工作进行业务指导、技术培训、质量控制和督导,负责职业病报告汇总、分析。

2006年6月1日,国家实现职业病网络直报。直报系统为中国疾病预防控制信息系统-健康危害因素监测系统-职业卫生模块。2014年,从模块升级为独立子系统——职业病与职业卫生信息监测系统,2015年,在监测系统中增加重点职业病监测内容:职业健康检查个案报告,县区级系统管理员给辖区内开展职业健康检查的机构分配账号密码,各体检机构必须按要求在网上填报个案信息,填报具体要求由中国疾病预防控制中心制定。2015年,国家启动重点职业病监测项目,且不断升级监测报告系统,于2020年5月11日建成全民健康信息保障信息工程一期项目——职业病及健康危害因素监测信息系统,覆盖职业病监测全部业务。该系统采集内容包括:①劳动者基本信息;②用人单位信息;③职业健康检查信息;④疑似职业病信息;⑤职业病诊断信息;⑥职业病鉴定信息;⑦职业病患者随访信息;⑧健康危害因素监测信息;⑨农药中毒信息。此外,各省可根据本省的管理需求适当扩充数据项。

各报告机构网络报告内容及时限见表1-5。

表1-5 各报告机构网络报告内容及时限

机 构 类 型	报 告 内 容	时 限
职业健康检查机构	职业健康档案、疑似职业病、健康危害因素检测信息	出具职业健康检查报告后15日内
职业病诊断机构	职业病病例信息	做出职业病诊断后15日内
职业病鉴定办事机构	职业病鉴定信息	做出职业病鉴定后15日内
急性职业性危害事故患者救治的医疗卫生机构	疑似职业病	接诊后1日内
各类医疗卫生机构	疑似职业病	发现疑似职业病后15日内
参与农药中毒患者救治的医疗卫生机构	农药中毒信息	接诊后15日内
县(区)级疾病预防控制或职业病防治院(所)	职业病随访	对职业病患者随访工作结束后15日内

(二)广西职业病监测方案介绍

1.监测目标 通过监测劳动者职业健康检查、职业病诊断、职业病患者情况和重点职业人群健康素养状况,摸清底数、发现问题、分析趋势,提高职业病防治工作能力,为制定职业病防治工作政策、完善法规标准、建立健全监管工作机制、明确职业卫生工作重点提供依据。通过尘肺病患者康复管理和服务,进一步落实重点职业人群健康权益保障,探索完善职业病管理机制。

2.监测范围 监测范围覆盖广西壮族自治区(以下简称自治区)14个地市111个县(市、区)。

3.监测内容与方法

1)监测内容 监测内容包括职业健康指标监测、职业性尘肺病患者随访调查与康复管理、重点职业人群健康素养监测与干预三部分。

(1)职业健康指标监测。

①职业健康指标常规监测。

此项工作的主要目的是通过收集所有职业健康检查机构的各类职业健康检查个案信息,及时发现异常结果,迅速分类处理。监测对象为进行上岗前、在岗期间、离岗时职业健康检查及事故应急时健康检查的劳动者,如劳动者所在岗位已开展职业病危害因素监测,职业健康检查、职业病诊断情况应当与其作业场所的监测结果形成有效信息联通,为监督执法提供线索和依据。

监测病种包括除职业性放射性疾病外的所有法定职业病(共 9 大类 121 种)。监测工作包括采集劳动者所在用人单位基本信息及劳动者基本信息、职业病危害因素接触相关信息、职业健康检查指标信息,统计接受职业健康检查的劳动者人数、疑似职业病人数及职业禁忌证检出人数等信息。除放射性危害因素外,职业健康指标常规监测覆盖所有职业病危害因素对应的各类职业健康检查内容。

②尘肺病主动监测。

此项工作的主要目的是通过持续对部分接尘劳动者开展免费职业健康检查,掌握其职业健康现状、发现中小微型企业和返乡接尘农民工中的潜在尘肺病患者,实现对常规监测的验证与补充,为开展尘肺病底数测算提供基础数据。

在自治区选取 17 个粉尘危害企业相对集中和返乡农民工集中的县(市、区)开展尘肺病主动监测,其中返乡接尘农民工集中的县(市、区)1~2 个。开展尘肺病主动监测时,各市应当选择开展工作场所粉尘危害监测的中小微型企业,对其接尘劳动者进行免费职业健康检查,首选存在煤尘和矽尘危害因素的中小微型企业,其次选择存在其他粉尘危害的中小微型企业。每个县(市、区)监测人数不少于 200 人。

监测工作包括采集劳动者所在用人单位基本信息及劳动者基本信息、粉尘危害接触信息、职业健康检查指标信息,统计尘肺病主动监测的劳动者人数、疑似尘肺病及职业禁忌证检出人数等信息。主动监测指标与常规监测中 13 种尘肺病监测的职业健康检查指标相同。

既往已接受免费职业健康检查的劳动者,原则上不再纳入本年度主动监测范围。各市要杜绝利用用人单位付费的职业健康检查替代尘肺病主动监测现象的发生。

③尘肺病筛查。

此项工作的主要目的是通过了解掌握医疗机构呼吸系统疾病就诊者的尘肺病影像学改变患者比例,对患者分类采取预防措施,同时为摸清尘肺病实际发生情况提供数据支持。

在自治区选取粉尘危害企业相对集中地区的 5 家二级及以上综合医院或专科医院作为筛查医院,开展尘肺病筛查工作。其中,南丹县人民医院为长期开展尘肺病筛查医院,筛查对象为医院呼吸系统疾病科室就诊者。为确保筛查工作的代表性和有效性,各级职业病防治专业机构或挂牌职业病防治院的综合性医疗机构不能作为筛查医院,即职业病防治院(所)、职业病医院或者综合医院职业病科的就诊者不纳入筛查范围。

各市有关监测机构向筛查医院采集呼吸科门诊就诊者的尘肺病筛查数据,包括当年呼吸科门诊就诊人数,拍摄 DR、X 光片或 CT 的患者总人数及其中接触粉尘的人数、出现尘肺病影像学改变的患者基本情况等。

④职业病诊断报告与职业病患者死亡情况调查。

此项工作的主要目的是掌握职业病诊断现状和职业病患者年度死亡情况。各市监测机构负责收集进行职业病诊断的人数、疑似职业病人数、诊断为职业病的人数、申请职业病鉴定人数、职业病鉴定结论与原诊断结论不符的例数、职业病患者死亡情况等,并对相关情况进行统计分析。

各市职业病诊断机构依法对本年度诊断的职业病(含重点职业病)进行信息报送。各市辖区内职业病诊断机构报告率不低于 90%。

各市监测机构协助广西壮族自治区职业病防治研究院(以下简称自治区职业病防治研究院)查询整理近两年辖区内 11 种职业性肿瘤的患者数量。

⑤职业健康检查机构与职业病诊断机构质量控制。

此项工作的目的在于及时了解职业健康检查机构与职业病诊断机构的质量管理体系运行与质量控制规范落实情况,进一步提升监测工作质量。

自治区职业病防治研究院负责组织对辖区内所有职业健康检查机构和职业病诊断机构开展实验室

Note

间比对等质量控制工作,并抽取至少30%的职业健康检查机构和30%职业病诊断机构(特别是近年新备案或有群众举报情形的)开展质量考核或质量评估,统计实验室间比对结果符合与不符合情况、质量考核与质量评估符合与不符合项目情况;对近三年职业病、疑似职业病诊断以及相关信息报告情况进行调查,统计职业病漏报与迟报情况及疑似职业病漏诊、漏报与迟报情况。

质量考核按照《全区职业健康检查机构与职业病诊断机构质量控制方案》执行。

(2)职业性尘肺病患者随访调查与康复管理。

此项工作的主要目的是掌握尘肺病患者生存与保障等情况,并在患者集中地区开展尘肺病康复管理,提升患者生存质量。

各市要持续开展职业性尘肺病患者的随访工作,了解患者生存与保障等情况,尤其要掌握存活患者的户籍及常住地址,为康复站(点)建设与管理奠定基础;各市监测机构对辖区内临床诊断尘肺病的存活患者(即未能诊断为职业性尘肺病的存活患者)底数进行测算,测算以乡镇(街道)或县(市、区)为单位,初步摸清本辖区内尘肺病患者总数和地区分布。

广西壮族自治区卫生健康委员会(以下简称自治区卫健委)统筹做好康复站(点)管理工作,每月对康复站(点)运行管理情况进行调度与抽查,自治区职业病防治研究院加强技术指导,解决存在的各类问题及风险,评估康复项目效果,不断提升尘肺病患者对康复服务的满意度。同时加强信息化建设,实现自治区尘肺病患者调查、建档、评估、康复、宣教等智能化管理,不断提升患者康复满意度。

(3)重点职业人群健康素养监测与干预。

此项工作的主要目的是落实党中央、国务院关于全面推进健康中国建设,加强职业健康保护工作的有关要求,做好重点职业人群健康素养监测,采取有针对性的干预措施提升劳动者职业健康知识知晓水平。

结合自治区实际情况,由自治区职业病防治研究院负责组织,各市监测机构配合,选取重点职业人群,通过网络问卷调查与线下调查相结合的方式,了解劳动者对本岗位主要职业危害与防护知识的知晓情况、工作相关的肌肉骨骼系统疾病、心脑血管疾病及职业紧张等发生情况,面向本辖区重点岗位劳动者开展职业健康促进,通过线上推送健康科普知识、定向培训、宣传指导等多种方式不断提升重点职业人群职业健康素养。自治区至少调查30个行业领域(职业类别)的6000名一线劳动者,即每个行业领域(职业类别)至少调查200名劳动者。

2)监测方法

(1)职业健康指标常规监测。

此项工作要与职业健康检查及其网络报告、质量控制工作相结合。对开展工作场所职业病危害因素监测但尚未组织开展职业健康检查的用人单位,由各地市级或县(市、区)级监测机构告知其尽快组织开展职业健康检查或通报卫生监督机构。监测机构应当提醒和督促辖区内的职业健康检查机构,依托全民健康保障信息化工程——职业病及健康危害因素监测系统(以下简称职业病监测系统)做好相关监测信息的上报工作。市级监测机构对上报的职业健康检查个案进行数据初审,在完成初审的个案中抽取5%～10%进行现场复核。自治区职业病防治研究院抽取5%的职业健康检查个案进行数据审核,在已审核的个案中抽取1%～5%进行现场复核。

(2)尘肺病主动监测。

各有关市卫健委要组织协调承担主动监测任务的县级卫生健康主管部门积极开展尘肺病主动监测工作,优先选择质量考核排名靠前、信誉良好的职业健康检查机构承担此项监测工作。每个县(市、区)接受免费职业健康检查的接尘劳动者数量不少于200名。承担主动监测任务的机构要按时完成尘肺病主动监测体检和数据录入工作。

(3)尘肺病筛查。

各市卫健委要组织承担尘肺病筛查的医疗机构开展呼吸系统疾病就诊者的尘肺病筛查。市级有关监测机构向筛查医院采集呼吸门诊就诊者的尘肺病筛查数据,自治区职业病防治研究院对筛查数据资料进行复核,对明确尘肺病影像学改变的患者,由市级或县(市、区)级监测机构进行粉尘危害接触史调查,并向患者提出进行职业性尘肺病诊断等相关建议。

（4）职业病诊断报告与职业病患者死亡情况调查。

依托职业病监测系统,开展疑似职业病、职业病诊断与鉴定信息报告,并进行统计分析。各市卫生健康主管部门从死因监测系统调查 2006—2020 年诊断的本辖区内职业病患者死亡情况并进行上报,并根据中国疾控中心职业卫生与中毒控制所提供的与职业病相关 ICD-10 名单,获取自治区范围内 2006—2020 年根本死因可能为职业病的死亡患者监测信息。同时各市通过肿瘤登记系统查询整理 2019—2020 年辖区内诊断为 11 种职业性肿瘤的患者数量,并上报自治区职业病防治研究院。

（5）职业健康检查机构与职业病诊断机构质量控制。

各市对能代表辖区内职业病诊断情况的职业病诊断机构 2018—2020 年的职业病诊断及相关信息报告情况进行调查,各市卫生健康主管部门与人力资源社会保障部门建立数据共享机制,对 2018—2020 年职业病诊断数据与工伤保险数据进行核查,统计职业病漏报与迟报情况并分析原因。此外,各市对辖区内职业健康检查机构 2018—2020 年疑似职业病以及相关信息报告情况进行调查,统计疑似职业病漏诊、漏报与迟报情况并分析原因,具体方法见《重点职业病监测工作手册》。

（6）职业性尘肺病患者随访调查与康复管理。

各市要对现已确诊的职业性尘肺病患者进行随访调查,核查其生存情况、职业史、保障情况、户籍及常住地址等信息。

各康复站（点）对尘肺病康复患者进行信息登记,于每年的 11 月 30 日前将上一年度 11 月 16 日至当年度的 11 月 15 日间的尘肺病康复患者数量、康复方式、康复效果进行统计,并报当地县（市、区）监测机构,由县（市、区）监测机构通过职业病监测系统进行上报。

（7）重点职业人群健康素养监测与干预。

采取监测与干预相结合的方式进行,逐步形成以重点职业人群为对象、提升职业健康知识知晓率为重点的动态监测干预体系。

此项工作具体监测方法详见中国疾病预防控制中心职业卫生与中毒控制所《重点职业人群健康素养监测与干预方案》。各市要结合本辖区内实际情况,制定具体实施方案,年底将原始数据报送自治区卫健委和自治区职业病防治研究院。

3）数据处理和报告撰写　各市监测机构负责对辖区内各类监测数据进行审核上报、统计分析,并撰写《××市年度重点职业病监测与职业健康风险评估报告》,年底前上报自治区职业病防治研究院和所在市卫健委。

自治区职业病防治研究院汇总分析后将《广西重点职业病监测与职业健康风险评估年度报告》上报中国疾病预防控制中心和自治区卫健委。

各市卫健委、自治区职业病防治研究院要将年度监测工作总结及时报送自治区卫健委。工作总结应包括监测覆盖范围、主要监测结果、监测数据对本地区职业病防治工作发挥的作用,经费分配使用和人员队伍能力情况,监测体系建设情况,存在的问题和对策、建议等。

4. 质量控制　质量控制工作按照自治区重点职业病监测质量控制与评估办法执行。

5. 监测管理要求

（1）加强组织实施。

自治区卫健委负责制定重点职业病监测工作方案并组织实施,每个月调度一次监测进度与质量控制情况。

各市、县（市、区）卫生健康主管部门在总结分析近两年监测工作经验和存在问题的基础上,做好本年度职业病监测工作部署与安排,加强职业健康检查机构和职业病诊断机构信息报告的抽查;在落实新冠肺炎疫情防控措施的前提下,及时将各地职业性尘肺病随访调查最终数据上报自治区职业病防治研究院,数据交换情况报告报送至自治区卫健委;中央财政资金支持建设的尘肺病康复站（点）要按时完成康复设备招标采购与调试、康复医务人员培训及康复管理信息系统建设,力争投入试运行。

（2）做好培训指导。

自治区职业病防治研究院负责对本辖区内承担职业病监测的机构和人员进行技术指导和培训;负

责审核、汇总分析辖区内监测数据,撰写年度报告;负责对自治区重点职业病监测任务完成情况进行质量考核和评估,负责组织对自治区的职业健康检查机构开展质量评估和考核工作。

自治区卫生监督所要组织职业健康监管与监督检查人员开展监测业务培训,了解监测基本知识,对监测发现的各类问题线索依法进行处置,每个地市、每个县(市、区)至少有两名职业健康监督检查人员参加培训。

(3)完善信息管理。

各市应认真做好职业健康检查机构与职业病诊断机构备案的信息公开工作,方便社会各界查询。

(4)强化数据利用。

①自治区职业病防治研究院加强监测数据统计分析与风险评估,着重做好不同地区、不同职业人群职业病风险评估与动态趋势分析,为职业健康政策制定提供支持,并向自治区卫健委及有关部门通报监测结果。要发挥监测数据的预警作用,实现监测与监督的有效衔接。

②自治区卫健委对辖区内市、县两级监测工作开展情况进行通报,对监测工作中拒不依法依规如实报送信息的、不参加质量考核评估或拒不整改有关问题的职业健康检查机构、职业病诊断机构,及时通报卫生监督机构依法查处。

③各市要及时总结、上报监测数据,从而对法规标准完善、政策制定、监督检查等工作发挥支撑作用。

(5)经费管理和使用要求。

职业病监测经费主要用于摸清职业病基本情况,开展与监测有关的技术指导和培训、质量控制、实验室间比对及质量考核(评估)、职业健康检查、数据信息采集、监测信息系统功能完善、数据验证与复核、报告撰写以及监测所需小型仪器设备购置和维护、尘肺病康复站(点)康复服务与管理等方面的费用支出。

各级卫生健康主管部门要严格执行《关于印发中央对地方卫生健康转移支付项目预算绩效管理暂行办法的通知》,加强监测机构的经费管理,确保专款专用,提高资金使用效益,实现绩效目标。

(黄世文 周艳 徐国勇)

第七节 数据分析和评估技术

一、数据统计分析技术

某研究者欲了解妊娠期高血压的影响因素,采用随机对照方式,选取了126名妊娠期高血压患者和126名正常妊娠期妇女。收集研究对象的分娩年龄、BMI,规律运动、服用叶酸、既往怀孕、既往妊娠出血、既往自然流产情况,以及妊娠前高血压史等信息,试对该资料进行分析。案例数据结构如表1-6所示。

表1-6 案例数据结构示意表

编号	组别	分娩年龄	BMI	是否规律运动	是否服用叶酸	既往是否怀孕	既往有无妊娠出血	既往是否自然流产	有无妊娠前高血压
PG05192	1	27	30	0	0	1	0	0	1
PG05220	1	29	30	1	1	1	0	0	1
PG05225	1	37	26	0	1	1	0	0	0
PG05358	1	26	21	0	0	1	0	0	0
PG05656	1	33	26	0	0	0	0	0	0
PG05694	1	19	23	0	0	1	0	0	0

编号	组别	分娩年龄	BMI	是否规律运动	是否服用叶酸	既往是否怀孕	既往有无妊娠出血	既往是否自然流产	有无妊娠前高血压
PG05712	1	34	30	0	1	1	0	0	1
PG05728	1	20	17	0	0	1	0	0	0
...	...	...	...	...	...	...	...	...	...
DB00148	0	31	17	1	1	1	1	0	1
DB00466	0	33	26	0	0	1	0	1	0
DB00028	0	21	21	0	1	1	0	1	0
DB00299	0	35	21	0	1	1	0	1	0
DB00448	0	29	26	1	1	1	0	1	0
DB00362	0	34	25	1	1	1	0	1	0
DB00063	0	22	17	0	0	1	0	1	1

本研究为医学研究中常见的病例对照研究方法,研究的主要目的为分析妊娠期高血压的影响因素。获得资料后,主要从以下几个方面对资料进行整理、描述和分析。

1. 资料整理 资料概况、应变量、自变量等。

(1)数据核查:首先对数据的完整性、逻辑性进行检查,补充或修正缺失、记录错误的数据。

(2)变量赋值:例如是否规律运动(否＝0,是＝1)。

2. 对研究对象特征进行统计描述 对于不同变量类型选择不同的统计量进行统计描述。

(1)定量变量正态性检验及描述性统计量:对定量变量进行正态性检验,若数据服从正态分布,采用均数±标准差进行统计描述;如数据不服从正态分布,采用中位数、四分位间距或中位数(P_{25},P_{75})进行统计描述。

(2)分类变量统计描述:分类资料采用率(有效率、阳性率)、构成比等相对数进行统计描述。

3. 分析各解释变量与应变量的相关性 分析解释各变量组间差异主要采用单因素方法(定量资料组间比较采用 t 检验、方差分析或秩和检验;计数资料组间比较采用卡方检验;等级资料组间比较采用秩和检验)、关联性分析并呈报解释结果。

4. 应变量影响因素的多因素分析 多因素方法、结果解释等。

5. 案例的 SPSS 实现 以 SPSS 24.0 为统计分析软件,按照以上统计分析思路,利用描述性分析、单因素分析和多因素分析对本案例进行具体操作以及统计分析。

(1)资料整理:所收集的资料中,反应变量为是否患有妊娠期高血压,解释变量为分娩年龄、BMI、规律运动、服用叶酸、既往怀孕、既往妊娠出血、既往自然流产、妊娠前高血压等。分类变量有规律运动、服用叶酸、既往怀孕、既往妊娠出血、既往自然流产、妊娠前高血压;定量变量有分娩年龄、BMI。

①数据核查:本案例数据已经过数据完整性和逻辑性检查。

②变量赋值:对分类变量进行赋值,赋值情况见表 1-7。

表 1-7 变量名称及分类赋值表

变量名称	变量定义	变量赋值
妊娠期高血压	妊娠期高血压和正常组	正常对照组＝0,妊娠期高血压患者＝1
分娩年龄	岁	
BMI	体质指数(kg/m²)	
规律运动	是否规律运动	否＝0,是＝1
服用叶酸	是否服用叶酸	否＝0,是＝1
既往怀孕	既往是否怀孕	否＝0,是＝1

续表

变量名称	变量定义	变量赋值
既往妊娠出血	既往有无妊娠出血	无＝0,有＝1
既往自然流产	既往是否自然流产	否＝0,是＝1
妊娠前高血压	有无妊娠前高血压史	无＝0,有＝1

（2）对研究对象特征进行统计学描述:对于定量变量根据正态性检验结果选择不同的集中趋势和离散趋势统计量描述;对于分类变量采用例数和百分数描述。

①定量变量正态性检验及描述性统计量计算:分娩年龄、BMI为定量变量,首先采用 Kolmogorov-Smirnov 检验,检验两个变量的分布特征,结果显示,分娩年龄、BMI 的 P 值均大于 0.05,可认为符合正态分布。因此,对于分娩年龄、BMI 可计算均数和标准差描述其集中趋势和离散趋势。正态性检验结果及描述性统计量计算结果见表1-8。

表 1-8 正态性检验及描述性统计量计算结果

组别	变量	N	Kolmogorov-Smirnov Z	P	均数	标准差
妊娠期高血压组	分娩年龄/岁	126	0.072	0.200	29.24	5.38
	BMI/(kg/m²)	126	0.066	0.176	22.5	3.33
正常对照组	分娩年龄/岁	126	0.058	0.200	29.52	5.33
	BMI/(kg/m²)	126	0.063	0.200	21.40	2.96

②分类变量统计描述:规律运动、服用叶酸、既往怀孕、既往妊娠出血、既往自然流产、妊娠前高血压为分类变量,计算其不同分类的例数及构成比描述特征,结果见表1-9。

表 1-9 分类变量统计描述及统计分析结果

变量	分类	妊娠期高血压组 例数(%)	正常对照组 例数(%)	χ^2	P
规律运动	否	90(71.4)	74(58.7)	4.470	0.034
	是	36(28.6)	52(41.3)		
服用叶酸	否	58(46.0)	46(36.5)	2.358	0.125
	是	68(54.0)	80(63.5)		
既往怀孕	否	38(30.2)	22(17.5)	5.600	0.018
	是	88(69.8)	104(82.5)		
既往妊娠出血	无	122(96.8)	120(95.2)	0.417	0.519
	有	4(3.2)	6(4.8)		
既往自然流产	否	121(96.0)	120(95.2)	0.095	0.758
	是	5(4.0)	6(4.8)		
妊娠前高血压	无	99(78.6)	116(92.1)	9.155	0.002
	有	27(21.4)	10(7.9)		

（3）分析各解释变量与应变量的相关性:应变量为是否患有妊娠期高血压,即病例对照研究,属于二分类变量;解释变量中分娩年龄、BMI 为定量变量,其他解释变量为分类变量。

①欲比较两组间各定量变量差别有无统计学意义,比较方法的选择需依据定量变量分布是否正态,两组间定量变量的方差是否齐同。如果各组间正态分布且方差齐同,可选择 t 检验,否则可采用非参数检验方法。本案例采用独立样本 t 检验,结果表明两组分娩年龄差别无统计学意义（t＝0.423,P＝0.672）;两组间 BMI 差别有统计学意义（t＝2.863,P＝0.005）。

②欲比较两组间各分类变量差别有无统计学意义,比较方法的选择可依据分类变量为有序分类还是无序分类。无序分类变量可选择卡方检验方法,有序分类变量可选择非参数检验方法,统计分析结果见表1-9。结果显示,两组间规律运动、既往怀孕、妊娠前高血压差别有统计学意义($P<0.05$);而服用叶酸、既往妊娠出血、既往自然流产差别无统计学意义($P>0.05$)。

(4)应变量影响因素的多因素分析:本案例应变量分为病例组和对照组,因此适合作二分类logistics回归分析,以是否患有妊娠期高血压为反应变量,以 BMI、规律运动、既往怀孕、妊娠前高血压为解释变量,即自变量。采用二分类 logistics 回归分析筛选妊娠期高血压的主要影响因素,结果见表1-10。结果显示,BMI、妊娠前高血压是影响妊娠期高血压的主要危险因素,BMI 越高,产妇患妊娠期高血压的可能性越大,有妊娠前高血压者患妊娠期高血压的风险是无妊娠前高血压者的 3.328 倍;规律运动、既往怀孕是影响妊娠期高血压的主要保护因素,与无规律运动者相比,有规律运动者患妊娠期高血压的可能性降低了 45%;与既往无怀孕者相比,既往曾怀孕者患妊娠期高血压的可能性降低了 62%。

表 1-10 二分类 logistics 回归分析进入模型的变量

变量名称	β	SE	Wald	P	OR	OR 95%可信区间	
						下限	上限
BMI(kg/m²)	0.133	0.045	8.853	0.003	1.143	1.047	1.248
规律运动	−0.607	0.282	4.624	0.032	0.545	0.313	0.948
既往怀孕	−0.969	0.327	8.771	0.003	0.379	0.200	0.721
妊娠前高血压	1.202	0.418	8.271	0.004	3.328	1.467	7.553
常数项	−2.135	0.969	4.850	0.028	0.118		

(王晓敏)

二、食品安全风险评估技术

近年来,食品安全问题成为全球一个重要的公共卫生问题,发生的食品安全事件严重影响了社会经济的发展,同时也影响着人们的身体健康和生命安全。世界卫生组织(WHO)2015 年评估报告指出,食品中污染物是引发食品安全问题的直接因素,全球每年约有 1/10 的人因食用受污染的食品而发病。为此,世界卫生组织(WHO)和联合国粮食及农业组织(FAO)发起了全球食品污染物监测,我国于 20 世纪 80 年代末加入并从 2001 年起在全国各地陆续开展食品污染物监测工作。结果发现,食品中污染物种类多、隐患大、风险等级高,是影响食品安全和危害人体健康的主要因素,如食品中重金属污染、农兽药残留、真菌毒素污染、添加剂滥用、微生物污染等问题,可造成急性中毒、致癌致畸等疾病,严重影响了人们的生活,也带来沉重的经济负担。实践证明,开展食品污染物风险评估工作是保障食品安全、促进食品贸易和健全食品安全体系的重要手段。我国自 2009 年《食品安全法》实施以来,确立了食品安全风险监测与评估制度,强调食品安全风险评估结果是制修订食品安全标准和对食品安全实施监督管理的科学依据。

(一)食品安全风险评估概述

食品安全风险评估是对食品中生物性、化学性和物理性危害对人体健康产生已知或潜在的不良作用进行科学评估的过程,是 WHO 和国际食品法典委员会(CAC)强调作为制定食品安全控制措施的必要手段,是政府制定食品安全法规、标准和政策的主要基础。风险评估是风险分析框架中的核心部分,是风险管理和风险信息交流的基础。风险评估一般由危害识别、危害特征描述、暴露评估和危险性特征描述 4 个步骤组成。危害识别是确定一种因素能引起生物、系统或人群发生不良作用的类型和属性的过程,是风险评估的第一步。危害识别不是对暴露人群的风险进行定量的外推,而是对暴露人群发生不良作用的可能性做定性评价,其对不同研究的重要程度顺序(由强到弱)为流行病学研究、动物毒理学研究、体外试验及量-效或构-效关系。流行病学数据最有价值却难以获得,因此,动物试验的数据往往是危害识别的主要依据。危害特征描述是对存在于食品中可能对健康产生不良影响的生物、化学和物理因素性质的定性和定量评价,主要研究内容是剂量-反应关系。危害特征描述通常可以得出(化学物的)健康指导值,如每日允许摄入量(ADI)、暂定每周容许摄入量(PTWI)等。以上两部分统称危害评估,可以参考已有的国际风险评估结果,不必重复进行,浪费资源,但要强调的是,每个国家必须用本国数据进行暴露评估,因为各国食物种类、饮食习惯、膳食结构都各不相同。暴露评估(或称摄入量评估)是风险评估中的核心部分。开展暴露评估所需的基本数据为食品中化学物或微生物含量及食品消费量。如果没有摄入量数据,则所制定的 ADI 或 PTWI 都没有意义,暴露评估有 3 种方法:①总膳食研究;②单一食品研究;③双份饭膳食研究。危险性特征描述是在危害识别、危害特征描述和暴露评估的基础上,对特定人群中产生已知或潜在不良健康影响的可能性及严重性进行定性和定量的估计,包括相关的不确定性。如果是有阈值的化学物,则人群危险性可以摄入量与 ADI、PTWI 或其他值进行比较。如果摄入量低于 ADI,则对人体健康产生不良作用的可能性可忽视不计。反之,则必须降低摄入量。如果是没有阈值的化学物,则需要计算人群危险性,即致癌作用强度×摄入量,即评价根据摄入量估计出所增加的癌症病例数是否是可以接受的(不构成危险)或不可接受的(构成危险),如黄曲霉毒素。

(二)法律法规要求

《中华人民共和国食品安全法》第十七条明确规定,国家建立食品安全风险评估制度,运用科学方法,根据食品安全风险监测信息、科学数据及有关信息,对食品、食品添加剂、食品相关产品中生物性、化学性和物理性危害因素进行风险评估。第十八条规定了应当进行食品安全风险评估工作的 6 种情形:一是通过食品安全风险监测或接到举报发现食品、食品添加剂、食品相关产品可能存在安全隐患的;二是为制定或修订食品安全国家标准提供科学依据需要进行风险评估的;三是为确定监督管理的重点领域、重点品种需要进行风险评估的;四是发现新的可能危害食品安全因素的;五是需要判断某一因素是否构成食品安全隐患的;六是国务院卫生健康主管部门认为需要进行风险评估的其他情形。通过风险评估综合分析各种信息和数据,可以发现食品危险因素中的高发领域和高发品种,为监管和标准制修订提供科学依据。

(三)风险评估的方法

1. 化学污染物风险评估 化学污染物风险评估是利用毒理学数据、污染物残留数据、统计方法、暴露量评估等相关资料和模型,对因食品中某些化学因素的暴露对人体健康产生的不良后果进行识别、确认及定性和定量,并最终做出风险特征描述的过程,包括农药残留、兽药残留、天然毒素、重金属、环境污染物及食品加工过程中形成的有害物质等的风险评估。评估方法可以分为定性风险评估和定量风险评估。定性风险评估从食品的安全性考虑,需确认危害的性质和关键点,是最简单和最快速的评估方法;定量风险评估是根据食品中化学污染物浓度、食品摄入量,结合其他毒理学资料和暴露评估模型,确定化学污染物的摄入量及对人体产生不良作用的概率。评估者可根据不同需求及对数据资料的掌握程度来选择不同的评估方法。

膳食暴露评估是食品安全风险评估的一个重要组成部分,通过食物消费量数据与食品中化学物浓度数据的整合,对不同人群摄入某种化学物的量进行定性或定量分析,然后将获得的膳食暴露估计值与所关注化学物的相关健康指导值进行比较,以确定膳食安全性,并作为风险特征描述的一部分。膳食暴露评估可分为急性(短期)暴露评估或慢性(长期)暴露评估。急性暴露是指 24 h 内的暴露,而慢性暴露是指每天暴露并持续终生。膳食暴露评估使用现有数据和可用的方法学,评估对象包括一般人群和特殊人群,如婴儿、儿童、孕妇或老人等脆弱人群和高暴露人群(95%或 97.5%)。可采用国际公认的毒理学参数,但必须使用本国食物消费量及化学物浓度。必须清晰表达所使用方法学及暴露评估中与化学物浓度相关联的假设,而且该方法学是可重复的。根据 WHO 的推荐,暴露评估方法的选择应该采取分步原则。首先应考虑数据量需求低、数据易获得且时间消耗少的确定性评估(点评估)方法。确定性评估法包括筛选法、基于对消费量粗略估计的暴露量计算方法(如理论最大添加摄入量)和基于真实消费数据和化学物浓度数据的更加精确的暴露计算方法(如总膳食研究和双份饭研究等)。其中,筛选法最为保守,研究所需的数据和时间最少,研究成本最低;其他两个方法对时间和数据的需求依次增加,成本较高。如果筛选法没有发现值得关注的安全性问题,就不需要进行进一步的暴露评估;如果确定性评估的结果不能排除是否存在安全性问题,那么就需要开展更加精确的膳食暴露评估,如概率分布评估。确定性评估与概率分布评估都是通过把食物消耗数据与浓度数据相结合来估计膳食暴露水平,其最根本的区别是至少有一个变量是由分布函数而不是由一个单一的值来表示,是通过数千次迭代产生的更接近现实情况的膳食暴露分布。概率分布评估模型构建方法包括简单经验分布估计法、根据数据集来建立概率模型法、分层抽样法、随机抽样法、拉丁超立方抽样法等多种方法,对数据数量和质量的要求都很高,目前大多处于探索阶段,实际应用较少。概率分布评估可以提供更多目标人群的膳食暴露估计变异性信息,但不一定会给出比确定性评估方法更低的膳食暴露评估结果。

在国际上,只有当膳食暴露评估不能通过采取更简单的和需要资源较少的方法得到精确结果时,才会花时间和资源采用概率性方法。目前确定性评估方法基本可以满足绝大多数的食品安全风险评估需求,且通过引入一些加工因子等方法可以进一步提高确定性评估的准确性,在为解决某一食品安全问题而进行风险评估时,应首先考虑确定性评估方法。

2. 生物性风险评估 对于生物危险因素的评估研究起步较晚,微生物的暴露评估较化学物质要复杂得多,不但要考虑食品中微生物的污染情况,还应考虑食品加工、储藏、运输的条件及时间等因素的影响,在描述一种微生物的危险性特征时,既要考虑微生物本身繁殖传播的特性,还应考虑宿主在感染微生物时所起的作用。建立微生物污染与健康影响的剂量-反应关系是一种较为理想的评估方法,但由于微生物感染及产毒的复杂特性,很难建立一种相对稳定的线性反应关系模型。近年来,国际上已经建立了许多用于微生物风险评估的数学模型,但因分析过程耗时、费力且成本高,急需构建快速和科学的微生物性风险评估方法。通常采用定量模型来描述基本的食品安全状况,并估计目前能够保护消费者健康的水平。

(四)风险评估的应用与决策

风险评估是指对有害事件发生的可能性和不确定性进行评估,基于科学基础之上,其结果可用于制定政策及风险管理。虽然风险评估本质上是一个客观且科学的过程,但同时也包含了某些不可避免的政策因素及主观的判断。风险评估过程中存在着一些不确定性,需要运用科学推理的手段来进行分析,政策因素不可避免地影响了风险评估者在推理过程中做出的某些选择。因而在食品安全风险评估过程中,风险评估者与风险管理者需保持良好的沟通交流。风险评估是以科学数据为基础,并考虑到从农田到餐桌的整个食物链过程,遵循结构化和系统性的程序,在政策制定及风险管理时解释评估过程中的不确定性因素。

我国食品安全风险评估体系经过近10年的建设和发展,技术能力和专业水平基本可满足风险管理的需要,风险评估工作及其结果已在我国食品安全管理中发挥重要作用,有效提升了我国食品安全管理决策的科学化水平。近年来,我国陆续开展了食品中重金属污染的膳食暴露风险评估、农药残留累积暴露评估及有机污染物、加工副产物、食品添加剂、真菌毒素、新食品原料安全性评估等工作,通过评估推动了含铝食品添加剂、稀土元素、偶氮甲酰胺、白酒中塑化剂、牛乳中硫氰酸盐等管理措施(食品安全标准)的调整,为加强重点食品的风险防控提供技术支撑。

我国食品安全风险评估体系建设较晚,与发达国家比较,虽然具备遵循国际原则和科学框架开展风险评估的能力,但在风险评估方法学应用、关键技术创新研发和风险评估相关新兴技术转化应用等方面存在明显不足。此外,我国未建立 WHO 与 FAO 的联合风险评估机制和透明机制,短期内无法实现不同部门评估资源的共享共用以及评估程序的科学统一,直接影响风险评估的效率。未来,我们需借鉴国际上先进的风险评估方法,建立完善我国居民污染物本底数据库和详细的食物消费量数据库,建立符合我国实际的风险评估体系,开展形式多样、种类良多的食品安全风险评估工作,为制定风险控制措施提供科学依据,保障人们舌尖上的安全。

(蒋玉艳)

三、营养监测数据分析技术

本节主要介绍营养监测中膳食调查、身体测量和实验室检测数据的分析方法。

(一)膳食调查数据分析

通过三天 24 小时膳食回顾法和称重法,收集每个调查个体三天各类食物的消费状况,将这些食物进行归类,计算出各类食物的摄入量,然后进行膳食模式的分析。结合食物成分表,计算出每类食物所含营养素的量,将所有食物中的各种营养素的量累计相加,得到平均每天各种营养素的摄入量,将其与《中国居民膳食营养素参考摄入量》中同年龄、同性别、同劳动强度人群的摄入量进行比较,评价营养素的摄入水平。

膳食调查数据分析内容包括膳食模式分析、能量和主要营养素摄入分析和膳食构成分析。

1. 膳食模式分析 膳食模式,亦称膳食结构,指膳食中各类食物的数量及其在膳食中所占的比重。根据组成该膳食的各类食物所提供的能量及各种营养素的数量及其能满足人体需要的程度来衡量该膳食模式是否合理。

1)食物种类分类 通常分为五大类和十大类。

(1)五大类:分为谷薯类、蔬菜水果类、畜禽鱼蛋类、奶类、大豆和坚果类、烹饪用油盐。

(2)十大类:分为谷薯类、蔬菜类、水果类、畜禽肉、水产品、蛋类、奶及奶制品、大豆及坚果类、盐、油。

中国居民平衡膳食宝塔(2022)(下称平衡膳食宝塔)(图 1-14)是根据《中国居民膳食指南(2022)》,结合中国居民的膳食结构特点设计的,它提出了一个营养上比较理想的膳食模式,可以根据膳食模式数据对人群的食物摄入状况进行评价。

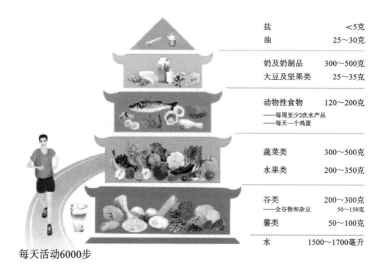

盐	<5克
油	25~30克
奶及奶制品	300~500克
大豆及坚果类	25~35克
动物性食物	120~200克
——每周至少2次水产品	
——每天一个鸡蛋	
蔬菜类	300~500克
水果类	200~350克
谷类	200~300克
——全谷物和杂豆	50~150克
薯类	50~100克
水	1500~1700毫升

每天活动6000步

图 1-14　中国居民平衡膳食宝塔(2022)

2)各类食物摄入量 将膳食调查数据按照上述食物分类方式进行分类描述。有时也可以根据研究的需要,将食物进一步细分,如把谷类分为米及其制品、面及其制品和其他谷类,把动物性食物分为猪肉、其他畜肉、动物内脏、禽肉、鱼虾类、蛋类等。为了进行不同年龄、不同性别之间的比较,一般把不同年龄段人群摄入的食物量转化为每标准人日摄入量来进行比较。通过分析食物的摄入状况,除可以得到每标准人日各类食物的摄入量外,还可以得到居民对各类食物的消费率、食物摄入的构成比。不同性别、不同地区、不同年龄段等不同条件人群的食物摄入量见表 1-11,以及不同年份的变化趋势见表 1-12。

表 1-11　2016—2017 年广西 6~17 岁儿童青少年各类食物摄入情况

食物种类	平衡膳食推荐值 /(克/标准人日)	摄入量/(克/标准人日)		
		全区	城市	农村
谷薯类	250~400	272.8	282.6	265.2
谷类	50~150	262.2	268.1	257.5
薯类	50~100	10.6	14.5	7.6

续表

食物种类	平衡膳食推荐值 /（克/标准人日）	摄入量/（克/标准人日）		
		全区	城市	农村
蔬菜类	300～500	167.6	174.5	162.2
水果类	200～350	29.2	34.6	25.0
动物性食物	200～350	181.7	185.0	179.1
畜禽肉	40～75	138.7	130.7	145.1
水产品	40～75	19.5	26.6	14.0
蛋类	40～75	23.5	27.8	20.1
大豆及坚果类	25～35	14.7	13.6	15.7
奶及其制品类	300	61.2	100.6	30.3
食用油类	25～30	29.7	31.9	28.1
食盐类	<6	8.7	9.3	8.2

资料来源于《广西居民健康状况报告 2019》。

表 1-12　1992—2012 年广西城乡居民食物摄入量变化（克/标准人日）

食物种类	城市			农村			全区		
	1992 年	2002 年	2012 年	1992 年	2002 年	2012 年	1992 年	2002 年	2012 年
谷类	328.4	362.5	238.7	451.8	372.9	332.8	421.3	370.4	292.3
薯类	9.8	26.2	6.6	43.1	5.5	1.2	34.9	10.5	3.6
蔬菜	310.8	320.7	331.7	303.7	252.7	298.3	305.4	269.3	312.7
水果	50.6	121.1	66.1	9.7	17.1	196.7	19.8	42.5	140.5
畜禽肉	159.5	199.5	195.5	53.4	135.1	142.1	79.7	150.9	165.2
其中:猪肉	84.1	119.8	129.7	37.2	106.9	101.7	48.8	110.0	113.8
鱼虾类	122.5	59.5	87.3	13.0	12.9	16.4	40.1	24.4	46.9
蛋类	19.1	22.3	20.8	2.7	5.9	10.5	6.8	9.9	15.0
奶及奶制品	4.3	28.5	32.0	0.1	4.0	5.2	1.1	10.1	16.7
豆及豆制品	8.8	15.3	10.6	10.8	18.4	8.9	10.2	17.6	9.6
油脂类	34.3	38.3	34.5	20.8	25.2	29.1	24.1	28.4	31.4
盐	15.1	9.6	8.2	12.0	10.6	9.1	13.1	10.4	8.7

资料来源于《广西居民膳食营养与健康状况报告(2010—2015 年)》。

3)膳食结构评价

(1)食物种类是否齐全。食物多样化是保证营养素供应的基本原则,每人每天的膳食应包括谷薯类、蔬菜水果类、畜禽鱼蛋奶类、大豆坚果类等食物,平均每天摄入 12 种以上食物,每周 25 种以上。

(2)各类食物的量是否充足。应用平衡膳食宝塔推荐量进行评价,根据上述介绍,平衡膳食宝塔将食物分成五类或十类,参照调查个体能量摄入水平所对应的推荐量(表 1-13)进行比较评价,对于在膳食指南中建议多吃或者常吃的食物,重点评价其是否摄入不足;建议适量或者少吃的食物,重点评价其是否过量。

Note

表 1-13 中国居民平衡膳食模式——不同能量下的食物组成

食物种类/ (g·d⁻¹)	能量需要量/(kcal·d⁻¹)										
	1000	1200	1400	1600	1800	2000	2200	2400	2600	2800	3000
谷类	85	100	150	200	225	250	275	300	350	375	400
-全谷物	适量			50～150					125～200		
薯类	适量			50		75		100	125		
蔬菜	200	250	300	300	400	450	450	500	500	500	600
-深色蔬菜	占所有蔬菜的1/2										
水果	150	150	150	200	200	300	300	350	350	400	400
畜禽肉类	15	25	40	40	50	50	75	75	75	100	100
-蛋类	20	25	25	40	40	50	50	50	50	50	50
-水产品	15	20	40	40	50	50	75	75	75	100	125
乳制品	500	500	350	300	300	300	300	300	300	300	300
大豆和坚果	5	15		25				35			
烹调用油	15～20	20～25		25	25	25	30	30	30	35	35
烹调用盐	<2	<3	<4	<5	<5	<5	<5	<5	<5	<5	<5

注:膳食宝塔的能量范围在1600～2400 kcal/d;薯类为鲜重。

2. 能量和主要营养素摄入分析

1)能量和主要营养素摄入 通过使用食物成分表对膳食调查数据进行计算,除可以得到每标准人日能量和主要营养素的摄入量外,还可以得到不同性别、不同地区、不同年龄段等不同条件人群的能量和主要营养素摄入量(表1-14),以及不同年份的变化趋势等(表1-15)。

表 1-14 广西城乡 6～17 岁居民能量和主要营养素摄入量 单位:每标准人日

	城市	农村	男	女	汉族	壮族	其他民族	全区
能量/kcal	1961.5	1812.0	1788.2	1955.2	1863.9	1894.6	1891.6	1877.7
蛋白质/g	63.9	57.8	56.5	64.0	59.2	62.7	57.6	60.5
脂肪/g	77.3	74.5	73.9	77.3	79.0	69.9	85.5	75.7
碳水化合物/g	257.4	232.1	228.9	255.6	233.6	258.7	227.4	243.2
膳食纤维/g	8.2	7.0	6.9	8.1	7.4	7.7	7.8	7.6
维生素 A/μg	436.7	304.0	311.4	406.4	423.4	281.6	346.2	362.3
维生素 B₁/mg	0.8	0.8	0.7	0.9	0.8	0.9	0.8	0.8
维生素 B₂/mg	0.9	0.6	0.7	0.8	0.8	0.7	0.7	0.7
维生素 C/mg	56.2	48.2	48.0	54.9	53.6	48.9	53.5	51.7
钙/mg	384.2	257.7	293.5	330.5	337.7	279.1	319.9	313.3
钠/mg	6026.3	4456.2	5309.1	5005.7	5628.5	4564.1	4644.4	5146.5
钾/mg	1477.9	1291.4	1266.8	1465.6	1370.7	1382.3	1337.3	1373.3
铁/mg	19.9	16.1	16.6	18.8	18.1	17.5	17.3	17.8

注:资料来源于2016—2017年广西儿童与乳母营养健康监测。

表 1-15 广西城乡居民能量和主要营养素摄入量变化 单位:每标准人日

营养素	城市			农村			全区		
	1992 年	2002 年	2012 年	1992 年	2002 年	2012 年	1992 年	2002 年	2012 年
能量/kcal	2108	2464	2002	2086	2124	1997	2092	2207	1999
蛋白质/g	80.6	81.8	85.8	55.8	58.7	62.1	62.0	64.4	72.3
脂肪/g	72.1	86.2	82.6	43.5	71.4	60.9	50.7	75.0	70.3
碳水化合物/g	282.5	331.9	232.5	366.8	297.7	300.6	345.9	306.1	271.3
膳食纤维/g	6.6	11.2	8.1	8.0	9.1	8.7	7.7	9.6	8.5
维生素 A/μg	859.4	829.8	700.6	661.8	429.2	715.9	710.9	527.3	709.3
视黄醇/μg	349.5	264.6	206.8	118.3	209.6	156.5	175.4	223.1	178.1
总维生素 E/mg	22.2	23.1	23.6	11.1	12.3	14.5	13.9	14.9	18.4
硫胺素/mg	1.1	1.2	1.0	0.9	0.9	0.9	0.9	1.0	1.0
核黄素/mg	0.8	1.0	1.0	0.6	0.7	0.8	0.6	0.8	0.9
烟酸/mg	19.0	20.3	21.3	13.4	14.6	16.5	14.8	16.0	18.6
维生素 C/mg	103.9	109.5	108.0	89.1	78.1	120.6	92.8	85.8	115.1
钙/mg	378.5	451.8	511.0	298.8	265.8	338.4	319.0	311.3	412.7
铁/mg	21.7	25.2	22.1	15.5	17.6	18.1	17.0	19.4	19.9
锌/mg	14.4	13.9	12.8	11.0	10.7	10.9	11.9	11.5	11.7
硒/mg	61.8	54.6	64.9	24.8	31.0	33.5	34.0	36.8	47.0

注:资料来源于广西居民膳食营养与健康状况报告。

2)能量和主要营养素摄入评价 中国居民膳食营养素参考摄入量(DRIs)是评价膳食质量的系列参考值,基本指标包括平均需要量(EAR)、推荐摄入量(RNI)、适宜摄入量(AI)、可耐受最高摄入量(UL)、宏量营养素可接受范围(AMDR)等。

平均需要量(EAR):根据个体需要量的研究资料制订的营养素摄入水平;该摄入水平可以满足某一特定性别、年龄及生理状况群体中 50% 个体需要量,但不能满足群体中另外 50% 个体对该营养素的需要。

推荐摄入量(RNI):RNI 是可以满足某一特定性别、年龄及生理状况群体中绝大多数(97%~98%)个体营养需要量的摄入水平。RNI=EAR+2SD。

适宜摄入量(AI):个体需要量的研究资料不足,不能计算 EAR 和 RNI 时,通过观察或实验获得的健康人群某种营养素的摄入量。

可耐受最高摄入量(UL):平均每日摄入营养素的最高量。当摄入超过 UL 时,损害健康的危险性随之增大。

宏量营养素可接受范围(AMDR):脂肪、蛋白质和碳水化合物理想的摄入量范围,一般以某种营养素摄入量占摄入总能量的比例表示。摄入量达到 AMDR 下限可以保证人体对营养素和能量的生理需要,而低于其上限则有利于降低慢性病的发生危险。

个体需要量的最好估计值是 EAR,用于评价个体的摄入水平是否不足;AI 可以作为个体营养摄入量的目标值,用来判断个体的摄入水平是否可以排除摄入不足的问题;UL 则用于判断个体是否存在过量摄入的风险。

(1)应用 DRIs 评价个体摄入量。

个体的膳食营养素摄入是否适宜,可以通过比较观测摄入量与相应人群的 EAR 加以判断。如果摄入量远高于 EAR,则其摄入量大概应该是充足的;反之,如观测摄入量远低于 EAR,则其摄入量大概是

Note

不充足的。用 AI 评价个体摄入量,如果一个人的日常摄入量等于或大于 AI,几乎可以肯定其膳食是适宜的;但是,如果低于 AI,就不能对其是否适宜进行定量或定性估测。

在任何情况下,一个人的真正需要量和日常摄入量只能是一个估算结果,因此对个体膳食适宜性评价结果都是不够准确的,应当结合该个体其他方面的材料谨慎地对结果进行解释。

(2)应用 DRIs 评价群体摄入量。

评价群体营养素摄入量是营养监测的重要目的。在评价群体营养素摄入量时,需要关注两个方面的问题:一是人群中多大比例的个体对某种营养素的摄入量低于其需要量;二是有多大比例的人日常摄入量很高,可能面临健康风险。评价人群的营养素摄入量需要获得准确的膳食资料,选择适当的参考值(DRIs),调整个体本身摄入量变异的分布及影响因素,并对结果进行正确的解释。

①用 EAR 评价群体营养素摄入量。EAR 切点法不要求计算每一摄入水平的摄入不足危险度,只需简单地计数在观测人群中有多少个体的日常摄入量低于 EAR。这些个体在人群中的比例就等于该人群摄入不足个体的比例。

②用适宜摄入量(AI)评估群体摄入量。当人群的平均摄入量或中位摄入量等于或大于该人群的营养素 AI 时,可以认为人群中发生摄入不足的概率很低。当人群的平均摄入量或中位摄入量在 AI 以下时,则不能判断群体摄入不足的程度。

③用 UL 评估群体摄入量。UL 用于评估摄入营养素过量而危害健康的风险。根据日常摄入量超过 UL 者所占的比例,日常摄入量超过 UL 的这一部分人可能面临健康风险。

DRIs 在膳食调查评价个体和群体中的应用见表 1-16。

表 1-16 DRIs 在膳食调查评价个体和群体中的应用

指 标	个 体 评 价	群 体 评 价
EAR	用以估计日常摄入量不足的概率	用以估测群体中摄入不足个体所占的比例
RNI	日常摄入量达到或超过此水平,则摄入不足的概率很低	不用于评价群体的摄入量
AI	日常摄入量达到或超过此水平,则摄入不足的概率很低	平均摄入量达到或超过此水平表明该人群摄入不足的概率很低
UL	日常摄入量超过此水平可能面临健康风险	用以估测人群中面临过量摄入健康风险的人所占的比例

如表 1-17 所示,2010—2013 年我国有 96.6% 的人群膳食钙摄入量低于 EAR,显示绝大多数人群都存在膳食钙摄入不足的风险;约有 35.6% 的人群锌摄入量低于 EAR,达到或超过 RNI 水平的人群占 46.5%;存在铁摄入不足风险(低于 EAR)的人数占 11.5%,达到或超过 RNI 水平的人群占 72.0%。

表 1-17 中国居民主要营养素摄入量的分布   单位:%

		全区	大城市	中小城市	普通农村	贫困农村
钙	<EAR	96.6	93.2	95.7	97.6	98.1
	EAR~RNI	2.0	4.2	2.5	1.5	1.1
	≥RNI	1.4	2.6	1.8	0.9	0.8
锌	<EAR	35.6	31.9	38.8	32.7	35.1
	EAR~RNI	18.0	19.1	18.8	18.1	15.4
	≥RNI	46.5	49.0	42.5	49.3	49.5
铁	<EAR	11.5	9.9	12.0	11.0	12.0
	EAR~RNI	16.5	14.0	17.0	16.2	16.9
	≥RNI	72.0	76.1	71.0	72.7	71.2

		全区	大城市	中小城市	普通农村	贫困农村
维生素 A	<EAR	77.0	65.8	71.7	80.7	88.0
	EAR~RNI	11.0	15.8	13.8	9.2	5.4
	≥RNI	12.0	18.4	14.5	10.1	6.6
维生素 B₁	<EAR	77.8	80.4	84.2	73.3	69.8
	EAR~RNI	10.0	9.0	7.4	11.8	13.3
	≥RNI	12.2	10.6	8.4	14.9	16.9
维生素 B₂	<EAR	90.2	79.9	89.6	91.2	93.8
	EAR~RNI	5.1	9.6	5.3	4.7	3.4
	≥RNI	4.8	10.5	5.1	4.2	2.7
维生素 C	<EAR	67.7	62.3	66.6	69.2	69.9
	EAR~RNI	9.2	9.6	9.5	8.9	8.8
	≥RNI	23.1	28.1	23.9	21.9	21.3

注:营养素 ERA 和 RNI 来源于《中国居民膳食营养素参考摄入量》

资料来源于《中国居民营养与健康状况监测 2010—2013 年综合报告》。

膳食调查数据中营养素摄入量的分析内容和方法总结见表 1-18。

表 1-18 膳食调查数据中营养素摄入量的分析内容和方法

分 析 内 容	分 析 方 法	适用营养素类型
营养素日常摄入量的分布特点	营养素摄入量均值 营养素日常摄入量中位数 营养素日常摄入量百分位数	所有营养素 所有营养素 所有营养素
营养素日常摄入量不足的人群比例	营养素日常摄入量低于 EAR 的百分比	维生素、蛋白质、矿物质
存在潜在的过量影响的人群比例	营养素日常摄入量高于 UL 的百分比	维生素、矿物质
不同人群营养素平均摄入量和营养素充足程度差异	不同人群的营养素平均摄入量 某人群营养素日常摄入量的中位数 某人群营养素日常摄入量的百分位数 某人群营养素日常摄入量低于 EAR 的百分比 某人群营养素日常摄入量高于 UL 的百分比	所有营养素 所有营养素 所有营养素 维生素、蛋白质、矿物质 维生素、矿物质

3. 膳食构成分析 主要分析三大产能营养素的摄入比例是否合理,优质蛋白质占总蛋白质供应的比例是否适当,脂肪的食物来源比例是否适当等,可参照表 1-19 进行描述。膳食构成评价的依据是中国居民膳食营养素参考摄入量和中国居民膳食指南。

1)能量的营养素来源 能量的营养素来源分布是评价膳食结构合理性的基本指标。膳食能量主要来源于碳水化合物、蛋白质、脂肪,根据它们的能量折算系数,每克蛋白质提供 4 kcal 能量,每克脂肪提供 9 kcal 能量,每克碳水化合物提供 4 kcal 能量,中国居民膳食参考摄入量建议的能量来源为碳水化合物 50%~65%、脂肪 20%~30%、蛋白质 10%~15%。

2)能量的食物来源 将食物分为谷薯类、动物性食物、纯热能食物(食用油、糖类、酒精)、其他食物,对照食物成分表,计算各类食物所产生的能量及总能量,计算各类食物提供的能量占总能量的百分比。

平衡膳食宝塔建议膳食摄入以植物性食物为主、动物性食物为辅,谷薯类食物提供的能量占总能量摄入的 50% 左右。

3)蛋白质的食物来源　食物分为谷类、豆类、动物性食物、其他食物,计算各类食物提供的蛋白质及总蛋白质摄入量,分析各类食物提供的蛋白质占总蛋白质的百分比。重点关注豆类及动物蛋白的比例,建议豆类及动物蛋白占 50% 及以上。

4)脂肪的食物来源　将食物分为动物性食物和植物性食物,计算动物性食物和植物性食物提供的脂肪及总脂肪,分析两类食物提供的脂肪占总脂肪的百分比。建议食用油以植物油为主。

表 1-19　广西城乡居民能量及主要营养素来源　　　　　　　　　　单位:%

项目	城市			农村			全区		
	男	女	合计	男	女	合计	男	女	合计
能量的营养素来源									
蛋白质	17.4	17.5	17.5	12.6	12.6	12.6	14.5	14.8	14.7
脂肪	35.9	37.3	36.7	26.7	26.9	26.8	30.5	31.6	31.1
碳水化合物	47.4	46.1	46.7	60.0	61.4	60.7	54.9	54.5	54.7
能量的食物来源									
谷类	42.0	39.3	40.5	57.6	57.9	57.8	51.3	49.5	50.3
豆类	1.8	2.1	1.9	1.5	1.7	1.6	1.6	1.9	1.7
薯类	0.3	0.3	0.3	0.1	0.1	0.1	0.2	0.2	0.2
动物性食物	30.3	30.7	30.5	22.5	22.2	22.4	25.7	26.0	25.9
纯热能食物	14.9	16.1	15.6	7.1	7.4	7.3	10.3	11.4	10.9
其他食物	10.7	11.5	11.2	11.1	10.7	10.9	11.0	11.1	11.0
蛋白质的食物来源									
谷类	25.2	23.9	24.5	39.6	40.4	40.0	33.8	32.9	33.3
豆类	3.8	4.1	4.0	4.2	4.7	4.4	4.0	4.4	4.2
动物性食物	60.1	60.3	60.2	41.5	39.8	40.6	49.0	49.1	49.1
其他食物	10.9	11.7	11.4	14.7	15.1	14.9	13.2	13.6	13.4
脂肪的食物来源									
动物性食物	50.7	49.5	50.1	61.0	59.7	60.3	56.8	55.1	55.9
植物性食物	49.3	50.5	49.9	39.0	40.3	39.7	43.2	44.9	44.1

注:资料来源于广西居民膳食营养与健康状况报告。

4.相关指标说明

关于标准人食物和营养摄入量的计算,由于不同人群的年龄、性别和劳动强度有很大差别,因此无法用营养素的平均摄入量进行相互间的比较。一般将各类人群都折合成标准人进行比较。折合的方法是以 18 岁从事轻体力活动的成年男子为标准人,其一日能量需要量为 2250 kcal,各类人群按照能量需要量除以 2250 kcal,获得各类人群的标准人系数。食物和营养素摄入量除以标准人系数,即获得折合标准人的食物和营养素摄入量。

（二）身体测量数据分析

通过身体测量收集到每个个体的身高（身长）、体重、腰（头、臀等）围、皮褶厚度、体成分等数据,除进行描述性的分析（表 1-20）,了解各群体相关身体测量指标的均值及其变化情况外,还可根据不同群体的特点采用不同的分析指标评估他们的营养状况。

表 1-20　广西城乡 18 岁及以上居民身高均值　　　　　　　　　　　　　　　　单位:cm

性别	年龄(岁)	城市		农村		全区	
		$\overline{X}$	SD	$\overline{X}$	SD	$\overline{X}$	SD
男	18～34	168.1	5.7	165.4	5.9	166.3	6.0
	35～44	166.2	6.5	163.1	5.7	163.9	6.1
	45～59	165.4	5.9	162.6	5.4	163.7	5.8
	≥60	163.7	5.7	159.5	6.1	161.7	6.2
	合计	165.1	6.0	162.4	6.1	163.5	6.2
女	18～34	156.1	5.3	153.4	6.4	154.5	6.1
	35～44	155.5	5.5	152.6	5.3	153.6	5.5
	45～59	155.1	5.5	151.7	5.2	153.4	5.6
	≥60	151.7	5.1	147.4	6.1	149.8	6.0
	合计	154.0	5.6	151.1	6.1	152.5	6.1

注:资料来源于广西居民膳食营养与健康状况报告。

1.6 岁以下儿童营养状况

1)常用的评价指标　6 岁以下儿童营养状况通常用低体重率、生长迟缓率、消瘦率、超重率、肥胖率等进行评价。

低体重(生长迟缓/消瘦/超重/肥胖)率＝该年度该地区该年龄段低体重(生长迟缓/消瘦/超重/肥胖)人数/该年度该地区该年龄段调查人数×100％。

2)相关指标说明

(1)营养缺乏性营养不良。

营养缺乏性营养不良包括生长迟缓(身高不足)、低体重和消瘦,采用世界卫生组织(WHO)2006 年生长发育标准,评价方法为计算 Z 评分(表 1-21)。

①生长迟缓(HAZ):分性别、年龄别,身高(身长)低于标准身高(身长)中位数两个标准差,即 HAZ＜均数－2SD 为生长迟缓,通常反映儿童慢性营养不良。

②低体重(WAZ):分性别、年龄别,体重低于标准体重中位数两个标准差,即 WAZ＜均数－2SD 为低体重,是判断儿童营养不良的常用指标。

③消瘦(WHZ):分性别、身高(身长)别,体重低于标准体重中位数两个标准差,即 WHZ＜均数－2SD 为消瘦,通常反映儿童近期急性营养不良。

(2)超重和肥胖。

采用 WHO 2006 年推荐的分性别、年龄别 BMI 超重肥胖判定标准。

①超重:BMI 超过 WHO 推荐的根据性别与出生年月对应临界点的 P85th 判为超重(P 代表百分位数法)。

②肥胖:BMI 超过 WHO 推荐的根据性别与出生年月对应临界点的 P97th 判为肥胖(P 代表百分位数法)。

表 1-21　广西城乡 6 岁以下儿童生长迟缓、消瘦和低体重情况　　　　　　　　　单位:％

项目	年龄/月	城市			农村			全区		
		男	女	合计	男	女	合计	男	女	合计
生长迟缓	0～5	0.0	0.0	0.0	1.6	3.4	2.4	1.1	2.3	1.6
	6～11	4.0	0.0	2.2	2.9	6.6	4.6	3.4	3.8	3.6
	12～23	5.5	4.5	5.1	16.5	8.7	13.0	12.9	7.4	10.5
	24～35	0.0	0.0	0.0	26.9	15.9	21.7	23.1	13.5	18.6

续表

项目	年龄/月	城市			农村			全区		
		男	女	合计	男	女	合计	男	女	合计
低体重	36~47	0.0	0.0	0.0	15.3	23.9	19.4	9.1	13.5	11.3
	48~59	2.0	0.0	1.2	30.4	18.2	24.4	18.5	12.4	15.7
	60~71.9	2.2	0.0	1.1	24.0	20.0	22.2	13.7	9.3	11.6
	合计	2.2	0.7	1.5	17.0	13.9	15.6	11.7	9.2	10.5
	0~5	0.0	0.0	0.0	0.0	0.0	0.0	0.0	0.0	0.0
	6~11	2.0	0.0	1.1	2.9	4.9	3.8	2.5	2.9	2.7
	12~23	1.8	0.0	1.0	6.1	1.1	3.9	4.7	0.7	2.9
	24~35	0.0	0.0	0.0	9.7	12.2	10.9	8.3	10.4	9.3
	36~47	0.0	0.0	0.0	7.1	8.0	7.5	4.3	4.5	4.4
	48~59	0.0	0.0	0.0	13.0	6.1	9.6	7.6	4.1	6.0
	60~71.9	0.0	0.0	0.0	12.0	20.0	15.6	6.3	9.3	7.7
	合计	0.6	0.0	0.3	7.2	6.8	7.0	4.8	4.3	4.6
消瘦	0~5	3.2	0.0	1.7	1.6	3.4	2.4	2.1	2.3	2.2
	6~11	0.0	2.3	1.1	0.0	0.0	0.0	0.0	1.0	0.4
	12~23	0.0	0.0	0.0	5.2	1.1	3.4	3.5	0.7	2.3
	24~35	0.0	0.0	0.0	5.4	1.2	3.4	4.6	1.0	2.9
	36~47	0.0	0.0	0.0	3.1	2.3	2.7	1.8	1.3	1.6
	48~59	0.0	0.0	0.0	2.9	1.5	2.2	1.7	1.0	1.4
	60~71.9	2.2	0.0	1.1	6.0	10.0	7.8	4.2	4.7	4.4
	合计	0.6	0.4	0.5	3.6	2.3	3.0	2.5	1.6	2.1

注:数据来源于广西居民膳食营养与健康状况报告。

2.6～18岁儿童青少年营养状况

1)常用的评价指标　根据身高、体重、BMI、年龄、性别评估营养状况,计算生长迟缓率、消瘦率、超重率、肥胖率等进行评价。

2)相关指标说明

(1)营养缺乏性营养不良。

依据我国2014年6月20日发布的《学龄儿童青少年营养不良筛查》(WS/T 456—2014)(下称《标准》),营养缺乏性营养不良细分为生长迟缓和消瘦。《标准》以我国大样本生长发育调研样本为参照人群,充分考虑我国人群遗传特征和社会经济差异等环境影响,以营养不良对儿童青少年的体质健康危害为依据,确定学龄儿童青少年生长迟缓、消瘦两类营养不良的筛查界值范围,可用于我国所有群体(包括少数民族)6～18岁学龄儿童青少年营养不良的筛查。

①分年龄身高筛查生长迟缓。

6～18岁学龄儿童青少年分年龄身高筛查生长迟缓界值范围,凡身高小于或等于相应年龄组、性别中生长迟缓界值范围者为生长迟缓。该指标反映儿童青少年过去较长期或者慢性营养不良状况。生长迟缓主要针对儿童,也包括那些青春期开始后仍属该范围的青少年。那些因慢性消耗性疾病、严重寄生虫感染、青春期生长迟缓等引起而低于本界值范围的青少年,在临床证据不足的情况下不能随意判断为生长迟缓。

②分年龄BMI筛查消瘦。

6～18岁学龄儿童青少年,凡BMI小于或等于相应年龄组、性别中重度消瘦界值范围者为中重度消瘦;凡BMI处于相应年龄组、性别中轻度消瘦界值范围者为轻度消瘦。轻度消瘦和中重度消瘦,二者合并为消瘦,反映儿童青少年近期营养不良。

6～18 岁儿童青少年营养不良分为生长迟缓、轻度消瘦、中重度消瘦,生长迟缓率、轻度消瘦率、中重度消瘦率三者合计得营养不良率。在每个群体中,营养不良率和非营养不良率的比例合计应为100%。对营养状况较好的群体,可将轻度消瘦率和中重度消瘦率合计为消瘦率;营养不良率很低的地区和群体,可将生长迟缓、轻度消瘦、中重度消瘦三部分合计,只报告营养不良率。

(2)超重和肥胖。

采用 2018 年我国卫生行业标准《学龄儿童青少年超重与肥胖筛查》(WS/T 586—2018)推荐的 6～18 岁学龄儿童青少年性别、年龄组超重与肥胖界值进行筛查。凡 BMI 大于或等于相应性别、年龄组"超重"界值且小于"肥胖"界值者为超重;凡 BMI 大于或等于相应性别、年龄组"肥胖"界值者为肥胖。

该标准适用于对我国所有地区各民族的 6～18 岁学龄儿童青少年开展超重与肥胖的筛查。

广西城乡 6～17 岁儿童青少年生长迟缓、消瘦和营养不良情况见表 1-22。

表 1-22　广西城乡 6～17 岁儿童青少年生长迟缓、消瘦和营养不良情况　　　　单位:%

项目	年龄/岁	城市			农村			全区		
		男	女	合计	男	女	合计	男	女	合计
生长迟缓	6～11	1.9	1.9	1.9	8.6	11.4	9.8	5.7	6.9	6.3
	12～14	1.4	1.8	1.6	14.0	9.7	11.8	8.6	6.7	7.7
	15～17	0.0	0.0	0.0	12.0	9.9	11.0	7.1	5.7	6.4
	合计	1.4	1.5	1.4	10.6	10.6	10.6	6.7	6.6	6.6
消瘦	6～11	8.9	9.6	9.2	19.5	14.2	17.1	14.9	12.0	13.6
	12～14	12.9	7.0	10.2	16.1	9.7	12.9	14.7	8.7	11.8
	15～17	6.9	8.5	7.7	13.3	11.1	12.2	10.6	10.0	10.3
	合计	9.4	8.8	9.1	17.4	12.3	14.9	14.0	10.8	12.4
营养不良	6～11	10.8	11.5	11.1	28.1	25.6	26.9	20.7	19.0	19.9
	12～14	14.3	8.8	11.8	30.1	19.4	24.7	23.3	15.3	19.5
	15～17	6.9	8.5	7.7	25.3	21.0	23.2	17.7	15.7	16.7
	合计	10.8	10.3	10.6	28.0	22.9	25.5	20.7	17.4	19.1

注:数据来源于广西居民膳食营养与健康状况报告。

3.18 岁及以上成人营养状况

1)常用的评价指标　根据身高、体重、BMI、腰围、年龄、性别,采用目前国内国际通用的 BMI 判定标准来评价成人的营养缺乏性营养不良状况、超重和肥胖程度。

2)相关指标说明

(1)采用中华人民共和国卫生行业标准《成人体重判定》(WS/T428—2013)推荐的标准,按我国成人 BMI 分类参考值来评价,BMI<18.5 kg/m² 为低体重,24 kg/m²≤BMI<28 kg/m² 为超重,BMI≥28 kg/m² 为肥胖。

(2)采用中华人民共和国卫生行业标准《成人体重判定》(WS/T428—2013)推荐的标准,18 岁以上男性腰围≥90 cm、女性腰围≥85 cm 为中心型肥胖。

广西 18 岁及以上居民超重、肥胖情况见表 1-23。

表 1-23　广西 18 岁及以上居民超重、肥胖情况　　　　单位:%

项目	年龄/岁	城市			农村			全区		
		男	女	合计	男	女	合计	男	女	合计
超重	18～34	27.0	10.5	17.3	17.9	11.9	14.7	20.9	11.3	15.7
	35～44	33.8	28.5	30.3	22.9	19.6	21.1	25.7	22.8	24.0

续表

项目	年龄/岁	城市			农村			全区		
		男	女	合计	男	女	合计	男	女	合计
	45～59	42.7	31.9	36.0	22.3	24.5	23.5	30.7	28.1	29.2
	≥60	42.4	38.5	40.2	17.2	17.3	17.2	30.3	28.8	29.5
	合计	39.4	31.0	34.4	20.2	19.2	19.7	28.0	24.7	26.2
肥胖	18～34	7.0	6.3	6.6	6.1	4.1	5.1	6.4	5.0	5.6
	35～44	13.8	9.9	11.3	8.7	6.2	7.3	10	7.5	8.5
	45～59	5.0	9.9	8.1	6.2	8.2	7.3	5.7	9.1	7.7
	≥60	6.4	11.5	9.3	1.8	2.4	2.1	4.2	7.3	6.0
	合计	6.8	10.0	8.8	5.6	5.5	5.5	6.1	7.6	7.0

注:数据来源于广西居民膳食营养与健康状况报告。

(三)实验室检测数据分析

采集血液、尿液、粪便、指(趾)甲等人体生物样本,进行血红蛋白、血糖、血脂、维生素 A、维生素 D 等生化指标检测,按照有关诊断标准,对检测数据进行分析,获取各人群贫血和营养相关慢性病等资料。

1.常用的评价指标 评价人群营养健康状况的实验室检测指标很多,包括贫血、维生素 A 缺乏、维生素 D 缺乏、血脂异常、糖尿病等。

2.相关指标说明

1)贫血 采用中华人民共和国卫生行业标准《人群贫血筛查方法》(WS/T 441—2013)推荐的标准作为参考值,并对血红蛋白进行相应的海拔校正(表 1-24、表 1-25)。

表 1-24 血红蛋白含量界值

年龄	界值/(g/L)
6～59 月儿童	110
5～11 岁儿童	115
12～14 岁儿童	120
15 岁及以上男性	130
15 岁及以上女性(非孕妇)	120
孕妇	110

表 1-25 WHO 建议的贫血诊断标准的校正

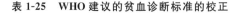

海拔高度/m	血红蛋白界值增加量/(g/L)
<1000	0
1000～1499	+2
1500～1999	+5
2000～2499	+8
2500～2999	+13
3000～3499	+19
3500～3999	+27
4000～4499	+35
>4500	+45

广西城乡 6 岁以下儿童血红蛋白均值分布情况见表 1-26。

表 1-26 广西城乡 6 岁以下儿童血红蛋白均值分布情况 单位:g/L

性别	年龄/月	城市		农村		全区	
		$\overline{X}$	SD	$\overline{X}$	SD	$\overline{X}$	SD
男	0~5	122.8	10.6	116.4	11.0	118.1	11.2
	6~11	118.6	10.4	113.2	9.9	115.1	10.4
	12~23	121.2	12.7	119.0	11.3	119.5	11.7
	24~35	129.3	7.8	123.6	11.9	124.2	11.6
	36~47	130.5	12.3	126.5	10.0	127.8	10.9
	48~59	137.3	11.0	126.8	10.6	131.1	11.9
	60~71.9	133.6	13.1	126.9	11.9	129.6	12.8
	合计	128.5	13.4	122.1	12.0	124.0	12.8
女	0~5	115.7	10.7	120.2	12.9	119.0	12.4
	6~11	115.3	8.3	114.8	9.8	114.9	9.3
	12~23	123.6	11.0	119.3	10.5	120.5	10.8
	24~35	134.5	16.9	126.1	9.7	126.9	10.7
	36~47	123.6	15.7	125.2	11.2	124.6	13.0
	48~59	133.5	13.1	126.2	12.3	128.3	12.9
	60~71.9	132.6	15.0	126.0	12.9	129.3	14.3
	合计	125.7	14.8	122.6	11.9	123.6	12.9
合计	0~5	119.3	11.1	118.1	12.1	118.4	11.8
	6~11	117.1	9.6	114.0	9.9	115.0	9.9
	12~23	122.3	11.9	119.1	11.0	119.9	11.3
	24~35	131.4	12.3	124.8	10.9	125.5	11.2
	36~47	126.9	14.5	125.9	10.5	126.2	12.0
	48~59	135.8	11.9	126.5	11.5	129.8	12.5
	60~71.9	133.1	14.0	126.5	12.3	129.5	13.5
	合计	127.2	14.2	122.3	11.9	123.8	12.8

广西城乡 6 岁以下儿童贫血分布情况见表 1-27。

表 1-27 广西城乡 6 岁以下儿童贫血分布情况 单位:%

性别	年龄/月	城市	农村	汉族	壮族	其他	全区
男	0~5	11.1	25.0	7.5	42.3	0.0	21.2
	6~11	14.3	40.6	18.0	50.0	100.0	31.3
	12~23	13.2	16.9	17.7	12.7	50.0	16.0
	24~35	0.0	10.2	5.2	13.2	0.0	9.0
	36~47	2.2	5.1	1.4	7.5	0.0	4.2
	48~59	2.2	3.0	1.8	4.1	0.0	2.7
	60~71.9	4.3	15.9	8.2	14.0	20.0	11.2
	合计	6.6	15.3	8.8	16.7	27.8	12.7

续表

性别	年龄/月	城市	农村	汉族	壮族	其他	全区
女	0~5	33.3	18.8	26.1	12.5	25.0	22.7
	6~11	20.0	27.7	21.3	33.3	25.0	25.3
	12~23	2.8	14.7	5.2	20.4	0.0	11.5
	24~35	0.0	2.2	2.1	2.0	0.0	2.0
	36~47	14.3	9.8	13.8	8.0	0.0	11.5
	48~59	6.9	7.0	5.9	8.9	0.0	7.0
	60~71.9	7.7	19.6	16.1	11.8	0.0	13.6
	合计	11.7	13.2	12.7	12.9	9.5	12.7
合计	0~5	22.2	22.7	17.4	32.6	25.0	22.6
	6~11	16.9	34.1	19.7	42.4	50.0	28.4
	12~23	8.1	16.0	11.5	15.8	50.0	14.0
	24~35	0.0	6.4	3.8	7.8	0.0	5.7
	36~47	8.5	7.2	7.8	7.7	0.0	7.7
	48~59	4.1	5.1	3.7	6.4	0.0	4.7
	60~71.9	6.1	17.5	12.2	13.1	8.3	12.3
	合计	9.1	14.4	10.8	15.2	17.9	12.8

2)维生素 A 缺乏 采用中华人民共和国卫生行业标准《人群维生素 A 缺乏筛查方法》(WS/T 553—2017)中的定义和判定标准。

3)维生素 D 缺乏 采用中华人民共和国卫生行业标准《人群维生素 D 缺乏筛查方法》(WS/T677—2020)中的定义和判定标准。

4)血脂异常 成人血脂异常参考《中国成人血脂异常防治指南(2016 年修订版)》中的判定标准。

(周为文)

第八节 临床科研设计及相关技能

一、疫苗临床试验

疫苗,是指能诱导宿主对感染原、毒素或其他重要抗原性物质产生特异、主动保护性免疫的异源预防用生物制品。

人用疫苗包括含用化学和(或)物理方法灭活但仍具有免疫原性的微生物灭活疫苗;对人无毒或减毒但保留免疫原性的活微生物,即减毒活疫苗;由生物体或其分泌物提取及重组 DNA 等技术获得的抗原制备的疫苗。

疫苗的研发包括两部分:临床前研究和临床试验。疫苗临床试验全过程必须严格按照《药品临床试验管理规范》(GCP)进行。但疫苗因其具有特殊性和内在性,如疫苗的研发多来源于活生物体,其组成复杂,疫苗多用于健康人群且主要接种对象为儿童,因此在安全及有效性方面有更严格要求,需要有特定的检测方法以保证不同批次疫苗质量的稳定和一致性。

(一)基本原则

(1)必须符合赫尔辛基宣言的伦理学准则,受试者的权利、安全和意志高于研究的需要。对特殊的受试者群体(如儿童),尤其是需要采用安慰剂对照时,其伦理学方面必须予以充分的考虑。

(2)为受试者保密,尊重个人隐私,防止受试者因接种疫苗而受到歧视。

(3)临床前安全性、药效学研究结果支持进行临床试验。

(4)疫苗接种的目标人群为健康人群,特别是婴幼儿,因此,疫苗各期临床试验的设计、实施等均应符合国家 GCP(药物临床试验质量管理规范)的基本要求。

(二)临床试验设计类型

1. 平行组设计 此设计为最常见的临床试验设计,对研发疫苗设置一个或多个对照疫苗。研发疫苗可分为多个剂量组(剂量成等比或等差关系)。对照组一般可分为阳性对照(公认有效的疫苗)和阴性对照(一般为安慰剂)。

2. 多中心试验

(1)多中心试验指由多个临床试验中心(或单位)分别进行的临床试验,可在较短时间内收集研究所需的受试者,且范围广,能够反映地域性,结果更具代表性。

(2)多中心试验必须在统一组织领导下进行,遵循预定的设计方案,试验过程应有监控措施。

(3)各试验中心的试验组受试者数量一般不少于 100 例,各试验中心的样本应有可比性。

3. 优效性、非劣效性试验

(1)优效性试验:疫苗优效性试验以发病率为基础,对照是安慰剂或对所研究的疾病无效的疫苗,试验目的是评价接种疫苗后所预防的疾病的发病率下降的百分比。

(2)非劣效性试验:典型的设计是为说明使用新疫苗后疾病感染的相对危险度(或相对发病率,或相对危险率),与对照疫苗相比,不大于事先指定的临床相关数值。

4. 观察性队列研究 观察性队列研究,重点观察目标人群中接种者和未接种者发生的暴露与发病事件情况。通常以社区为基础对免疫规划项目进行评价。还可对疫苗有效性进行评估。

观察性队列研究往往需在社会范围内抽样,样本量的大小取决于干预的性质,如对高危人群进行干预、社会干预以及对旅行者的预防接种等。

5. 病例对照研究 病例对照研究用于低发病率疾病或当疫苗有特殊用途时对不良事件的研究。确定有代表性的采样群体是获得有效性数据的基础和前提。该研究的优点为范围小,随访时间短。而局限为可能存在选择性偏离,缺少随机对照,以及引起其他偏离。另外,如果研究范围不是以人群为基础的,那么需要的样本例数更多,研究设计和实施情况均应仔细记录。

(三)方法学考虑

1. 受试人群

(1)受试者的选择:Ⅰ期临床试验通常在健康、免疫功能正常的成人中进行。Ⅱ、Ⅲ期则应选择能代表将来免疫接种的目标人群。

不同的目标人群,接种疫苗的顺序不同,如用于婴幼儿的疫苗,应按照先成人后儿童最后婴幼儿(各20~30 人)分步进行;用于儿童或其他特殊人群的疫苗,应先在健康成人进行Ⅰ期临床试验之后再小规模在目标人群中接种。

(2)受试者入选和排除标准:在进行大规模人群试验之前,应建立明确的受试者入选和排除标准。

①试验的任何阶段均应有具体入选和排除标准,受试者应符合年龄要求,住所固定。根据伦理学的原则,对参加试验的受试者,要在详细解释试验方案及内容后取得其本人同意,并在知情同意书上签字(征求儿童父母或监护人的同意),疫苗接种史等应记录在案。

②排除的对象为不符合医学或其他标准者,如具有心、肾衰竭指征,患可疑进行性神经性疾病、癫痫或婴幼儿痉挛,或在 1~2 周内接种过其他疫苗及长期使用抗生素者。

③入选和排除标准还应考虑免疫状态(如过敏体质、免疫缺陷、免疫抑制和(或)免疫机制不成熟)和影响免疫应答的因素(如年龄、烟酒史等);在试验期间可能离开试验地址的、有社交或语言障碍的或有其他情况影响交流的人也应排除。

④必要时,应确定第二针、第三针疫苗接种的禁忌证标准,包括接种第一针和第二针后出现的严重

Note

反应(如神经系统反应),如48 h内高热超过40 ℃、发生过敏反应。

⑤为保证试验结果的代表性和适用性,应注意入选的标准不宜过严,排除标准也不宜过多。

2.结果判定 判定标准应尽量使用国际或国内的统一标准。

(1)安全性:安全性是临床试验的主要判定终点之一。在试验设计中应重点考虑不良事件。临床试验疫苗的安全性评价结果在将来实际应用中应具有代表性和预见性。

(2)免疫原性:免疫原性数据通常在Ⅱ、Ⅲ期临床试验中获得。免疫原性数据包括免疫前后血清中抗体浓度的峰值、几何均值、可信区间等。

(3)效力:效力(Ⅱ、Ⅲ期)是指临床试验中对受试者的临床保护力和(或)用免疫学检测指标作为替代终点的结果。方案中应对临床病例的定义进行具体描述,不能用微生物学方法证实的也应在方案中进行适当的界定。无论是临床保护还是替代终点均应提交数据。使用临床保护终点判定效力的试验应在可以实施主动免疫接种并可获得预期效果的地区进行,且设对照试验。应确定并验证疫苗效力计算方法。

(4)疫苗群体保护效果:疫苗群体保护效果依赖于疫苗接种覆盖的范围,同时也依赖于其预防疾病和控制感染的效果,即疫苗自身的效力;疫苗群体保护效果还依赖于个体、人群对疫苗的易感性、暴露于感染原的概率和免疫后获得的保护力,同时还受人群特征的影响(如年龄分布),因此,应在方案中对预期的疫苗群体保护效果给予描述和限定。

(5)影响结果的因素:对于特定的临床试验,其结果受科学性、逻辑、经济、伦理等因素的限制。随机对照试验是确定疫苗有效性的关键研究,当用于临床保护判定终点的随机对照试验不可行时,应在方案中考虑替代方法。原则上,非对照的开放试验只能提供有关血清学反应(免疫原性)及疫苗耐受性的资料。试验方案应具可行性与有效性。评价血清学试验与保护力的关系应注意替代终点与临床保护终点的关系,两者可能不呈线性或正相关。

3.诊断方法验证 在试验方案中提供诊断方法的验证资料。诊断的真实性影响疫苗安全性和有效性评价;诊断感染的可靠性在评价新疫苗方面十分重要;诊断应有明确的临床指征及实验室检测结果支持。

4.病例检测和确定

(1)病例:效力试验开始前,应确定病例的定义并在试验方案中阐明诊断标准,确定检测方法和试剂的灵敏度及特异性可能对病例诊断的影响。应在整个研究期间和所有研究地点保证所用的检测、确定病例的方法和标准一致。

(2)病例检测:对接种和未接种疫苗人群中病例的检测和确定方法应完全一致。

(3)破盲后若疫苗试验失败,应事先在方案设计中注明如何以及何时进行受试者的免疫效果评价和感染微生物分型。应用血清学和(或)微生物学等方法确诊,以评价病例在人群中的分布以及对疫苗株与流行株的血清型或基因型进行比较。

5.不良事件监测和报告

(1)不良事件是指临床试验中受试者产生的非预期不良医学事件,与疫苗或是否接种疫苗不一定有因果联系。对不良事件进行监测和及时报告至关重要。应对不良事件的调查员应进行适当的培训;报告和评价局部和全身不良反应应采用标准方法,记录应完整。

(2)试验方案中应从以下方面报告不良事件并进行说明。

①谁报告(试验者,受试者,父母/监护人);

②如何报告(调查表,日记卡等);

③随访持续时间;

④报告间隔时间。

(3)应详细记录接种疫苗的不良反应,包括局部不良反应(如疼痛、硬结、红斑等)和全身不良反应(如发热、恶心、不适、头痛、过敏反应等),对严重非预期的医学事件,由主要研究者决定是否破盲,通知伦理委员会或医学委员会及药品管理当局,必要时中止试验。

（四）统计学考虑

1.效力评价统计学

（1）对用临床保护判定疫苗效力的临床试验，采用随机双盲安慰剂对照试验（Ⅲ期临床试验）是评价疫苗效力的有效方法。

（2）安慰剂可以是一种无活性的物质或者是适用于另一种疾病的疫苗，这一类型的试验被称为优效性试验，目的是评价接种疫苗后所预防的疾病的发病率下降的百分比。疫苗的效力必须优于安慰剂。

（3）应对效力进行点值估算和相应可信区间（一般为95%）评价。试验样本量大小由受试人群的发病率以及疫苗预期效力水平来决定。

（4）当用已获批准的疫苗进行广泛免疫接种使疾病发病率降至很低水平，血清学参数被认为与临床保护作用相关时，免疫原学指标可用于评价疫苗效力。这种情况下，对照是已获批准的疫苗，新疫苗效力以不低于已获批准疫苗水平为原则，该种试验设计称为非劣效性试验（单侧等效）。

2.安全性评价统计学

（1）早期临床试验的安全性评价通常仅对初步数据进行描述，对进一步的评价，可用统计学检验以发现可能与疫苗相关的不良事件。

（2）如果大规模临床试验目的是检测一些前瞻性的特定的严重不良事件，最好考虑用具有多因素安全性分析和相关性假设的检验。应进一步观察与疫苗可能相关的不良反应数据，以便确定因果关系。

（3）非劣效性试验的不良反应可以通过测定不良反应差异或比率来确定。对比率而言，试验设计要证明新疫苗不良反应的相对危险率相对于对照不大于一个特定的比值；对不良反应差异来说，试验设计要证明新疫苗不良反应的相对危险率与对照相比不大于预先界定值。

3.样本量 疫苗临床试验样本量的大小取决于方法学和统计学，基于所采用的方法学、统计学及临床和流行病学的科学判定，并且视制品而异。在满足统计学要求的前提下，应不低于法规规定的样本量（见《药品注册管理办法》）。

疫苗效力试验的样本量应足够大，以得到精确的效力区间估计。通常情况下，不同的判定终点所需的样本量不同。

设计方案应说明每一个主要判定终点（免疫原性、安全性和效力）的研究所需样本量的计算，最终估计值决定了试验所需的受试者数目，同时应仔细考虑对疫苗获准上市审批所需的数量与可行性之间的平衡。

（1）非劣效性试验：相比较安慰剂对照的优效性试验和以测定免疫学指标为判定终点的非劣效性试验而言，以临床保护为判定终点的疫苗效力非劣效性试验通常需要的样本量更大。

（2）免疫原性评价：当免疫学指标是唯一的效力判定终点时，受试者应具有目标人群的代表性，样本量大小应根据研究目的和研究设计决定，同时应考虑免疫反应测定的可变性。

（3）效力评价：决定效力样本量的原则是以方法学和统计学因素为基础，同时还有流行病学和科学依据，包括预期的疾病发生率和流行情况（区域性传播、流行性传播或低发病率的疾病）。不同产品、不同试验考虑的细节也有所不同。

（4）安全性评价：常见不良反应的比较研究及为发现严重的、不常见不良反应的队列研究通常需要大样本量才足以发现小的差别。评价常见的局部反应，每组需要近300名受试者。但是，考虑到疫苗的类型、疾病指征和目标人群的不同，为提供可靠的安全性数据，注册前的随机对照试验较合适的样本量是5000人以上。

人群中的不常见和罕见不良反应的监测需要对人群进行长期前瞻性研究，在进入市场之前这种试验通常不可行，需从上市后监测研究中获得，其研究方法为回顾性队列研究和（或）病例对照方法。

4.随访持续的时间 应在方案中明确说明随访持续时间、间隔和次数。应通过临床试验的结果评价疫苗的接种程序。原则上，所有疫苗需建立长期的评价计划，应在最后一次疫苗接种后至少观察六个月，但随访持续时间还依赖于选择的判定终点（临床保护、免疫学指标和安全性）、疫苗接种策略和疫苗的特点和类型。长期随访可在整个受试人群或一个相关分组人群中进行。

计划免疫疫苗，随访时间应至少为最后一次疫苗接种后观察一年，以获得有关持续性保护和加强免疫方面的血清学和临床资料。当研究目的是评价安全性时,应以个案病例为基础考虑随访时间。应该获得尽可能多的受试者在整个随访时间内的信息,直到记录所有的最终结果。

（五）伦理学要求

疫苗临床试验是在人体上实施的,因此应遵循医学论理学的原则,保证受试者的权利、安全和健康。任何研究均应由独立的伦理安全委员会审查并获得许可,并与国家 GCP 标准一致。没有知情同意,受试者不能参加试验。对于儿童,应获得其父母或者监护人的同意并有书面的同意证明书。受试者是健康婴幼儿、孕妇和老年人时,应特别注意伦理学要求。用于婴幼儿的疫苗,在进行人体安全性试验时,应按先成人后儿童最后婴幼儿的顺序(各 20 人)分步进行。

（六）各期临床试验设计要求

1. Ⅰ期临床试验设计

(1)当有动物模型可以评价免疫原性或效力时,在临床试验开始前应提供在动物模型上的研究数据。如果没有适宜动物模型,用替代方法和(或)体外试验获得的相关数据也可作为支持临床试验计划的依据。

(2)通常 Ⅰ 期临床试验是小范围研究(20～30 人),重点是确保临床耐受性和安全性。Ⅰ期临床试验应在适宜的实验室条件支持下,仔细监测和实施。应避免同时使用其他疫苗或治疗药物。

(3)Ⅰ期临床试验所需剂量、疫苗接种时间、接种途径或疾病发生的危险等,可能存在某些方面的差异。原则上应在成人中进行。必要时,可采取高、中、低三种剂量,每组 8～10 人,观察临床耐受性。

(4)减毒活疫苗(病毒或细菌)可能在受试者和接触过程中造成严重感染。评价应主要考虑排毒、接触传播、遗传稳定性和返祖(毒力回升),因此,需对研究现场进行严密监控与调查,候选减毒活疫苗早期研究应对疫苗初步剂量范围、免疫应答、感染临床表现和过敏原性(速发、早期和后期)作出评价。Ⅰ期临床试验应提供排毒、返祖、接触传播和遗传稳定性的研究结果。

2. Ⅱ期临床试验设计

(1)Ⅱ期临床试验目的是证明疫苗在目标人群中的免疫原性和安全性,最低样本量为 300 人。应严格设计,适当实施和分析,以从中得出支持大范围的 Ⅲ 期临床试验的适宜剂量的结论。

(2)应评价与宿主免疫应答有关的多种可变因素,如年龄、性别、母体或已存在的抗体,疫苗剂量、不同剂量的顺序或者间隔、疫苗免疫次数、接种途径,有条件时也应考虑基因型。

(3)减毒活疫苗接种后,还应动态监测至第 2、3 周或者更长。

(4)免疫应答。

①应仔细评价疫苗抗原的免疫应答,特别是与保护作用有关的特定免疫原诱导的免疫应答,如抗体水平、型别、亚型、特异性抗体功能以及抗体滴度出现和持续时间。也应记录其他相关信息,如中和抗体、交叉反应抗体、细胞免疫和可能影响免疫应答的其他因素(如已存在的抗体,同期使用的疫苗和药物)。如果疫苗保护作用的基本机制是细胞免疫,则在剂量探索试验中应建立合适的检测方法,以评价疫苗的保护作用。

②符合免疫学指标(通常血清阳转)判定标准的受试者,为有应答者。应确定有应答者的百分比,并根据确定的判定标准(抗体和(或)细胞免疫)进行描述。

③对尚不清楚免疫学指标和保护作用是否相关的疫苗,应仔细研究免疫学反应的模式。应在整个研究阶段根据预先规定的间隔定期收集所有受试者的血清。对某些疫苗(如鼻腔接种疫苗)应考虑是否需要另外收集其他体液样品。Ⅱ期临床试验的免疫学数据应记录包括滴度的几何均数(GMT)、中位数、标准差(SD)和免疫前后血清抗体范围等数据。若疫苗判定终点是诱导抗体产生,应对免疫前、后抗体滴度或浓度达到规定(或已知保护性的)抗体水平的情况进行说明;必须使用已验证的检测方法。

④在剂量-反应关系基础上根据每个剂量的抗原量来推荐初始免疫的剂量、次数、持续时间及加强免疫的必要性。需考虑免疫持续时间以及加强免疫的必要性。

3. Ⅲ期临床试验设计　Ⅲ期临床试验是为提供疫苗效力和安全性数据而设计的大规模临床试验。最低试验例数应不低于 500 例。血清学数据来自根据预定的时间间隔采集的血清样本,至少收集一个中心受试者的血清样品,以及所有确定为疫苗免疫失败的人的血清样品。Ⅲ期临床试验中应尽可能采取随机双盲对照试验和多中心试验。

若含相同抗原成分的疫苗已广泛应用,或疫苗相关疾病的发病率很低,可考虑用与临床保护相关的免疫学指标作为疫苗效力评价的替代终点,也可以用其他与保护作用相关的参数来评价。

在方案设计时,应考虑因各种原因退出的试验人数对样本量的影响,并应对退出的原因进行分析。

保护效力试验应考虑的因素:

(1)疫苗效力指免疫人群相对于未免疫人群发病率下降的百分比,为直接保护作用。

(2)试验设计:效力试验通常有两种方法,分别为试验性研究和观察性研究。Ⅲ期临床试验中,评价疫苗对疾病预防或感染的金标准是前瞻性随机双盲对照的保护性效力试验。

(3)随机双盲对照试验。

①效力试验应按双盲、随机和对照要求设计。受试人群的免疫接种策略、地理分布和流行病学特征,决定了双盲、随机对照试验的选择和可行性。

②几种可能应用的方法:前瞻性队列研究;暴露前队列研究(如对旅行者接种疫苗的研究)。

③应对疾病的发生进行双盲评价,以减少潜在的判定偏倚,真实反映疫苗的效果。

(4)获得效力数据的其他替代研究方法:根据疾病的流行病学情况、发病率、人口特征和疫苗的预期效力,允许其他替代研究方法,但非随机双盲对照试验提供的效力数据必须经过验证。其替代方法如下。

①续发率研究或家庭内接触研究(可随机化):一种特殊类型的暴露前队列研究,样本量小于其他随机对照试验。

②非对照、开放性研究:仅在获取血清学反应和耐受等附加信息时使用。

③观察性队列研究:如果伦理学依据不支持随机双盲对照试验、需要长时间随访或以临床保护为判定终点的(如新生儿乙型肝炎疫苗接种)及所需样本量太大不能随访等非常情况,可考虑观察性队列研究。但难度较大,申请者应充分考虑试验所需的样本量大小和持续时间。

④病例对照研究。

(5)对照选择。

①对照选择由多个因素决定,安慰剂对照通常在比较组中使用。当试验疫苗为联合组分时,可用已获批准的非研究组分作为对照疫苗,也可用与研究无关的预防其他传染病的疫苗,因此对照可认为是对其他疾病有效的疫苗,而阳性对照则是可预防相同疾病的疫苗。

②安慰剂对照:常在评价新疫苗的保护效力时使用。无活性安慰剂或对其他疾病有效,但对所研究疾病无效的疫苗可作为单价疫苗对照。试验组与安慰剂组按1∶1比例分配,而其他类型的研究中该比例可为2∶1或更高。

对多价疫苗,如其中包含预防新传染病的组分,对照中则不应含有该组分;如这种新传染病疫苗已获批准或其效力和安全性已被证明,可包含在对照组中,但应单独进行接种。

③当不符合伦理学或由于发病率较低,计算效力所需随访期较长而造成随机双盲对照试验或续发率研究不可行时,可应用观察性队列研究获取支持性数据,这些数据可估计疫苗的效力。

④发病率低,不能使用前瞻性对照试验时,可采用病例对照研究。

(6)效力试验的一般考虑。

①试验规模是以临床保护判定终点或与临床保护作用有关的免疫学指标为判定终点来确定。以临床保护判定终点为基础的效力试验,通常需要大样本量,可能各组需几千名受试者。如果受试人群的预期发病率较低,为准确评价效力,也需大量受试者。若疾病发病率高,较小样本量即可。

②如果以临床保护作用有关的免疫学指标为判定终点,在满足统计学评价的前提下,每组受试者所需要数目可以较小。

③阳性对照。

a.如疫苗含一种新抗原或为不同剂型的已知抗原(如液体与冻干、佐剂改变、赋形剂、防腐剂或抗原剂量改变)或接种途径改变(如流感疫苗气雾吸入取代肌内注射),需要应用抗原性相似的阳性对照进行比较。

b.当阳性对照疫苗效力稳定性和有效性受疫苗质量、抗原变异、接种覆盖率及其他保护措施、地区、流行病学、社会经济及其他人群特征等因素影响时,应考虑另设安慰剂对照作为内部对照。

④保护作用的考虑。

a.临床试验是以预防疾病作为判定终点,但有时可能存在实施与伦理上的困难,应努力发现、建立保护作用与免疫学指标之间的相关联系。

b.保护作用与免疫学指标相关联的研究可以群体或个体为基础。血清学分析所用实验室方法需经验证。

c.以群体为基础的与保护作用相关联的特定抗体水平,根据绝大多数免疫组人群免疫后具有的该抗体水平来确定,而绝大多数易感人群(未免疫)检测不出,为此必须在Ⅲ期临床试验队列研究中测定免疫和未免疫人群中具有代表性和具有统计学意义样品的免疫学指标。与保护效果相关的抗体水平实际上是Ⅲ期临床试验疫苗的效力。

d.对以个体为基础的与保护作用相关联指标的研究,免疫前和至少一次免疫后进行抗体水平测定。分析抗体水平与发病的关联,目的是了解获得保护性的最低抗体水平(临界水平)。在Ⅲ期临床试验队列研究中,若以个体为基础,必须测定免疫后抗体水平,对用于测定与保护作用相关的免疫学指标的方法(抗体或细胞免疫)必须验证和标准化,以便不同临床试验数据间有可比性。为建立免疫应答与疫苗保护效力之间的联系,应确定他们之间的定性和定量关系。

⑤保护作用持续时间和加强免疫的必要性。

a.随机对照试验可为保护期长短和是否需要加强免疫提供早期指征。

b.对含新抗原疫苗的长期随访,除考虑抗体应答与临床保护的关联外,还需对抗体反应的质量和动态进行观察,如抗体滴度、血清阳转率和回忆诱导等动态信息。

c.疫苗效力试验完成后及疫苗批准上市后仍应对已受试群体进行长期随访研究,收集血清学资料,以进一步确定与保护作用的相关性,以及为是否需要加强免疫及加强免疫程序提供数据。

⑥Ⅲ期临床试验的安全性评价。

a.Ⅱ、Ⅲ期临床试验中,对安全性评价的描述和定义,一定程度上应与将来实际应用情况一致。

b.应尽可能提供用来预防相同传染病、抗原性相似的阳性对照数据比较结果。应在Ⅰ、Ⅱ、Ⅲ期临床试验中特别注意安全性问题,包括基因改变的活疫苗对环境的影响等。

c.应彻底调查常见的不良反应,了解所研究产品的特征(如与其他药物、疫苗相互作用,年龄或流行病学特性导致的不同效果的因素等)。这些结果需通过进行大规模的随机试验而获得,涉及临床流行病学、生物统计、实验室检测等很多方法。

d.随机研究必须考虑发现常见不良反应(1/100～1/10)及罕见不良反应(≤1/10000)的可能性。

e.安全性评价对象应包括至少接种过一个剂量疫苗的受试者,且安全性监测应从入选开始。

f.在试验的早期阶段就应制订对所有受试者进行监测的计划和方案。若有Ⅰ、Ⅱ期临床试验的安全性数据,Ⅲ期临床试验中可以仅严密监测部分受试者(如每组几百人),以确定受试人群中常见和不严重的局部和全身反应。对其他的Ⅲ期临床试验受试者,应监测是否有重大或未预期的严重反应,如住院、死亡等事件。

g.严重不良事件:涉及严重不良事件的资料须详细记录:患者试验编号或身份证号码;研究证明不良事件类型、发生时间、患者临床特征,包括所有的亚临床疾病;同期预防接种和用药及采取的措施和治疗;事件起止、持续时间、结果及研究者对因果关系的评价。

虽然以群体为基础的研究通常不易得到引起不良事件的真正原因,但应尽可能调查每个病例与疫苗接种相关的生物学联系和(或)因果关系。在注册技术审评中,须对不良事件报告进行审议,根据严重程度采取相应措施,如暂停产品开发(或仅是短期)或增加其他临床安全性研究以证实疫苗与严重不良事件之间的关系。

严重不良事件跟踪监测期的长短应根据其特性而定。应建立标准的病例报告书,用以记录严重不良事件信息,该报告书应从Ⅰ期临床试验时开始使用。

免疫接种后的一些严重不良事件可能非常少,在Ⅱ、Ⅲ期临床试验中观察不到。因此在Ⅳ期临床试验期间还应进行监测。

4.Ⅳ期临床试验 Ⅳ期临床试验是指疫苗上市后使用时对其有效性、安全性和质量进行监测。

Ⅳ期临床试验的目的是监测疫苗在大量目标人群常规使用状态下的各种情况,发现不良反应并监控有效性或效力。主动监测和仔细统计Ⅳ期临床试验的数据可对不良反应和有效性进行更精确的评价。对于偶发疾病及罕见疾病,需调查整个群体以保证统计学的可信性,但一般研究通常局限于分组人群。

(1)Ⅳ期临床试验多采取病例对照或者观察性队列研究。

(2)上市后监测和研究主要针对如下方面。

①疫苗的最佳应用(与其他疫苗同时使用的年龄、疫苗株的改变等)。

②某些高危人群中的有效性。

③长期效果和安全性监控。

(3)Ⅳ期临床试验应对以下方面进行评价。

①目标疾病影响(发病率、病死率)。

②疾病流行的潜在可能性。

③该病是否为国家、区域或国际疾病监控项目特定目标。

④有关传染病信息收集是否会引起重大的公共卫生影响。

(4)安全性评价。

①上市后监测可能是唯一能发现临床试验中不常发生的长期或急性不良事件的途径。

②Ⅳ期临床试验的目的还在于发现Ⅱ或Ⅲ期临床试验未能发现的极少数或非预期事件。

③为收集安全性数据,可采用主动或被动监控,范围可针对全部或分组人群。常用不良事件自愿报告(被动调查),可有效发现严重的或致命的不良反应和异常临床反应。

④研究特殊不良事件常用病例对照与历史性对照相关的回顾性暴露队列研究方法。

(5)疫苗群体保护效果评价:随机、对照Ⅲ期临床试验有效性评价后,应确定新疫苗常规应用的有效性。疫苗有效性包括直接保护和间接保护。应考虑疫苗有效性受下列因素的影响。

①分组人群接种覆盖范围。

②人群免疫状态。

③疫苗生产毒株与环境中毒株的联系。

④疫苗使用后,非疫苗毒株的感染。

⑤若进行较长时间的上市后监测,那么在一定条件下可纵向评价有效性,并发现疫苗质量变化。

(6)随访时限与流行病学调查:在计划草案中应明确上市后对接种者跟踪时间的期限。在某群体中实施免疫接种项目,开展适当组织的上市后调查有利于长时期的观察和发现目标人群中疾病的流行病学变化。

①分析免疫失败及疾病发生对项目的影响。

②是否需要新的免疫策略。

③接种疫苗后疾病改变可能造成的不良事件(如其他血清型代替疫苗株的血清型)。

④监控草案应在申请注册时提交,并应提交实施该项目的总体计划,包括研究的有关资料和报告间隔(常为每六个月报告一次,共报告五年)。

(7)样本量:Ⅳ期临床试验样本量应参照国家药品监督管理局对药物的一般规定,预防用疫苗应至少几千例,甚至几万例。

(七)疫苗临床试验方案基本要求

(1)目的和简介。

Note

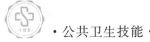

（2）研究现场：简要描述。

（3）研究者。

（4）背景和原理。

（5）疫苗临床前研究和实验室评价。

（6）产品特性简介：疫苗制备及详细资料。

（7）主要和次要研究目的。

（8）试验设计：包括假设、终点、研究计划、样本量、研究时间等。

（9）受试人群：入选及排除标准。

（10）方法和程序：包括入选、分组、接种、随访、实验室方法、统计计划和分析。

（11）临床试验的监控：包括资料监控、试验方法和资料的质量保证。

（12）时间表：包括入选开始和终结，随访的项目、间隔及终点，报告日期。

（13）伦理学批准。

二、药物临床试验

临床试验方案是指记录试验背景、原理及目的，描述试验设计、试验方案、试验组织、数据处理与统计分析方法以及试验过程管理的书面文件。

（一）药物临床试验方案设计基本要求

（1）符合代表性：受试对象对于患病人群具有共同的特征，即同质性。

（2）符合合理性：立题的依据及假说的建立，要具有科学性。

（3）符合重复性：在同一条件下临床试验可重现的程度。

（4）符合随机性：受试对象应遵循"同等可能性"原则分配至试验组和对照组，且受试样本必须为随机样本。

（5）应在充分了解所试验药物的临床前药理、毒理实验，临床预试验情况，处方组成与方解，工艺，质量资料及药政管理部门对申请临床试验的审查意见的基础上，制订针对性强、完善的试验方案。

（6）必须符合伦理学及科学性原则，同时满足统计学设计的要求，从而达到安全性评价与有效性评价的目的。

（二）药物临床试验方案主要内容

（1）标题页：包括研究的标题、临床的批件号、药物的名称或适应证或临床试验的分期、主要研究者姓名、申办者信息、研究单位、方案版本号、方案设计者、统计分析单位、方案制订与修改时间、原始资料保存地点等。

（2）申办单位、研究单位、监查员、统计分析单位资料页：应包括申办单位的名称和地址，监查员的姓名与联系电话，研究单位的名称，研究者的姓名、地址和联系电话，统计分析单位的名称，统计分析负责人姓名、地址和联系电话等。

（3）摘要。

（4）目录页。

（5）前言。

（6）试验目的。

（7）试验设计：试验设计的类型，包含单中心或多中心、对照或开放、平行或交叉、双盲或单盲等；根据统计学原理计算要达到试验预期目的所需的样本量。

（8）受试者的筛选：包括诊断标准、纳入标准、排除标准、中止试验标准及受试者退出试验的条件，试验结束后的随访和医疗措施。

（9）治疗方案：①试验药物：根据药效学与药代学研究的结果及量效关系确定试验药物和对照药物的剂型和剂量、给药途径和方法、给药次数、疗程和有关合并用药以及对包装和标签进行说明。②试验药物的登记与使用记录、递送、分发方式及储藏条件的制度。③盲法的设计：试验药物、对照药物编码的建立和保存,揭盲方法和紧急情况下破盲的规定。

(10)临床试验的具体步骤及预期进度:除文字表述外要附流程图。

(11)观测指标。

(12)有效性及安全性评价。

(13)不良事件的观察:不良事件定义、预期不良反应范围、不良事件的记录、与药物因果关系的判断、处理措施、随访的方式和步骤、时间和转归。

(14)临床试验的质量控制与质量保证。

(15)数据管理:数据记录和监查、研究病历书写、数据处理及数据溯源性的规定、盲态审核与揭盲规定等。

(16)统计分析。

(17)伦理学要求:试验方案的确定到受试者的招募、知情同意的过程、可能的受益与风险、受试者安全的保障以及受试者隐私的保护等,均要符合伦理学要求。

(18)试验资料的保存。

(19)临床试验预期的进度和完成日期。

(20)如该试验方案同时作为合同使用时,应写明各方承担的职责和论文发表等规定。

(21)参考文献。

(三)Ⅰ期临床试验方案设计技术要点

(1)试验设计依据:列出相关法规、试验指导原则及临床前药理、毒理研究结果和功能主治等。

(2)Ⅰ期临床试验目的:观察人体对试验药物的耐受程度及安全性,为进一步临床试验提供合理、安全、有效的试验方案。

(3)受试者的筛选:包含受试者来源与人数、纳入和排除标准、中止试验标准等。选择的受试者的年龄应为18～50岁,例数为20～30例,男女各半,一般选择健康受试者,特殊病证可选择轻型志愿患者,所有受试者必须进行严格的健康体格检查。

(4)试验方法:一般采用无对照试验方法,必要时可采用随机双盲安慰剂对照试验。方案设计中应首先进行单次给药耐受性试验,再根据药物的特征和疗程等确定是否需要进行多次给药耐受性试验。若技术上可行,可进行单次给药药代学试验。

(5)制订用药方案:要根据药物特点,依据临床常用剂量或习惯用量或参考动物试验剂量制订用药方案。

(6)Ⅰ期临床试验方案的设计要充分认识和估计可能出现的不良事件,确定不良事件与药物之间是否存在因果关系。

(四)Ⅱ期临床试验方案设计技术要点

(1)研究背景要简要说明试验药物的处方组成、功能主治、临床前药效学研究结果、急性毒性及长期毒性试验结果等方面的内容。

(2)Ⅱ期临床试验目的是初步评价新药的有效性和安全性,推荐临床用药剂量。

(3)试验的总体设计包含试验设计的类型、原则和步骤。需说明病例数、随机分配方案、对照药物、盲法设计等。试验组与对照组例数均不少于100例,主要病证不少于60例。涉及多中心试验的各中心观察例数不少于20例。若为罕见或特殊病种,可向国家药品监督管理局申请减少受试例数,但必须符合统计学要求。试验步骤可用流程图形式说明。

(4)受试者的筛选应包括西医诊断标准、中医证候标准、症状体征分级量化标准、入选和排除标准、受试者退出试验的条件与步骤、中止试验的条件、剔除和脱落病例标准等内容。

(5)制订的治疗方案应详细说明试验药物与对照药物的名称、规格和包装情况,药物管理,用药方法以及对合并用药的要求等。按照病证同类、给药途径相同的原则择优选择对照药物。试验剂量、次数、疗程等可根据药效实验、临床预试验结果或Ⅰ期临床试验结果确定。

(6)判断不良事件与药物的因果关系及处理方法。

Note

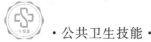

（7）综合疗效与安全性评定标准分为临床痊愈、显效、有效、无效四级。

（8）对病例报告表（case report form，CRF）的填写、核对和回收，数据库的建立与核查，数据的录入与备份，盲态审核与揭盲规定进行数据管理。

（9）统计分析。

（10）确保试验质量的控制，包括监查员的访视、试验人员的培训、CRF的填写以及数据的核实等。

（11）叙述药物试验的伦理学考虑。

（12）试验总结与资料保存。

（13）列出所涉及的参考文献。

（五）Ⅲ期临床试验方案设计技术要点

（1）试验目的：新药Ⅲ期临床试验即扩大的临床试验，进一步评价新药的有效性和安全性。

（2）试验的总体设计基本同Ⅱ期临床试验。试验组例数不少于300例，对照组例数不少于100例，试验组与对照组例数之比不大于3∶1，主要病证不少于100例。涉及多中心试验中各中心观察例数不少于20例；若为罕见或特殊病种，可向国家药品监督管理局申请减少受试例数，但必须符合统计学要求。

（3）受试者的选择和退出：同Ⅱ期临床试验。

（4）制订的治疗方案与Ⅱ期临床试验相同。对照药物可选择Ⅱ期临床试验所选用的药物。根据Ⅱ期临床试验结果确定试验剂量、次数、疗程等。

（5）根据试验药物的成分特点、毒性实验及Ⅱ期临床试验的结果，密切观察各种不良事件，并分析原因，进行不良事件与药物之间因果关系的判断。

（6）综合疗效与安全性评定标准、数据管理、统计分析、设计试验质量的控制等同Ⅱ期临床试验。

（7）叙述药物试验的伦理学考虑。

（8）试验总结与资料保存。

（9）列出所涉及的参考文献。

（六）Ⅳ期临床试验方案设计技术要点

（1）试验目的：药物Ⅳ期临床试验即新药上市后监测，在广泛使用条件下考察新药的不良反应，尤其要注意罕见的不良反应。

（2）试验方法：上市后开放试验，可不设对照组。

（3）受试对象：与Ⅱ期临床试验基本相同。

（4）受试例数：不少于2000例。若为罕见或特殊病种，可向国家药品监督管理局申请减少受试例数。

（5）给药方案：与Ⅱ期临床试验相同。

（6）疗效评定：与Ⅱ期临床试验相同。

（7）不良事件的观察：根据试验药物的成分特点、毒性实验及Ⅲ期临床试验的结果，密切观察各种不良事件，并分析原因，进行不良事件与药物之间因果关系的判断。

小　结

本章主要涉及内容包括疫苗临床试验和药物临床试验，两种临床试验设计均要进行四期，每一期的设计要求侧重点不同；临床试验涉及人体试验，因此必须要考虑伦理学是否可行。

（张康）

第二章　突发公共卫生事件现场调查处置技能

第一节　概　　述

突发公共卫生事件直接关系到公众的健康、经济的发展和社会的稳定。科学、有序应对和处置突发公共卫生事件是世界各国政府需要认真面对的重大课题。近年来,SARS、甲型 H1N1 流感、新型冠状病毒肺炎(下称新冠肺炎)等新发传染病给人类健康带来了新的威胁。2019 年 12 月,湖北省武汉市部分医院陆续发现了多例有华南海鲜市场暴露史的不明原因肺炎病例,后经诊断证实为新型冠状病毒感染引起的急性呼吸道传染病。世界卫生组织于 2020 年 3 月 11 日宣布,新冠肺炎疫情从特征上可称为大流行。为了有效防控新冠肺炎疫情,党和政府果断采取了强有力的科学措施,迅速应对突发疫情,严格管理传染源、切断传播途径、保护易感人群,遏制疫情蔓延势头,至 2020 年 4 月底疫情防控取得重要阶段性成效。

除传染病以外,其他突发公共卫生事件也频繁出现。1984 年,美国联合碳化物公司在印度中央邦首府博帕尔市开办的一家农药厂,发生了一起严重的毒气泄漏事故,给当地居民带来巨大的灾难;1986 年乌克兰切尔诺贝利核电站事故、2011 年日本福岛核事故都是人类历史上发生的严重核灾难。这些突发公共卫生事件,给社会和社会公众造成了极大的恐慌和危害。

一、突发公共卫生事件的概念

(一)突发事件

《中华人民共和国突发事件应对法》中所称的突发事件,是指突然发生,造成或者可能造成严重社会危害,需要采取应急处置措施应对的自然灾害、事故灾难、公共卫生事件和社会安全事件。

(二)突发公共卫生事件

《突发公共卫生事件应急条例》所称的突发公共卫生事件,是指突然发生,造成或者可能造成社会公众健康严重损害的重大传染病疫情、群体性不明原因疾病、重大食物和职业中毒以及其他严重影响公众健康的事件。常见的突发公共卫生事件诱因包括自然灾害、传染病暴发、食品安全事件与食物中毒、生产事故造成公共健康危害事件、环境污染与生态环境改变、生物与生化恐怖主义事件等。

二、突发公共卫生事件的基本特征

(一)突发性

突发性即事件的高度不确定性,时间和地点分布各异。突发公共卫生事件往往是突然发生,较难预测的危害事件,由于其发生的因素复杂多样、千变万化,发生、发展的原因、机制尚不十分清楚,因此其发生时间、地点具有不可确定性,不可预判。如各种食物中毒、原因不明群体性疾病等。

(二)群体性

突发公共卫生事件往往同时累及多人,甚至波及整个工作或生活的群体。特别是在经济全球化高度发展的今天,随着国际交往的不断加强,可导致其跨地区、跨国界传播。

(三)危害性

突发公共卫生事件往往给人民的健康和生命造成重大损失,影响正常生活、生产秩序,甚至扰乱社会稳定,对经济、政治、军事和文化等诸多方面也有重要影响。其危害性主要表现在以下几个方面。

1.人群健康和生命严重受损 突发公共卫生事件往往造成众多的人群疾病、伤残或死亡。

2.造成心理伤害 突发公共卫生事件对于全社会所有人的心理都是一种强烈的刺激,必然会有许多人产生焦虑、神经症和忧虑等精神神经症状。如2008年四川汶川地震造成许多地区人群心理健康危害。

3.造成严重经济损失 突发公共卫生事件往往会为社会和个人带来重大的经济损失。例如,治疗一例传染性非典型肺炎患者就需要数万,甚至数十万,治疗相关成本极高。传染病疫情导致经济活力下降,例如新冠肺炎疫情导致停工、停产、停业,从而给个人和社会造成巨大的经济损失。政府、社会和个人防疫的直接经济成本极高。

4.国家或地区形象受损及政治影响 突发公共卫生事件的频繁发生或处理不当,可能对国家和地区的形象产生很大的不良影响,也可能导致医疗卫生等有关单位和政府有关部门产生严重的公共信任危机。严重突发公共卫生事件处理不当甚至可能影响地区或国家的稳定。因此有些发达国家将公共卫生安全、军事安全和信息安全一同列入新时期国家安全体系。

(四)复杂性

突发公共卫生事件的复杂性表现在以下方面:一是成因复杂,二是种类复杂,三是影响复杂。突发公共卫生事件与自然因素、社会因素、心理因素等各种因素及其相互作用有关,成因十分复杂。按原因和性质分类,可将其分为疾病暴发、自然灾害和人为事故三大类;按《突发公共卫生事件应急条例》,可将其分为重大传染病疫情、群体性不明原因疾病、重大食物和职业中毒、其他严重影响公众健康的事件四类。突发公共卫生事件涉及面广,影响范围大。例如,2020年新冠肺炎疫情严重冲击国家经济秩序、国家应急管理体系、应急管理政策和法律法规,具有十分深刻的影响。

(五)处理的综合性

突发公共卫生事件对公众健康威胁严重,造成的社会负面影响大,从现场抢救、疫情控制到运转救治,从原因调查到善后处理,需要多系统、多部门的密切配合,必须在政府统一领导下才能综合协调解决。2020年初,为了有效防控新冠肺炎疫情,党和政府果断采取了强有力的科学措施,动员和依靠人民,全国闻令而动,各地齐心协力,控制传染源、切断传播途径、保护易感人群,形成了全球独有的全民健康行为规范之"中国经验"。

(六)决策的时效性

突发公共卫生事件具有发生的突然性和事件演变过程的难以预测性,救治机会稍纵即逝,要求应对者必须迅速找出造成突发公共卫生事件的原因并作出正确、果断的决策,迅速干预。

三、突发公共卫生事件的分类

根据《突发公共卫生事件应急条例》,突发公共卫生事件分为以下四类。

(一)重大传染病疫情

重大传染病疫情是指某种传染病在短时间内发生、波及范围广泛,出现大量的患者或死亡病例,其发病率远远超过常年的发病率。传染病包括《中华人民共和国传染病防治法》所规定的法定报告传染病或新发传染病,如鼠疫、肺炭疽、霍乱、布鲁氏菌病、乙丙类传染病、罕见或已消灭的传染病等。传染病一直是威胁人类健康的重大疾病。历史上发生过多起传染病大流行,如十四世纪四五十年代欧洲暴发的"黑死病"(鼠疫),造成2500万人死亡,占当时欧洲总人口的1/3,给中世纪欧洲社会的经济、政治、文化、宗教、科技等方面造成了剧烈的冲击,产生了巨大的影响。我国近年发生过的重大传染病疫情,包括

1988年上海甲型病毒性肝炎疫情,2004年青海鼠疫疫情等。随着社会经济的发展和医疗卫生水平的提高,老旧传染病如鼠疫、霍乱、天花等,对人类健康的威胁已得到有效控制,而新发传染病成为威胁人类健康的另一重大挑战,2003年的SARS,2005年的人感染高致病性H5N1禽流感,2009年的甲型H1N1流感,以及2012年的MERS,2014年的人感染H7N9禽流感,2020年新冠肺炎等,均给人类健康带来巨大威胁。

(二)群体性不明原因疾病

据原卫生部《群体性不明原因疾病应急处置方案》(试行),群体性不明原因疾病是指一定时间内(通常是指2周内),在某个相对集中的区域(如同一个医疗机构、自然村、社区、建筑工地、学校等集体单位)内同时或者相继出现3例及以上相同临床表现,经县级及以上医院组织专家会诊,不能诊断或解释病因,有重症病例或死亡病例发生的疾病。群体性不明原因疾病具有临床表现相似性、发病人群聚集性、流行病学关联性、健康损害严重性的特点。这类疾病可能是传染病(包括新发传染病)、中毒或其他未知因素引起的疾病。

(三)重大食物和职业中毒

重大食物和职业中毒指由于各种原因引起的食品污染和职业性危害造成的人数众多和(或)伤亡较重的中毒事件。包括中毒人数超过30人或出现死亡1例以上的饮用水和食物中毒,短期内发生3人以上或出现死亡1例以上的职业中毒。如2002年9月14日,南京市汤山镇发生一起投毒案,造成300多人因食用有毒食品而中毒,死亡42人。2002年初,河北省高碑店市白沟镇发生苯中毒事件,箱包生产企业数名外地务工人员中,陆续出现中毒症状,并有多名工人死亡。

(四)其他严重影响公众健康的事件

其他严重影响公众健康的事件包括医源性感染暴发,药品或免疫接种引起的群体性反应或死亡事件,严重威胁或危害公众健康的水、环境、食品污染和放射性、有毒有害化学性物质丢失、泄漏等事件,生物、化学、核辐射等恐怖袭击事件,有毒有害化学品、生物毒素等引起的集体性急性中毒事件,有潜在威胁的传染病动物宿主、媒介生物发生异常,学生因意外事故、自杀或他杀出现1例以上的死亡以及上级卫生健康主管部门临时规定的其他重大公共卫生事件。

四、突发公共卫生事件的分级

《国家突发公共卫生事件应急预案》根据突发公共卫生事件的性质、危害程度和涉及范围,将其划分为特别重大(Ⅰ级)、重大(Ⅱ级)、较大(Ⅲ级)和一般(Ⅳ级)四个级别。

(一)特别重大突发公共卫生事件(Ⅰ级)

在很大的区域内,已经发生很大范围的扩散或传播,或者可能发生大范围扩散或传播,原因不清或原因虽然清楚但影响人数巨大且已影响社会稳定,甚至发生大量死亡的突发公共卫生事件。主要包括以下内容。

(1)肺鼠疫、肺炭疽在大、中城市发生并有扩散趋势,或肺鼠疫、肺炭疽疫情波及2个以上的省份,并有进一步扩散趋势。

(2)发生传染性非典型肺炎、人感染高致病性禽流感病例,并有扩散趋势。

(3)涉及多个省份的群体性不明原因疾病,并有扩散趋势。

(4)发生新发传染病或我国尚未发现的传染病发生或传入,并有扩散趋势,或发现我国已消灭传染病重新流行。

(5)发生烈性病菌株、毒株、致病因子等丢失事件。

(6)周边以及与我国通航的国家和地区发生特大传染病疫情,并出现输入性病例,严重危及我国公共卫生安全的事件。

(7)国务院卫生健康主管部门认定的其他特别重大突发公共卫生事件。

（二）重大突发公共卫生事件（Ⅱ级）

在较大区域内，已经发生大范围扩散或传播，或者可能发生大范围扩散或传播，原因不清或原因虽然清楚但影响人数很多，甚至发生较多死亡的突发公共卫生事件。

（1）在一个县（市）行政区域内，一个平均潜伏期内（6天）发生5例以上肺鼠疫、肺炭疽病例，或者相关联的疫情波及2个以上的县（市）行政区域。

（2）发生传染性非典型肺炎、人感染高致病性禽流感疑似病例。

（3）腺鼠疫发生流行，在一个市（地）行政区域内，一个平均潜伏期内多点连续发病20例以上，或流行范围波及2个以上市（地）行政区域。

（4）霍乱在一个市（地）行政区域内流行，1周内发病30例以上，或波及2个以上市（地）行政区域，有扩散趋势。

（5）乙类、丙类传染病波及2个以上县（市）行政区域，1周内发病水平超过前5年同期平均发病水平的2倍。

（6）我国尚未发现的传染病发生或传入，尚未造成扩散。

（7）发生群体性不明原因疾病，扩散到县（市）行政区域以外的地区。

（8）发生重大医源性感染事件。

（9）预防接种或群体性预防性服药出现人员死亡。

（10）一次发生食物中毒人数超过100人并出现死亡病例，或出现10人以上死亡病例。

（11）一次发生急性职业中毒50人以上，或死亡5人以上。

（12）境内外隐匿运输、邮寄烈性生物病原体、生物毒素造成我境内人员感染或死亡的。

（13）省级以上人民政府卫生健康主管部门认定的其他重大突发公共卫生事件。

（三）较大突发公共卫生事件（Ⅲ级）

在较大区域内，已经发生较大范围扩散或传播，或者有可能发生较大范围扩散或传播，原因不清或原因虽然清楚但影响人数较多，甚至发生少数死亡的突发公共卫生事件。

（1）发生肺鼠疫、肺炭疽病例，一个平均潜伏期内病例数未超过5例，流行范围在一个县（市）行政区域以内。

（2）腺鼠疫发生流行，在一个县（市）行政区域内，一个平均潜伏期内连续发病10例以上，或波及2个以上县（市）行政区域。

（3）霍乱在一个县（市）行政区域内发生，1周内发病10～29例或波及2个以上县（市）行政区域，或市（地）级以上城市的市区首次发生。

（4）一周内在一个县（市）行政区域内，乙、丙类传染病发病水平超过前5年同期平均发病水平的1倍。

（5）在一个县（市）行政区域内发现群体性不明原因疾病。

（6）一次发生食物中毒人数超过100人，或出现死亡病例。

（7）预防接种或群体性预防性服药出现群体心因性反应或不良反应。

（8）一次发生急性职业中毒10～49人，或死亡4人以下。

（9）市（地）级以上人民政府卫生健康主管部门认定的其他较大突发公共卫生事件。

（四）一般突发公共卫生事件（Ⅳ级）

在局部地区，尚未发生大范围扩散或传播，或者不可能发生大范围扩散或传播，原因清楚且未发生死亡的突发公共卫生事件。

（1）腺鼠疫在一个县（市）行政区域内发生，一个平均潜伏期内病例数未超过10例。

（2）霍乱在一个县（市）行政区域内发生，1周内发病9例以下。

（3）一次发生食物中毒人数30～99人，未出现死亡病例。

（4）一次发生急性职业中毒人数在9人以下，未出现死亡病例。

（5）县级以上人民政府卫生健康主管部门认定的其他一般突发公共卫生事件。

五、突发公共卫生事件的防控策略

（一）制定有关法律、法规和卫生政策

近年来,我国制定了一系列突发公共卫生事件相关法律、法规和卫生政策,提高了政府保障公共安全和处理突发公共卫生事件的能力,最大限度地预防和减少了突发公共卫生事件及其造成的损害,保障了公众的生命财产安全,维护了国家安全和社会稳定,促进了经济社会全面、协调、可持续发展。2003年5月,在抗击SARS疫情之际,国务院公布施行《突发公共卫生事件应急条例》,该条例的出台,标志着我国进一步将突发公共卫生事件应急处理工作纳入法制化的轨道,促使我国建立和完善了突发公共卫生事件应急处理机制;2006年国务院发布《国家突发公共事件总体应急预案》,此应急预案共6章,包括总则、组织体系、运行机制、应急保障、监督管理和附则;2006年,原卫生部发布《国家突发公共卫生事件应急预案》,此应急预案包括总则,应急组织体系及职责,突发公共卫生事件的监测、预警与报告,突发公共卫生事件的应急反应和终止,善后处理,突发公共卫生事件应急处置保障,预案管理与更新和附则,是我国突发公共卫生事件应急预案体系总纲之一;2011年,国务院修订发布《突发公共卫生事件应急条例》,2011年10月,国务院修订发布《国家食品安全事故应急预案》。

（二）加强突发公共卫生事件体系建设

（1）进一步完善公共卫生事业投入机制,改善疾病预防控制的基础条件,进一步落实和完善公共卫生的服务项目。

（2）明确国家、省、市、区（县）四级疾病预防控制中心各自的功能定位,进一步加强对急性传染病的防控和应急处置的能力。

（3）建立医防结合机制,把我国疾病预防控制体系和医疗救治体系在机制上打通,在人员、信息、资源上实现互通和融合。

（4）优化突发公共卫生事件监测体系,强化预警能力。对于重大传染病突发事件,"早发现、早报告、早隔离、早诊断、早治疗",这"五早"的核心是"早发现"。因此要加强传染病信息管理系统、突发公共卫生事件系统的建设,提高监测灵敏性,及时提出预警。

（5）加强公共卫生人才队伍的建设。着重培养病原学检测、现场流行病学调查、疫情研判和分析等方面的公共卫生专业人才,提高应对突发公共卫生事件的效率和水平。

（三）开展突发公共卫生事件应急知识的宣传教育

各级政府和卫生健康主管部门要以学校、社区、农村为重点,以多种形式广泛宣传突发公共卫生事件的性质和危害性,普及卫生应急知识,动员社会各界积极参与预防、控制和处理工作,增强全社会对突发公共卫生事件的防范意识和提高全社会对突发公共卫生事件的应对能力。地方各级人民政府和有关部门、单位要加强应急救援队伍的业务培训和应急演练,建立联动协调机制,提高装备水平;动员社会团体、企事业单位以及志愿者等各种社会力量参与应急救援工作;增进国际交流与合作。

（四）做好应对突发公共卫生事件的物资储备

按照"平战结合"理念,构建应急医用物资战略储备体系,投资建设一批国家、区域应急医用物资和原材料生产储备基地。建立权责集中的应急物流指挥中心,指定覆盖全国市场网络的大型医药企业,承担特殊时期应急物资的统一配送任务,以实现统一管理、成本控制和风险监控。

六、突发公共卫生事件现场调查处置步骤

突发公共卫生事件发生后,应按照"边调查、边处理"的原则进行应急处置。首先应根据已经掌握的情况,尽快组织力量开展调查,分析、查找病因。若流行病学病因（如传染源、传播途径、暴露方式、易感人群）不明,应以现场流行病学调查为重点,尽快查清事件的原因。如能迅速查明流行病学病因,应立即实行有针对性的控制措施。若怀疑为中毒事件,应立即对患者采取适当救治措施,并尽快查明中毒原

因,给予特异、针对性的治疗,促进患者康复。若初步查明了导致传染病暴发流行的病原体或中毒的致病因子,但在短时间内难以查清流行病学病因,无法在短期内找到有效控制措施的,应根据该病的已知传播途径或主要危险因素制订有针对性的预防控制措施。

(一)组织准备

在到现场进行调查处置前,必须做好组织准备,主要包括技术、人员、物资、后勤保障的准备工作。做好调查到底的一切准备。

1. 技术准备 根据已经掌握的线索,检索或复习相关文献资料,向有关临床、流行病学、实验室检测专家请教,与相关实验室联系,做好现场采样和检测的技术准备。

2. 人员准备 根据事件性质,组织临床、流行病学、实验室检测等相关专业人员组成现场处置工作组,并明确各自的职责和分工。

3. 物资准备 要准备好个人防护用品,用于标本采集、运输的设备和工具,现场快速检测的设备和试剂,预防药物或疫苗,消杀器械,调查取证器材(包括照相机、录音笔等),调查表,执法文书,参考资料(专业资料、法律资料等),宣传资料,通信设备,电脑,现场联系资料等。

4. 后勤保障 准备好车辆、食宿用品等,做好长期作战的准备。

5. 其他事项 与事件发生地取得联系,约定预备会,交流情况,共同商讨现场工作方案和实施计划。

(二)核实与判断

1. 核实 卫生健康主管部门接到突发公共卫生事件的报告后,应在第一时间派出专业人员(包括公共卫生、临床、检验等专业人员)对突发公共卫生事件进行初步核实。

2. 判断 根据核实结果进行综合分析,初步判断突发公共卫生事件是否存在,若确认事件存在,应对事件的性质、规模、种类、严重程度、高危人群、发展阶段和趋势进行初步判断,并制订初步的调查方案和控制措施。

(三)确定突发公共卫生事件存在

要判断突发公共卫生事件是否存在,首先要考虑观察的病例数是否超过了疾病的基线水平。要建立疾病基线水平,一般首先要把当前该疾病的发病水平与前一年同期比较、与前期(如前三年平均发病水平)比较,得出初步结论;其次要考虑是否存在任何可能导致虚报的因素,确定是否为单一疾病(不是多种疾病的集合),是否有人为因素影响,如报告方式的改变、病例定义的改变、诊断水平的提高、临床表现类似的疾病的暴发(误诊误报)、重复报告等情况。

(四)病例卫生学调查及描述性分析

1. 明确病例定义 病例定义是确定被调查对象是否纳入病例的依据和统一标准,是在开展现场调查中,统计突发公共卫生事件发病人数的流行病学工具。它不同于临床诊断标准。病例定义一般分为疑似病例、可能病例、确诊病例三个层次,可以根据现场实际情况灵活确定。疑似病例是有少数或非典型临床表现的病例,多用于调查初始阶段,描述突发公共卫生事件的流行病学分布特征,敏感性较高。可能病例是有疾病典型临床表现,无实验室阳性结果的病例。确诊病例是疑似或可能病例加上实验室阳性结果,特异性高。可能病例和确诊病例多用于分析性流行病学研究。采用高敏感性的"病例定义"将包含许多非病例,高特异性的"病例定义"将会漏掉很多病例。在没有疫情暴发时,用敏感的病例定义进行现场调查,阳性预测值(符合病例定义的全部病例中,真正"有病"的例数所占的比例,反映符合病例定义者患目标疾病的可能性)比较低,但是在疫情暴发时,现场调查采用较敏感的病例定义效果很好,阳性预测值大幅上升。因此,采用敏感性高或低的病例定义,应根据突发公共卫生事件的调查阶段和时期而定。

病例定义包括流行病学特征(时间、地区、人群)、临床症状和体征、实验室检测、流行病学暴露史四个方面内容。病例定义的时间范围一般为该暴发事件中首例病例发病时间往前推 1～2 个疾病平均潜伏期,食物中毒通常为 72 h;地区范围是暴发事件涉及的地区,其周围地区发病无明显升高;人群包括暴发地区的所有人群;临床症状和体征是多数病例具有的症状或体征,或该病特异性的症状或体征;实验室检测结果包括用何种标本、何种方法、检测何种病原体结果阳性;流行病学暴露史包括与传染源的密切接触史、接触某些病原体的暴露史等。例如:江西省某县出现登革热暴发事件,为了描述疫情分布特征,验证病因假设,确定疑似病例的定义为"2019 年 8 月 8 日以来出现发热(体温≥37.5 ℃),并具有头痛、肌肉痛、关节痛、眼眶痛或皮疹症状之一者";确定可能病例(临床诊断病例)为"疑似病例中发病 5 天内的登革病毒 NS1 抗原检测阳性者";确定确诊病例为"疑似病例中血清 RT-PCR 检测登革病毒核酸阳性者"。

2.病例搜索 根据病例定义的内容,在一定的时间、范围内尽量搜索符合病例定义的所有病例并开展个案调查、入户调查和社区调查。可以利用多种信息来源进行病例搜索,如医疗机构记录、缺课记录、实验室检测结果、病例访谈等,采用回顾性调查和前瞻性监测等方法。可设计专门的调查表,培训调查人员,统一调查内容和方法。搜索到病例后,将病例的基本信息、临床症状体征、流行病学特征和暴露史、实验室检测数据进行列表汇总,以供下一步描述性分析。

3.病例卫生学调查 为形成病因假设,需要对病例进行详细访谈、食品和环境卫生学调查,内容包括:发病之前的外出史和活动轨迹,发病就诊经过,发病前饮水、就餐、与可疑患者或动物接触等可能的暴露史,身边有无类似患者等。

主要针对可疑致病因子的调查,例如,调查一起学校内发生的胃肠炎暴发疫情的病因,重点调查病例饮用水的类型,供水情况,饮用水是否符合国家卫生标准;病例就餐史,食物是否受到污染;必要时对可疑致病因子进行采样检测。

4.描述性分析 统计病例的发病数、死亡数、罹患率、病死率、病程等指标;描述病例的时间、地区(地点)、人群三间分布及特征,进行关联性分析。

(1)时间分布:通过描绘流行曲线描述事件的时间分布。流行曲线的描绘方法如下:用横坐标表示时间间隔;纵坐标表示每个时间间隔内的累计病例人数;坐标轴的刻度向外;间隔应相等;致病因子已知时,间隔<1/2 平均潜伏期;致病因子未知时,采用不同间隔绘制曲线,选择最佳者;应在首例病例发病时间前和末例病例发病时间后留 1～2 个平均潜伏期间隔;在绘制的流行曲线上标出重要的信息(图2-1)。

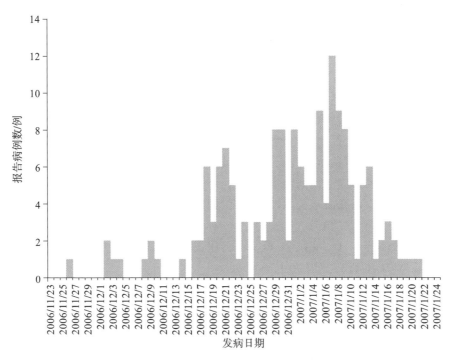

图 2-1 2006—2007 年广西某锰矿一起轮状病毒腹泻暴发疫情流行曲线

(2)地区分布:包括描述不同单位、社区、村屯,同一学校内不同年级、班级、宿舍等病例数、罹患率等情况。

(3)人群分布:包括描述不同性别、年龄、职业、学校内住宿生和走读生等病例数、罹患率等情况。

(五)提出病因假设

1. 寻找病因线索 根据病例的临床资料和基本的流行病学资料初步判断,首先考虑常见病、多发病,再考虑少见病、罕见病,最后考虑新发疾病。如果初步判定是化学性中毒,首先考虑常见的毒物,再考虑少见毒物。

根据临床表现(发热、咳嗽、腹泻、出血点、皮疹等)、病情、病程、常规检验结果,以及基本的流行病学调查资料(个人史、家族史、职业暴露史等),初步判定是感染性疾病还是非感染性疾病;如果为感染性疾病,需考虑是否具有传染性。

如考虑为非感染性疾病,需先判定是否中毒,结合进食史、职业暴露史、临床症状和体征、发病过程等,判定是否中毒,以及可能引起的中毒物;再考虑是否为心因性、过敏性、放射性(辐射)或其他的原因引起的疾病。

2. 建立病因假设

(1)收集事件背景和影响因素:收集突发公共卫生事件发生地的地理环境、现场环境、医疗水平、基础免疫水平、当地风俗习惯、宗教信仰、当地动物发病情况以及其他可能影响疾病发生、发展、变化的因素。

(2)进行现场卫生学调查:对突发公共卫生事件可能有关的饮用水、食品、环境等致病因子进行卫生学调查。饮用水现场卫生学调查内容包括水源类型、供水方式、饮用水卫生学指标、污染来源等。食品现场卫生学调查应重点围绕可疑食品的原材料、生产加工过程、烹调方式、成品存放、生产场所布局等环节进行,包括查阅可疑食品进货记录,可疑餐次的食谱或可疑食品的配方,生产加工工艺流程,食品烹调方式,生产车间平面布局图等资料,生产加工过程关键环节时间、温度等记录,设备维修、清洁、消毒记录,食品加工人员的出勤记录,可疑食品销售和分配记录等。

(3)归纳疾病流行病学特征,形成病因假设:通过事件三间分布及特征,提出病因假设,包括致病因子、危险因素及其来源、传播方式(或载体)、高危人群等。

(4)提出病因假设:提出可能的病因假设,可以是一个或多个假设,适宜的病因假设包括导致暴发、流行的疾病、致病因子、传染源及传播途径、传播方式、高危人群。提出病因假设后,在验证假设的同时,应尽快实施有针对性的预防和控制措施。提出的病因假设,要能解释大部分病例的可能致病因子、传播途径、发病危险因素、污染来源等。

(六)检验和验证病因假设

1. 流行病学病因假设的检验和验证 根据病因假设,通过病例对照研究、队列研究等分析性流行病学方法检验病因假设,通过疫情控制措施、患者临床治疗等实验流行病学方法验证病因假设。在缺乏实验流行病学研究方法的情况下,队列研究也具备验证病因假设的效果。设计调查方案时需要考虑因果关系。在进行因果关系推断时应运用病因推断方法,评价病因是否符合因果推断的几条重要标准,即关联的时间顺序(暴露在前,发病在后)、关联性的强度、因素与疾病分布的一致性、生物学合理性、剂量反应关系、实验证据等。

2. 实验室证据 收集样本(血、咽拭子、痰、大便、尿、脑脊液、尸解组织等),通过实验室的检测验证假设。

3. 先完善现场调查,再验证病因假设 如果通过验证,假设无法成立,则必须重新考虑或修订假设,根据新的线索制订新的方案,有些群体性不明原因疾病可能需要反复多次的验证,方能找到明确原因。

(七)采取控制措施

突发公共卫生事件现场控制措施应根据事件发生的性质、特征等来确定。在调查处置的过程中,要遵循边调查、边控制、边完善控制措施的策略。在现场调查开始时,现场调查人员可根据现有病因线索和处置经验,立即采取相应的控制措施,及时消除可能的致病因子,阻断和减少暴露,保护易感人群,最大限度地减少事件造成的健康损失和经济损失。

以传染病突发公共卫生事件处置为例,对不同性质的传染病,采取的控制措施也不同,但总体来说包括以下五个方面的措施。

1.疫情报告 相关责任单位和责任人接到疫情报告后,必须按《中华人民共和国传染病防治法》《突发公共卫生事件应急条例》的要求报告。

2.针对传染源的措施 对患者做到早发现、早报告、早隔离、早治疗;对病原携带者做好登记、管理和随访。对接触者进行检疫,根据传染病潜伏期的长短确定检疫期限,同时根据病种及接触者的免疫状态,采取应急接种、药物预防、医学观察、隔离或留验等不同措施。

3.针对传播途径的措施 包括消毒、杀虫,垃圾、粪便、污水处理,有毒物品的封存、销毁,改变食品、饮用水供给,通风换气等。

4.保护易感人群 采取免疫预防、药物预防、个人防护等措施保护易感人群。

5.其他紧急措施 包括限制或停止集市、集会、影剧院演出或其他人群聚集活动,停工、停业、停课,临时征用房屋、交通工具,封闭被传染病病原体污染的场所和公共饮用水源等。

不明原因疾病的确定需要在调查过程中逐渐明确,随着事件调查的深入,并不断修正、补充和完善现场控制措施。

(八)干预(控制)措施效果评价

针对病原学病因假设进行临床试验性治疗;根据流行病学病因假设,提出初步的控制措施,包括消除传染源或污染源,减少暴露或防止进一步暴露,保护易感或高危人群。对所采取的初步干预(控制)措施的效果进行评价也可验证病因假设,并为进一步改进和完善控制措施提供依据。

(九)撰写调查报告

在完成调查后,撰写调查报告。报告内容包括整个突发公共卫生事件调查处置过程的经过、发现、结论、采取的措施、控制效果等。调查报告的形式可以是行政调查报告、新闻通稿、会议报告、学术论文等。现场调查报告按照工作进程可分为初步报告、进程报告和总结报告;按照用途可以分为行政报告、业务报告和学术报告等。

七、突发公共卫生事件的报告

(一)突发公共卫生事件的信息报告范围

有下列情形之一的,各有关单位必须按照国家《突发公共卫生事件应急条例》的规定进行报告。

(1)发生或者可能发生传染病暴发、流行的。

(2)发生或者发现不明原因的群体性疾病的。

(3)发生传染病菌种、毒种丢失的。

(4)发生或者可能发生重大食物和职业中毒事件的。

(二)突发公共卫生事件的报告原则、程序和方式

1.报告原则 突发公共卫生事件相关信息报告管理应遵循依法报告、统一规范、属地管理、准确及时、分级分类的原则。

2.报告程序与方式 《突发公共卫生事件应急条例》明确规定,突发事件监测机构、医疗卫生机构和有关单位发现突发公共卫生事件时,应当在2h内向所在地县级人民政府卫生健康主管部门报告;接到报告的卫生健康主管部门应当在2h内向本级人民政府报告,并同时向上级人民政府卫生健康主管部门和国务院卫生健康主管部门报告。县级人民政府应当在接到报告后2h内向疫区的市级人民政府或者上一级人民政府报告;疫区的市级人民政府应当在接到报告后2h内向省、自治区、直辖市人民政府报告。省、自治区、直辖市人民政府应当在接到报告后1h内,向国务院卫生健康主管部门报告。国务院卫生健康主管部门对可能造成重大社会影响的突发公共卫生事件,应当立即向国务院报告。任何单位和个人对突发公共卫生事件,不得隐瞒、缓报、谎报或者授意他人隐瞒、缓报和谎报。

相关规范规定,首诊医生在诊疗过程中发现传染病患者及疑似患者后,按要求填写"传染病报告

卡";如发现或怀疑为突发公共卫生事件时,按要求填写"突发公共卫生事件相关信息报告卡"。具备网络直报条件的机构,在规定时间内进行传染病和(或)突发公共卫生事件相关信息的网络直报;不具备网络直报条件的,按相关要求通过电话、传真等方式进行报告,同时向辖区县级疾病预防控制机构报送"传染病报告卡"和(或)"突发公共卫生事件相关信息报告卡"。发现报告错误,或报告病例转归或诊断情况发生变化时,应及时对"传染病报告卡"和(或)"突发公共卫生事件相关信息报告卡"等进行订正;对漏报的传染病病例和突发公共卫生事件,应及时进行补报。

(李海)

第二节　传染病暴发事件调查处置

一、肠道传染病调查处置

(一)肠道传染病概述

1.定义　肠道传染病是指由细菌、病毒、寄生虫和真菌等病原体引起的一类急性传染病。我国法定报告传染病中,肠道传染病的种类有霍乱、伤寒和副伤寒、细菌性和阿米巴性痢疾、病毒性肝炎(甲肝、戊肝)、脊髓灰质炎,除霍乱、细菌性和阿米巴性痢疾、伤寒和副伤寒以外的感染性腹泻病,以及手足口病等。

2.临床症状　其主要症状为腹痛、腹泻、发热、恶心、呕吐等。不同的肠道传染病的临床症状、体征各有不同。

3.流行病学特征　其基本流行病学特征:传染性强、传播速度快、流行范围广及易引起暴发流行。

肠道传染病的传染源一般为感染病原体的人或动物,包括患者、病原携带者以及患病动物。肠道传染病的传播途径主要是"粪-口-粪"方式,包括经水和经食物传播,少数由个体接触传播和(或)呼吸道飞沫传播(如诺如病毒等)。病原体通常经口进入消化道并由粪便排出。不同感染接种剂量直接影响肠道传染病的传播方式和易感性。人群对该病普遍易感,病后可获得一定程度的免疫力,但多不持久、不稳固。影响该病传播的因素多样,如水、食物、生活接触或媒介昆虫(尤其是苍蝇)等均可单一地或交错地传播此类疾病。几乎所有肠道传染病均表现出明显的夏秋季节性高发的特征,除个别病(如婴幼儿轮状病毒性腹泻)外。

根据不同传播途径,其流行特征不尽相同。

(1)经水传播。

①经饮水传播的肠道传染病多呈暴发流行。其流行特征如下:a.有饮用共同水源史,病例分布与供水范围基本一致;b.若水源经常受到污染时,病例可终年不断;c.发病无年龄、性别、职业差别,饮用了被病原体污染的水的易感人群,均有可能发病;d.停用污染水源或采取消毒、净化措施后,暴发或流行即可平息。

②经疫水传播的肠道传染病一般是由于人们接触疫水时,病原体经皮肤或黏膜侵入机体。其流行特征如下:a.患者有疫水接触史;b.发病有职业差异,主要是接触疫水的职业;c.疾病有季节性、地区性;d.大量易感人群接触疫水时可致暴发或流行;e.加强疫水处理和个人防护,可减少病例发生。

(2)经食物传播。

当食物本身含有病原体或受到病原体污染时,可引起传染病的传播。经食物传播的肠道传染病的流行病学特征主要有以下几个方面。

①患者有进食同一食物史,且不食者不发病。

②一次大量污染可致暴发。

③停止供应污染食物后,暴发可控制。

④食物反复被污染,暴发和流行可持续较长时间。

(二)常见肠道传染病的预防与调查处置

1. 霍乱

1)概述　霍乱是由 O1 群和 O139 群霍乱弧菌引起的急性肠道传染病,具有发病急、传播快、波及面广的特点,是《中华人民共和国传染病防治法》规定的两种甲类传染病之一,也是《国际卫生检疫条例》规定国际检疫的三种传染病之一。

O1 群霍乱弧菌可分为古典生物型和埃尔托生物型。19 世纪初至今,已发生 7 次世界性霍乱大流行。1817—1923 年的百余年间,在亚、非、欧、美、澳等发生的 6 次世界性霍乱大流行是由古典生物型霍乱弧菌引起的,给人类带来巨大的灾难。1961 年开始的第 7 次世界性霍乱大流行,是由埃尔托生物型霍乱弧菌引起的,已波及五大洲 140 个以上的国家和地区,报告病例数在 400 万以上。由古典生物型霍乱弧菌引起的霍乱只在印度和孟加拉国有少数病例报告。

1992 年 10 月印度和孟加拉国相继发生一种由 O139 群霍乱弧菌引起的新型霍乱暴发和较大流行,这型霍乱随后在亚洲传播,至今已有印度、孟加拉国、中国、巴基斯坦、泰国、马来西亚、缅甸、尼泊尔、新加坡、斯里兰卡等国家和中国香港地区报告发生 O139 霍乱病例,但 O139 霍乱的流行范围和报告病例数至今仍少于埃尔托霍乱。

我国从 1961 年第 7 次世界性霍乱大流行开始便受到波及,除西藏无病例报告外,其余各省(自治区、直辖市)均有疫情发生。1993 年开始,我国部分地区也相继发生 O139 霍乱的局部暴发与流行。随后出现了多菌群(型)混合流行的局面。我国的流行时间为 3—11 月,其中 6—9 月是流行高峰。

2)病原学　O1 和 O139 群霍乱弧菌的形态、染色、培养和生化特性大致相同,自患者新分离的霍乱弧菌为革兰阴性短小稍弯曲的杆菌,无芽胞,菌体两端钝圆或稍平,一般长 1.5～2.0 μm,宽 0.3～0.4 μm。菌体单端有一根鞭毛,长可达菌体长度的 4～5 倍,运动极为活泼。O1 群霍乱弧菌无荚膜。O139 群霍乱弧菌有一层薄的荚膜。霍乱弧菌的营养要求简单,在普通培养基上生长良好,属兼性厌氧菌。生长温度为 16～42 ℃,培养温度以 37 ℃最为适宜。可繁殖的 pH 值为 6.0～9.2,适宜的 pH 值为 7.2～7.4。O1 群霍乱弧菌依菌体抗原的不同分成小川(Ogawa)、稻叶(Inaba)和彦岛(Hikojima)三个血清型,三型均含有相同的群特异性抗原 a。此外,小川型另含有 b 抗原因子和少量 c 抗原因子,稻叶型含有 c 抗原因子,彦岛型含有较大量的 b、c 抗原因子。O139 群霍乱弧菌不再分血清型,但与 O22、O155 群霍乱弧菌和 O1 群霍乱弧菌粗糙型有交叉抗原。埃尔托生物型霍乱弧菌可分为流行株和非流行株,流行株可引起霍乱的流行和暴发,非流行株一般不致病或仅引起散发腹泻病例。

3)流行病学

(1)传染源:霍乱患者或带菌者是霍乱的传染源。

(2)传播途径:包括经水传播、经食物传播、经接触传播三种。霍乱可通过饮用或食用被霍乱弧菌污染而又未经消毒处理的水或食物和接触霍乱患者、带菌者排泄物污染的手和物品以及食用被苍蝇污染的食物等途径传播。

(3)易感人群:人群普遍易感,胃酸缺乏者尤其易感。

(4)流行的影响因素:霍乱弧菌经水和食物传播,流行规律目前尚不十分明确,引起霍乱流行的自然因素和社会因素依然存在。沿海水域、河口和内陆河流、湖泊等自然水体是霍乱弧菌的自然生境,在自然水体中霍乱弧菌依附浮游生物生存,监测研究发现霍乱的暴发流行与气候和水温、浮游生物的繁殖有高度的关联。在我国,这些水域同时也分布着海水、淡水产品(本文统称为水产品)养殖基地。霍乱患者粪便常污染人群生活邻近水体。这些水体中以及水产品携带的产毒霍乱弧菌在人群霍乱的发生和传播中发挥作用。

4)临床特征　大多数情况下,霍乱弧菌感染只造成轻度腹泻或根本没有症状,而典型症状为剧烈的无痛性水样腹泻,严重的一天腹泻十几次。感染后,如果治疗不及时或不恰当,会引起严重脱水导致死亡。潜伏期为数小时至 5 天,通常为 2～3 天。粪便阳性期间有传染性,通常传染性延续至恢复后几天。偶有携带者传染期持续数月。对霍乱弧菌有效的抗生素可缩短传染期。

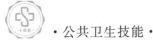
5)诊断

(1)诊断原则:根据流行病学史、临床表现、实验室检测进行判断。

①流行病学史。

a.生活在霍乱流行区,或5天内到过霍乱流行区,或发病前5天内有饮用生水或进食水产品或其他不洁食物和饮料等饮食史。

b.与霍乱患者或带菌者有密切接触史或共同暴露史。

②临床表现。

a.轻型病例:无腹痛腹泻,可伴有呕吐,常无发热和里急后重表现。少数病例可出现低热(多见于儿童)、腹部隐痛或饱胀感,个别病例有阵发性绞痛。

b.中重型病例:腹泻频繁或剧烈,粪便性状为水样便,伴有呕吐,迅速出现脱水或严重脱水,循环衰竭及肌肉痉挛(特别是腓肠肌)等休克表现。

c.中毒型病例:较罕见(干性霍乱),在霍乱流行期出现无泄吐或泄吐较轻,无脱水或仅轻度脱水,但有严重中毒性循环衰竭。

③实验室检测。

a.粪便、呕吐物或肛拭子细菌培养分离到O1群和(或)O139群霍乱弧菌。

b.在腹泻患者日常生活用品或家居环境中检出O1群和(或)O139群霍乱弧菌。

c.粪便、呕吐物或肛拭子标本霍乱毒素基因PCR检测阳性。

d.粪便、呕吐物或肛拭子标本霍乱弧菌快速辅助检测试验阳性。

(2)带菌者:无霍乱临床表现,但粪便、呕吐物或肛拭子细菌培养分离到O1群和(或)O139群霍乱弧菌。

(3)疑似病例:符合下列情况之一者即可诊断。

与霍乱患者或带菌者有密切接触史或共同暴露史,且具有轻型病例的临床表现;具有轻型病例的临床表现,且粪便、呕吐物或肛拭子标本霍乱毒素基因PCR检测阳性(或粪便、呕吐物或肛拭子标本霍乱弧菌快速辅助检测试验阳性);具有中重型病例的临床表现,且粪便、呕吐物或肛拭子标本霍乱毒素基因PCR检测阳性(或粪便、呕吐物或肛拭子标本霍乱弧菌快速辅助检测试验阳性);具有中毒型病例的临床表现。

(4)临床诊断病例:符合下列情况之一者即可诊断。

具有霍乱临床表现中的任一项,且在腹泻患者日常生活用品或家居环境中检出O1群和(或)O139群霍乱弧菌;在一起确认的霍乱暴发疫情中,暴露人群中具备霍乱临床表现中的任一项者。

(5)确诊病例:具有霍乱临床表现中的任一项,且粪便、呕吐物或肛拭子细菌培养分离到O1群和(或)O139群霍乱弧菌;在疫源检索中,粪便培养检出O1群和(或)O139群霍乱弧菌前后各5天内有腹泻症状者。

6)治疗 只要及早发现,及时补充水分与电解质溶液,合理使用抗生素,治疗霍乱并不困难。首先霍乱患者要按甲类传染病隔离治疗。危重患者应先就地抢救,待病情稳定后在医护人员陪同下送往指定的隔离病房。确诊与疑似病例应分开隔离。

不同临床分型的患者的治疗方法不同:轻度脱水患者,以口服补液为主;中、重型脱水患者,须立即进行静脉输液抢救,待病情稳定、脱水程度减轻、呕吐停止后改为口服补液。在液体治疗的同时,给予抗生素治疗以减少腹泻量和缩短排菌期。可根据药物来源及引起流行的霍乱弧菌对抗生素的敏感性,选定一种常用抗生素,常用的抗生素为诺氟沙星、环丙沙星等。

7)疫情监测与报告

(1)疫情监测:根据中国疾病预防控制中心《全国霍乱监测方案》开展监测,及时发现霍乱病例,掌握疫情动态,早期识别暴发疫情,分析流行因素;掌握我国霍乱菌株的型别、分布、毒力、耐药性变化情况,监测菌型变迁与流行的关联性;了解霍乱弧菌在我国水体中存在和动态变化情况以及与沿海和内陆霍乱流行的关系。在5—10月霍乱流行季节,各省级疾病预防控制中心每周三前将上周霍乱疫情监测情况通过传染病疫情网络直报系统"监测信息反馈"上传至中国疾病预防控制中心(包括零报告)。

(2)疫情报告:按照《中华人民共和国传染病防治法》和《突发公共卫生事件与传染病疫情监测信息报告管理办法》,各级各类医疗机构、疾病预防控制机构、卫生检疫机构执行职务的医务人员发现疑似、临床诊断或霍乱确诊病例后,城镇于2 h内,农村于6 h内填写传染病报告卡进行网络直报。不具备网络直报条件的应在诊断后以最快的通信方式报告疫情,并向相应单位送(寄)出传染病报告卡,县级疾病预防控制机构和具备条件的乡镇卫生院收到传染病报告卡后立即进行网络直报。确诊病例必须由疾病预防控制中心进行确认和报告。各级疾病预防控制中心在接到辖区内霍乱病例报告后,立即对病例(和带菌者)进行流行病学调查并填写个案调查表,通过传染病疫情网络直报系统"监测信息反馈"上传至中国疾病预防控制中心。

8)预防措施 预防霍乱主要是"把好一张口",预防病从口入。

(1)做到五要五不要。五要:饭前便后要洗手,买回海产要煮熟,隔餐食物要热透,生熟食品要分开,出现症状要就诊。五不要:生水未煮不要喝,无牌餐饮不光顾,腐烂食品不要吃,暴饮暴食不可取,未消毒(霍乱污染)物品不要碰。

(2)接种或口服霍乱疫苗。新型口服 rBS/WC 霍乱疫苗现已问世,其安全性较好,与旧的注射用霍乱疫苗相比,新型疫苗可以提供较好、较持久的保护作用。目前,使用霍乱疫苗已成为可供选择的霍乱预防措施之一。我国研发的新型口服 rBS/WC 霍乱疫苗(胶囊型)也获批准上市,主要对O1 群霍乱弧菌有预防作用,同时对产肠毒素大肠埃希菌(ETEC)感染性腹泻有 70% 的保护作用。疫苗适用于儿童,到高危地区的旅游者,野外、水上作业人员及流动人口等。

9)疫情调查处置 霍乱暴发现场的处理要本着"时间早、范围小、措施严、落到实处"以及"边调查、边处理"的原则。现场调查工作主要包括以下几个方面。

(1)疫点处理措施。

①核实诊断。疫情核实包括临床诊断核实、流行病学核实与实验室核实 3 个层次。无论哪一层次,一经核实应及时向地市级疾病预防控制中心(CDC)报告。到达现场后首先通过访视患者、医生和能提供患者患病信息的人,检查实验室检测结果,对临床标本或获得的分离菌株应送同级或上一级疾病预防控制中心检验实验室进行复核检测,以进行诊断的核实。接到疫情报告后,CDC 应立即组织流行病学专业人员、实验室检验人员、消毒专业人员前往报告单位,按《霍乱诊断标准》(WS 289—2008)进行病例诊断,核实并采集病例粪便或呕吐物标本开展细菌学培养。如报告单位已有细菌学培养结果,应对该培养物进行实验室核实。

赴现场调查处理时必须携带的物品包括流行病学调查表、碱性蛋白胨水、食品采样瓶或采样袋、500 mL 水样采集瓶以及剪刀、镊子、酒精棉球、手套等一系列调查、采样相关物品。疫情一经核实并完成采样后,应即时组织消毒专业人员对接诊机构的可能污染区域进行消毒处理。

②严格科学处理传染源。包括:现症患者必须就地到当地卫生院或诊所进行隔离治疗,在纠正脱水的同时选用有效抗生素治疗至痊愈且连续 2 次粪便培养阴性为止;对查源中检出的带菌者也应隔离治疗至连续 2 次粪便培养阴性为止;对疫点内出现的腹泻患者,均可视为疑似霍乱患者,必须在取便后尽量动员其到就近医院进行隔离治疗,经济确有困难者,由当地政府和民政部门进行适当补偿。与霍乱患者共同进餐或密切接触的人必须接受医学观察 1 周,如接触者是食物加工人员,必须暂离工作岗位,直至 2 次粪便培养阴性。医学观察期间如有腹泻症状,必须立即报告当地疾病预防控制中心。接触者采便检查后,在医生指导下,选择服用抗生素进行预防。

疫区发生首例患者后,工作组要立即组织人员按分村分片负责的原则对疫区所有人群进行疫源搜索,至少每 3 天进行 1 次,至所有疫点达到解除条件为止,在搜索期间一旦发现近 1 周内有过腹泻史或正在腹泻患者均要立即采样,同时向腹泻患者及其家庭成员发放 3 天剂量的有效抗生素,并对家庭环境、排泄物、厕所、饮用水进行消毒(5~10 天剂量),症状较重者应送卫生院进行隔离治疗,确诊后按新发疫点处理程序进行处理。

③个案调查:对病例进行个案调查。个案调查的任务和要求如下:明确患者诊断结论;划定疫点范

Note

围;确定和查明密切接触者的健康状况,并落实其去向;确定和查明患者粪便污染的水体、食品、厕所和生活物件等,并落实消毒措施;追溯可能的感染来源和感染途径。

④流行病学调查。霍乱的流行病学调查内容包括:个案调查资料的汇总与流行病学描述,确定病例和带菌者在人群中的三间分布(病例发病时间分布,病例与带菌者的住址、年龄、性别、职业分布等)及其关联关系;初步划定疫点和疫区范围,确定受威胁人群。以县(区)为单位划定疫区或出现跨省份划定疫区时,应依据《中华人民共和国传染病防治法》第四十三条的规定执行;收集包括气象、地理、水系、人口、生活基础设施、腹泻病发病基础数据,及医疗服务设施和霍乱疫情响应能力等的疫区基本资料;通过采取应急监测措施,迅速查明受威胁人群的感染状况及环境、食品污染状况,调整疫点疫区范围;收集各病例的临床症状和病原学同源性比较结果,识别暴发或流行的出现;描述霍乱流行的现况和评价霍乱扩散危险性;根据描述性流行病学研究结果提出病因假设,并采取针对性控制措施;开展病例对照研究或回顾性队列研究等分析性流行病学研究,确定感染来源、传播途径和危险因素,分析性流行病学研究不但可以在暴发或流行时开展,而且可用于对多起散发事件的综合分析;依据调查结果调整控制措施;开展控制效果评价。

⑤切断传播途径:立即切断可能的传播途径,如封存污染的水井,停止饮用污染的桶装水,停止污染的食品供应等。要暂时关闭在城乡结合部生产直接入口食品厂家或家庭场坊,禁止这类食品(如凉粉、凉果等)上市销售。

⑥强化饮用水消毒及食品卫生管理。对疫点取水点(如压把井)及其周围环境,病家水缸水,要立即加氯消毒,可选用漂白粉按 2～5 mg/kg 剂量进行消毒,消毒时间不应短于 20 天;加强集体食堂及公共饮食摊店的卫生管理,坚决取缔无证经营及无证上岗。

⑦严格对疫点做好随时和终末消毒。霍乱弧菌对一般的消毒剂均较敏感。漂白粉、漂白精、过氧乙酸、戊二醛等均有效。对可能被患者排泄物污染的厕所、餐具、地面、地拖、门拉手、衣物等要进行消毒。在疫点仍有可能存在传染源的情况下(如患者在家中治疗,或腹泻患者和家庭接触者2次粪便培养结果尚未出来之前),当地疾病预防控制中心和乡镇卫生院必须每日派专人对疫点内外环境、屋前屋后、污水沟、厕所及其周围环境进行全面消毒,直到上述人员连续2次粪便培养阴性后,再由工作人员进行终末消毒。做好疫区重点区域环境消毒。尤其要对与疫点毗邻的家庭内外周围环境,病家片区厕所群及其相关污水环境也要按照疫点处理要求进行随时和终末消毒,尽最大努力消除可能存在的疫源地。

⑧调查和确定密切接触者。目的是发现新病例、疑似病例以及带菌者,主动检测和监测,防止误诊和漏诊,从流行病学上确定可能的播散范围并按《霍乱防治手册》(第六版)中的有关规定采取控制措施。对带菌者进行个案调查。切实保护好病家成员和其他密切接触者。对这类重点人群取便后要立即给予氟哌酸(成人每日3次,每次400 mg,儿童每日2次,按15～20 mg/kg体重服用,连服3天)等有效抗生素进行预防性服药。同时对这些人群进行医学观察和卫生宣传,采取耐心说服等办法,强调疫点人群在医学观察期间,不要外出走亲、串门,也要不让村屯群众来家中探视患者,直到连续2次粪便培养阴性。

⑨样品采集、实验室检测与实验室监测。实验室检测应与流行病学调查密切结合,从最早怀疑或诊断霍乱病例开始即需要收集患者临床标本,包括粪便和呕吐物。在工作能力可达到的范围内,要对每个病例收集标本分离霍乱弧菌。对患者接触的可疑食品及可疑水体,广泛和规范地采集标本进行病原分离。因聚餐引起的暴发,除采集可疑食品标本外,对食品清洗水的来源也需采集标本做病原分离。获得的病原体按本方案中的相关规定做病原特征检测,汇总报告。外环境和食品中分离的病原,提供给相关实验室做进一步分析,确定是否相似,以从病原学上获得感染来源证据。在流行病学调查的始终安排相应的标本采集和检测,进行实验室监测,与流行病学监测相结合分析感染来源和暴发流行的扩散。做好疫点环境标本检测。要求新发疫点消毒前后对其地面、污水、排泄物、厕所和可疑食物、水体等取样检测。

⑩及时对调查资料进行总结。在调查和处理疫情过程中,应有初始报告、进程报告。疫情处理结束后,要及时收集、整理、统计、分析调查资料,对所有资料(病例和带菌者个案调查、密切接触者调查、重点人群调查、流行因素调查、实验室检测结果等),要建立数据库,并及时录入,一般要求在疫情控制工作结

束后 7 天内完成全面的结案报告,及时上报工作报告,并进行资料的归档。

(2)疫区处理措施。

①通过当地政府和卫生健康主管部门责令各村干部、村医对腹泻患者高度敏感,对人民群众健康高度负责,一旦发现腹泻患者,要立即报告,并动员患者到卫生院以上医院就诊,若有不明原因死亡者,要立即报告属地县区级疾病预防控制中心,并由疾病预防控制中心派专人进行调查。

②通过当地政府采取强制性约束和健康宣传,严禁在疫区举办各种婚、丧宴和大型集会活动。

③广泛宣传肠道传染病预防知识,提高群众自我保护意识,养成良好的饮食、饮水和个人卫生习惯。可通过电视、广播、宣传单、会议和工作组口头宣传等各种形式进行。

④强化疫区所在地公共食品和饮用水监督、检查力度,坚决取缔不符合卫生要求的饮食摊店,必须强制性对集中区供水进行消毒,并坚持每周测定余氯量,确保安全供水。

(3)疫点和疫区解除的标准:当疫点内上述措施均已落实,所有重点人员连续 2 次粪便培养阴性,疫区内无续发患者或带菌者出现时可予以解除疫区和疫点的管理。如无粪便培养条件,自疫点处理后 5 日内再无新病例出现时亦可解除。

2.伤寒和副伤寒

1)概述 伤寒和副伤寒是分别由伤寒杆菌和副伤寒(甲、乙、丙)杆菌引起的急性消化道传染病。伤寒、副伤寒流行是一个严重的全球性卫生问题。伤寒、副伤寒是《中华人民共和国传染病防治法》规定的乙类传染病,其传染性强、病程长、易复发、并发症多、疾病负担较重。1990 年以后,我国伤寒、副伤寒的发病得到一定控制,平均发病率在(4.08~10.45)/10 万,每年报告病例 5.1~12 万。但部分省或自治区(如贵州、云南、广西、浙江、新疆等)的发病率仍高居不下,远远高于全国平均发病水平,暴发时有发生;近年一些地区副伤寒流行加重,病原流行谱发生变化,出现耐药菌株,流行因素尚不完全明确,防治工作面临困难。

2)病原学 伤寒杆菌和副伤寒(甲、乙、丙)杆菌均为沙门氏菌属,革兰阴性杆菌,长 1~3 μm,宽 0.4~0.9 μm,无芽胞,无荚膜,有周身鞭毛,能运动;需氧或兼性厌氧,在普通培养基上即能生长,最适温度为 37 ℃,最适 pH 值为 6.8~7.8;不分解乳糖、蔗糖、侧金盏花醇和水杨苷;分解葡萄糖,产酸产气(伤寒杆菌不产气),形成 H_2S,不产靛基质,不溶化明胶,不分解尿素,不产生乙酰甲基醇,能利用枸橼酸盐,能还原硝酸盐,无苯丙氨酸酰氢酶,在氰化钾培养基上不生长。抵抗力:在水中存活 2~3 周,粪便中生存 1~2 月,在水中冻土地可生存半年,加热 60 ℃ 15 min 即死亡,5% 苯酚 5 min 可杀死。抗原构造包括菌体抗原(O 抗原)、鞭毛抗原(H 抗原)和表面抗原(Vi 抗原)三种。分型:根据抗原构造,参考生化反应,如根据 O 抗原分型,伤寒杆菌在 D 群含 O 抗原 9、12 及 Vi;甲型副伤寒为 A 群含 O 抗原 1、2、12,乙型副伤寒为 B 群含 O 抗原 6、7 及 Vi。沙门氏菌属可发生自发性突变:S-R 变异,其结果为 O 抗原消失;H-O 变异,结果为失去 H 抗原;V-W 变异,结果为 Vi 抗原消失,这三种变异较稳定,其他还有相位变异是可逆的。致病性:不产生外毒素,能产生毒力较强的内毒素,其他还决定细菌的侵袭力,如 Vi 抗原。

3)流行病学特征 伤寒和副伤寒在全世界总的发病趋势是下降的,发达国家如美国、西欧、日本等的发病率已降到(0.4~3.7)/10 万。WHO 估计,发展中国家发病率可高达 540/10 万,中华人民共和国成立前伤寒流行严重、病死率高,中华人民共和国成立后,贯彻以预防为主的方针,发病率呈逐年下降趋势,20 世纪 80 年代发病率为 50/10 万,90 年代发病率在 10/10 万以下,发生洪涝灾害的 1998 年,其发病率为 4.8/10 万。近年,伤寒的流行特点:地区发病呈不均衡性,全年各月都有病例,但以夏秋季为高峰(8~10 月),各年龄组均可发病,高发年龄段为 20~40 岁,全国以散发为主,但有的地区时有暴发流行,其中以水型暴发为主,食物型暴发占 10%~15%。收集到的菌种中伤寒杆菌占 25%,甲型副伤寒杆菌占 1%,乙型副伤寒杆菌占 2%,丙型副伤寒杆菌仅占 0.4%。

4)临床特征 伤寒、副伤寒杆菌经口进入肠腔,侵入肠壁淋巴进入淋巴系统,再进入血流引起菌血症、出血、坏死并形成溃疡。伤寒潜伏期为 1~2 周,发病缓慢,体温上升,有持续性高热、无力、皮疹、肝脾肿大,中性颗粒细胞减少等中毒症状,典型病例可出现玫瑰疹,病程为 3~4 周,有的病愈后继续排菌 3 周至 3 个月,主要合并症为肠出血与肠穿孔。副伤寒与伤寒临床症状不易区别,副伤寒症状较轻,病程短,1～3周即愈。丙型副伤寒可引起食物中毒。病后均可获得较强的细胞免疫。

5)诊断 在伤寒流行季节和地区有持续性高热(40～41 ℃),为时 1～2 周,特殊中毒面容,脉搏相对缓慢,皮肤玫瑰疹,肝脾肿大,白细胞总数低,嗜酸性粒细胞消失,骨髓有伤寒细胞。确诊标准:从血、骨髓、尿、粪、玫瑰疹的任一标本中分离到伤寒、副伤寒杆菌者;血清特异性抗体阳性,肥达氏反应"O"抗体凝集价≥1∶80,鞭毛抗体凝集价≥1∶160,恢复期效价增高 4 倍以上者。

6)预防措施

(1)早期发现患者,早诊断,早隔离,早治疗。

(2)搞好三管一灭,即管水、管粪、管饮食、消灭苍蝇。

(3)在伤寒流行区要普遍进行伤寒菌苗预防接种。

(4)注意个人卫生及饮食卫生。

7)疫情调查处置 暴发疫情时,要尽快开展现场调查处置,迅速查明暴发的原因,采取紧急措施,控制暴发,防止疫情蔓延。调查的步骤及内容参照突发公共卫生事件现场调查处置步骤。

3.细菌性痢疾

1)概述 细菌性痢疾简称菌痢,亦称为志贺菌病,是志贺菌(痢疾杆菌)引起的肠道传染病。志贺菌经消化道感染人体后,引起结肠黏膜的炎症和溃疡,并释放毒素入血。临床表现主要有发热、腹痛、腹泻、里急后重、黏液脓血便,同时伴有全身毒血症症状,严重者可引发感染性休克和(或)中毒性脑病。菌痢常年散发,夏秋季多见,是我国的常见病、多发病。儿童和青壮年是高发人群。本病有有效的抗生素药物,治愈率高。疗效欠佳或转为慢性者,可能是未经及时正规治疗、使用药物不当或耐药菌株感染。

2)病原学 志贺菌(Shigella)又称痢疾杆菌,是引起细菌性痢疾的病原菌,也是感染性腹泻最重要、最常见的病原体。其大小为(0.5～0.7) μm×(2～3) μm,无芽胞,无荚膜,无鞭毛,多数有菌毛,革兰染色阴性;属兼性厌氧菌。菌体抗原(O抗原)为糖脂蛋白的复合物,具有特异性,可分为型特异抗原、群特异抗原两种,借此将志贺菌分为 4 个群 47 个血清型(包括亚型及变种),分别为 A 群痢疾志贺菌(S. dysenteriae),有 12 个血清型(含 3 个亚型);B 群福氏志贺菌(S. flexneri),有 16 个血清型(含亚型及变种);C 群鲍氏志贺菌(S. boydii),有 18 个血清型;D 群宋内志贺菌(S. sonnei),只有 1 个血清型。志贺菌易发生菌型变迁及产生多重耐药,但在一定时间后亦可自行变为敏感菌株;致病性主要取决于侵袭力和内毒素、外毒素。该菌对理化因素的抵抗力较弱。

3)流行病学特征

(1)传染源:患者和带菌者是主要的传染源,其中非典型患者及带菌者因症状轻和无症状易被忽视,而慢性患者排菌时间长,为重要传染源。

(2)传播途径:通过感染者粪便污染食物、水、生活用品及手,经口感染,亦可通过苍蝇、蟑螂等媒介传播。由于志贺菌的感染剂量低(10～200 个细菌就可使人致病),人与人之间的生活接触传播较为常见。

(3)易感性和免疫力:人群普遍易感,但以学龄前儿童和青壮年多发。病后仅产生短暂而不稳定的免疫力,不同菌群及血清型之间无交叉免疫,易重复感染和多次发病。

(4)流行特征:本病全年均有发生,有明显的夏秋季发病高峰。在不同国家和地区,菌群分布存在一定差异。一般呈散发,但在流行季节,学校、托幼机构及工地等集体用餐单位,易引起食物型及水型暴发流行。发病率受气候、经济水平、卫生状况、生活习惯等因素的影响。

4)临床特征

(1)潜伏期:数小时至 7 天,一般 1～3 天。

(2)临床分型。

①急性。

a.普通型(典型):起病急,畏寒、发热,可伴乏力、头痛、纳差等毒血症症状,腹泻、腹痛、里急后重,脓血便或黏液便,左下腹部压痛。

b.轻型(非典型):症状轻,可仅有腹泻、稀便。

②中毒型：分为休克型（周围循环衰竭型）、脑型（呼吸衰竭型）和混合型三种。

a.休克型（周围循环衰竭型）：感染性休克表现，如面色苍白、皮肤花斑、四肢厥冷、发绀、脉细速、血压下降等，可伴有急性呼吸窘迫综合征（acute respiratory distress syndrome，ARDS）。常伴有腹痛、腹泻。

b.脑型（呼吸衰竭型）：脑水肿甚至出现脑疝的表现，如烦躁不安、惊厥、嗜睡或昏迷、瞳孔改变、呼吸衰竭，可伴有 ARDS，可伴有不同程度的腹痛、腹泻。

c.混合型：具有以上两型的临床表现。

③慢性：急性菌痢反复发作或迁延不愈，病程超过 2 个月。

5）诊断

（1）诊断原则。

①根据流行病学资料和临床表现及实验室检测，综合分析后做出疑似诊断、临床诊断。

②确定诊断须依靠病原学检查。

（2）诊断标准。

①疑似病例：腹泻，有脓血便或黏液便或水样便或稀便，伴有里急后重症状，尚未确定其他原因引起的腹泻者。

②临床诊断病例：同时具备不洁饮食史和（或）与菌痢患者接触史、临床表现，粪便常规检查，白细胞或脓细胞≥15 个/HPF（400 倍），可见红细胞、吞噬细胞，并排除其他原因引起的腹泻。

③确诊病例：临床诊断病例，且粪便培养志贺菌阳性。

（3）鉴别诊断。

①急性细菌性痢疾：需与急性阿米巴性痢疾、其他细菌引起的感染性腹泻、其他细菌性胃肠型食物中毒、胃肠型感冒、急性阑尾炎、肠套叠及急性坏死性小肠炎等相鉴别。

②慢性细菌性痢疾：需与慢性阿米巴性痢疾、结肠癌及直肠癌、慢性非特异性溃疡性结肠炎相鉴别。

③中毒型细菌性痢疾：休克型需与其他细菌引起的感染性休克相鉴别，脑型需与流行性乙型脑炎（乙脑）和其他小儿高热惊厥相鉴别。

6）预防措施

（1）管理传染源：及时发现患者和带菌者，并进行有效隔离和彻底治疗，直至粪便培养阴性。重点监测从事饮食业、保育及水厂工作的人员，感染者应立即隔离并给予彻底治疗。慢性患者和带菌者不得从事上述行业的工作。

（2）切断传播途径：饭前便后及时洗手，养成良好的卫生习惯，尤其应注意饮食和饮水的卫生情况。

（3）保护易感人群：口服活菌苗可使人体获得免疫力，免疫期可维持 6～12 个月。

7）疫情调查处置 疫情处置参照突发公共卫生事件现场调查处置步骤，其中需要强调以下几点。

（1）核实暴发。

①明确病例定义。

a.疑似病例：大便每日≥3 次，有脓血便或黏液便或水样便或稀便，或伴有里急后重症状，尚未确定其他原因者。

b.临床诊断病例：起病急，大便每日≥3 次，可伴发热、腹痛、里急后重、脓血便或黏液便、左下腹有压痛或全身中毒症状；粪便镜检白细胞（脓细胞）≥15 个/HPF，可见红细胞。

c.确诊病例：粪便培养志贺菌属阳性的临床诊断病例。

d.暴发疫情病例定义：以此次疫情首发病例的发病时间向前推 7 天（1 个最长潜伏期）为起始时间，在一定范围内（如一个自然村或几个相邻自然村，一个学校、一个工厂及其周围村庄、社区等）出现的所有符合上述菌痢病例定义者。注：调查开始时，"暴发疫情病例定义"可放宽至"菌痢病例定义"。

②搜索病例：首先，通过探访已报告病例、审核患者病历及与接诊医生交流，掌握病例的症状、体征及一些临床检验结果，以此判断患者是否是菌痢病例，了解病例的分布特征。然后，在与已知病例具有相同暴露条件或有密切接触者中进行搜索，尽可能找出所有病例，为明确疫情性质、确定传染源及传播

途径提供依据。

③证实暴发:分析符合暴发疫情病例定义的病例数量与分布范围,依据菌痢暴发疫情的判定标准判断是否属于暴发。

菌痢暴发疫情的判定标准:在局部地区或单位(如一个自然村、一个居委会、一个学校、一个工厂、一个建筑工地等),3 天内发生 10 例及以上菌痢病例,或一周内发生 20 例及以上菌痢病例;或一周内在一个县(市)区域内菌痢的发病水平超过前 5 年同期平均发病水平的 1 倍。

(2)明确病因,确定传染源及传播途径。

①明确病因:病因分为病原学和流行病学两种,尽量争取获得病原学证据。对于菌痢或疑似菌痢暴发疫情,要采集足够数量(20 例以下采集全部,20 例以上可采集部分)的病例粪便或肛拭子标本进行细菌培养,全部或多数病例粪便标本培养出志贺菌时,可以判定是菌痢暴发。在无法获得足够的粪便或肛拭子标本(如患者不配合、错过最佳采样时机等)或无法进行细菌培养(如实验条件有限、交通不便无法送样至上级实验室等)时,则要争取获得流行病学证据。

标本采集与实验室诊断方法见《细菌性和阿米巴性痢疾诊断标准》(WS 287—2008)。

②确定传播途径:通过对疫区(疫点)地形地貌、水源、生活居住卫生条件、生活习惯及近期生活和社会活动情况的调查,结合病例三间分布描述分析,寻找可能或可疑的传播途径(如进食、饮水、密切接触等),并建立病因假设,利用病例对照分析或实验研究来确定传播途径。

③寻找传染源或传染来源:分析所有符合病例的"三间分布"特征,寻找可能或可疑的暴露因素(如食物、水源、接触等),建立病因假设,利用病例对照分析确定传染源或传染来源,也可通过切断可能传播途径,以判断病因假设是否成立。

(3)实施控制措施:按照"边调查,边控制"的原则,在疫情调查处理的起始阶段就要依据所掌握的情况及经验常规实施控制措施,但要随着调查的进程做必要调整,做到"及时、有效"。控制措施包括救治患者,患者粪便卫生管理,环境消毒、杀虫,卫生知识宣传教育,切断传播途径,通报疫情和处理情况。

4. 阿米巴性痢疾

1)概述　阿米巴性痢疾是溶组织内阿米巴侵入结肠引起的肠道传染病,易复发成为慢性病,也可发生肠内外并发症,尤其可引起肝、肺等脏器脓肿。

全球约有 4.8 亿人感染该病原。3400 万～5000 万人患侵袭性阿米巴病,主要为阿米巴性痢疾和肝脓肿。每年因侵袭性阿米巴病死亡的人数高达 10 万人,其死亡率在原虫病中仅次于疟疾。本病呈世界性分布,以热带和亚热带地区多见,与文化水平低、卫生状况差密切相关。发达国家的高发人群主要为男性同性恋者、旅游者和移民。我国对全国 30 个省(市)、自治区调查后发现,溶组织内阿米巴感染呈全国性分布,平均感染率为 0.95%,西南 5 个省的感染率在 2% 以上,12 个县感染率超过 10%;感染呈明显的家庭聚集性。但该调查仅为 1 次粪便培养结果,获得的感染率可能比实际水平低。溶组织内阿米巴感染仍是我国重要的公共卫生问题。

2)病原学　溶组织内阿米巴的生活史分滋养体和包囊两期。被吞食的成熟包囊在小肠脱去外囊成为滋养体,寄生于肠腔和结肠壁内,以二分裂方式大量繁殖,破坏肠壁组织,致使肠黏膜局部坏死,形成溃疡。大滋养体也称组织型滋养体,直径 10～60 μm,分内质和外质,内质为颗粒状,有一个核,外质透明,运动时形成伪足。在黏血便中的滋养体直径可达 60 μm,含吞噬的红细胞。离体滋养体在室温下仅保持 30 min 活力。随着肠道环境的改变,如水分被吸收等,滋养体停止活动、团缩、分泌囊壁形成包囊。包囊直径 10～20 μm。成熟包囊有 4 个核,具感染性。包囊成熟约需 6 h,每日排出量可超过 100 万个,包囊对各种理化因素抵抗力强,在水中可生存 5 周。包囊在传播中起重要作用。

同工酶、抗原特异性分析,基因 DNA 和核糖体 RNA 差异的研究以及流行病学调查证明,溶组织内阿米巴存在两种形态相同而致病力显著不同的种:一种为溶组织内阿米巴,可引起侵袭性肠道和肠外阿米巴病;另一种为迪斯帕内阿米巴,不引起发病。虫种鉴别在流行病学调查中具有重要价值。此外,已鉴定出与毒力有关的几种蛋白,包括植物血凝素、成孔肽以及虫体分泌的可溶解宿主组织的几种蛋白酶,这些毒性蛋白和虫体表面的其他独特抗原均可能为抗阿米巴疫苗的靶标。

3)流行病学特征

(1)传染源：主要为慢性和恢复期患者粪便排包囊者和带虫者。由于滋养体抵抗力弱,急性患者不起传染源作用。在国内,猪也可作为传染源,这应该引起重视。

(2)传播途径：阿米巴包囊经口传染是主要的传播途径。包囊污染水源是造成地区性暴发流行和高感染率的主要原因,其次是污染的手、食物或用具,苍蝇、蟑螂都可接触粪便,通过体表携带包囊污染食物而成为重要传播媒介。

(3)易感人群：发病率男性高于女性,成人高于儿童,这可能与吞食含包囊的食物或年龄免疫有关。

4)临床特征 起病缓慢,中毒症状较轻,腹痛、腹泻、果酱样便有反复发作倾向,甚至表现为含糊不清的腹部症状,经抗生素治疗无效,应考虑本病,应反复进行病原学检查。

(1)潜伏期：1周至数月不等,甚至可达1年以上,多数为1~2周。

(2)临床症状和体征：发热、腹痛、腹泻、果酱样黏液血便,右下腹压痛,全身症状不重,但易迁延为慢性或多次复发。

(3)临床分型。

①急性阿米巴性痢疾（普通型）：起病缓慢,间歇性腹痛,右下腹部可有压痛、腹泻,黏液血便,典型呈果酱样。

②急性阿米巴性痢疾（重型）：起病急,高热伴明显中毒症状,剧烈腹痛、腹泻,大便每日数十次,大便为水样或血水样便,奇臭,可有脱水、电解质紊乱、休克表现。

③慢性阿米巴性痢疾：常为急性型的持续,病程超过数月,症状持续存在或反复发作。

④轻型：间歇性腹痛腹泻,症状轻微,大便可检出阿米巴包囊。

5)诊断

(1)诊断原则：根据流行病学资料和临床表现及实验室检测,综合分析后作出疑似诊断,确定诊断须依靠病原学检查。

(2)诊断标准。

①疑似病例：起病较缓,腹泻,大便带血或黏液便有腥臭,难以确定其他原因引起的腹泻者。

②临床诊断病例：同时具备进食不洁食物史、上述阿米巴痢疾临床症状和体征,粪便涂片检查可见大量红细胞、少量白细胞、夏科-雷登结晶,或抗阿米巴治疗有效。

③确诊病例：同时具备进食不洁食物史、上述阿米巴痢疾临床症状和体征,粪便涂片检查可见溶组织内阿米巴滋养体和(或)包囊。

(3)鉴别诊断：需与细菌性疾病、血吸虫病、肠结核、结肠癌、慢性非特异性溃疡性结肠炎、克罗恩病相鉴别。

(4)诊断方法。

①病原学检查：生理盐水涂片法、碘液涂片法、体外培养法、核酸诊断法等。粪便检查除肉眼所见外,镜下可见红细胞、白细胞、夏科-雷登结晶。找到吞噬红细胞的阿米巴滋养体有确诊价值。慢性患者可查获包囊。粪样取未渗混尿液的新鲜粪便,挑选血、黏液部分,反复多次检查。采用浓集法可提高阳性率。

②血清学诊断：免疫诊断用于辅助诊断。以酶联免疫吸附试验的各种改良法,特异循环抗体检出率可达85%以上,无症状的带虫者仅10%~40%。治愈后阳性滴度能维持数月至数年,对结果的分析应结合临床症状。现症患者可检测到高滴度特异性抗体。近年已开展应用单克隆抗体和DNA探针及PCR扩增技术检测血液和(或)粪便中的抗原、鉴定虫种等研究。

③影像学诊断：乙状结肠镜或纤维结肠镜检查见大小不等的散在溃疡,边缘整齐,溃疡间黏膜正常,溃疡处刮取物或活组织检查可见滋养体。

④治疗性诊断：经各种检查仍不能确诊时,可考虑用特效、窄谱抗阿米巴药进行诊断性治疗,如效果明显,亦可确诊。

6)预防措施 养成良好的卫生习惯,平时注意饭前便后洗手等个人卫生。饮水须煮沸,不吃生菜,防止食物和水被污染。防止苍蝇滋生和灭蝇。检查和治疗从事餐饮业的排包囊者及慢性患者。

7)疫情调查处置　阿米巴性痢疾疫情的调查处置与细菌性痢疾类似。

5.病毒性肝炎(甲型病毒性肝炎)

1)概述　甲型病毒性肝炎简称甲型肝炎,是由甲型肝炎病毒(hepatitis A virus,HAV)引起的以肝脏病变为主的急性传染病。

2)病原学　甲型肝炎病毒属小核糖核酸病毒科,该病毒为直径 27～32 nm 的球形颗粒,无包膜,呈二十面体立体对称,氯化铯中的浮密度为 1.32～1.34 g/cm³,病毒基因组为单股正链 RNA,全长 7.4 kb,甲型肝炎病毒可分为七个基因型,但仅有一个血清型。甲型肝炎病毒耐酸,耐碱,耐乙醚,耐高温,对水中的氯原子也有耐受性,在 pH 2～10 稳定,20％乙醚不能灭活病毒。60 ℃ 12 h 不能完全灭活,1.5 mg/L 余氯处理 60 min 仍存活,5％～8％的甲醛、70％的乙醇能迅速灭活病毒,1∶4000 的福尔马林处理 72 h 可以使其失去感染性而保留免疫原性。

3)流行病学特征　甲型肝炎在我国各地区的发病存在差异,生活、卫生条件较差的农村地区为甲型肝炎高流行区,存在明显的季节性和周期性;大中城市为甲型肝炎低流行区,季节性和周期性不明显,但时有暴发流行的可能,如 1988 年上海地区因居民摄食被 HAV 污染的毛蚶而引起甲型肝炎大流行,造成约 30 万人罹患甲型肝炎。

(1)传染源:包括急性临床患者和亚临床型感染者。急性临床患者排毒量大,在黄疸出现之前传染性最强;虽然亚临床型感染者的排毒量不及急性临床患者,但因其活动不受限制,前者与后者的比例为(3～10)∶1。

(2)传播途径:主要是粪-口途径,通过日常生活接触、水和食物三种方式传播。日常生活接触传播是维持一个地区甲型肝炎地方性流行的方式。水和食物传播 HAV 在我国西南地区较常见,常引起不同程度的暴发流行,我国东部和沿海地区曾出现食用不洁贝类水生动物而造成的暴发流行。

(3)易感人群:人群对 HAV 普遍易感,幼年儿童的亚临床型感染比例要比成人高,HAV 感染后可获得持久免疫力。

4)临床表现　典型病例发病初期常有乏力、厌食、恶心、呕吐等症状,随后出现黄疸,小便深黄,大便灰白,皮肤巩膜黄染,肝大,体温升高,甲肝患者还可出现腹泻、肌肉疼痛、咽炎等。

5)诊断　根据流行病学、临床症状、体征、实验室检测等手段综合分析动态观察进行诊断。因为甲型肝炎的临床表现与其他急性病毒性肝炎极其相似,其确诊依赖于特异性的血清学检查。

(1)流行病学史:发病前 2～7 周内有不洁饮食史或不洁饮水史,或与甲型肝炎急性患者有密切接触史,或当地出现甲型肝炎暴发流行,或有甲型肝炎流行区出差、旅游史。

(2)临床表现。

①发热、乏力和纳差、恶心、呕吐或者腹胀、便秘等消化道症状。肝大,伴有触痛或叩痛。

②有巩膜、皮肤黄染并排除其他疾病所致黄疸者。

(3)实验室检测。

①血清丙氨酸氨基转移酶(ALT)明显升高。

②血清总胆红素(TBIL)大于正常值上限和(或)尿胆红素阳性。

③血清学检测:抗-HAV IgM 阳性或抗-HAV IgG 双份血清呈 4 倍升高。

(4)诊断标准。

①临床诊断病例。

a.甲型肝炎:符合下列一条即可诊断。

具有甲型肝炎流行病学史和甲型肝炎临床表现,血清 ALT 明显升高;

具有甲型肝炎流行病学史和甲型肝炎临床表现,血清 ALT 明显升高,TBIL 大于正常值上限和(或)尿胆红素阳性;

具有甲型肝炎流行病学史,和甲肝临床表现;

具有甲型肝炎临床表现,血清 ALT 明显升高,TBIL 大于正常值上限和(或)尿胆红素阳性。

b.急性甲型肝炎(无黄疸型):符合下列一条即可诊断。

具有甲型肝炎流行病学史,临床表现为发热、乏力和纳差、恶心、呕吐或者腹胀、便秘等消化道症状。肝大,伴有触痛或叩痛。

具有甲型肝炎流行病学史,血清 ALT 明显升高;

临床表现为发热、乏力和食欲缺乏、恶心、呕吐或者腹胀、便秘等消化道症状。肝大,伴有触痛或叩痛,血清 ALT 明显升高。

c.急性甲型肝炎(黄疸型):符合下列一条即可诊断。

具有甲型肝炎流行病学史和甲型肝炎临床表现,血清总胆红素(TBIL)大于正常值上限和(或)尿胆红素阳性;

具有甲型肝炎流行病学史,临床表现为有巩膜、皮肤黄染并排除其他疾病所致黄疸者,血清 ALT 明显升高,TBIL 大于正常值上限和(或)尿胆红素阳性;

具有甲型肝炎临床表现,血清 ALT 明显升高,TBIL 大于正常值上限和(或)尿胆红素阳性。

②确诊病例:确诊病例分为甲型肝炎、急性甲型肝炎(无黄疸型)、急性甲型肝炎(黄疸型)三类,诊断标准均为临床诊断病例和抗-HAV IgM 阳性或抗-HAV IgG 双份血清呈 4 倍升高。

6)预防措施

(1)提高个人卫生水平,广泛开展病从口入的卫生宣教。各单位应创造条件,提供流动水,供洗手及洗餐具,自备餐具,养成饭前便后洗手的良好习惯。避免吃可能已被污染的水、新鲜水果、蔬菜以及贝类食品。不喝生水,不吃或少吃生冷食物,食用水果等食品时一定要清洗干净,吃剩的食物要储存在冰箱中,再次食用前应充分加热。尤其是加工食品时要注意高温加热,一般情况下,加热 100 ℃ 1 min 就可使 HAV 失去活性。对一些自身易携带致病菌的食物如螺蛳、贝壳、螃蟹,尤其是能富集 HAV 的毛蚶等水产品,食用时一定要煮熟蒸透,杜绝生吃、半生吃以及腌制后直接食用等不良饮食习惯。

(2)饮食行业应认真执行《中华人民共和国食品卫生法》。尤其要做好食具消毒,食堂、餐厅应实行分餐制或公筷制。

(3)要加强生食水产品的卫生监督。加强对产地水域的卫生防护,防止粪便和生活污水的污染。

(4)要加强水源保护,严防饮用水被粪便污染,做好水源消毒。

(5)中小学要供应开水,学生自带水杯。

(6)取缔不符合卫生条件的、无证的饮食摊贩。

(7)做好环境卫生及粪便无害化处理。

(8)托幼机构要建立切实可行的卫生制度,严格执行对食具及便器的消毒制度。儿童实行一人一巾一杯制。全托单位还应注意尿布消毒。使用的玩具各班组应严格分开并进行相应的消毒处理。

(9)对甲型肝炎患者的食品、便器、衣服、床单、注射针头及排泄物亦均应进行消毒处理。

(10)消毒方法应根据不同的消毒对象采用不同的方法,如煮沸,使用福尔马林、强力戊二醛、有效氯以及紫外线等灭活病毒。

(11)保护易感人群:在高危人群和中小学中普及甲肝减毒活疫苗的预防接种。

7)疫情调查处置 疫情处置参照突发公共卫生事件现场调查处置步骤,其中需要强调以下几点。

(1)严格管理传染源。

(2)切断传播途径。

①注意患者的隔离消毒,患者用过的食具要煮沸 20 min 后再洗涤,生活用品用 1% 漂白粉水擦洗,被单、衣物等如不能用开水煮,则要在日光下多次暴晒。

②管理好患者的粪便和排泄物、垃圾等污物。

③在接触患者后,应注意手和物品的消毒,避免交叉感染,防止把疾病传染给自己或其他人。

④对密切接触者应进行 45 天医学观察。

⑤对于食源性感染,应检查厨师的抗-HAV IgM,确诊后隔离治疗。

（3）进行应急免疫预防。疫情暴发时，易感人群注射丙种球蛋白预防。

预防对象：密切接触者，传染源已明确（如食物或水）的所有已暴露者，发生甲型肝炎流行的学校、医院、家庭或其他单位中的成员。对偶尔接触者不需进行被动免疫。

预防方法：丙种球蛋白按 0.02 mL/kg 体重一次肌内注射。

6. 病毒性肝炎（戊型病毒性肝炎）

1）概述　戊型病毒性肝炎简称戊型肝炎，是一种由戊型肝炎病毒（HEV）造成的肝病。戊型肝炎病毒是一种无包膜、阳性、单链的核糖核酸（RNA）病毒。

戊型肝炎病毒主要通过被污染的水传播。戊型肝炎是一种自限性感染，一般 4～6 周内会自愈。偶尔也会发展成暴发性肝炎（急性肝衰竭），导致死亡。

戊型肝炎在全世界都有发现，但流行率较高的地区是东亚和南亚。全球每年大约有 2000 万人感染戊型肝炎，300 多万急性戊型肝炎病例，5.66 万例与戊型肝炎有关的死亡。戊型肝炎一般具有自限性，但可能发展成暴发性肝炎（急性肝衰竭）。戊型肝炎一般通过粪-口途径传播，主要通过被污染的水传播。不同基因型的戊型肝炎病毒决定了其流行病学差异。例如，基因 1 型主要分布在发展中国家，并造成社区暴发。而基因 3 型主要分布在发达国家，不会造成暴发。中国生产了全球第一个预防戊型肝炎的疫苗，但目前此疫苗还未供应全球市场。世界各地时有发生戊型肝炎疫情和零星病例。这些疫情往往发生在缺乏基本的水，个人卫生环境和卫生服务资源有限的国家中，一次疫情可能会影响数百人至数千人。近些年，在冲突地区和人道主义紧急状态地区，例如战区、难民营或流离失所者收容所等地，发生了一些疫情。

2）病原学　戊型肝炎病毒为无包膜球形颗粒，是一种正链 RNA 病毒，病毒的基因有 3 个读码框架，翻译三个基因产物，其中第二读码框架（ORF2）和第三读码框架（ORF3）为病毒结构蛋白；从毒粒的表面结构来看，与杯状病毒科相似，戊型肝炎病毒对外界抵抗力不强，加热灭活病毒比较容易，急性戊型肝炎患者自消化道大量排出病毒，病毒在肠道碱性环境中稳定，污染水源、食物后造成大面积暴发流行。

3）流行病学特征

（1）传染源：主要是戊型肝炎患者及戊型肝炎病毒隐性感染者。虽然人类被认为是戊型肝炎病毒的天然宿主，但戊型肝炎病毒或密切相关病毒的抗体在灵长类动物及其他类型的动物体内也曾被检测到。

（2）传播途径：戊型肝炎主要由饮用水遭到粪便污染造成的粪-口途径传播，其他传播途径也有发现，包括：①食源性传播。戊型肝炎是一种经水传播的疾病，多数戊型肝炎暴发都与受污染的水或食品供应有关。在戊型肝炎流行区，食用生肉或未加工的贝类也是造成散发病例的原因之一。食用来自受感染动物的产品也可以感染戊型肝炎病毒。在世界范围内，戊型肝炎的危险因素与一个地方的卫生条件，以及随便排放含有戊型肝炎病毒的粪便有很大关系。②通过输入受感染的血液制品传播。③母婴传播。

（3）易感人群：各年龄段均可感染戊型肝炎。孕妇是戊型肝炎高危人群，病死率高达 20%，即使孕妇治愈，胎儿的死亡率也非常高；其次，老年人和外出务工人员也属于高危人群。

4）临床表现　戊型肝炎患者感染初期主要表现为食欲减退、乏力、发热、黄疸，有时伴有呕吐、腹泻，体征主要有肝大、肝区压痛、叩痛，其表现与甲型肝炎相似，生化检验可见胆红素异常，转氨酶异常，血清学检验戊型肝炎 IgM 抗体阳性，恢复期 IgG 抗体升高。

5）诊断　戊型肝炎应根据流行病学资料、症状、体征和实验室检查综合诊断。确诊则以血清学和病原学检查的结果为准。

（1）临床诊断。

①急性戊型肝炎（无黄疸型）：具有戊型肝炎流行病学史，无其他原因可解释的持续乏力、食欲减退或其他消化道症状和（或）肝大伴有触痛或叩痛，血清丙氨酸氨基转移酶（ALT）明显升高，血清学排除急性甲、乙、丙型肝炎。

②急性戊型肝炎（黄疸型）：符合急性戊型肝炎（无黄疸型）临床诊断标准，且尿黄，皮肤、巩膜黄染，

并排除其他疾病所致的黄疸,血清总胆红素(TBIL)>17.1 μmol/L(10 mg/L)和(或)尿胆红素阳性。

③戊型肝炎(急性肝衰竭):符合急性戊型肝炎(黄疸型)临床诊断标准,且起病14天内出现肝衰竭者,表现为乏力、消化道症状、黄疸等临床表现进行性加重,并可出现腹水和(或)神经精神症状(表现为烦躁不安,定向力障碍,甚至神志不清、嗜睡、昏迷),凝血酶原活动度进行性降低至40%以下。

④戊型肝炎(亚急性肝衰竭):符合急性戊型肝炎(黄疸型)临床诊断标准,且起病后14天以上至6个月出现肝衰竭者,表现为乏力、消化道症状、黄疸等临床表现进行性加重,并可出现腹水和(或)神经精神症状(表现为烦躁不安,定向力障碍,甚至神志不清、嗜睡、昏迷),凝血酶原活动度进行性降低至40%以下。

(2)确定诊断。

①急性戊型肝炎(无黄疸型):符合急性戊型肝炎(无黄疸型)临床诊断标准,抗-HEV IgG 和(或)抗-HEV IgM 阳性。

②急性戊型肝炎(黄疸型):符合急性戊型肝炎(黄疸型)临床诊断标准,抗-HEV IgG 和(或)抗-HEV IgM 阳性。

③戊型肝炎(急性肝衰竭):符合戊型肝炎(急性肝衰竭)临床诊断标准,且抗-HEV IgG 和(或)抗-HEV IgM 阳性。

④戊型肝炎(亚急性肝衰竭):符合戊型肝炎(亚急性肝衰竭)临床诊断标准,且抗-HEV IgG 和(或)抗-HEV IgM 阳性。

6)治疗原则

(1)急性戊型肝炎为自限性疾病,无须特殊治疗,主要采用支持疗法和对症治疗。

(2)重型戊型肝炎要加强对患者的监护,密切观察病情,采取延缓肝细胞继续坏死、促进细胞再生、改善微循环等措施。预防各种并发症,如肝性脑病、脑水肿、大出血、肾功能不全、继发感染、电解质紊乱、腹水、低血糖,并加强支持疗法。

7)预防措施 可以通过下列方法降低戊型肝炎的感染和传播。

(1)确保公共供水设施的质量标准。

(2)建立妥善的垃圾处理设施,清除废物。

(3)保持良好的卫生习惯,如用安全的水洗手,特别是接触食物之前。

(4)避免饮用洁净度不明的水。

(5)遵循世界卫生组织食品安全建议。

(6)免疫预防。2012 年 10 月 27 日,由我国厦门大学研发的全球首个戊型肝炎疫苗正式在中国上市,该疫苗在健康人群中保护效果达到100%,具有良好的安全性和有效性。

8)疫情调查处置

(1)病例报告:各级疾病预防和控制中心医务人员依照《中华人民共和国传染病防治法》的要求对戊型肝炎病例进行报告。

(2)管理传染源:自患者发病日起隔离3周。对接触者观察45天,进行血清 ALT 和尿胆红素检查,ALT 异常、尿胆红素阳性、抗-HEV IgM 阳性者视为新发病例,依法报告及隔离治疗。

(3)切断传播途径:对患者的居住活动区域进行终末消毒,对患者排泄物(包括尿液、粪便)及尿液和粪便接触的器皿进行消毒。

7. 脊髓灰质炎

1)概述 脊髓灰质炎(简称脊灰)是由脊髓灰质炎病毒(脊灰病毒)引起的急性肠道传染病。多发生于儿童,俗称"小儿麻痹症"。感染者可能出现肢体麻痹,出现麻痹的病例多数留下跛行等终身残疾。

我国自 1965 年起开始全国范围内接种口服脊灰减毒活疫苗(OPV),脊灰病例数开始下降,1965—1977 年,每年脊灰病例报告数在 4500～29000 例。1978 年开始实施扩大免疫后,脊灰病例数下降了70%。至 1988 年,随着脊灰疫苗接种率的提高,脊灰病例报告数下降至 667 例。1989—1990 年,我国脊灰疫情出现反弹,随后部分省份开始实施 OPV 强化免疫活动,1993 年起强化免疫活动扩展到全国范围,有效地阻断了脊灰野病毒的传播。自1994年以来,已无本土脊灰野病毒引起的脊灰病例,并于2000年通过世界卫生组织认证,实现了无脊灰目标。

由于全球仍有国家有脊灰流行,我国1995年、1996年在云南省发生过输入脊灰野病毒病例,1999年在青海省监测到由印度输入脊灰野病毒引起的病例,2011年新疆维吾尔自治区发生了由巴基斯坦输入的脊灰野病毒引起的疫情。通过采取一系列应急免疫措施,均及时阻断了输入脊灰野病毒在我国的传播。

1988年,全球消灭脊灰行动启动,此后,全球范围内脊灰病例减少了99%以上,但近几年来,尼日利亚、巴基斯坦和阿富汗的地方性传播仍在继续。2014年,全球仍有9个国家有脊灰野病毒病例,共报告359例,有3个国家呈本土流行;2015年全球共发生74例脊灰野病毒病例,只有巴基斯坦和阿富汗仍有本土流行病例。

2)病原学　脊灰病毒(poliovirus,PV)属于小核糖核酸病毒科、肠道病毒属,同属的其他病毒(如柯萨奇病毒和埃可病毒)与其在生物学、物理化学以及流行病学方面有许多相似之处。脊灰病毒直径为20～30 nm,内含单股正链的核糖核酸,无包膜。在电子显微镜下呈小圆球形颗粒状,其衣壳蛋白由60个结构相同的亚单位组成,每一亚单位又由病毒蛋白VP1、VP2、VP3和VP4组成,其中VP1在病毒表层暴露最充分,是引起中和反应最主要的抗原决定簇,是构成病毒的最主要抗原。按其抗原性不同,可分为Ⅰ型、Ⅱ型、Ⅲ型共3个血清型,各型间无交叉免疫。目前WHO推荐使用RD和L20B两种传代细胞分离脊灰病毒。该病毒仅感染人,无其他动物宿主;病毒在-70 ℃的低温下可保存活力达8年之久,在4 ℃冰箱中可保存数周至数月,在污水和污物中可生存6个月;但对干燥很敏感,故不宜用冷冻干燥法保存。该病毒不耐热,加热56 ℃ 30 min可使之灭活,煮沸和紫外线照射可迅速将其杀死;能耐受一般浓度的化学消毒剂,如70%酒精及5%煤酚皂液;耐酸、耐乙醚和氯仿等脂溶性溶剂,但对高锰酸钾、过氧化氢、漂白粉等敏感,这些物质可将其迅速灭活。

预防脊灰所用的疫苗包括OPV和IPV,OPV和IPV是根据脊灰病毒3个血清型分别制备后按不同比例配制而成的。目前全球报告的病例均由Ⅰ型脊灰野病毒引起,Ⅱ型脊灰野病毒已于1999年得到消灭,并在2015年通过了全球证实。自2013年以来全球未再发现和报告Ⅲ型脊灰野病毒病例。此外,源自OPV的疫苗病毒可能使服苗者及其接触者发生疫苗相关性麻痹性脊灰(VAPP);在一定条件下,源自OPV的疫苗衍生脊灰病毒(VDPV)病例是由于疫苗病毒在免疫覆盖率不高的情况下,在易感人群体内复制而导致神经毒力增强(回升)。VDPV可导致一些未免疫者或未全程免疫者发病,甚至发生循环(cVDPVs)。

3)流行病学特征

(1)传染源:患者、隐性感染者和病毒携带者都是脊灰病毒的传染源。

(2)传播途径:粪-口途径传播是脊灰传播的主要方式。病毒通过粪便排毒时间较长,在整个病程中或病后数周仍可排出病毒,主要通过受污染的食物、水传播,经口腔进入体内并在肠道内繁殖。易感人群与脊灰患者和脊灰病毒隐性感染者可通过密切生活接触传播,如通过各种用具、玩具、手而传播。在发病早期,咽部排毒可经飞沫传播。

(3)易感人群:各种族、年龄及性别均可感染脊炎病毒,病例以3岁以下儿童为主,占比超过50%。自然感染后人体对同型病毒能产生较持久的免疫力,一般认为可维持终生。新生儿可由母体获得抗体,但出生后3～6个月逐渐下降以至全部消失,此后婴幼儿通过野毒感染(包括隐性感染和轻型感染)或人工免疫接种而获得免疫力。

4)临床表现　脊灰病毒由口进入胃肠道,潜伏期为3～35天,一般为5～14天。感染脊灰病毒后大部分表现为隐性感染,感染后无症状出现,不产生病毒血症。4%～8%的感染者可出现上呼吸道症状,如发热、咽部不适、扁桃体肿大等;可出现胃肠道症状,如恶心、呕吐、腹泻或便秘、腹部不适等;也可出现流行性感冒样症状,如头痛、乏力、关节和肌肉酸痛等,出现神经系统症状但不发生麻痹,体温较高,头痛加剧,呕吐,烦躁不安或嗜睡,全身肌肉疼痛,皮肤感觉过敏,颈背肌痛,颈强直。1%～2%感染者出现累及脊髓前角灰质、脑及脑神经的病变,导致肌肉麻痹,留下终身残疾甚至死亡。

5)诊断

(1)流行病学史。

①与确诊的脊灰患者有接触史;曾经到过世界卫生组织(WHO)近期公布的脊灰流行地区,或近期当地发生脊灰野病毒输入事件。

②既往未接种或未全程接种 OPV 或 IPV。

(2)临床表现。

①早期可有发热、咽部不适,患者可有烦躁不安、腹泻或便秘、多汗、恶心、肌肉酸痛等症状。

②热退后(少数可在发热过程中)出现不对称性弛缓性麻痹。神经系统检查发现肢体和(或)腹肌不对称性(单侧或双侧)弛缓性麻痹、躯体或肢体肌张力减弱、肌力下降、深部腱反射减弱或消失,但无感觉障碍。

③麻痹 60 天后随访仍残留弛缓性麻痹(后期可出现肌萎缩)。

(3)实验室检测。

①发病后从粪便、咽部、脑脊液、脑或脊髓组织中分离到病毒,并鉴定为脊灰野病毒。

②发病前 6 周内未接种过 OPV 或 IPV,发病后未再接种 OPV 或 IPV,未接触疫苗病毒,麻痹后 1个月内从脑脊液或血液中查到抗脊灰病毒 IgM 抗体,或恢复期血清中和抗体或特异性 IgG 抗体滴度较急性期有 4 倍以上升高。

(4)诊断原则:根据流行病学史、临床表现、实验室检测等进行综合分析做出诊断。

(5)诊断。

①疑似病例:15 岁以下病因不明的任何急性弛缓性麻痹(AFP)病例,包括临床初步诊断为吉兰-巴雷综合征(GBS)的临床病例;任何年龄临床怀疑为脊灰的病例。

②临床诊断病例:符合下列一项可诊断为临床诊断病例。

a. 疑似病例并同时符合流行病学史和临床表现。

b. 疑似病例并同时符合流行病学史和实验室检测中第②点。

③确诊病例:疑似病例并同时符合实验室检测中第①点。

④排除病例:符合下列一项可排除脊灰诊断。

a. 疑似病例经实验室和临床检查有确凿证据诊断为非脊灰的其他疾病。

b. 疑似病例的粪便、咽部、脑脊液、脑或脊髓组织未分离到脊灰野病毒,或麻痹后 1 个月内脑脊液或血液特异性 IgM 抗体阴性,或恢复期血清中和抗体或特异性 IgG 抗体滴度与急性期相比无 4 倍及以上升高者。

⑤与 OPV 有关的其他病例。

a. 服苗者 VAPP 病例:疑似病例近期曾有 OPV 免疫史,且在服用 OPV 后 4~35 天内发热,6~40天出现急性弛缓性麻痹,符合诊断标准中的临床表现。麻痹后未再服用 OPV,从粪便、咽部、脑脊液、脑或脊髓组织标本中分离到脊灰疫苗病毒,该病毒和原始疫苗病毒 Sabin 株相比,Ⅰ型和Ⅲ型脊灰病毒VP1 编码区核苷酸序列变异≤9 个,Ⅱ型脊灰病毒 VP1 编码区核苷酸序列变异≤5 个。

b. 服苗接触者 VAPP 病例:疑似病例曾与 OPV 免疫者在服苗后 35 天内有密切接触史,接触 6~60天出现急性弛缓性麻痹;或发病前 40 天未服过 OPV,临床表现符合诊断标准中的临床表现。麻痹后未再服用 OPV,从粪便、咽部、脑脊液、脑或脊髓组织标本中分离到脊灰疫苗病毒,该病毒和原始疫苗病毒Sabin 株相比,Ⅰ型和Ⅲ型脊灰病毒 VP1 编码区核苷酸序列变异≤9 个,Ⅱ型脊灰病毒 VP1 编码区核苷酸序列变异≤5 个。

c. VDPV 病例:疑似病例临床表现符合诊断标准中的临床表现,发病后从粪便、咽部、脑脊液、脑或脊髓组织中分离到 VDPV,其中,VDPV 是指Ⅰ型和Ⅲ型脊灰病毒,与原始疫苗病毒 Sabin 株比较,VP1 编码区核苷酸序列变异≥10 个,且小于 135 个(1%<变异率<15%);Ⅱ型脊灰病毒,与原始疫苗病毒 Sabin 株比

较,VP1 编码区核苷酸序列变异≥6 个,且小于 135 个(0.6%＜变异率＜15%)。

6)预防措施　在脊灰疫苗问世之前,几乎所有儿童都会感染脊灰病毒。接种脊灰疫苗是预防本病主要而有效的措施,全程接种脊灰疫苗后能产生持久免疫力。

患者至发病起至少隔离 40 天,第 1 周为呼吸道和肠道隔离,1 周后仅进行消化道隔离。密切接触者医学观察 20 天。对于带毒者,应按照患者要求加以隔离。

应对患者呼吸道、粪便及其污染物品彻底消毒,做好环境卫生和个人卫生,加强饮水、食品卫生管理。个人要注意饮食卫生。

目前使用的脊灰疫苗主要有两种:口服脊灰减毒活疫苗(OPV)和注射脊灰病毒灭活疫苗(inactivated polio vaccine,IPV)。

由于脊灰病毒有Ⅰ型、Ⅱ型、Ⅲ型 3 个血清型,制成 OPV 疫苗有单价 OPV(mOPV,含Ⅰ型、Ⅱ型、Ⅲ型中一个型别)、二价 OPV(bOPV,含Ⅰ型、Ⅱ型、Ⅲ型中任何 2 个型别)和三价 OPV(tOPV,含Ⅰ型、Ⅱ型、Ⅲ型所有型别)。

较常使用的是三价 OPV 和单价Ⅰ型 OPV,随着Ⅱ型脊灰野病毒的消灭,三价 OPV 逐步替换为二价 OPV(Ⅰ型＋Ⅲ型)。天坛生物研发的二价 OPV(Ⅰ型＋Ⅲ型)于 2015 年 11 月获得生产注册批准。

目前我国使用的是单价Ⅰ型 OPV 和三价 OPV(Ⅰ型＋Ⅱ型＋Ⅲ型),在常规免疫和补充免疫活动中均使用三价 OPV,在新疆输入脊灰疫情应急免疫活动中使用过单价Ⅰ型 OPV。

国外疫苗公司生产的 IPV 于 2009 年获准在我国上市,包括 IPV 单苗和含 IPV 成分的联合疫苗,已作为第二类疫苗,按"知情、自愿、自费"的原则在使用。经过 20 多年的历程,中国医学科学院医学生物研究所研发的 Sabin 株 IPV 于 2015 年 1 月 14 日获得国家食品药品监督管理总局的生产注册批准。从 2015 年下半年开始,在北京市、天津市、吉林省、湖北省、宁夏回族自治区和广东省部分地区实施首剂 IPV 纳入常规免疫试点工作。

7)疫情应急处置　各级各类医疗卫生机构依据《脊髓灰质炎诊断》(WS 294—2016)和《全国急性弛缓性麻痹(AFP)病例监测方案》,对急性弛缓性麻痹病例进行常规监测,并按照中国疾病预防控制中心的统一规定和要求进行报告。

中国疾病预防控制中心发现疫苗衍生脊灰病毒病例或携带者、在外环境或健康人群中发现脊灰野病毒,应当在 24 h 内报告国家卫健委和通报相关省级疾病预防控制机构,省级疾病预防控制机构要立即报告省级卫生健康主管部门。

中国疾病预防控制中心发现脊灰疫苗衍生病毒循环病例或脊灰野病毒病例后,应当在 2 h 内报告国家卫生健康委员会。国家卫生健康委员会负责向有关部门和相关国际组织通报。

(1)分级响应:发现脊灰相关事件后,各级卫生健康主管部门按照分级响应的原则,做出相应级别的应急反应。同时,根据事件发展趋势和防控工作的需要,适时调整反应级别,以有效控制疫情和减少危害。

①对Ⅰ级脊灰相关事件的应急响应:启动《国家突发公共卫生事件应急预案》特别重大事件级别的各项应急响应措施。

②对Ⅱ级脊灰相关事件的应急响应:国家卫生健康委员会成立由主管部领导任组长,成员包括国家卫生健康委员会有关司局和单位主要负责人的脊灰相关事件应急处置领导小组和技术指导组。领导小组办公室设在疾病预防控制局,技术指导组办公室设在中国疾病预防控制中心。启动Ⅱ级脊灰相关事件应急响应后,领导小组和技术指导组实行每日例会制度,领导小组办公室负责统一协调和督促各成员单位落实例会议定的各项事项。

③对Ⅲ级脊灰相关事件的应急响应:中国疾病预防控制中心成立技术指导小组,省级卫生健康主管部门应当立即成立应急处置领导小组和技术指导组(由流行病学、病毒学、应急处理和临床医学等专家组成)。发生地的地市、县级人民政府应当成立由各有关部门组成的疫情应急处置领导小组,按照要求认真履行职责,落实有关控制措施。

④Ⅳ级脊灰相关事件的应急响应：省级卫生健康主管部门负责成立流行病学调查小组。成员包括流行病学、儿科或神经内科医生和实验室专家,负责病例的个案调查、接种率调查、急性弛缓性麻痹监测系统运转评价等流行病学相关调查分析、总结及报告。

（2）响应措施。

①流行病学调查与风险评估。接到脊灰相关事件报告后,疾病预防控制机构要及时组织开展病例个案调查、标本采集和检测、脊灰疫苗接种率评估、急性弛缓性麻痹病例主动搜索等工作,评估脊灰相关事件风险。

②开展应急接种。省级卫生健康主管部门根据风险评估和专家论证结果,决定是否开展辖区内脊灰疫苗应急接种活动。国家卫生健康委员会根据风险评估和专家论证结果决定是否开展跨省或全国范围的应急接种活动。

开展应急接种的范围、目标人群、时间应当由专家组根据实际情况论证确定。为确保应急接种的效果,要做好督导和接种率快速评估,对于接种率未达到95％的地区应当进行查漏补种工作。

③健康教育与风险沟通。根据报告的脊灰相关事件危害性和紧急程度,由国家卫生健康委员会或其授权的省级卫生健康主管部门发布、调整和解除预警信息。通过媒体开展脊灰预防等知识的宣传普及活动,提高公众对预防接种的认知水平和参与意识。向媒体和公众做好风险沟通工作。

④其他措施。发现脊灰野病毒病例或脊灰疫苗衍生病毒病例后,各级医疗卫生机构要做好患者治疗、医院内感染控制、密切接触者追踪调查、污染物消毒、加强急性弛缓性麻痹病例监测等工作。

（3）响应终止：发现脊灰相关事件,在采取相应的响应措施后,连续3个月内如无新发病例或在外环境、健康人群中未发现脊灰野病毒,经专家论证评估提出应急响应终止的建议,并报相应级别卫生健康主管部门批准。响应终止后进入维持无脊灰常规工作状态。

8.手足口病

1）概述 手足口病是一种儿童常见传染病,以发热,口腔黏膜疱疹或溃疡,手、足、臀等部位皮肤出疹为主要特征,少数患者会出现严重的并发症,如脑炎、脑干脑炎、急性弛缓性麻痹、肺水肿、肺出血、心肺功能衰竭等。

2）病原学 手足口病由肠道病毒引起,属于小RNA病毒科肠道病毒属。主要致病血清型包括柯萨奇病毒（Coxsackie virus,CV）A组4～7、9、10、16型和B组1～3、5型,埃可病毒（echo virus,EV）的部分血清型和肠道病毒71型（enterovirus A71,EV-A71）等,其中以CV-A16和EV-A71常见,重症及死亡病例多由EV-A71所致。近年部分地区CV-A6、CV-A10有增多趋势。肠道病毒各型之间无交叉免疫力。

3）流行病学特征 一年四季均可发病,具有季节性分布特点,南方可出现春夏季主高峰和秋冬季次高峰,北方主要出现夏秋季流行,尤其是夏季。肠道病毒传染性强、隐性感染比例大、传播途径复杂、传播速度快,在短时间内可造成较大范围的流行,流行期间,可在幼儿园、托幼机构、家庭等地出现聚集性或暴发疫情。

（1）传染源：患儿和隐性感染者为主要传染源,手足口病隐性感染率高。肠道病毒适合在湿、热的环境下生存,可通过感染者的粪便、咽喉分泌物、唾液和疱疹液等广泛传播。

（2）传播途径：密切接触是手足口病重要的传播方式,通过接触被病毒污染的手、毛巾、手绢、牙杯、玩具、食具、奶具以及床上用品、内衣等引起感染,还可通过呼吸道飞沫传播,饮用或食入被病毒污染的水和食物亦可感染。

（3）易感人群：婴幼儿和儿童普遍易感,以5岁以下儿童为主。

4）临床表现 潜伏期一般为2～10天,平均3～5天。

急性起病,发热,手、足和臀部出现斑丘疹、疱疹,口腔黏膜或咽喉部出现散在疱疹,可伴有咳嗽、流涕、食欲不振、腹泻等症状。

部分病例仅表现为手、足和臀部皮疹和(或)咽喉部疱疹。少数病例皮疹不典型,表现为细小沙粒状皮疹、单部位皮疹或无皮疹。

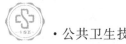
少数病例可累及中枢神经系统,表现为脑膜炎、脑炎、脑脊髓炎,甚至出现肺水肿、肺出血和(或)循环功能障碍等,病情进展迅速,可致死亡。

5)诊断　结合流行病学史、临床表现和病原学检查进行诊断。

(1)临床诊断病例。

①流行病学史:常见于学龄前儿童,婴幼儿多见。流行季节,当地托幼机构及周围人群有手足口病流行,发病前与手足口病患儿有直接或间接接触史。

②临床表现:符合前述临床表现。极少数病例皮疹不典型,部分病例仅表现为脑炎或脑膜炎等,诊断需结合病原学或血清学检查结果。

(2)确诊病例:在临床诊断病例基础上,具有下列之一者即可确诊。

①肠道病毒(CV-A16、EV-A71等)特异性核酸检查阳性。

②分离出肠道病毒,并鉴定为CV-A16、EV-A71或其他可引起手足口病的肠道病毒。

③急性期血清相关病毒IgM抗体阳性。

④恢复期血清相关肠道病毒的中和抗体与急性期相比有4倍及以上升高。

6)预防措施

(1)一般预防措施。

①注意手卫生,尤其在触摸口鼻前、进食或处理食物前、如厕后、接触疱疹或呼吸道分泌物后、更换尿布或处理被粪便污染的物品后,应用清水、洗手液或肥皂洗手。

②打喷嚏或咳嗽时用手绢或纸巾遮住口鼻,随后将纸巾包裹好丢入有盖的垃圾桶。

③不与他人共用毛巾或其他个人物品。

④避免与患者密切接触,如接吻、拥抱等。

⑤经常清洁和消毒(含氯消毒剂)常接触的物品或物体表面,如玩具、家具等,清洁后用含氯消毒液进行擦拭或浸泡消毒,作用30 min后,用清水擦拭或冲洗干净。

⑥用一次性毛巾或纸巾清理患者的鼻咽分泌物、呕吐物、粪便等,并及时消毒被上述分泌物或排泄物污染的物体表面或环境。

⑦手足口病流行期间尽量避免带孩子参加集体活动。

(2)接种疫苗:EV-A71型灭活疫苗可用于6月龄至5岁儿童预防EV-A71感染所致的手足口病,基础免疫程序为2剂次,间隔1个月,鼓励在12月龄前完成接种。

(3)加强医院感染控制:医疗机构应当积极做好医院感染预防和控制工作。各级各类医疗机构要加强预检分诊,应当有专门诊室(台)接诊手足口病疑似病例;接诊手足口病病例时,采取标准预防措施,严格执行手卫生,加强诊疗区域环境和物品的消毒,选择中效或高效消毒剂如含氯(溴)消毒剂等进行消毒,75%乙醇和5%煤酚皂液对肠道病毒无效。

7)疫情调查处置

(1)聚集性疫情和暴发疫情的定义:定义如下。

聚集性疫情是指一周内,同一托幼机构或学校等集体单位发生5例以上但不足10例手足口病病例,或同一班级(或宿舍)发生2例及以上手足口病病例,或同一个自然村/居委会发生3例及以上但不足5例手足口病病例,或同一家庭发生2例及以上手足口病病例。

暴发疫情是指一周内,同一托幼机构或学校等集体单位发生10例及以上手足口病病例,或同一个自然村/居委会发生5例及以上手足口病病例。

(2)医疗机构、托幼机构和小学等单位发现手足口病聚集性或暴发疫情时,应当在24 h内向当地县(区)级疾病预防控制机构报告。县(区)级疾病预防控制机构接到聚集性或暴发疫情报告,或在主动搜索或进行网络直报信息审核时,发现聚集性或暴发疫情时,应当及时调查核实并做好记录。对于经核实确认的暴发疫情,县(区)疾病预防控制机构应当按照《国家突发公共卫生事件相关信息报告管理工作规范(试行)》的有关规定,通过突发公共卫生事件管理信息系统进行相关信息的报告。

(3)发生聚集性疫情,县(区)级疾病预防控制机构应当在24 h内开展调查处置。

(4)发生暴发疫情,县(区)级疾病预防控制机构应当立即对首发病例或指示病例开展流行病学调查,开展病例搜索,时间为自首发病例发病前一周至调查之日,并填写"手足口病暴发疫情调查主要信息登记表",上报至突发公共卫生事件管理信息系统。每起暴发疫情至少采集5例病例标本进行病原学检测。

(5)医疗机构根据患儿病情,要求患儿居家或住院治疗。乡镇卫生院或社区卫生服务中心、村卫生室或社区卫生服务站等负责本辖区居家治疗的手足口病患儿的随访工作,指导居家治疗患儿的家长或监护人密切关注患儿的病情变化,当出现重症病例早期识别指征(参见《肠道病毒71型(EV71)感染重症病例临床救治专家共识(2011年版)》)时,应当立即前往重症病例救治定点医院就诊,同时应当尽量避免与其他儿童接触。住院患儿应当在指定区域内接受治疗,防止与其他患儿发生交叉感染。

(6)出现聚集性和暴发疫情的托幼机构应当加强晨午检和缺课追因等工作,对患儿使用过的玩具、用具、餐具等物品和活动场所的物体表面进行消毒。

(7)县(区)级疾病预防控制机构对出现聚集性和暴发疫情的托幼机构,应当进行风险评估,提出关班或关园的建议,并出具书面预防控制措施建议书,指导该托幼机构做好儿童家长或监护人的健康教育和居家儿童的健康观察。

(8)疫情发生地的卫生健康主管部门应当与当地教育、宣传、广电等部门密切合作,进一步加强舆情监测和风险沟通,医疗卫生机构和有关单位要加强对5岁以下儿童家长和监护人的健康教育和宣传。

(9)当地发生多起聚集性疫情或发生暴发疫情时,卫生健康主管部门应当根据疫情形势,组织相关部门开展评估,达到突发公共卫生事件标准时,应当及时启动相应应急响应机制。

(三)肠道传染病调查案例:一起学校诺如病毒胃肠炎暴发的调查处置

1. 事件的发现和报告经过　　2014年3月15日早上8:00,广西某县中学的校医向县CDC报告该校从凌晨开始出现21名急性胃肠炎病例,部分病例已到该县人民医院等医院就诊。病例的主要症状为腹痛、腹泻、呕吐。接到报告后,县CDC立即派出流行病学人员到该校进行应急处置。

2. 背景　　该学校是该县一所规模较大的寄宿制中学,有高一、高二、高三总共3个年级,在校学生1185人,其中男生573名,女生612名,教师98名。学校周边有5个单位(包括八桂公司、消防大队、林业局、教育局和残联工地)及银峰屯。该中学只有一个食堂,所有学生和教师餐食完全一样,住宿生三餐均在学校食堂吃,走读生不在学校食堂就餐,周边村民和单位职工均不在该校食堂就餐。该中学各班级教室和教师办公室统一供应"金伦山泉"牌桶装水,教师和学生均饮用桶装水,宿舍无桶装水,住宿生晚自习结束后从教室用杯子装水回寝室饮用。该校无市政供水,使用自备水源供住宿学生和值周教师洗漱以及食堂使用,学生、教师均不饮用该水,但使用该水洗澡、刷碗和刷牙漱口。该校周边的银峰屯、消防大队和八桂公司也采用该自备水源作为生活用水。

3. 流行病学调查

(1)调查前的准备:市、县CDC组织流行病学、临床诊疗、影像学检查、实验室检测等专业人员成立疫情防控应急处置小组,通知学校、周边的单位和村屯配合现场调查和相应处置。准备好现场调查用品,包括调查表、实验室检测耗材、标本采集检测用品等各种材料。

(2)核实疫情:市、县CDC收到疫情报告后,立即派专业技术人员核实诺如病毒胃肠炎患者的诊断和疫情暴发信息等相关情况。

(3)明确病例定义:可能病例定义为"2014年3月12日至19日期间,该中学的学生、教师和学校周边单位(包括八桂公司、消防大队、林业局、教育局和残联工地)职工及银峰屯(学校所处村庄)的居民中,发生呕吐或腹泻(≥3次/天),并伴有大便性状改变者"。确诊病例定义为"可能病例中粪便标本经逆转录-聚合酶链反应(RT-PCR)检测诺如病毒核酸阳性者"。

(4)搜索病例:对于学校中的病例,调查组通过查看学校校医室就诊记录和县人民医院门诊日志、访谈部分学生和教师、向各班级班主任询问其所管班级学生的发病情况并填写登记表等方法进行搜索。

对于学校周边单位和村屯中的病例,调查组通过查看县人民医院门诊日志和银峰屯卫生室门诊日志、向单位管理人员询问该单位职工发病情况等方法进行搜索。此外,银峰屯已通过入户调查等方法搜索病例,共搜索到 116 例病例,其中可能病例 92 例,确诊病例 24 例。主要临床表现为水样便、腹泻、恶心、腹痛和呕吐,少部分伴发热症状。

(5)个案调查:针对每一例确诊病例和可能病例开展详细的流行病学调查,主要内容包括以下几个方面。

①个人基本信息:姓名、性别、年龄、班级、民族、是否走读、联系方式等。

②临床信息:患者发病时间、临床表现(水样便、腹泻、恶心、腹痛和呕吐等)、实验室检测结果及诊疗过程等)、流行病学史(饮食情况、饮水情况、生活用水情况等)、病后活动等。

(6)密切接触者的调查:调查确诊病例出现临床症状后的学习、生活经历及活动范围,与其发生密切接触的人员及范围,并对密切接触者进行监测,如出现临床症状及时处理。

(7)流行病学特征。

①时间分布:首例病例发病时间为 3 月 14 日凌晨 4 时,发病高峰出现在 3 月 14 日下午至 3 月 15 日上午,3 月 15 日下午病例数迅速下降,3 月 18 日后未再有病例发生。根据诺如病毒感染潜伏期为 12～72 h(平均 24～48 h)及具有人传人的特点,推测 3 月 14—15 日病例可能为点源暴露,16—17 日病例可能为人传人导致的二代传播,见图 2-2。3 月 15 日早上该县疾病预防控制中心在传染病报告信息系统对该事件做了报告,当日下午停用自备水,学校于 3 月 15 至 3 月 16 日暂时放假 2 天。3 月 18 日广西壮族自治区疾病预防控制中心和中国现场流行病学培训项目(CFETP)学员赴现场进行调查处置。

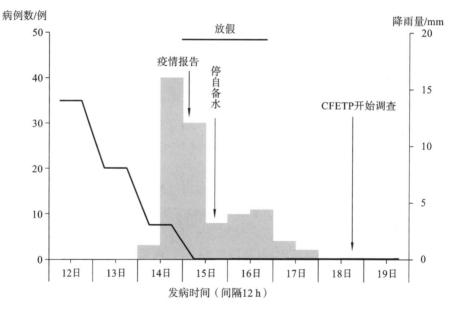

图 2-2 2014 年 3 月广西某中学及其周边单位(村屯)诺如病毒胃肠炎暴发流行曲线

②人群分布:本次暴发疫情,该中学病例共 100 例(其中学生 98 例、教师 2 例),银峰屯居民 8 例,消防大队 5 例,八桂公司 3 例。该中学学生罹患率为 8.3%(98/1185),其中,男生罹患率为 6.8%(39/573),女生罹患率为 9.6%(59/612),住宿生罹患率为 9.8%(92/937),走读生罹患率 2.4%(6/248)。银峰屯村民罹患率为 2.3%(8/350),消防大队罹患率为 8.3%(5/60),八桂公司罹患率为 11%(3/27),见表 2-1。

表 2-1 2014 年 3 月广西某中学及周边单位(村屯)诺如病毒胃肠炎罹患率

单位(人群)	人数/人	病例数/例	罹患率/(%)
中学(学生)	1185	98	8.3
中学(教师)	98	2	2.0

单位(人群)	人数/人	病例数/例	罹患率/(%)
消防大队	60	5	8.3
八桂公司	27	3	11
银峰屯	350	8	2.3
林业局	31	0	0
残联工地	6	0	0
教育局	35	0	0

③班级分布:学生病例分布于 3 个年级 20 个班级,高一、高二和高三的罹患率分别为 3.4%(19/552)、11%(33/303)和 14%(46/330)。

(8)卫生学调查结果。

①食堂饮食情况调查:该中学只有一个食堂,所有学生和教师餐食完全一样,住宿生三餐均在学校食堂吃,走读生不在学校食堂就餐,周边村民和单位职工均不在该校食堂就餐。同期周边村民及单位职工均有病例发生,而他们均不在学校食堂就餐。

②饮水情况调查:该中学各班级教室和教师办公室统一供应"金伦山泉"牌桶装水,教师和学生均饮用桶装水,宿舍中无桶装水,住宿生晚自习结束后从教室用杯子装水回寝室饮用。该桶装水同时也供应学校周边的教育局、林业局、残联工地人员饮用,经调查疫情发生前一周内这些单位饮用的批号均相同,但这三个单位中却无人发病。

③生活用水情况调查:该校无市政供水,使用自备水源供住宿学生和值周教师洗漱以及食堂使用,学生、教师均不饮用该水,但使用该水洗澡、刷碗和刷牙漱口。该校周边的银峰屯、消防大队和八桂公司也采用该自备水源作为生活用水,同期出现病例,而不用该水源作为洗漱等生活用水的林业局、教育局和残联工地(只用该水源洗手、冲厕所)则无病例报告。

(9)整理分析,获得病因线索。

①提出病因假设:结合上述患者临床表现、流行病学调查与实验室检测结果获得病因资料,认为使用自备水作为生活用水是导致疫情发生的原因。

②检验假设:为了检验这一假设,调查组在学校住宿生中开展了病例对照研究。选取 3 月 14—15 日发病的 68 名住宿生为病例组,在病例的同年级住宿生中按照 1:2 的比例随机抽取无任何临床症状的 136 名学生作为对照,询问病例组和对照组学生使用自备水含漱咽部和喝生自备水的情况。单因素分析结果显示将漱口水含至咽部再吐出($OR_{MH} = 7.3$,95%CI:3.7~14)增加发病的风险(表 2-2)。另外,对具有将漱口水含至咽部再吐出习惯的学生,进一步分析每日漱口次数、每次漱口使用漱口水的量(定义为每次漱口用几口水)与发病的关联。结果显示每日漱口次数越多,发病风险越高(趋势 $\chi^2 = 5.1$,$P < 0.05$);而且每次漱口使用漱口水的量越大,发病风险也越高,呈现剂量反应关系(趋势 $\chi^2 = 8.1$,$P < 0.05$),见表 2-3。

表 2-2 2014 年 3 月广西某中学诺如病毒胃肠炎暴发危险因素的病例对照研究

暴露因素	暴露人数		暴露百分比/(%)		OR_{MH}	95%CI
	病例组($n=37$)	对照组($n=19$)	病例组	对照组		
将漱口水含至咽部再吐出	37	19	54	14	7.3	3.7~14
喝生自备水	4	7	5.9	5.1	1.6	0.32~4.2

表 2-3　2014 年 3 月广西某中学诺如病毒胃肠炎暴发剂量反应关系

暴露因素	暴露人数		暴露百分比/(%)		OR_MH	95%CI
	病例组 (n=37)	对照组 (n=19)	病例组	对照组		
每日漱口次数						
1~2 次	6	8	16	42	ref	
3~4 次	17	8	46	42	2.5	0.67~9.5
≥5 次	14	3	38	16	6.1	1.2~31
每次使用漱口水的量						
3~4 口	4	10	11	53	ref	
5~6 口	21	6	57	32	12	1.9~69
≥7 口	12	3	32	16	25	2.0~308

③实验室检测：为获取实验室验证，3 月 16 日，调查组采集消防大队 5 名腹泻病例肛拭标本 5 份进行检测，结果 2 份为Ⅱ型诺如病毒核酸阳性；采集银峰屯 4 名腹泻病例 4 份肛拭标本，其中 3 份检出Ⅱ型诺如病毒核酸。3 月 15 日调查组采集 1 份银峰山脚水源水及 3 份中学自备水管网水进行微生物指标检测，结果显示 4 份水样的菌落总数、总大肠菌群和耐热大肠菌群均不符合国家生活饮用水卫生标准。3 月 18 日，市 CDC 对之前采集的 1 份银峰山脚水源水、1 份中学宿舍管网末梢水和 1 份银峰屯管网末梢水进行检测，结果显示 3 份水样均为Ⅱ型诺如病毒核酸阳性，见表 2-4。

表 2-4　2014 年 3 月广西某中学及周边村屯诺如病毒胃肠炎暴发水样检测结果

样品名称	菌落总数 /(CFU/mL)	总大肠菌群 /(MPN/100 mL)	耐热大肠菌群 /(MPN/100 mL)	大肠埃希菌 /(MPN/100 mL)	Ⅱ型诺如病毒核酸
中学宿舍管网水	1600	280	26	未检出	阳性
中学洗碗槽管网水	2700	94	10	未检出	—
中学饭堂管网水	2400	180	17	未检出	—
银峰山脚水源水	2800	280	170	未检出	阳性
银峰屯管网末梢水	—	—	—	—	阳性

(10)制订防控措施。

①停止自备水供应：学校立即停用自备水，对所有二次供水的水池、食堂、卫生间、宿舍、教室等用水管道全面检修、清理和消毒。

②隔离治疗：县或市医院对患者及其家属中有腹泻或呕吐者立即隔离治疗，同时密切关注学校疫情动态，发现患者及时隔离治疗。CDC 在展开疫情调查的同时，对疫点(学校公共场所、宿舍区、食堂内外环境、周边的 3 个单位和 1 个村屯)定期消毒，对患者的呕吐物和腹泻物进行消毒处理。

③加强疫情监测及卫生宣传：开展健康教育宣传，学校加强晨午检制度、因病缺勤报告、疫情报告及突发公共卫生事件报告制度。发现疫情及时报告县教育局和 CDC，并采取防控措施。做好肠道传染病卫生防病宣传教育和动员，CDC 及时提供防控相关知识材料，要求学校组织各班级上一次健康教育课，发放家长告知书，同时在报刊、电视和网络等平台宣传肠道传染病防治知识，准确传播信息。

④政府加强卫生管理：加强学校、周边单位及村屯的自备水管理，落实消毒制度，保障水源安全，改善自备水条件，加强防护。食堂从业人员一旦有发病，应立即调离岗位。CDC 组织学校食堂从业人员进行健康体检，排除隐患。

(11)调查总结：包括疫情调查的阶段性总结以及调查结束后的终末总结。流行病学调查报告应详尽描述肠道传染病疫情发生的起因、调查过程的方式方法、病因推断与分析、调查的结果、调查结论及依据、控制措施以及效果评价等等。

（李海）

二、呼吸道传染病调查处置

（一）概述

呼吸道传染病指病原体从人体的鼻腔、咽喉、气管和支气管等部位侵入后引起的有传染性的疾病。经呼吸道传播的疾病主要包括肺鼠疫、非典、人禽流感、麻疹、肺炭疽、肺结核、流脑、百日咳、白喉、流感、流腮、风疹等法定传染病管理的传染病，以及军团菌、普通感冒、腺病毒、呼吸道合胞病毒感染、水痘等非法定传染病管理的较为常见的传染病。

1. 传播特点

（1）传染源：经呼吸道传播的病原体类型复杂、种类繁多，包括细菌、病毒、衣原体、支原体等。病毒是引起呼吸道感染的重要病原体，上呼吸道感染主要由病毒引起，而引起下呼吸道感染的病原体中病毒和细菌都有重要位置。传染病患者是呼吸道传染病最主要的传染源，尤其是那些不存在病原携带状态的传染病，如百日咳、麻疹、水痘，传染病患者是其唯一的传染源。隐性感染者或健康带毒（菌）者也是重要的传染源，同时一些动物也可以成为呼吸道传染病的传染源。

（2）传播途径：所有呼吸道传染病都可经空气传播，包括飞沫、尘埃、气溶胶等传播方式。一些呼吸道传染病也可以通过间接接触传播，如日常生活用品（公共食具、公用玩具、床、被子）被传染源的排泄物或分泌物污染后，经手-鼻-口等途径可以将病原体传播给易感人群。呼吸道传播方式决定了呼吸道传染病的调查和控制中需要重视作为传染源的人的控制管理。除做好呼吸道隔离外，患者或易感人群的手消毒也是非常重要的。

（3）人群易感性：人群普遍易感，尤其是婴幼儿、儿童、老年人和免疫力低下者。人体产生的免疫力不持久，病原体型别较多或发生变异都可造成类似病原体传播的再次流行。人群累计感染率或免疫水平不同，可表现为不同人群对某些传染病的罹患率不同。

（4）季节性：呼吸道传染病多发生在秋冬或冬春季节，这与冬春季门窗紧闭，室内空气不流通，居住密集，以及气候寒冷或气温骤变使人体抵抗力降低有关，但不同地区的呼吸道传染病高发季节不尽相同，流感在我国北方的高发季节是冬季，而在南方是春夏季。

（5）流行病学特点。

①患者多分布在传染源周围，呈聚集性，离患者越近，接触越密切，被感染概率越大，发病率越高。

②人们常在儿童时期感染这些疾病，如麻疹、流脑、流腮等，它们常被称为"儿童传染病"。流感虽没有明显儿童发病率高的特点，但仍容易在学校出现暴发。

③群体性发生多见，在短时间内罹患率可升到较高水平。

④疾病的发生常与居住、生活条件有关。居住拥挤，飞沫、尘埃浓度高，容易传染，好发于集体单位，如学校、托幼机构等。

2. 调查特点 调查对象主要是患者或者密切接触者，动物源性传染病则需要同时重点调查可疑的动物传染源。调查时必须同时采集患者的呼吸道标本、血清标本等。由于该类传染病涉及面广，好发于集体单位，人群分布广，社会影响大，因此个案调查难度较大，常只能以登记一览表的形式开展个案调查，且常需开展健康人群带菌率和人群免疫状况调查，为决策服务。

3. 控制要点

（1）隔离治疗患者：传染病患者是呼吸道传染病最主要的传染源，隔离治疗患者是控制流行的有效措施。

（2）追踪密切接触者：根据监测信息，确定暴发流行的影响范围和人群，对密切接触者进行有效的观察，及时发现新病例。

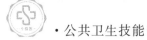

（3）带菌者服药：对于细菌性呼吸道传染病的带菌者，在发生疫情时可考虑选择服用其敏感的预防性抗生素。

（4）保护易感人群：在流行季节前进行疫苗接种，在暴发流行时对易感人群特别是青少年儿童和老年人开展接种和预防性服药。

（5）环境清洁与消毒：呼吸道传染病会通过感染的人或动物污染环境，并通过环境造成扩散，因此，应当结合可能污染来源和污染范围的流行病学调查结果，对环境进行必要的消毒。

（6）健康教育：开展和加强预防呼吸道传染病的宣传，养成良好的个人卫生习惯，注意手的卫生，咳嗽和打喷嚏时用纸巾遮挡口鼻，保持室内空气流通，远离患者或可能染疫动物。

（二）学校结核病疫情的调查处置

学校是学生高度集中的场所，一旦发生结核病，很容易发生校园内的传播流行。在发生学校结核病疫情时，各相关单位和机构应当在强化各项常规预防控制措施的同时，采取以病例管理和密切接触者筛查为主的防控措施，做好科学处置，减少结核病在校园内的传播蔓延。

1.定义

1）学校结核病散发疫情　学校内发现结核病病例，但尚未构成结核病突发公共卫生事件。

2）学校结核病突发公共卫生事件　一所学校在同一学期内发生 10 例及以上有流行病学关联的结核病病例，或出现结核病死亡病例，学校所在地的县（区）级卫生健康主管部门根据现场调查和公共卫生风险评估结果，判断是否构成突发公共卫生事件。县（区）级以上卫生健康主管部门也可根据防控工作实际，按照规定工作程序直接确定事件。本定义中的"流行病学关联"指最终获得结核病诊断的病例间有确切的密切接触史或有实验室证据显示其结核菌株具有同一基因型。"结核病死亡病例"指患者死于结核病或死亡原因与结核病直接相关。

2.病例核实与调查

1）病例核实　学校内出现结核病病例时，疾病预防控制机构专业技术人员对该病例进行核实。同一学校在同一学期内出现 3 例及以上结核病病例时，疾病预防控制机构应及时与诊断单位联系，进一步核实病例诊断情况，尤其注意其耐药情况的核实。

2）个案调查　对所有的活动性结核病病例开展详细的个案调查，调查内容包括病例的基本信息以及发病、就诊、诊断和治疗管理过程，发病后的活动情况和密切接触者线索，目前的治疗管理情况等。通过调查患者出现症状后的学习、生活经历，确定与其发生密切接触的人员范围及人员名单。

3）现场流行病学调查　某学校出现 3 例及以上结核病病例后，疾病预防控制机构在 3 个工作日内组织完成现场流行病学调查。

（1）现场流行病学调查前的准备。

①人员准备：组建由流行病学、临床诊疗、影像学检查、实验室检测等专业人员组成的疫情防控应急处置小组，明确人员分工。同时，发生疫情的学校做好各项准备工作，配合调查和应对处置。

②材料准备：准备好调查处置所需的记录本、现场调查表、感染检测试剂和用品、采样器材、消杀药品和器械、宣传材料等。

③制订调查方案：根据前期了解的情况，制订调查方案，包括调查目的、调查对象、调查内容和方法、采集标本的种类、检测项目与方法、拟采取的控制措施及其效果评价方法，以及人、财、物方面的准备情况等。

（2）现场流行病学调查前的卫生宣教：调查前，疾病预防控制机构与学校密切配合，共同做好师生的卫生宣传工作。

①目的：宣传结核病防治的核心信息，向学校师生提供结核病防治相关知识、疫情发生和控制的信息，使师生主动配合接受相关调查和检查，消除师生的恐慌心理，维持学校正常的教学和生活秩序。

②形式：结核病知识专题讲座、展板和卫生宣传材料等。

③内容：结核病的病原体、传播途径、临床表现、检查方法、患者治疗管理、接触者筛查、预防措施以及国家结核病有关政策等信息。

（3）现场流行病学调查。

①现场基本情况调查：通过问询获得学校的基本情况，包括年级（班级）组成及人数，在校学生数、教职员工数、学生来源，教室和宿舍容量、分布，学校校医的配置、常规开展的结核病防控工作等；并通过现场走访，实地考察结核病患者所在班级、宿舍、食堂、图书馆、计算机房等公共场所的环境卫生情况。

②疫情发生情况调查：主动开展病例搜索，全面收集目标区域、特定人群以及相关医疗机构发现的所有结核病患者的信息，逐例核实已发现病例的诊断。按照病例发生的时间顺序，整理汇总结核病患者的详细个案信息，了解所有病例的发病、就诊、诊断和治疗处理过程，分析患者的时间分布、班级及宿舍分布、患者特征分布及相互间的流行病学关联，了解当地已采取的处理措施、下一步的工作安排等。

③传播链和传染源的初步调查：结合个案调查、密切接触者调查和筛查结果，详细分析所有病例在时间、空间分布上的联系，对引起本次疫情发生的可能传染源和传播链做出初步判断。

3. 流行病学关联的判定 可通过以下两种方法确定患者之间的流行病学关联。

（1）调查信息分析。在进行患者个案调查和现场调查时，详细了解所有患者之间可能的接触情况。尤其是应详细调查指示病例出现症状后的学习和生活经历，收集其与其他病例在教室、宿舍以及校园其他区域内可能接触的信息，绘制所有病例的发病时间轴、教室和班级分布图、宿舍分布图，分析病例在时间和空间上的联系。如在发病时间上符合结核病的流行病学规律，在空间分布上存在着密切接触的可能，未发现患者有其他可能的感染来源，则可从流行病学角度判断为具有关联。

（2）基因分型。对所有病例的标本进行培养，对阳性培养物进行菌种鉴定，如鉴定结果为结核分枝杆菌，应进行基因分型工作。如条件允许可进行全基因组测序，以确定不同患者分离菌株之间的同源性，为流行病学关联的判定、传播链和传染源的识别提供实验室依据。

4. 疫情报告

1）报告的程序

（1）县（区）级疾病预防控制机构发现学校内有活动性结核病病例时，应及时向患者所在学校反馈。

（2）县（区）级疾病预防控制机构发现3例及以上有流行病学关联病例的散发疫情时，应向同级卫生健康主管部门、上级疾病预防控制机构和学校报告、反馈。

（3）县（区）级疾病预防控制机构通过疫情监测或筛查处置，经初步现场调查核实，发现某学校结核病疫情达到学校结核病突发公共卫生事件的标准，应在2h内向事件发生所在地的同级卫生健康主管部门、上级疾病预防控制机构和学校进行报告及通报。当地卫生健康主管部门会同教育行政部门及时组织开展调查与核实，并组织相关专家进行评估。如确认构成突发公共卫生事件，应当按照《国家突发公共卫生事件应急预案》等规定，确定事件级别。卫生健康主管部门应当在事件确认后2h内向上级卫生健康主管部门和同级政府报告，并告知同级教育行政部门。

2）报告的撰写 根据学校结核病突发公共卫生事件的发展过程以及调查处置的不同阶段，分别撰写初次报告、进程报告和结案报告。

3）网络报告 确认发生学校结核病突发公共卫生事件后，县（区）级疾病预防控制机构应在2h内通过突发公共卫生事件管理信息系统进行网络初次报告。在疫情处置过程中和确认结案后，应通过突发公共卫生事件管理信息系统进行进程报告和结案报告的网络报告。

5. 处置措施 发现学校有活动性结核病病例后，应立即实施病例管理和密切接触者筛查等常规疫情处置措施。在发生学校结核病突发公共卫生事件后，在开展常规疫情处置的基础上，还需启动应急响应。

①接触者筛查。发现结核病病例后，县（区）级疾病预防控制机构应在学校协助下，根据学校提供的相关人员名单和患者流行病学个案调查所收集的非学校内密切接触者人员名单，组织接触者到指定的医疗卫生机构进行筛查。接触者筛查应在完成指示病例个案调查后的10个工作日内完成。寒暑假期间发现的患者，其接触者筛查也应立即启动，全部筛查工作应在开学后10个工作日内完成。在知情同意的原则下开展TST检测强阳性或IGRA阳性者的预防性治疗及随访工作。

②患者治疗管理。结核病定点医疗机构为患者提供规范的抗结核治疗。对休学或休课在家的患

者,居住地的县(区)级疾病预防控制机构应组织基层医疗卫生机构落实治疗期间的规范管理;对在校治疗的患者,学校所在地的县(区)级疾病预防控制机构应与学校共同组织落实治疗期间的规范管理,校医或班主任协助医疗卫生机构督促患者按时服药并定期复查。疾病预防控制机构要指导学校做好疑似病例的隔离工作,定点医疗机构应采取各种方法进一步明确诊断。疑似病例明确诊断后,学校应及时登记,掌握后续治疗和转归情况,对不需休学的学生,应安排好其在校期间的生活及学习。

③健康教育和心理疏导。学校应在专业机构的指导和协助下,在整个疫情处置过程中强化全校师生及学生家长的结核病防治知识健康教育和心理疏导工作,及时消除其恐慌心理,稳定情绪,做好人文关怀,做好患者的隐私保护,维持学校正常的教学和生活秩序。

④主动监测学生的健康状况。中小学校及托幼机构要加强每日晨检、因病缺勤病因追查及登记工作;高等院校要健全宿舍、班、院(系)、学生处和校医院等学生健康状况信息的收集和报送渠道,及时发现疑似结核病患者或结核病可疑症状者。尤其对发生疫情的班级、年级、宿舍楼层以及感染率高的班级、宿舍应加强主动监测,保证可及时发现出现结核病可疑症状的学生并有效转诊。

⑤环境卫生和消毒。学校要加强环境卫生管理,并在疾病预防控制机构的指导下做好相关场所的消毒工作。对肺结核患者和疑似肺结核患者的痰液进行严格消毒,对患者学习、居住、生活的环境进行消毒,同时加强教室、宿舍、图书馆和计算机房等人群密集场所的开窗通风换气,保持空气流通。

⑥学校结核病突发公共卫生事件应急响应。学校发生结核病突发公共卫生事件后,应在当地政府的领导下,严格按照《突发公共卫生事件应急条例》及相关预案的要求,及时启动突发公共卫生事件应急响应,按照边调查、边控制、边完善的原则,积极开展应急处置工作,落实各项应急响应措施,最大限度地减轻疫情的危害和影响。

6.风险评估 风险评估是通过风险识别、风险分析和风险评价,对突发公共卫生事件和其他突发事件的公共卫生风险进行评估,并提出风险管理建议的过程。在结核病防治日常工作及结核病突发公共卫生事件应急处置时,常需要实施专题风险评估。结核病突发公共卫生事件专题风险评估是对疫情进一步传播的可能性、疫情的严重性和可控性、处置措施的有效性和安全性、工作制度和经费保障等进行综合评价,找出短板并不断完善的过程。

(罗丹)

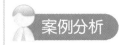

麻疹暴发案例

2013年4月15日,××县疾控中心接到当地医院报告,称该医院自2月份以来陆续收治了20多例高热,头颈、颜面、躯干、四肢出现红色斑丘疹的患儿,部分患儿出现眼结膜充血红肿,口腔黏膜有白色点状物,少数患儿合并有肺炎,××县疾控中心立刻派出调查组进行调查核实。

> 问题1:我国法定报告的传染病有哪些?
> 问题2:如果你是××县疾控中心的接报人员,接到报告后,应该采取哪些措施?
> 问题3:多名儿童出现高热,头颈、颜面、躯干、四肢出现红色斑丘疹等症状,可能的疾病有哪些?
> 问题4:这是一起暴发事件吗?其理由是什么?
> 问题5:暴发调查的步骤是什么?

××县疾控中心进一步调查发现,截至4月16日,××县共发生36例类似表现的病例,除县人民医院外,县妇幼保健院也收治有类似病例,其中18例病例痊愈出院,仍有18例住院治疗,病情平稳,无死亡病例。××市疾控中心对医院保存的21份病例血清标本进行麻疹IgM检测,结果20份阳性。

问题 6:针对这种情况,下一步应该怎么做?

问题 7:如何明确病例定义?

问题 8:病例主动搜索的目的是什么? 如何开展病例的主动搜索?

问题 9:如何制订个案调查表开展调查?

问题 10:应该快速采取哪些措施控制疫情的扩散蔓延?

由于疫情发现较晚,××县疾控中心介入调查时疫情已在当地逐步扩散蔓延,各乡镇陆续出现麻疹病例,截至 6 月底,××县 10 个乡镇均有病例报告,累计报告麻疹病例 528 例,死亡1 例。

问题 11:怎么描述本次疫情病例的临床特征和三间分布特征?

问题 12:什么是流行曲线? 流行曲线的制作要点和用途是什么?

对 528 例病例的个案调查资料分析显示,病例分布在全县 10 个乡镇,84 个行政村,其中县城城区 236 例,发病率 334.97/10 万;A 乡 81 例,发病率 239.16/10 万;B 乡 37 例,发病率 130.90/10 万;C 乡 39 例,138.78/10 万;D 乡 30 例,发病率 77.88/10 万;E 乡 16 例,发病率 89.52/10 万;F 乡 8 例,发病率 46.37/10 万;G 乡 48 例,发病率 404.72/10 万;H 乡(含平洞)28 例,发病率 126.82/10 万;I 乡 6 例,发病率 53.35/10 万。病例的人群分布、疫苗接种史和流行病学暴露资料见表 2-5,发病时间分布见图 2-3。

表 2-5 ××县 528 例麻疹病例的基本情况

变量名称	发病数(发病率/(‰))	构成比/(%)
性别		
男	279 (2.4)	52.8
女	249 (2.2)	47.2
年龄		
<8 月	135	25.6
8~11 月	71 (47.4)*	13.4
1~1.9 岁	82 (18.2)	15.5
2~2.9 岁	40 (7.7)	7.6
3~3.9 岁	49 (10.7)	9.3
4~4.9 岁	42 (9.1)	8.0
5~14 岁	59 (1.5)	11.2
≥15 岁	50 (0.3)	9.5
职业		
散居儿童	380	72.0
托幼儿童	71	13.4
学生	28	5.3
农民	42	8.0
其他	7	1.3
诊断类别		
临床诊断病例	223	42.2
实验室确诊病例	305	57.8

变量名称	发病数(发病率/(‰))	构成比/(%)
麻疹疫苗接种史(剂次)		
0	341	64.6
1	59	11.2
≥2	58	11.0
不详	70	13.2
发病前 7~21 天到过医院		
是	205	38.8
否	319	60.4
不详	4	0.8
发病前 7~21 天有发热出疹病例接触史		
是	88	16.7
否	434	82.2
不详	6	1.1

注:* 因无 8 月龄以下儿童人口数,该数值为 1 岁以下儿童的发病数据。

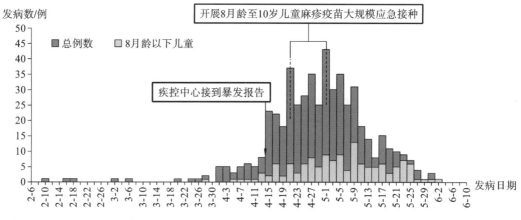

图 2-3　××县 528 例麻疹病例发病的时间分布

问题 13:如何解读图 2-3?

问题 14:根据以上资料,你认为本次暴发可能的原因是什么?

问题 15:本次暴发 8 月龄以下儿童占比约为 25.6%,说明什么问题? 如何弄清 8 月龄以下儿童发病的主要原因和危险因素?

我国麻疹疫苗的免疫规划首针接种时间为 8 月龄,本次暴发 25.6% 的病例为 8 月龄以下儿童,说明相当部分儿童尚未到规定的免疫接种时间,体内麻疹抗体滴度已经下降到保护水平以下。为了解 8 月龄以下儿童麻疹发病的主要危险因素,探讨 8 月龄以下儿童发病与母亲抗体水平的关系,调查组采用病例对照研究的方法开展调查。

问题 16:本次病例对照研究的病例定义是什么?

问题 17:如何获取对照? 对照的排除标准是什么? 如何控制错分偏倚?

问题 18:应该选择哪些研究对象的标本? 检测项目是什么?

经对 80 名病例和 80 名对照进行调查,其发病危险因素的单因素和多因素分析结果见表

2-6和表2-7。对照儿童和对照母亲的IgG检测情况及其结果见表2-8。

表2-6　8月龄以下儿童麻疹危险因素单因素分析结果

变 量 名 称	病例 （$n=80$）	对照 （$n=80$）	OR （95% CI）
性别			
男	46（57.5）	38（47.5）	1.50（0.77～2.93）
女	34（42.5）	42（52.5）	1
月龄/月			
1～4	12（15.0）	27（33.8）	1
5～6	24（30.0）	23（28.7）	0.43（0.18～1.04）
7～8	44（55.0）	30（37.5）	0.31（0.13～0.69）
民族			
壮	10（12.5）	14（17.5）	1
汉	58（72.5）	58（72.5）	0.72（0.29～1.74）
瑶	12（15.0）	8（10.0）	0.48（0.14～1.60）
主要照料者文化程度			
小学	37（46.2）	26（32.5）	1.79（0.91～3.58）[f]
≥初中	43（53.8）	54（67.5）	1
月平均收入≤500元/人	46（57.5）	35（43.8）	1.74（0.89～3.41）[f]
早产	2（2.5）	2（2.5）	1.00（0.07～14.11）
出生体重<2.5 kg	3（3.8）	11（13.9）	0.25（0.07～0.93）[f]
纯母乳喂养	45（60.8）	47（58.8）	1.11（0.56～2.19）
发病前7～21天兄妹患麻疹[*]			
是	9（14.1）	0	—
否	55（85.9）	43（100）	—
发病前7～21天有发热出疹病例接触史[*]			
是	19（23.8）	0	—
否	61（76.2）	78（100）	—
发病前7～21天到过医院	47（58.8）	10（15.4）	9.08（3.94～21.77）[f]
到医院的原因			
看病	42（89.4）	10（90.9）	1
接种疫苗或其他	5（10.6）	1（10.0）	0.95（0.08～51.53）
发病前7～21天有外出史	11（13.8）	2（3.2）	6.22（1.28～59.11）[f]
母亲分娩年龄 <38岁	78（97.5）	76（96.2）	1.54（0.17～18.85）
母亲曾接种过麻疹疫苗			
是	13（32.5）	16（30.2）	1.11（0.42～2.94）
否	27（67.5）	37（69.8）	1
母亲既往曾患麻疹			
是	33（62.3）	9（14.1）	10.08（3.81～27.82）[f]
否	20（37.7）	55（85.9）	1

注：[*] 无兄妹或者回答不知道的不纳入分析；
　　[f] $P<0.1$。

表 2-7　8 月龄以下儿童麻疹危险因素多因素分析结果

变量名称	调整 OR(95% CI)	P 值
主要照料者文化程度(小学 vs. 初中以上)	2.86 (1.31~6.22)	0.008
发病前 7~21 天曾经到过医院(是 vs. 否)	9.84 (4.27~22.67)	<0.001

表 2-8　对照儿童和对照母亲的 IgG 检测情况及其结果

月龄	对照儿童 IgG 检测情况($n=31$)				对照母亲 IgG 检测情况($n=53$)			
	检测数	IgG 抗体滴度(IU/L)			检测数	IgG 抗体滴度(IU/L)		
		阴性	阳性(<800)	阳性*(≥800)		阴性	阳性(<800)	阳性*(≥800)
≤4	11	2	3	6 (54.5%)	16	2	3	11 (68.8%)
5~8	20	7	3	10 (50.0%)	37	1	7	29 (78.4%)
合计	31	9	6	16 (51.6%)	53	3	10	40 (75.5%)

注:* 说明 IgG 抗体滴度达到保护性水平,括号的数字表示抗体滴度达到保护性水平的比例。

问题 19:表 2-6 和表 2-7 的结果说明什么问题?

问题 20:为什么表 2-8 只对对照儿童及其母亲的抗体滴度进行分析?如何解读表 2-8 的结果?

问题 21:结合本次暴发的调查结果,你提出哪些防控措施建议?

(谢艺红　张必科)

三、虫媒传染病调查处置

(一)概述

1.基本特征　虫媒传染病是通过病媒生物传播的一类自然疫源性传染病,常见的且危害性较为严重的传染病有流行性乙型脑炎、鼠疫、黑热病、莱姆病、疟疾、登革热、流行性出血热等。其中登革热是目前最值得关注的虫媒传染病。这类传染病占我国每年传染病总发病病例的 5%~10%,但它的病死人数占传染病总死亡人数的 30%~40%。

常见的病媒生物有蚊子、苍蝇、蟑螂、臭虫、虱子、跳蚤、蚂蚁等,此外还包括蠓、蚋、蚊、白蛉等。广义的虫媒传染病还包括啮齿类动物传播的传染病,如鼠疫等。不同虫媒传染病的传染源和传播媒介不尽相同,这类传染病的发生与流性有明显的地域性和季节性,同时,与该地区病媒生物的种类密不可分。

2.诊断依据　根据患者的流行病学史、临床表现及实验室检测结果进行综合判断。

3.流行特征　虫媒传染病大多是由蚊、蠓、蜱、螨等节肢动物吸血叮咬或鼠类传播引起,属于自然疫源性传染病。

(1)虫媒传染病是一类动物源性的人兽共患疾病,其传播方式比较单一,通常状况下是以"动物-病媒生物-动物"的方式传播。在自然条件下,即使没有人的介入,病原体也可以在病媒生物和感染宿主之间传播。只有当人进入自然疫源地后被病媒生物叮咬,才可能造成人的感染。以人为有效宿主并以"人-昆虫-人"的方式传播的虫媒传染病仅见于疟疾、丝虫病、登革热和黄热病。

(2)虫媒传染病有明显的季节性和地域性。

由于病媒生物的生长、繁殖对温度、湿度、光照和降水等气候因素特别敏感,并呈现明显的季节性,因此,其所传播的疾病也随着季节的变化呈现明显的季节消长。虫媒传染病的发生和流行与病媒生物种类的地理分布一致,因此,虫媒传染病也有明显的地域性。

（3）虫媒传染病有明显的职业和性别特点。

从事野外工作的人员容易接触到特定的自然疫源性虫媒，因此，更容易罹患虫媒传染病。同时，由于从事野外工作的人员以男性居多，所以，虫媒传染病有明显的职业与性别特点。

（4）某些虫媒传染病与人类的活动密切相关。

人类对环境的开发活动会在不同程度上改变某些病媒生物生活栖息场所，某些虫媒传染病的病原体赖以生存和（或）循环的宿主、媒介发生改变，就会导致其自然疫源性发生改变，甚至形成新的自然疫源地。

4. 调查处置

（1）调查处置前，需要做的主要准备工作。

①人员的准备：由卫生应急管理、流行病学调查、实验室检测、病媒生物防治等专业技术人员组成调查组。

②现场调查用品：个案调查表、标本采集登记表、个人防护用品、数码相机、记录本、笔等。

③实验室采样和检测用品：采样、检测、运送的试剂和耗材等。

④交通和通信设备：车辆、手机、笔记本电脑、无线上网卡等。

⑤消杀用具和药品。

（2）调查前应收集的信息。

①病例的基本信息、临床表现、实验室检测结果、发病和就诊经过等。

②医生对本病的临床诊断和鉴别诊断。

③患者可疑的暴露史，包括蚊虫叮咬史、野生动物接触史、工作和生活环境卫生状况等。

（3）推断本次疫情暴发的危险因素：描述疾病的三间分布，找出疫情暴发的相关危险因素等。

（4）应该采取的主要控制措施。

①病例的调查和报告，隔离与治疗患者。

②密切接触者的医学观察。

③病媒生物的应急监测。

④开展爱国卫生运动，消除虫媒滋生地。

⑤杀灭病媒生物。

⑥病例搜索和主动监测。

⑦针对大众的健康教育。

（5）疫情处置结束后，需要撰写总结报告。

5. 预防和免疫规划

（1）监测病媒生物的消长情况：病媒生物的消长与虫媒传染病的流行有明显的正相关关系，因此，在病媒生物活动季节到来前，开展以减少或消灭以病媒生物为主题的宣教工作；在社区内开展清除滋生地工作。在病媒生物活动季节到来后，除了继续宣教工作外，还需要印发关于消灭病媒生物和个人防护知识的宣传材料；在社区内开展病媒生物监测工作，并在高风险区开展包括病媒生物消杀在内的综合治理措施。

（2）加强疫情报告：各级各类医疗卫生机构、疾病预防控制机构、卫生检疫机构的医务人员在诊断虫媒传染病（疑似、临床或实验室诊断病例）后，根据《中华人民共和国传染病防治法》报告程序，在规定时间内填写传染病报告卡进行网络直报。并尽早开展流行病学调查，找出传染源及传播媒介，有针对性地开展消杀工作，控制疫情的蔓延。同时，对患者进行积极的救治，降低死亡率。

（3）加强疫源动物的管理：禽类及哺乳动物对虫媒传染病的病原体普遍易感，大多数动物在感染后不会出现明显的临床症状，因此，要加强病原体储存的宿主动物的管理。对家养的动物可采取圈养、改善管理方式、免疫接种及药物预防的方法阻止传播；半野生及野生动物管理比较困难，应尽量减少人与其接触的机会。

（4）加强卫生检疫工作：对接触者进行流行病学监测，及早发现患者。各级出入境检疫机构要做好国境口岸的卫生检疫工作。

（5）切断虫媒传染病的传播途径：加强环境治理，清除各类病媒生物的滋生地，改善人群的居住条件，减少与病媒生物的接触机会；运用化学、物理、生物学的方法消灭病媒生物；加强个人防护；制定相关的法律法规，严禁携带我国没有的病媒生物物种入境。

（6）提高人群免疫力，保护易感人群：对于已经开发出疫苗的虫媒传染病，可根据传染病的流行情况，针对易感人群实施有计划的免疫接种。

（二）登革热调查处置

登革热（DF）、登革出血热（DHF）和登革休克综合征（DSS）均是由登革病毒经蚊媒传播引起的虫媒传染病。登革病毒属于黄病毒科黄病毒属，分为4个不同但密切相关的血清型：DEN-1、DEN-2、DEN-3和DEN-4。病例主要依据原卫生部颁发的《登革热诊断标准》（WS 216—2008）诊断。

1. 基本特征和诊断标准

1）疑似病例　符合下列条件之一即为疑似病例。

（1）有明确的流行病学史（发病前14天内去过登革热流行地区），且具备起病急，发热（24～36 h内达39～40 ℃，少数为双峰热），较剧烈的头痛、眼眶痛、全身肌肉痛、骨关节痛及明显疲乏等一般临床症状。可伴面部、颈部、胸部潮红，结膜充血。

（2）无明确的流行病学史，但同时具备上述一般临床症状和以下症状者。

①皮疹：于病程第5～7天出现，为多样性皮疹（麻疹样皮疹、猩红热样皮疹、针尖样出血性皮疹）或"皮岛"样表现等；皮疹分布于四肢躯干或头面部，多有痒感，不脱屑，持续3～5天。

②出血倾向（束臂试验阳性）：一般在病程第5～8天皮肤出现淤点、淤斑、紫癜及注射部位出血，牙龈出血、鼻出血等黏膜出血，消化道出血、咯血、血尿、阴道出血等。

2）临床诊断病例

（1）典型登革热（DF）：符合下列条件之一即可诊断。

①有登革热一般临床症状，且有流行病学史（发病前14天内到过登革热流行区），或居住、工作场所周围1个月内出现过登革热病例，并具备白细胞减少和血小板减少（低于$100×10^9$/L）者。

②无流行病学史，但具备皮疹、出血倾向，且单份血清特异性IgG抗体或IgM抗体阳性者。

（2）典型登革出血热（DHF）：典型登革热伴以下临床症状之一即可诊断。出血倾向，明显的出血表现（消化道大出血，或胸腹腔、颅内出血），肝大、胸腹腔积液（胸腹水）；且实验室检测显示血小板减少（低于$100×10^9$/L）、血液浓缩（血细胞比容较正常水平增加20%以上，或经扩容治疗后血细胞比容较基线水平下降20%以上）和低白蛋白血症者。

（3）登革休克综合征（DSS）：登革出血热患者出现皮肤湿冷、烦躁、脉搏细数、低血压和脉压小于20 mmHg（2.7 kPa）及血压测不到、尿量减少等休克表现者。

3）实验室诊断　具备以下实验室检测结果之一的临床诊断病例。

（1）从急性期患者血清、脑脊液、血细胞或组织等中分离到登革病毒。

（2）应用RT-PCR或实时荧光定量PCR检出登革病毒基因序列。

（3）从急性期患者血清中检测到登革病毒NS1抗原。

（4）恢复期血清特异性抗体滴度比急性期有4倍及以上增长。

2. 流行特征

（1）区域性：凡有伊蚊滋生的自然条件及人口密度高的地区，均可发生区域性流行，在城市中流行一段时间之后，可逐渐向周围的城镇及农村传播，在同一地区，城镇的发病率高于农村。近年来，登革热在我国暴发流行区域主要集中在广东、云南、浙江、广西、福建等东南沿海和边境地区。

（2）季节性：发病季节与伊蚊密度、雨量相关。在气温高而潮湿的热带地区，伊蚊常年繁殖，全年均可发病。我国广东、广西为5—10月，海南为3—10月。

（3）输入性：凡伊蚊的自然分布区，当其密度达到一定水平且自然条件合适时，一旦有登革病毒传入，就有可能引起局部暴发或流行。输入病例在我国多数地区有分布，主要来自东南亚、南亚地区。

3. 疫情报告 各级各类医疗机构、疾病预防控制机构、卫生检疫机构执行职务的医务人员在诊断登革热病例(疑似病例、临床诊断病例或实验室诊断病例)后 24 h 内填写报告卡进行网络直报。不具备网络直报条件的应在诊断后 24 h 内寄出传染病报告卡,县级疾病预防控制机构收到传染病报告卡后立即进行网络直报。

医疗机构若诊断出登革出血热(DHF)或登革休克综合征(DSS),或病例后续进展为 DHF 或 DSS,或出现《登革热诊疗指南(2014 年版)》中重症登革热的指征,则应在传染病报告信息管理系统(网络直报系统)传染病报告卡的备注栏注明"重症"。辖区疾病预防控制机构负责对病例的分型诊断报告进行督促和审核。

以县(市、区)为单位,近 5 年首次发现病例者,应通过突发公共卫生事件信息报告管理系统进行报告。

4. 实验室核实诊断 县级疾病预防控制机构应对散发病例、暴发疫情早期不少于 5 例的疑似或临床病例、DHF、DSS、其他重症病例、死亡病例以及为查明疫情性质和波及范围而确定的病例开展实验室核实诊断。若县级疾病预防控制机构不具备相应的实验室检测能力,应将标本送往上级疾病预防控制机构进行检测。县级疾病预防控制机构获得检测结果后应及时反馈至医疗机构,督促其在网络直报系统的传染病报告卡中对病例分类(疑似病例、临床诊断病例和实验室诊断病例)进行订正报告。

5. 个案调查和处置 县级疾病预防控制机构利用登革热病例个案调查表对下列重点病例进行详细的流行病学调查:散发病例(含输入病例)、暴发疫情早期不少于 5 例病例、DHF 病例、DSS 病例、其他重症病例、死亡病例以及为查明疫情性质和波及范围而确定的病例。

县级疾病预防控制机构应将所有个案调查结果电子化,个案调查表录入 epidata,逐级上报上级疾病预防控制机构。

6. 暴发疫情的调查和处置

(1)信息收集和分析:在现场确认、核实上报登革热疫情状况,判断疫情性质及其程度。可采取以下方式:听取有关方面的情况介绍;组织多部门、多层次的座谈会;查阅当地有关登革热历史资料及自然和社会因素情况;对发病者(尤其是首发病例)进行病史、接触史、临床表现、活动范围等个案调查;采集患者血样,分离病毒及检测抗体,同时捕捉病家的蚊虫分离病毒。

(2)组建疫情处理现场指挥部:成立由卫生、质检等多部门参与的指挥部,统一协调和处理疫情。

(3)现场流行病学调查:主要包括对病例进行个案调查并核实诊断;本次流行的分布及特点调查;传染源和传播轨迹追踪;流行因素调查;病毒监测;动物检疫。调查的目的是摸清疫情流行原因、类型、特征、疫情范围及严重程度,提出可能的传染源、传播媒介,分析暴发或流行原因。

(4)现场处理措施:主要包括确定疫点及疫情,为采取处理措施的实施范围划定界限;传染源确认与管理,对患者做到早诊断、早报告、早隔离、早就地治疗,对密切接触者进行 15 天防蚊医学观察;切断传播途径,对疫点、疫区进行室内外的紧急灭蚊工作;保护易感人群,进行健康教育并做好个人防护。

(5)总结和报告:重点总结的内容包括此次现场处理程序及采取的措施;各部门参与及协作情况;此次登革热流行的形式、特征和规律等;现场处理中的创新、经验和教训。报告主要包括向当地有关卫生健康主管部门及疾病预防控制机构反馈此次疫情处理的情况,并提出意见和建议;疾病预防控制机构人员向本部门领导及单位汇报并上交总结报告,汇报此次处理现场的进程、程序、疫情性质、控制措施及取得的效果,向当地反馈的信息和建议等。

7. 预防和控制措施 目前登革热尚无经审批注册的疫苗上市,即目前尚无法通过注射疫苗预防登革热。各种血清型的登革热发生均是由于染毒的媒介蚊虫叮咬人后引起。蚊媒控制和避免叮咬是控制登革热等虫媒传染病的根本办法。预防和控制登革热的主要措施包括以下几个方面。

(1)加强健康宣教:防控蚊虫滋生与叮咬,是切断登革热传播途径的重要手段。应该积极开展对各单位管理人员、技术人员和医务人员的登革热防控技术培训,对公众开展广泛的科学防控登革热媒介伊蚊的科普知识宣传,提高群众的疾病防控意识,培养健康的生活方式。

(2)蚊媒监测和控制:在社区内长期开展清除蚊虫滋生地和成蚊杀灭工作;开展蚊媒监测工作;开展

成蚊密度抽样监测,确定高风险区,并在高风险区开展包括成蚊消杀在内的综合治理措施。

(3)当出现输入或本地病例后,开展病例自我防护的宣教,尤其是在发病第一周病毒血症期,应尽量避免被蚊媒叮咬,以免疫情扩散;继续开展宣教,并以社区为单位,开展蚊虫滋生地清理、成蚊消杀、病例管理工作以尽量减少传播;向公众通报疫情,并号召其使用驱避剂、门窗纱网等防护措施。

(覃光球　高玉秋)

四、性传播疾病调查处置

(一)概述

性传播疾病主要是通过性行为、类似性行为直接或者间接接触传播的一类传染病,主要包括梅毒、淋病、沙眼衣原体尿道炎、尖锐湿疣、艾滋病等。此类疾病不仅可引起泌尿生殖器官病变,还可以经血液、淋巴系统入侵全身组织和器官,严重影响患者的身心健康。

1.性传播疾病的主要病因

(1)细菌感染。如淋病由淋病奈瑟菌引起的泌尿生殖系统黏膜的化脓性感染,也可感染眼、口咽、直肠和盆腔。

(2)病毒感染。如艾滋病是由人类免疫缺陷病毒感染所引起的一组以严重的细胞免疫功能缺陷为特征,导致各种机会性感染或肿瘤的疾病。此外,尖锐湿疣是由人乳头瘤病毒感染生殖器官及附近表皮引起的鳞状上皮疣状增生病变的性传播疾病。

(3)寄生虫感染。如滴虫病是由阴道毛滴鞭毛虫寄生于女性阴道、男性前列腺及两性尿道而引起的传染病,最常见的是女性滴虫性阴道炎。

(4)其他病原体感染。如梅毒是由梅毒螺旋体引起的一种慢性全身性性传播疾病。

2.性传播疾病流行病学　性传播疾病是常见的一类传染病,发病率可在80%以上,不洁的性行为是性传播疾病的好发因素。性传播疾病的病因包括细菌、病毒、寄生虫、其他病原体的感染,传播途径包括性接触传播、间接接触传播、母婴垂直传播、血液传播、医源性传播等。性生活活跃的青、中年男女为好发人群。没有保护的性行为,与多个伴侣发生性接触,吸毒或与他人共用静脉注射的针头可诱发该病的产生。

3.性传播疾病的主要传播途径

(1)性接触传播:通过性生活传播。

(2)间接接触传播:接触了被性传播疾病患者污染的物品所造成的传播。

(3)血液传播:经性传播疾病患者的血液或血液制品传播。

(4)母婴垂直传播:性传播疾病患者通过胎盘、产道或哺乳将病原体由亲代传播给子代。

(5)医源性传播:医疗或预防工作中,人为造成的性传播疾病。

4.性传播疾病的诊断　以免疫学和血清学检测结果为主要依据。此类疾病的治疗一般以药物治疗为主。随着医疗技术的进步,多数性传播疾病已能治愈。可治愈或易治愈的性传播疾病通常是由细菌、衣原体、支原体、螺旋体等病原体引起的,这些疾病使用合适的抗生素治疗,均可达到临床和病原学治愈。如淋病、非淋菌性尿道炎、早期梅毒可治愈,而生殖器疱疹、尖锐湿疣、艾滋病等不可治愈或难以治愈。患者在治愈后要按时进行复诊,避免发生其他疾病。不可治愈或难以治愈的性传播疾病主要由病毒感染引起,治疗情况良好就不会影响寿命。现今性传播疾病防控面临的最大挑战在于艾滋病的防控,筛检为阳性病例后需在规定时间内上报我国传染病信息报告管理系统。

5.性传播疾病的预防　主要从性生活方面进行处理,要有干净安全的性生活,讲究卫生,保持皮肤及生殖器的清洁。普通常人可每年进行一次体检,孕妇按时进行产检有利于进行早期筛查。性传播疾病患者应尽量避免妊娠,所生婴儿禁止母乳喂养。具体措施包括以下几个方面。

(1)早期筛查。性伴侣较多、性生活混乱人群应每年进行一次体检,需查体以及进行组织学病理检查,孕妇或有相关性传播疾病的孕妇要每月按时进行产检,以免传染给胎儿。

（2）日常预防措施。包括采取安全的性行为,在性交时要使用安全套,性交后及时清洗;洁身自好,不要有多个性交伴侣;在进行性交前可进行疫苗接种,如人乳头瘤病毒、甲肝病毒、乙肝病毒等;尽量避免与他人发生血液接触;注意个人及环境卫生,勤换洗衣物,保证居室清洁。

（二）艾滋病

艾滋病又称获得性免疫缺陷综合征(acquired immune deficiency syndrome,AIDS),是由人类免疫缺陷病毒(human immunodeficiency virus,HIV)感染引起的致死性慢性传染病。自 1981 年美国报告第一例艾滋病病例以来,艾滋病病毒迅速在全球蔓延。

人群对 HIV 普遍易感,但随着防控力度的加大及人们预防意识的增强,艾滋病一般不出现大规模暴发情况,但传播趋势需要关注,传播途径需要控制。艾滋病主要通过三条途径传播:性接触传播、血液传播和母婴垂直传播,其中性接触传播是现今艾滋病最主要的传播途径,达 85% 以上。同时,作为性传播疾病,艾滋病还有社会性的特点。针对不同的感染人群要注意其特殊的社会属性,采取有针对性的防控措施,保护患者隐私,避免出现社会问题。预防的原则主要包括:①洁身自好,避免多性伴或临时性伴;②及时积极检测;③加强健康安全教育,推广使用安全套;④加大综合防控力度。

（三）艾滋病调查处置

某县报告新增 HIV 阳性病例 100 例,比往年增加 50%。新增病例多为 50 岁以上的乡镇农村男性居民,且存在一定程度的聚集。因此,应开展老年人群艾滋病相关感染因素调查处置。具体如下。

一、开展调查

（一）明确调查目的

了解 50 岁及以上老年人群的性行为特征和心理因素,探索老年人群感染 HIV 的影响因素,为老年人群艾滋病防治策略及防治措施的制订提供科学依据。

（二）确定调查内容及范围

选择合适的区域作为调查点,明确调查时间。调查内容主要包括 50 岁及以上老年人群的性行为特征和心理因素、经济状况、健康情况、社会活动情况,并对其进行 HIV、HCV 和梅毒检测。

（三）确定调查样本量

按各地区报告的病例数情况确定调查的样本量,按照 50 岁及以上老年人 HIV/AIDS 累计报告数占累计报告总数的大小分为高中低三层,并从这三层中分别选择 1 个乡镇作为调查点,确定各调查点的样本量,调查人群中男性年龄 50 岁及以上,女性年龄 50~70 岁,男女比例为 2:1。

（四）调查流程和关键措施

（1）调查方案初步设计、问卷初步设计和资料准备。

（2）预调查:选择预调查点,调查样本约 50 例。

（3）根据预调查情况对调查方案和问卷进行完善。

（4）正式调查阶段。

①在当地疾病预防控制机构的协助下,确定调查现场和时间。

②为参加调查的人群准备一些礼品,比如毛巾、牙膏等,可以提高其参加调查的积极性,同时鼓励老年人接受 HIV、HCV 和梅毒检测。

③注意发现疾病发生的特殊因素,并加以详细调查。

（5）数据录入、整理和分析。

（五）调查组织与实施

项目组织方负责调查方案的制订、问卷的印制、现场工作人员的培训、质量控制。各地相关机构参与整个调查以及组织和预约调查对象。

（六）质量控制

质量控制贯穿整个调查过程,包括设计阶段的质量控制、现场调查的质量控制、资料整理录入阶段和资料汇总、统计、分析阶段的质量控制。在整个调查过程中,现场调查的质量控制尤为重要,要严格把关,及时发现调查系统误差并将其控制在最小范围内。

Note

1. 研究设计阶段 根据研究的目的,在广泛阅读相关文献的基础上,设计调查方案,确定需要收集的信息,设计问卷。调查方案征求专家意见并结合现场实际情况,进行反复修订,保证信息收集的可行性和信息的可靠性。

2. 现场调查的质量控制 按照调查方案的要求选取参与调查工作的有关人员,选择认真负责,有良好沟通能力的人员。由项目组织方对参与调查项目的工作人员进行统一的培训,详细讲解调查目的,问卷的填写及其注意事项。

3. 数据处理和分析阶段 数据库由专人负责录入和核对整理,数据两次录入。录入结束后抽样检查数据录入和调查问卷是否一致,发现调查表中存在的矛盾和错误,与原调查表核对。

(七)现场调查经费预算

制订合理可行的经费预算,以保障调查项目顺利进行。

二、调查结果分析及处置措施

为探讨农村 50 岁及以上老年人的艾滋病知识知晓率的影响因素及性态度、性行为现状,在南宁市邕宁区艾滋病流行较严重的两个乡镇抽取 50 岁及以上老年人进行艾滋病相关知识、性态度及性行为的问卷调查和血清学检测。结果共调查 468 人,调查对象艾滋病知识总知晓率为 41.88%,多因素 logistic 回归分析显示,男性(OR=0.315)、年龄为 50~59 岁(OR=0.294)、高中及以上文化程度(OR=10.743)、已婚/同居人群(OR=0.535)是促进艾滋病知识总知晓率的影响因素($P<0.05$)。不认同性行为都是人体必需的生理行为、婚外性行为、卖淫嫖娼现象的比例分别为 63.03%、66.45%、88.68%。男、女性调查对象对有关性行为的态度的差异有统计学意义($P<0.05$)。已婚/同居老年人中,夫妻分床睡、最近半年有性行为、目前性生活满意、无婚外性生活的比例分别为 82.95%、77.78%、75.85%、90.60%。男、女调查对象性行为状况的差异有统计学意义($P<0.05$)。血清学检测结果:HIV 抗体、HCV 抗体、梅毒阳性检出率分别为 0.43%、0.21%、0.43%。问卷调查显示,壮阳药可以显著提高老年男性的嫖娼次数,增加 HIV 暴露次数;而壮阳药实质上的作用是使性接触时间延长、粗暴损伤动作发生,增加了单次危险行为的 HIV 传播概率。壮阳药本身不会直接造成 HIV 传播,但在多个环节上起到了促进传播的催化作用。Logistic 多因素和病例对照研究证实了壮阳药与广西低档场所老年男性嫖客感染 HIV 之间存在统计学关联,其关联强度属于"中度关联";病例对照研究计算得到壮阳药对于低档场所老年男性 HIV 感染的归因危险度 AFp=34.6%。综上,农村地区老年人艾滋病知识知晓率偏低,性生活普遍存在,易发生高危行为,需要针对该类人群的特点开展宣教,建立防病意识,最大限度减少艾滋病高危行为的发生,可以认为使用壮阳药是目前该地区老年男性 HIV 感染的一个重要危险因素。取缔非法制售壮阳药可以减少约三分之一的老年男性经低档场所商业性途径的 HIV 感染。

(熊润松)

五、群体性不明原因疾病以及新发传染病调查处置

(一)概述

1. 基本概念

(1)群体性不明原因疾病:在短时间内,某个相对集中的区域内同时或相聚出现的、具有共同临床表现的多名患者,具有一定聚集性,且病例不断增加,范围不断扩大,又暂时不能明确诊断的疾病。群体性不明原因疾病发生初期常因诊断不明、病因不明,难以采取有针对性的防控措施,处理难度大,极易引起社会的关注而造成公众恐慌心理,甚至影响社会稳定和经济发展。群体性不明原因疾病应遵循突发公共卫生事件现场处置原则。本部分内容重点介绍新发传染病的调查处置。

(2)新发传染病(emerging infectious disease,EID):人类新发现或已经存在的,可以引起局部或世界范围内公共卫生问题的传染病。新发传染病的名称最早由美国医学协会(institute of medicine,IOM)于 1992 年的报告《新出现的传染病:微生物对美国人群健康的威胁》提出。IOM 将新发传染病定义为"新的、刚出现的或呈现抗药性的传染病,其在人群中的发生在过去 20 年中不断增加或者有迹象表

明在将来其发病有增加的可能性"。其主要包括以下情况:一种崭新的疾病;在新的地区或人群中出现的古老疾病;重新引入的一种古老的疾病;出现特有的症状;原来很少发生的疾病出现流行;原来临床表现轻微的疾病变得严重;原来可以预防或治疗的疾病失去控制或出现耐药性;或者是由于新的诊断技术的应用,一些疾病的发病率被发现有所增加。

2.近年全球新发传染病的威胁 近年来,新发传染病频繁出现暴发流行,严重威胁人类健康。例如,艾滋病、疯牛病、严重急性呼吸综合征(SARS)、人感染高致病性禽流感(H5N1)、人感染 H7N9 禽流感、甲型 H1N1 流感、中东呼吸综合征(MERS)、寨卡病毒病等出现暴发流行。

新发传染病往往给人类健康带来严重威胁,并且严重影响人类经济、社会发展。2019 年末,新冠肺炎(COVID-19)在武汉市暴发,后蔓延至全国大流行。新冠肺炎疫情对我国公共卫生服务体系,如公共卫生监测预警制度、突发公共卫生事件应对、健康促进与国民健康素养等方面造成了全方位的巨大冲击。

近年来,一些已经存在的传染病又死灰复燃,重新对人类健康构成威胁,如结核病、血吸虫病等。根据 WHO 发布的《2021 年全球结核病报告》显示,估算 2020 年全球新发结核病患者有 987 万人。在全球,结核病是第 13 大死因。中国是全球 30 个结核病疾病负担较为严重的国家之一,其发病数占全球发病总人数的 8.5%。在 2020 年,中国估算的结核病新发患者约有 84.2 万人,发病率为 59/10 万,结核病死亡率为 2.1/10 万。中国人群感染结核分枝杆菌的比例约 20%,人数将近 3 个亿,每年由潜伏性结核感染(LTBI)的重新激活发病的结核病数量极大,现在中国绝大多数的结核病患者来源于 LTBI。如果不采取新的干预措施来解决 LTBI 问题,中国可能还需要数十年的时间来消除结核病。同时,耐多药结核病仍将是一个严重的问题。自 2007 年首次全国结核病耐药调查以来,新患者中耐利福平结核病或多重耐药结核病的比例并没有明显下降。2019 年,估计全球 3.3% 的新发结核病病例和 17.7% 既往经过治疗的病例患有 MDR-TB/RR-TB(多重耐药结核病/耐利福平结核病),即估计有 465000 例为 RR-TB,78% 为 MDR-TB。

3.新发传染病的分类 根据新发传染病的定义,结合其发现过程,可分为三类。

第一类是某些疾病或综合征早已在自然界存在并被人们所认知,但并未被认定为是传染病,直到近 20 多年来这些疾病的病原体被发现并鉴定后才确认为传染的,如 T 细胞淋巴瘤白血病、毛细胞白血病、消化性溃疡、突发性玫瑰疹等。

第二类是某些疾病或综合征在自然界可能早已存在,但并未被人们所认识,近 20 多年来才被发现和鉴定,包括军团病、莱姆病、人欧利希氏体病、丙型肝炎及戊型肝炎等。

第三类是某些过去可能不存在,确实是由新型病原体引发的新出现传染病,如艾滋病、O139 霍乱等。

第四类是原已基本得到控制、已不构成公共卫生问题,但近年来因某些原因又重新流行的古老传染病。

世界范围内的新发传染病,主要有新冠肺炎(COVID-19)、SARS、埃博拉出血热、人感染高致病性禽流感、人感染 H7N9 禽流感、艾滋病、西尼罗脑炎、莱姆病、丙型肝炎等,此外,在有的国家,生物恐怖也被视为新发传染病范畴。详细病原体及症状参见表 2-9。

表 2-9 部分新发传染病一览表

病原体	传播途径	感染疾病、症状
轮状病毒	消化道传播、呼吸道传播、粪-口途径	腹泻 呕吐(典型表现)、腹泻(水样便)、脱水、电解质紊乱,部分伴有低热
细小病毒 B19	接触传播、血液传播、呼吸道传播、母婴垂直传播及器官移植	面部及躯干红疹,再生障碍性贫血,关节痛
隐孢子虫	消化道(水源性)传播、粪-口途径	腹泻

续表

病原体	传播途径	感染疾病、症状
汉坦病毒	接触传播、消化道传播、呼吸道传播	汉坦病毒肺综合征（HPS）、汉坦病毒肾综合征出血热（HRFS）
埃博拉病毒	接触传播、呼吸道传播	埃博拉出血热
嗜肺军团菌	呼吸道传播	军团病
空肠弯曲杆菌	消化道传播、粪-口途径	空肠弯曲菌肠炎
丁型肝炎病毒	接触传播、母婴垂直传播、医源性传播	丁型肝炎
人嗜T淋巴细胞病毒Ⅰ型	血液传播、性接触传播、母婴垂直传播	T细胞淋巴瘤白血病 成人T细胞白血病/淋巴瘤、热带痉挛性轻截瘫（TSP）、多发性硬化症（MS）、不明原因的脉管炎等
金黄色葡萄球菌产毒株	接触传播	中毒性休克综合征
大肠埃希菌O157：H7	消化道传播	出血性肠炎，溶血性尿毒综合征
人嗜T淋巴细胞病毒Ⅱ型	血液传播、性接触传播、母婴垂直传播	毛细胞白血病
伯氏疏螺旋体	蜱媒传播	莱姆病
人类免疫缺陷病毒	血液传播、性接触传播、母婴垂直传播	获得性免疫缺陷综合征（AIDS）
肺炎衣原体	呼吸道传播	肺炎衣原体肺炎
幽门螺杆菌	消化道传播	消化性溃疡、胃炎
日本斑点热立克次体	蜱媒传播	东方斑点热 立氏立克次体斑疹热
比氏肠胞虫	消化道传播	顽固性腹泻
卡曼环孢子球虫	消化道传播	顽固性腹泻
人疱疹病毒6型	母婴垂直传播、唾液传播	突发性玫瑰疹
戊型肝炎病毒	消化道传播	戊型肝炎
查菲埃立克体	蜱媒传播	人埃立克体病
丙型肝炎病毒	血液传播、性接触传播	丙型肝炎
瓜纳里多病毒	接触传播	出血热
贺氏脑胞内原虫（该寄生虫目前未见感染人类的报道）	消化道传播、胎盘传播、伤口接触传播	中枢神经系统及脏器弥漫性损伤
巴贝斯虫新种	蜱媒传播	非典型巴贝斯虫病
O139群霍乱弧菌	消化道传播	O139霍乱
巴尔通体	病猫抓咬	猫抓病、杆菌性血管瘤病
辛诺柏病毒（新型汉坦病毒，SNV）	尚不明确，可能由直接接触野生啮齿动物的尿液、排泄物或唾液进行传播	急性呼吸窘迫综合征 汉坦病毒肺综合征（HPS）

续表

病原体	传播途径	感染疾病、症状
家兔脑胞内原虫(该寄生虫目前未见感染人类的报道)	消化道传播	中枢神经系统及脏器弥漫性损伤
Sabia 病毒	经野生啮齿类动物接触传播	巴西出血热
亨得拉病毒	经接触病狐蝠、病马、病猪感染	严重流感样疾病
嗜吞噬细胞无形体	蜱媒传播	人粒细胞无形体病
人疱疹病毒 8 型	性接触传播	与 AIDS 患者的卡波西肉瘤有关
庚型肝炎病毒	血液传播	庚型肝炎
朊病毒	食用病牛	人类疯牛病
TT 病毒	血液传播、粪-口途径、母婴垂直传播、性接触传播、呼吸道传播	肝炎
甲型 H5N1 禽流感病毒	接触传播	H5N1 禽流感
尼帕病毒	接触传播、呼吸道传播	无症状感染,(轻微或严重的)急性呼吸道感染和致命性脑炎
西尼罗病毒	蚊虫、鸟传播	无症状感染(没有症状),约占受感染人群的 80%,也可能导致西尼罗热或严重的西尼罗病毒病
SEN 病毒	血液传播	病毒性肝炎
裂谷热病毒	蚊媒传播	眼部疾病(0.5%～2%的患者)、脑膜炎(不到 1%)或出血热(不到 1%)
炭疽芽胞杆菌	接触传播、气溶胶传播、消化道传播	炭疽病
口蹄疫病毒(FMDV)(目前未见传染人)	消化道传播、呼吸道传播	体温升高、头痛等
SARS 病毒(SARS-CoV)	呼吸道传播、接触传播	重症急性呼吸综合征
肠道病毒 71 型(EV-71)	呼吸道传播、消化道传播和密切接触	主要引起手足口病(HFMD),还可引起无菌性脑膜炎、脑干脑炎和脊髓灰质炎样的麻痹等多种神经系统疾病
马尔堡病毒	体液传播	马尔堡病毒病
甲型 H1N1 流感病毒	呼吸道传播	甲型 H1N1 流感
NDM-1 超级细菌(NDM-1)	血源性、胎源性、医源性、性接触、昆虫叮咬和密切接触	脓疮和毒疮,甚至肌肉坏死
新布尼亚病毒(SFTSV)	蜱媒传播	发热伴血小板减少综合征
中东呼吸综合征冠状病毒(MERS-CoV)	接触病单峰骆驼、接触感染者	中东呼吸综合征
甲型流感病毒 H7N9 亚型(H7N9)	接触病禽	H7N9 型禽流感
寨卡病毒(ZIKV)	伊蚊属蚊虫(主要是埃及伊蚊)叮咬传播、血液传播、性接触传播、母婴垂直传播	多数寨卡病毒感染者没有症状。疾病症状通常较为轻微,包括发热、皮疹、结膜炎、肌肉和关节疼痛、不适和头痛

Note

续表

病原体	传播途径	感染疾病、症状
新型冠状病毒(COVID-19)	经呼吸道飞沫和密切接触传播是主要的传播途径。接触病毒污染的物品也可造成感染。在相对封闭的环境中长时间暴露于高浓度气溶胶情况下存在经气溶胶传播的可能。由于在粪便、尿液中可分离到新型冠状病毒,应注意其对环境污染造成的接触传播或气溶胶传播	以发热、干咳、乏力为主要表现。部分患者以嗅觉、味觉减退或丧失等为首发症状,少数患者伴有鼻塞、流涕、咽痛、结膜炎、肌痛和腹泻等症状

4. 新发传染病的流行特征

(1)病原体种类多,以病毒性新发传染病所占比例最大。

(2)病原体宿主种类多,更多的动物成为新发传染病病原体的宿主或传染源。

(3)发生、流行受较多的社会及个人行为因素影响。

(4)传播途径多样、速度快,感染方式多样。

(5)传染性强,人类普遍缺乏免疫力。

(6)发生、出现具有不确定性,难以预测与防范。

(7)流行范围广,分布广泛,容易造成跨省、跨国甚至全球大流行,流行趋势和结局难预测。

(8)早期发现及诊断较为困难。

(9)缺乏特异性的治疗与预防方法。

5. 新发传染病流行的因素　许多因素可能引起新发传染病的流行,主要包括生物学因素、环境因素和社会因素。

(1)生物学因素。包括病原体因素和人体宿主因素。

①病原体因素:新发传染病中有一些是由于病原体基因的改变导致出现新的致病菌或毒株,如流感病毒、O139 群霍乱弧菌。

②人体宿主因素:由于某些地区抗生素广泛使用和滥用,导致人类易感性改变,耐药菌株出现,随后这些耐药菌株传播到其他地区,增加了传染病控制的难度。

(2)环境因素。气候改变、森林砍伐和人工造林、水生态的改变、洪涝灾害等环境因素的变化改变了病原体的生活环境,比如森林大面积砍伐和土地过度开垦,使得原来的生态屏障被破坏,一些携带病原体的野生动物不得不到森林以外的区域觅食,缩小了与人类的地理距离。

(3)社会因素。如人口和贸易往来的变化、经济发展、水坝和灌溉系统建设、公共卫生系统崩溃、生物恐怖事件(如炭疽事件)、贫困、战争、人口增长和移民、城市环境恶化都是造成新发传染病不断出现的影响因素。

6. 新发传染病的预防控制

(1)加强科学研究,早期识别新发传染病的病原体,加强病原体溯源。

通过对冠状病毒、流感病毒和虫媒病毒等我国暴发的主要传染病的流行特点与传染源进行比较分析,发现这些病毒来自野生动物,在家养动物和人类中均有报道。随着传统病原体检测方法和近年来核酸检测技术的应用,病原研究得到了迅速发展。多个病毒研究团队的研究结果表明:冠状病毒广泛存在于脊椎动物体内,流感病毒主要发现在野生鸟类中,虫媒病毒主要通过吸血节肢动物在动物和人之间传播。

从鉴定新发病原体的能力来看,从 SARS 到武汉新型冠状病毒的发现和鉴定,全球科研人员在病原体发现能力方面均有显著提升,这主要得益于病原体检测和鉴定技术的更新迭代。

病原体溯源的意义在于明确病原体源头和传播方式。病原研究是疾病治疗的基础,是研发病毒疫苗、开发病毒治疗药物、提出疾病治疗方案的前提。目前全世界发现的病毒有 6500 多种,引起新发病毒性传染病的病毒就存在于自然界中,但还有很多未知的病毒尚未发现。科赫法则(Koch's rule)发现新病原体的传统方法如下。

①在每一病例中都出现相同的微生物,且在健康者体内不存在。

②要从宿主分离出这样的微生物并在培养基中得到纯培养(pure culture)。

③用这种微生物的纯培养接种健康而敏感的宿主,同样的疾病会重复发生。

④从试验发病的宿主中能再度分离培养出这种微生物。

如果进行了上述4个步骤,并得到确定的证实,就可以确认该生物即为该疾病的病原体。因此,必须从病例样本中进行病原分离培养、病毒毒力测定、病毒鉴定等步骤,以发现新的病毒。这种方法实验周期长,极不适用于大暴发式传播的病毒性疾病。随着病毒分子检测技术的发展和病毒数据库的日益完善,核酸检测病毒成为新的发现病毒的方式,近年来高通量测序技术(NGS)的应用使新发现病毒种类出现暴发式增长,发现病毒的能力得到大幅提升。将病毒分子检测技术与传统病毒分离培养技术相结合,在细胞水平和动物模型水平评价病毒的传播方式与致病性,具有更强的生物学意义和公共卫生意义。面对新发传染病的不断出现,我国应加强国家级、省级紧急医学救援和实验室应急检测能力建设,加强疾病防控实验室检测网络系统建设,建立传染病实验室质量管理体系。今后可以考虑扩大针对新发传染病病原体的监测范围,把更多携带着有可能感染人类的病原体的天然宿主,如蝙蝠、穿山甲、旱獭、果子狸等纳入目标动物进行监测、研究。对动物接触比较多的特殊人群包括牧民、猎人、养殖户、野生动物贩卖者、皮毛加工工人、禽类养殖人群开展病原学检测。

(2)疫苗快速研发。

目前,对于大多数病毒感染,并没有特异性的抗病毒药物。接种疫苗是防控传染病疫情最为经济有效的策略。在人类历史上,通过减毒或灭活相应病原体而开发的常规疫苗已成功地减轻了许多传染病的负担,不但消灭了天花,而且也控制了脊髓灰质炎、麻疹等病毒性传染病的流行。

但是,目前疫苗研发也存在许多挑战。一是灭活疫苗成本高、研发周期长,而且有时可能不会诱导保护性应答,如埃博拉疫苗,甚至可能导致疫苗接种相关的严重不良反应。为适应复杂多变的外界环境,病毒尤其是RNA病毒基因组具有很高的变异性,如发生突变、基因重组和重配等,使得新发病原体的不可预测性成为应对大流行的关键难题之一,也是疫苗研发面临的巨大挑战之一。二是成本和生产能力问题。使用传统的疫苗开发和生产技术,新疫苗的开发花费十分巨大,生产设施和设备又将额外花费巨额的资金。传统的疫苗技术在短时间内扩充生产能力有限,难以支持全球范围的疫苗接种。因此,建立可快速研发、生产大量价廉的疫苗新技术和通用疫苗技术平台成为目前亟须解决的重大科研课题。在过去几十年间,各种新疫苗技术得到了快速发展并获得了有希望的临床或临床前研究结果。如靶向减毒疫苗技术、基因工程疫苗技术、多肽抗原疫苗技术、病毒载体疫苗技术、核酸疫苗技术以及新型疫苗佐剂技术等。

(3)提升新发传染病的监测与预警能力。

①我国传染病信息报告管理系统对新发传染病监测具有一定的局限性。

目前我国新型冠状病毒肺炎(简称新冠肺炎)病例监测是基于中国疾病预防控制信息系统(网络直报系统)子系统——传染病信息报告管理系统。各级各类医疗机构的医务人员发现符合病例定义的疑似病例后,应当立即进行单人单间隔离治疗,院内专家会诊或主诊医师会诊,仍考虑疑似病例,在2 h内进行网络直报。对于确诊病例应在发现后2 h内进行网络直报。NNDRS从监测方式分类,属于以医院为基础的监测,是指以医院为现场、以患者为对象开展工作。从监测管理技术分类,属于常规监测管理。该监测系统对于新冠肺炎等新发传染病监测具有一定的局限性。

一是监测手段有限,监测覆盖面不广,敏感性不够,对传染源的发现、报告、诊断、隔离、治疗存在一定的延误。

二是该系统是针对已发现的法定报告传染病的监测,主要依靠临床医生的临床诊断后上报监测系统。对于新冠肺炎这样的新发传染病,疫情暴发流行初期,由于对该病的认识十分有限,对其病原学特征、流行病学特征、临床特征的认识需要一个过程,未将该病纳入法定报告传染病,因而该监测系统无法实现对新冠肺炎的监测报告和预警。

三是传染病信息报告管理系统是基于电脑桌面、B/S架构的系统,过于专业化,应用门槛高,需要经过培训的专业人员进行操作,而且缺少灵活性、实时性。在当今智能手机大量普及、微信等即时通信工具大量应用的现代信息化时代,该系统对于病例的发现与报告,大量无症状感染者、可疑暴露者、密切接触者的识别均无法有效、快速、实时监测和管理,监测效率较低,与时代脱节,不利于实现病例的早发现、早隔离、早治疗。

②加强新发传染病的监测、预警和报告。

应加强传染病网络直报系统建设和管理,完善疾病监测预警系统和信息管理制度,加强新发传染病监测。加强公共卫生信息化建设,实现传染病的早期识别和及时预警,充分利用大数据为重大疫情监测分析、防控救治等提供支撑。完善突发公共卫生事件综合监测预警制度,建立风险评估机制。应考虑从以下方面健全和完善突发公共卫生事件综合监测预警制度和监测系统,提高其灵敏度和覆盖度。

第一,建立症候群监测系统,包括发热症候群、腹泻症候群等,通过症候群监测,进一步提高监测敏感度。在现有病例监测、症候群监测基础上,进一步完善基于大数据的综合监测系统,开展症候群、疾病、危险因素、事件、媒体信息等综合监测,形成多点触发、动态灵敏的预警研判模式,提高对新发、不明原因疾病的早期发现和风险预警能力。同时,基于监测大数据体系,加强时间、空间聚集性分析,开展高危地区防控。加强公共卫生信息化建设,实现传染病的早期识别和及时预警,充分利用大数据为重大疫情监测分析、防控救治等提供支撑。

第二,研发公共卫生应用软件,在医疗机构广泛应用。帮助医疗机构智能化触发传染病报告的流程,从医院系统中自动提取已经有的一些数据,减轻临床医生填报数据的工作量,提高医疗机构传染病病例报告的准确性和报告率。

第三,关口前移,降低突发公共卫生事件报告的门槛和标准,建立公共卫生"萌芽事件"监测信息系统和报告机制。加强监测数据分析利用,探索对于"萌芽事件"的主动发现和风险预警方法,将突发公共卫生事件消灭于萌芽之中。

第四,加强监测数据的深度挖掘,计划基于人工智能开发传染病智能化辅助诊疗技术,同时结合天气和气候等自然条件,使得这些监测数据能够和临床有很好的结合,辅助临床诊疗工作。

第五,同时使用多种监测手段,发挥智能手机终端的即时通信、移动监测强大作用,作为国家传染病信息报告管理系统的补充,对新冠肺炎疫情进行系统、全面、有效的监测管理,有利于有效发挥基层社区、各级疾病预防控制机构、各级卫生健康主管部门、学校、教育行政部门等机构联防联控的作用,提高全社会防控疫情的参与度;有利于进一步缩短新冠肺炎病例发现、报告、隔离、诊断、治疗的时间;有利于对可疑疫情及时预警,提高卫生健康主管部门和疾病预防控制机构的应急响应速度和效率;有利于对密切接触者和可疑暴露者及时进行监测管理,对于有效控制疫情的传播、保障人民群众的生命安全和健康具有重要意义。

第六,建立专业公共卫生机构、城乡基层医疗卫生机构和医院之间分工协作的工作机制,确保信息互通和资源共享,实现防治结合。加强专业公共卫生机构对医院和基层医疗卫生机构开展公共卫生服务的指导、培训和监管。通过多种措施,增强医院公共卫生服务能力,提高公共卫生机构的医疗技术水平。

(4)提升基层医疗机构识别、诊断新发传染病的能力。

各级医疗机构,特别是基层医疗机构的临床医生往往最早接触到新发传染病患者,提高其对新发传染病的临床特征、流行病学特征、诊断标准及报告程序等的熟悉程度,增强其发现与识别的敏感性,将有利于新发传染病的早期发现。在新发传染病的发现、诊断与报告的整个环节中,既要强调发现的敏感性与报告的及时性,也要遵循技术上认真甄别、程序上规范有序、信息确认谨慎的原则。应加强院前急救体系建设,重点提高农村地区急救医疗服务能力。落实疾病预防控制机构人员编制,优化人员和设备配置,重点支持中西部地区以提高工作能力。

(5)建立和完善指挥统一、布局合理、反应灵敏、运转高效、保障有力的新时期突发公共卫生事件应急体系。

(6)加强信息共享与风险沟通。

促进新发传染病信息的共享,包括疫情暴发情况、病原体检测方法和疾病预防控制措施等各方面的内容,提高国际新发传染病防控的整体能力。有效的风险沟通,可以提高公众的信任程度,让公众和其他利益相关者参与到疫情控制中来,减轻公众的恐慌心理,降低疾病暴发对政治、经济和社会带来的影响。

(7)加强国境检疫,防止疾病传入传出。

加强国境检疫工作,可以防止国外新发传染病传入我国,也可以预防我国的疾病传出。国际检疫的传染病(国际检疫传染病包括鼠疫、霍乱和黄热病三种)。对于许多新发传染病,也应采取严格的国境检疫措施。入境者必须填写健康申请卡,如怀疑其患有上述疾病,应根据传染危险性,采取阻止入境、留验、就近治疗等措施。凡来自国外的船舶、飞机、列车等交通工具都应依法进行检疫。对来自疫区,尤其是携带有啮齿类动物或媒介昆虫的交通工具应实施消毒、杀虫、灭鼠或其他卫生处理。对来自疫区的行李、货物、邮件等物品,怀疑被污染或可能成为传播媒介者应进行医学检查,实施消毒、灭鼠、杀虫等处理。

7. 新冠肺炎调查处置

(1)防控原则:坚持"预防为主、防治结合、依法科学、分级分类"的原则,按照"及时发现、快速处置、精准管控、有效救治"的工作要求,坚决防范境外疫情输入和境内疫情反弹,全力做好常态化疫情防控工作。落实"早预防、早发现、早报告、早隔离、早治疗"措施,坚持"人物同防",加强重点时段、重点地区、重点人群疫情防控,及时发现散发病例和聚集性疫情,做到早、小、严、实,科学精准,有力、有序、有效处置疫情。

(2)疫情处置措施:

①传染源控制。

a.确诊病例。发现后应在 2 h 内转运至定点医疗机构进行治疗和隔离医学观察。核酸检测呈阳性但无临床表现和 CT 影像学进展者,按照无症状感染者进行集中隔离管理。

b.疑似病例。在定点医疗机构单人单间隔离治疗,连续 2 次新型冠状病毒核酸检测阴性(采样时间至少间隔 24 h),且发病 7 天后新型冠状病毒特异性抗体 IgM 和 IgG 仍为阴性,可排除疑似病例诊断。有疫苗接种史者,血清学 IgM 和 IgG 不作为排除指标。

c.无症状感染者。应当在定点医疗机构进行集中隔离医学观察 14 天,原则上连续 2 次标本核酸检测呈阴性者(采样时间至少间隔 24 h)可解除集中隔离医学观察,核酸检测仍为阳性且无相关临床表现者需继续集中隔离医学观察,在观察期间连续 2 次核酸检测阴性可解除集中隔离医学观察。

②流行病学调查与溯源。根据流行病学调查结果,组织开展传播风险评估,精准划定管控区域范围至最小单元(如楼栋、病区、居民小区、自然村组等)并实施封闭管控。按照属地化管理原则,由报告病例和无症状感染者的医疗卫生机构所在县(区)级联防联控机制组织开展流行病学调查。具体内容详见《新型冠状病毒肺炎防控方案(第九版)》附件 4《新冠肺炎疫情流行病学调查与溯源指南》。通过流行病学调查、病毒全基因测序比对、核酸筛查、血清抗体动态检测和大数据等技术手段,从人、物品和环境等方面逐一分析论证,综合研判病毒来源和传播途径,指导疫情防控工作。

③密切接触者及其他风险人员判定与管理。根据病例行动轨迹和流调信息,利用"三公(工)"协同多部门技术手段和大数据信息支撑,由公共卫生专业技术人员快速精准判定密切接触者、密接的密接及涉疫场所暴露人员等风险人员,并采取相应的管理措施。具体内容详见《关于印发新型冠状病毒肺炎防控方案(第九版)的通知》附件 5《密切接触者判定与管理指南》。

④重点人群核酸检测。根据疫情形势和流行病学调查结果,开展风险评估,确定核酸检测人群的范围和先后次序,制订可操作性检测方案,迅速组织调度核酸检测力量(包括第三方检测机构),做好采样检测的组织和质量控制。

⑤转运。发现的病例和无症状感染者,密切接触者、密接的密接应安排专用车辆在规定时限内转运至定点医疗机构或集中隔离场所,转运过程中应严格落实个人防护及车辆消毒措施。出院或解除隔离后,要尽快返回家中,过程中做好个人防护,规范佩戴口罩。

⑥隔离管理。合理选择集中隔离场所,按照"三区两通道"(生活区、医学观察区和物资保障供应区,工作人员通道和隔离人员通道)标准设置并规范管理,严格做到单人单间。要配备配齐工作人员,落实对外封闭管理、内部规范管理、清洁消毒和垃圾处理、环境监测等措施,并做好服务保障和心理支持。隔离场所工作人员严格做好个人防护、健康监测和定期进行核酸检测。居家医学观察应在社区医务人员指导下进行,单独居住或单间居住,尽量使用单独卫生间,做好个人防护,尽量减少与其他家庭成员接触,医学观察期间不得外出。

⑦社区(村)管控。健全社区(村)疫情防控工作体系,建立街道(乡镇)干部、网格员、基层医务工作者、民警、志愿者"五包一"社区防控责任制,压实"四方责任"。

⑧消毒。各级联防联控机制负责组织相关部门和专业机构开展消毒工作。疫情期间,应加强环境和物体表面的预防性消毒,同时做好垃圾、粪便和污水的收集和无害化处理。对病例或无症状感染者在住院、转运期间可能污染的环境和物品要进行随时消毒。病例和无症状感染者转移后,应立即在当地疾病预防控制机构指导下,对其居住或活动过的场所进行终末消毒。农村地区消毒前,应针对农村实际情况,制订消毒方案,并做好消毒宣教工作。在低温下消毒时,应选择合法有效的低温消毒剂,与合适的消毒设备配套使用。

⑨心理健康服务。各地要制订受疫情影响人群心理干预方案,梳理当地线上线下各类心理服务资源,建立健全疫情防控心理干预队伍。

⑩疫情信息发布。发生疫情后,当地联防联控机制应及时发布权威信息,疫情信息应以网络直报数据为准,并不得晚于次日召开的新闻发布会,并建立每日例行新闻发布会机制。组织相关领域专家,通过接受媒体采访等形式解疑释惑、普及防护知识,及时回应热点问题。

(二)人感染 H7N9 禽流感聚集性疫情调查处置

[调查背景]

近年我国已报道了数起人感染 H7N9 禽流感聚集性疫情,表明其存在人传人的可能性。2014 年 2 月南宁市横县报告了广西首起人感染 H7N9 禽流感家庭聚集性疫情,其中指示病例为广东中山市输入病例,二代病例为密切接触者,在南宁市横县家中发病。为查明此次疫情病例的感染来源,明确病毒传播模式,对病例及其密切接触者、病例可能暴露的外环境及禽类开展了调查。

[对象与方法]

1. 调查对象　对 2014 年 2 月南宁市横县 2 例家庭聚集性人感染 H7N9 禽流感病例、密切接触者及病例可能暴露的外环境、禽类进行现场流行病学调查。病例定义参照《人感染 H7N9 禽流感诊疗方案(2014 年版)》。

2. 调查方法　根据《人感染 H7N9 禽流感疫情防控方案(第三版)》,对 2 例家庭聚集性人感染 H7N9 禽流感病例及 82 名密切接触者开展流行病学调查,主要包括病例基本情况、发病就诊经过、临床表现、实验室检测、诊断和转归情况、病例家庭及家居环境情况、暴露史、密切接触者追踪观察情况等,重点调查 2 名病例的禽类暴露史及病例之间的流行病学关联。采集病例、密切接触者呼吸道标本,可能暴露的活禽市场、病家禽类饲养场所禽类粪便,饲养笼具等外环境标本以及病家、周边饲养禽类标本,采用 rRT-PCR 检测 H7N9 禽流感病毒核酸,对病例分离病毒株,进行基因测序和同源性分析。

[结果]

1. 发现病例　2014 年 2 月 4 日广西横县人民医院报告 1 例"不明原因肺炎"病例(病例 A)。该病例女性,41 岁,横县杨梅村民,过去 1 年来一直在广东中山市某公司做厨师,于 2014 年 1 月 27 日在中山市出现咳嗽、发热(体温 38.5 ℃)症状,1 月 29 日返回广西横县家中。2 月 4 日南宁市疾病预防控制中心(CDC)检验及广西壮族自治区 CDC 复核均为人感染 H7N9 禽流感病毒核酸阳性,并依据其临床表现、流行病学调查及实验室检测,判定为人感染 H7N9 禽流感输入性病例。之后在对 25 名密切接触者进行医学观察时发现,其 5 岁之子(病例 B)于 2 月 3 日曾出现发热等流感样症状,2 月 5 日经南宁市 CDC 检验及广西壮族自治区 CDC 复核均为 H7N9 禽流感病毒核酸阳性,亦判定为人感染 H7N9 禽流感病例。这是广西地区首次报告的人感染 H7N9 禽流感聚集性疫情。

2. 临床治疗　病例 A 于 2014 年 1 月 27 日出现咳嗽、发热(体温 38.5 ℃)症状,自行购药(药名不详)服用,1 月 29 日自广东中山市返回广西横县家中,自感症状无好转,并出现胸闷,夜间不能平卧。先后于 1 月 31 日和 2 月 2 日到当地个体诊所就诊取药(病毒灵、克感敏、氨茶碱等)。2 月 3 日症状仍未好转,胸闷、乏力等症状加重后到横县人民医院就诊,当日 17:00 以"重症肺炎"收治入院,给予抗感染、抗病毒、输氧等治疗处理,但病情进展迅速,并出现呼吸衰竭,诊断为"不明原因肺炎"。入院时血常规检查白细胞总数 $3.1 \times 10^9/L$,淋巴细胞 20.5%,中性粒细胞 74.7%;CT 检查提示两肺炎症并两侧胸腔积液。因病情危重,呼吸困难,入院后立即行气管插管、呼吸机等救治措施,病情有所好转稳定,于 2 月 4 日转至南宁市第四人民医院经治疗后痊愈。病例 B 于 2 月 3 日晚出现发热(最高体温 39.6 ℃),4 日下午送至横县人民医院,以"疑似人感染 H7N9 禽流感、急性支气管炎"诊断收住入院并隔离治疗。入院查体:体温(腋下)39.6 ℃,伴咳嗽、流涕,自诉头痛,无胸闷、气促。入院时血常规检查白细胞总数10.7×10⁹/L,淋巴细胞16.5%,中性粒细胞73.2%;X线检查显示两肺纹理模糊,未见实变影。入院后给予奥司他韦和布洛芬抗病毒和对症治疗,5日病情有所好转,体温下降(38.2 ℃),仍有咳嗽和流涕,同样转至南宁市第四人民医院经治疗后痊愈。

3. 流行病学调查

(1)禽类暴露及其密切接触史:病例A与其丈夫、儿子以及其他工友共8人同租住在中山市石岐区大柏山村大街2号一栋二层楼房(每层3间房,共200平方米),住房通风及环境良好,住地和周围未饲养鸡鸭。病例A在广东近1年期间无外出史,但每天到附近农贸市场采购食品(包括活禽),且从未佩戴口罩和手套。该农贸市场活禽档口卫生状况较差。自2014年1月1日后病例A未再买过活禽,发病前10天未接触过禽类,也未与其他发热病例接触。病例B为病例A之子,平日在老家杨梅村上幼儿园,2013年12月10日随父到广东中山市,又于2014年1月11日随父返回横县老家,与其父亲、爷爷、奶奶、姐姐、姑姑等家人共同生活。1月29日病例A由广东返回横县,与病例B共同起居。病例B发病前10天未到过农贸市场,2月3日起无外出史。病例住家外饲养鸡,平时放养且近期无病死鸡现象。1月30日病例A与其丈夫在家宰杀鸭,病例B在距离1~2米处观看;2月1日再次在家中宰杀鸡,但病例A未参与,病例B不在场。调查表明病例A有明确的活禽市场暴露史;病例B与病例A有非常密切的接触史和共同生活史,也具有家庭散养家禽暴露史。

(2)密切接触者追踪观察:经判定,病例A的密切接触者共82人(与其同车返回横县6人,同住家生活7人,镇个体诊所村医2人,横县人民医院医护人员10人,同公司工作员工57人),并进行为期7天的医学观察,其中病例B于2月3日出现发热等流感样症状,其他密切接触者未出现不适症状。病例B的密切接触者均为同住的家人,未出现不适症状。

4. 实验室检测 2月4日横县CDC采集病例A的上、下呼吸道标本,送南宁市CDC检测并经广西壮族自治区CDC复核,均显示H7N9禽流感病毒核酸阳性。2月5日横县CDC采集病例B的上呼吸道和血液标本,送南宁市CDC检测并经广西壮族自治区CDC复核,结果亦显示H7N9禽流感病毒核酸阳性。中国疾病预防控制中心病毒病预防控制所对分离的病毒,以及基因序列测定结果和进化树的分析表明,2株病毒核苷酸同源性为99.9%,氨基酸同源性为99.8%,并在同一基因分支上,且关系最近(图2-4)。2月4日和6日,横县CDC先后采集病例A的5名密切接触者咽拭子标本送南宁市CDC进行禽流感病毒核酸检测,结果除病例B为H7N9禽流感病毒核酸阳性外,其余均为阴性。

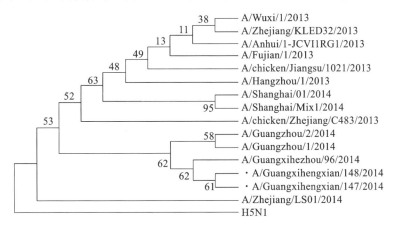

图2-4 基于HA基因的系统进化分析

注:·为本研究2株病毒的HA基因,H5N1为进化分析的外群。

5. 外环境病原学监测 2月7日广东中山市CDC对病例A常去的农贸市场在内的7个有出售活禽的市场档口,采集40份外环境标本进行检测,结果显示6个市场14份外环境标本H7亚型禽流感病毒核酸阳性(其中病例A常去的农贸市场标本6份,2份标本H7亚型禽流感病毒核酸阳性)。2月5日广西横县CDC采集病家周围环境以及周围住家的鸡舍和禽类粪便等外环境标本共18份,2月6日南宁市CDC检测显示H7亚型禽流感病毒核酸均为阴性。2月6日又采集横县杨梅镇活禽市场18份外环境标本送南宁市CDC检测,结果为H7亚型禽流感病毒核酸阴性。2月5日南宁市水产畜牧兽医局对病家全部 14 只鸡以及病家周边的鸡样品共 27 份鸡样品进行检测,均未检出 H7 亚型禽流感病毒。

[讨论]

近年国内陆续报道了人感染 H7N9 禽流感聚集性疫情,但均不能完全排除续发病例来自活禽市场外环境或其他途径感染病毒的可能性。本次疫情中,广西横县当地报告的病例 A 为输入性病例,感染源自广东中山市,这不同于国内报道的其他人感染 H7N9 禽流感聚集性疫情。病例 A 在中山市发病前曾有明确的活禽市场环境暴露史,发病同期(1 月 27 日前后 1 周),该地也有人感染 H7N9 禽流感病例报告,其经常到访的活禽市场外环境也受到 H7N9 禽流感病毒的污染,表明当地确实存在病毒传播的风险,且该病例有更多机会暴露于活禽市场外环境。病例 B 为续发病例,在广西横县发病,虽然曾于发病前有近距离观看杀鸭史,但可能暴露时间和暴露剂量均较小,且病家及周边外环境病原学监测和禽类病原学监测均未检出 H7 亚型禽流感病毒,提示该病例感染模式为从禽传到人的可能性不大。病例 B 在无防护的情况下与病例 A(其母)密切接触(同居一房间)4 天后发病,发病时间在人感染 H7N9 禽流感平均潜伏期(3~4 天)内,结合病毒基因同源性分析,研究者认为人传人可能性很大。本起疫情中,病例 A 的 82 名密切接触者中除病例 B 外均无人发病,亦未出现第三代病例,表明人感染 H7N9 禽流感虽可以人-人传播,但其传染力有限且非持续,尚无证据证实该病毒可以在人间持续传播。

(李海)

六、疫苗不良反应调查处置

(一)疑似预防接种异常反应定义

疑似预防接种异常反应(adverse event following immunization,AEFI)是指在预防接种后发生的怀疑与预防接种有关的反应或事件,是指合格的疫苗在实施规范接种过程中或者实施规范接种后造成受种者机体组织器官、功能损害,相关各方均无过错的药品不良反应。

判断是否属于 AEFI,应该考虑以下三点:①符合疫苗接种在前,AEFI 发生在后的时间关联;②有明确的临床损害;③临床损害与疫苗两者之间可能存在因果关联。

下列情形不属于疑似预防接种异常反应。

(1)因疫苗本身特性引起的接种后一般反应:如排除其他病因,由疫苗所致局部反应、发热等。

(2)因疫苗质量问题给受种者造成的损害。

(3)因接种单位违反预防接种工作规范、免疫程序、疫苗使用指导原则、接种方案给受种者造成的损害。

(4)受种者在接种时正处于某种疾病的潜伏期或者前驱期,接种后巧合发病。

(5)受种者有疫苗说明书规定的接种禁忌,在接种前受种者或者其监护人未如实提供受种者的健康状况和接种禁忌等情况,接种后受种者原有疾病急性复发或者病情加重。

(6)因心理因素发生的个体或者群体的心因性反应:如晕厥、癔症等。

(二)疑似预防接种异常反应分类

(1)AEFI 经过调查诊断分析,按发生原因可分为以下五种类型。

①不良反应:合格的疫苗在实施规范接种后,发生的与预防接种目的无关或意外的有害反应,包括一般反应和异常反应。

a.一般反应:在预防接种后发生的,由疫苗本身所固有的特性引起的,对机体只会造成一过性生理功能障碍的反应,主要有发热和局部红肿,同时可能伴有全身不适、倦怠、食欲不振、乏力等综合症状。

b.异常反应:合格的疫苗在实施规范接种过程中或者实施规范接种后造成受种者机体组织器官、功能损害,相关各方均无过错的药品不良反应。

②疫苗质量事故:疫苗质量不合格,接种后造成受种者机体组织器官、功能损害。

③接种事故:在预防接种实施过程中违反预防接种工作规范、免疫程序、疫苗使用指导原则、接种方案,造成受种者机体组织器官、功能损害。

④偶合症:受种者在接种时正处于某种疾病的潜伏期或者前驱期,接种后巧合发病。

⑤心因性反应：在预防接种实施过程中或接种后因受种者心理因素发生的个体或者群体的反应。

（2）AEFI按严重程度可分为以下两种类型。

①非严重AEFI：包括三种，a.常见、轻微的AEFI，一般不需要住院治疗；b.局部反应：注射部位出现疼痛、红肿等现象；c.全身反应：接种者出现发热、全身不适、倦怠、食欲不振、乏力或轻微的皮疹等症状。

②严重AEFI：包括下列情形，a.导致死亡；b.危及生命；c.需住院治疗或者延长住院治疗的时间；d.导致持续的或者显著的人体伤残/失能；e.导致先天性异常或者出生缺陷（可能为受种者母亲孕期接种疫苗所致）；f.如不干预或者治疗，可能出现上述情形的。

（三）发生AEFI的因素

发生AEFI的因素大体分为三种。

1. 疫苗本身因素

（1）与疫苗毒株的毒力、毒性、菌体蛋白和代谢产物等生物学因素有关。

（2）与培养液中的小牛血清、营养素、动物蛋白、抗生素等有关。

（3）外源因子（潜在病毒）污染动物细胞。例如：脊髓灰质炎病毒采用猴肾细胞培养，而猴病毒大多作为潜在因子存在于猴体；动物血清可能含有噬菌体，可侵袭细菌产生毒素，还可能导致人体细胞的改变。

（4）防腐剂。常用的防腐剂硫柳汞可引起迟发型变态反应，高剂量硫柳汞有神经毒性。

（5）佐剂（吸附剂）。常用的佐剂氢氧化铝可增加人体IgE抗体的产生，增加人体致敏程度，导致局部注射后出现疼痛和触痛反应；浓度高或未摇匀，可刺激结缔组织增生。

2. 疫苗使用因素

（1）禁忌证：违反任何禁忌证都有发生不良反应的危险，发生概率及反应严重程度与疫苗种类、禁忌证的性质有关。判断禁忌证时必须仔细询问受种者的病史和以往的健康状况。

（2）接种部位：含有吸附剂的疫苗（如百白破、白破、白喉疫苗）注射太浅，可引起局部反应或注射部位脓肿。

（3）接种次数：一些疫苗的接种次数增加，发生AEFI的概率可能会增大。如注射百白破疫苗引起的局部红肿与发热反应的程度随着接种次数增加而增加。

（4）接种剂量：在一定限度内，免疫力的产生和注入剂量成正比。抗原剂量低于一定限度，则不足以调动机体的免疫反应；抗原剂量增至一定程度，体内产生抗体，达到最高限度后不再产生，若超过限度反而抑制抗体产生，甚至加重反应。接种剂量与接种方法、疫苗种类和受种者的年龄有关，大部分疫苗的使用剂量随受种者年龄的增大而增大，若给儿童使用成人剂量，可引起反应加剧。

（5）运输和储存：使用安瓿已破损或有裂缝的疫苗，或开启后暴露时间过长，有可能被细菌污染；疫苗在运输或保管中受高热或冻结，暴晒在阳光下时间过长，可导致使用效果差，也可引起不良反应的发生。疫苗（特别是含有吸附剂的疫苗）在使用前未充分摇匀，导致液体浓度不均，引起局部反应加重或无菌性脓肿。

（6）安全注射：注射器、针头不消毒或不严格消毒可导致脓肿及乙肝、丙肝、艾滋病等医源性疾病传播。注射局部消毒不严、注射技术不当可导致创伤性麻痹、卡介苗淋巴结炎等。注射器混用或处理不当是引起过敏性休克的原因之一。

3. 受种者个体因素

（1）健康状况：受种者重度营养不良，经常低热，或处于消耗性疾病的恢复期时接种疫苗可能会加重反应；体质过度衰弱、疲劳等会导致晕厥；体弱儿童接种卡介苗可引起局部淋巴结肿大或破溃；消化功能差的儿童口服脊髓灰质炎疫苗可引起胃肠道症状。

（2）过敏性体质：过敏性体质者受同一抗原再次或多次刺激后，易发生过敏反应，造成组织损伤或生理紊乱；以往有过敏反应疾病者，预防接种后易再次发生过敏反应。

（3）免疫功能不全：原发性或继发性免疫缺陷者、免疫功能衰退者，在接种活疫苗（如麻疹疫苗、水痘疫苗等）后易发生异常反应，引起与病毒血症有关的轻度全身性感染；有的原发性或继发性免疫缺陷者，对病原性很弱的微生物缺乏抵抗力，常引起严重或持续感染，甚而致死。

（4）精神因素：精神因素所引起的反应不是由抗原抗体机制所引起的，在临床上只有精神或神经系统方面的症状,而没有任何器质性病变。临床上,除预防接种可以引起,服药、输血、计划生育手术等均可引起。通常发生在7岁以上儿童,以少年、青年居多,成人亦有发生。幼儿的反应不同,往往发生焦虑性呕吐、屏气,导致短时间神志丧失等。

(四)AEFI的报告

1. 报告范围　按照发生时限分为以下几种情形。

(1)24 h内:如过敏性休克、不伴休克的过敏反应(如荨麻疹、斑丘疹、喉头水肿等)、中毒性休克综合征、晕厥、癔症等。

(2)5天内:如发热(腋温≥38.6 ℃)、血管性水肿、全身化脓性感染(毒血症、败血症、脓毒血症)、接种部位发生的红肿(直径>2.5 cm)、硬结(直径>2.5 cm)、局部化脓性感染(局部脓肿、淋巴管炎和淋巴结炎、蜂窝织炎)等。

(3)15天内:如麻疹样或猩红热样皮疹、过敏性紫癜、局部过敏坏死反应(Arthus反应)、热性惊厥、癫痫、多发性神经炎、脑病、脑炎和脑膜炎等。

(4)6周内:如血小板减少性紫癜、急性炎症性脱髓鞘性多发性神经病(格林-巴利综合征)、疫苗相关麻痹性脊髓灰质炎等。

(5)3个月内:如臂丛神经炎、接种部位发生的无菌性脓肿等。

(6)接种卡介苗后1~12个月:如淋巴结炎或淋巴管炎、骨髓炎、全身播散性卡介苗感染等。

(7)其他:怀疑与预防接种有关的其他严重AEFI。

2. 责任报告单位和报告人　包括医疗机构、接种单位、疾病预防控制机构、药品不良反应监测机构、疫苗生产企业、疫苗批发企业及其执行职务的人员。

3. 报告程序　AEFI的报告实行属地化管理原则,各责任报告单位和报告人发现疫苗受种者或其监护人报告的属于报告范围的AEFI后,应当及时向受种者所在地的县级卫生健康主管部门、药品监督管理部门报告。发现怀疑与预防接种有关的死亡、严重残疾、群体性AEFI、对社会有重大影响的AEFI时,责任报告单位和报告人应当在发现后2 h内向所在地县级卫生健康主管部门、药品监督管理部门报告;县级卫生健康主管部门和药品监督管理部门在2 h内逐级向上一级卫生健康主管部门、药品监督管理部门报告。

责任报告单位和报告人应当在发现AEFI后48 h内填写AEFI个案报告卡,向受种者所在地的县级疾病预防控制机构报告;发现怀疑与预防接种有关的死亡、严重残疾、群体性AEFI、对社会有重大影响的AEFI时,在2 h内填写AEFI个案报告卡或群体性AEFI登记表,以电话等最快方式向受种者所在地的县级疾病预防控制机构报告。县级疾病预防控制机构经核实后立即通过全国预防接种信息管理系统进行网络直报。各级疾病预防控制机构和药品不良反应监测机构应当通过全国预防接种信息管理系统实时监测AEFI报告信息。

发生死亡或群体性AEFI的,还应当按照《突发公共卫生事件应急条例》的有关规定进行报告。

(五)AEFI的调查诊断

1. 核实报告　县级疾病预防控制机构接到AEFI报告后,应当核实AEFI的基本情况、发生时间和人数、主要临床表现、初步临床诊断、疫苗接种等,完善相关资料,做好深入调查的准备工作。

2. 调查　除明确诊断的一般反应(如单纯发热、接种部位的红肿、硬结等)外的AEFI均需调查。

县级疾病预防控制机构应在接到AEFI报告后48 h内组织开展调查,收集相关资料,并在调查开始后3日内初步完成AEFI个案调查表的填写,并通过全国预防接种信息管理系统进行网络直报。

怀疑与预防接种有关的死亡、严重残疾、群体性AEFI、对社会有重大影响的AEFI,由市级或省级疾病预防控制机构在接到报告后立即组织预防接种异常反应调查诊断专家组进行调查。

对于死亡或群体性AEFI,同时还应当按照《突发公共卫生事件应急条例》的有关规定进行调查。

3. 资料收集　受种者、接种单位、疫苗上市许可持有人、受种者就诊的医疗机构等相关各方应当收集临床资料、疫苗资料、预防接种资料和其他相关资料,并如实提供给组织调查的机构或部门。

(1)临床资料。收集患者的既往预防接种异常反应史、既往健康状况(如有无基础疾病等)、家族史、过敏史,掌握患者的主要症状和体征及有关的实验室检测结果、已采取的治疗措施和效果等资料。必要时对患者进行访视和临床检查。对于死因不明需要进行尸体解剖检查的病例,应当按照有关规定进行尸检。

(2)疫苗资料。收集所接种疫苗的进货渠道、供货单位的资质证明、疫苗购销记录;疫苗运输条件和过程、疫苗储存条件和冰箱温度记录、疫苗送达基层接种单位前的储存情况;疫苗的种类、生产企业、批号、出厂日期、有效期、来源(包括分发、供应或销售单位)、领取日期、同批次疫苗的感官性状。

(3)预防接种资料。收集疫苗接种服务组织形式、接种现场情况、接种时间和地点、接种单位和接种人员的资质;接种实施情况、接种部位、途径、剂次和剂量、已打开的疫苗用完的时间;安全注射情况、注射器材的来源、注射操作是否规范;接种同批次疫苗其他人员的反应情况、当地相关疾病发病情况。

(4)其他相关资料。怀疑 AEFI 与当地发生或流行的疾病有关时,收集当地相关疾病的发病情况、接种前受种者的既往暴露史。怀疑由疫苗质量问题造成健康损害的,由药品监督管理部门组织对相关疫苗质量进行检验,出具检验结果报告,在 2 日内尽早将检验结果向卫生健康主管部门进行反馈。

4.诊断

(1)调查单位。县级卫生健康主管部门、药品监督管理部门接到 AEFI 报告后,交由县级疾病预防控制机构组织专家对需要进行调查诊断的 AEFI 进行调查诊断。由市级或省级疾病预防控制机构组织预防接种异常反应调查诊断专家组对死亡、严重残疾、群体性 AEFI、对社会有重大影响的 AEFI 进行调查诊断。

(2)调查诊断结论。调查诊断专家组应当依据法律、行政法规、部门规章和技术规范,结合临床表现、医学检查结果和疫苗质量检验结果等,进行综合分析,在调查结束后 30 天内尽早作出 AEFI 的调查诊断结论。调查诊断结论分为属于预防接种异常反应、不能排除预防接种异常反应、不属于预防接种异常反应三类。

(3)调查诊断中,如怀疑引起 AEFI 的疫苗有质量问题,应当由药品监督管理部门负责组织对相关疫苗质量进行检验,出具检验结果报告并及时将疫苗质量检测结果反馈给相关疾病预防控制机构。

5.撰写调查报告

(1)调查报告内容。包括以下方面:①AEFI 的描述;②AEFI 的诊断、治疗及实验室检测;③疫苗和预防接种组织实施情况;④AEFI 发生后所采取的措施;⑤AEFI 的原因分析;⑥对 AEFI 的初步判定及依据;⑦撰写调查报告的人员、时间等。

(2)报告要求。对死亡、严重残疾、群体性 AEFI、对社会有重大影响的 AEFI,疾病预防控制机构应当在调查开始后 7 日内完成初步调查报告,及时将调查报告向同级卫生健康主管部门、上一级疾病预防控制机构报告,向同级药品不良反应监测机构通报。药品不良反应监测机构向同级药品监督管理部门、上一级药品不良反应监测机构报告。县级疾病预防控制机构应当及时通过全国预防接种信息管理系统上报初步调查报告。

(六)AEFI 的调查处置原则

(1)遵循"边临床救治、边调查核实"的原则。对于急性严重过敏反应处置,应当做好现场留观期间的应对处置准备,一旦发生急性严重过敏反应等严重病例,应当立即组织紧急抢救,必要时转诊治疗。对于接种局部反应,全身性一般反应等轻微反应,可给予一般的处理指导。对于心因性反应,应做好群体性反应的宣传培训和防范,必要时应当与心理医生联合处理,一旦发生,应当注意排除外界干扰,及时疏散患者,避免医疗行为的刺激;以积极疏导为主,根据情况进行暗示治疗或对症处理;密切观察患者的情绪波动,及时安抚和沟通。

(2)属于突发公共卫生事件的,应当按照《国家突发公共卫生事件应急预案》等相关规定调查处置。

(3)建立媒体沟通机制,引导媒体对 AEFI 作出客观报道,澄清事实真相。开展与受种者或其监护人的沟通,对 AEFI 发生原因、事件处置的相关政策等问题进行解释和说明。

(4)因疫苗质量不合格给受种者造成损害的,以及因接种单位违反预防接种工作规范、免疫程序、疫苗使用指导原则、接种方案给受种者造成损害的,依照《中华人民共和国药品管理法》《中华人民共和国疫苗管理法》《医疗事故处理条例》有关规定处理。

(5)实施接种过程中或者实施接种后出现受种者死亡、严重残疾、器官组织损伤等损害,属于异常反应或者不能排除的,依照《中华人民共和国疫苗管理法》有关规定给予受种者一次性补偿。

(6)当受种方、接种单位、疫苗生产企业对 AEFI 调查诊断结论有争议时,按照《预防接种异常反应鉴定办法》的有关规定处理。

(李海)

第三节　环境中毒事件调查处置

一、一氧化碳中毒事件调查处置

(一)一氧化碳理化性质

一氧化碳(CO)俗称"煤气",是一种无色、无味、无臭、无刺激性的气体。分子量为 28.01,熔点为 -205 ℃,沸点为 -191.5 ℃,标准气态密度为 1.25 g/L,微溶于水,易溶于氨水。具有还原性,易燃、易爆,在空气中含量达到 12.5% 时可发生爆炸。$400\sim700$ ℃时分解为碳和二氧化碳。活性炭很难吸附 CO。

(二)接触机会

CO 是最常见的窒息性气体之一,由于其无色、无味、无臭、无刺激性,常常被忽略,故在生产或生活中易发生急性 CO 中毒。接触 CO 的行业或生活场景如下。

(1)炼钢、炼焦等冶金工业。

(2)铸造、锻造等机械工业。

(3)煤矿瓦斯爆炸、煤气生产。

(4)用作化工原料:光气、甲醇、甲醛、甲酸、氨、丙酮等的化学合成。

(5)使用内燃机时。

(6)矿井、坑道内使用炸药等。

(7)在通风不良的房间内用煤炭生火炉、煤炉取暖,热水器或灶具安装不规范。

(8)在停驶并开空调的密闭机动车内停留时间过长、在较密闭空间内使用燃油发电机等。

(三)CO 中毒机制

CO 的来源主要是含碳物质的不完全燃烧,在通风不良和缺乏有效防护的情况下,密切接触者可经呼吸道吸入较高浓度的 CO 导致发生急性 CO 中毒。

CO 经呼吸道吸入,进入血液循环,80%～90% 的 CO 与血红蛋白(Hb)可逆性结合,形成碳氧血红蛋白(HbCO),使红细胞失去携氧功能,导致机体缺氧。HbCO 的浓度与 CO 的浓度和接触时间正相关。CO 与 Hb 的亲和力比 O_2 与 Hb 的亲和力大 250～300 倍,而且 HbCO 的解离速度比氧合血红蛋白(HbO_2)的解离速度要慢 3600 倍;HbCO 不仅没有携氧功能,还会导致 HbO_2 的解离障碍,阻碍氧的释放,结果导致机体组织细胞受到多重的缺氧作用。另外,CO 还可以与细胞色素氧化酶结合,阻断电子传递链,抑制组织呼吸,导致细胞内窒息。

(四)急性 CO 中毒的临床表现

急性 CO 中毒是由短时间内吸入较高浓度的 CO 所引起的急性中枢神经系统缺氧性疾病,起病急、潜伏期短,主要表现为急性缺氧性中枢神经损害。其临床表现严重程度与血中 HbCO 的浓度有关。

轻度中毒:患者可出现头晕、头痛、失眠、乏力、耳鸣、视力模糊,并伴有恶心、呕吐、心率增加、短暂昏迷。全血 HbCO 含量为 10%～20%。经治疗,症状可迅速消失。

中度中毒:除轻度中毒症状加重外,皮肤、黏膜出现樱桃红色,多汗,血压不稳,先升高后降低,心律失常,心率加速,烦躁,可出现嗜睡、昏迷。全血 HbCO 含量为 30%～40%。抢救及时,可较快清醒,一般无并发症和后遗症。

重度中毒:轻度、中度中毒症状进一步加重,因脑水肿迅速进入昏迷状态,昏迷可持续十几个小时,甚至几天。早期四肢肌张力增加,出现阵发性强直性痉挛;晚期肌张力显著降低,患者面色苍白或青紫,血压下降,瞳孔散大,因呼吸肌麻痹而死亡。经抢救存活者可能有严重并发症及后遗症。

(五)实验室检测

(1)血液中 HbCO 检测:方法为取患者血液数滴,用等量的蒸馏水稀释后,加入 10%氢氧化钠溶液 1～2 滴,若血液保持淡红色,则表明血液中有 HbCO,否则血液呈棕绿色。血中 HbCO 的定量测定参照《职业性急性一氧化碳中毒诊断标准》(GBZ 23—2002)采用分光光度法或一氧化碳气法。

(2)心电图检查。

(3)胸部 X 线片或 CT 检查。

(4)头部 CT 或磁共振(MIR)检查。

(5)心肌酶学检测。

(六)诊断及分级标准

1.诊断参考依据 《职业性急性一氧化碳中毒诊断标准》(GBZ 23—2002)。

2.诊断原则 根据短期内吸入较高浓度 CO 的接触史和急性发生的中枢神经损害的症状和体征,结合血中 HbCO 及时测定的结果,现场卫生学调查情况和空气中 CO 浓度测定资料,并排除其他病因后,可诊断为急性 CO 中毒。

3.接触反应 出现头痛、头晕、心悸、恶心等症状,吸入新鲜空气后症状可消失。

4.诊断及分级标准 急性 CO 中毒以中枢神经系统缺氧为主要临床表现,因此意识障碍轻重程度是临床诊断和分级的重要依据。

(1)轻度中毒。具有以下任何一项表现者为轻度中毒:①出现剧烈头痛、头昏、四肢无力、恶心、呕吐;②轻度至中度意识障碍,但无昏迷者。

血液 HbCO 浓度可高于 10%。

(2)中度中毒。除有轻度中毒的症状外,意识障碍表现为浅至中度昏迷,经抢救后恢复且无明显并发症者。

血液 HbCO 浓度可高于 30%。

(3)重度中毒。具备以下任何一项者为重度中毒:①意识障碍程度达深昏迷或去大脑皮层状态;②患者有意识障碍且并发脑水肿、休克或严重的心肌损害、肺水肿、呼吸衰竭、上消化道出血、脑局灶损害(如锥体系或锥体外系损害体征)中任何一项表现者。

血液 HbCO 浓度可高于 50%。

(4)急性 CO 中毒迟发脑病(神经精神后发症)。急性 CO 中毒意识障碍恢复后,经 2～60 天的"假愈期",又出现下列临床表现之一者:①精神及意识障碍,呈痴呆状态、谵妄状态或去大脑皮层状态;②锥体外系神经障碍,出现帕金森综合征的表现;③锥体系神经损害,如偏瘫、病理反射阳性或小便失禁等;④大脑皮层局灶性功能障碍,如失语、失明等,或出现继发性癫痫。

头部 CT 检查可发现脑部有病理性密度减低区;脑电图检查可发现中度及高度异常。

(七)鉴别诊断

(1)轻度急性 CO 中毒:需与感冒、高血压、食物中毒等鉴别。

(2)中度及重度 CO 中毒:需与其他病因如脑外伤,脑膜炎,糖尿病酮症酸中毒昏迷,脑血管意外,农药、酒精、苯、氰化物或硫化氢中毒所致昏迷,安眠药中毒等引起的昏迷鉴别。

(3)迟发脑病:需要与其他有类似症状的疾病进行鉴别。

(八)中毒事件的现场调查

调查人员接到调查任务后,应尽快赶赴现场,了解中毒事件的概况。

1.现场调查 了解现场环境状况、气象条件,生产工艺流程、通风措施、煤炉、煤气灶、燃气热水器及其他(燃煤、燃气、燃油)动力装备,以及煤气管道、个体防护等相关情况,尽快进行现场空气 CO 浓度测定。并对现场控制措施(如通风、切断火源和气源等)、救援人员的个体防护、现场隔离带设置、人员疏散

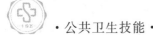
等向现场指挥人员提出建议。

2. 调查中毒患者及中毒事件相关人员　了解事件发生的经过及中毒人数,中毒患者接触毒物的时间点、方式,中毒患者姓名、性别、中毒主要症状、体征、实验室检测及抢救经过等情况。同时向临床救治人员进一步了解相关资料(如事件发生过程、抢救过程、临床救治资料和实验室检测结果等)。

3. 做好记录　对现场调查的资料应做好记录,可进行现场拍照、录音等,并要求被调查人在记录材料上签字认可。

(九)中毒事件的确认和鉴别

1. 中毒事件的确认标准　急性 CO 中毒事件的认可应同时符合以下三点:

(1)中毒患者有 CO 接触机会。

(2)中毒患者有以中枢神经系统损害为主的临床表现。

(3)中毒现场 CO 浓度升高,和/或中毒患者血液 HbCO 浓度高于 10%。

2. 中毒事件的鉴别　应与急性二氧化碳、氮气、甲烷、硫化氢和氰化氢中毒事件相鉴别,同时要注意是否存在混合窒息性气体中毒事件。

(十)现场医疗救援

(1)迅速将患者移离中毒现场至通风处,松开衣领,保持呼吸道通畅,并注意保暖。

(2)吸氧:根据患者的缺氧情况,采取吸氧、面罩给氧或加压给氧等方式,及时纠正缺氧。

(3)对症处理:有呼吸、心脏骤停者及时行心肺复苏术。

(4)转移患者:中毒患者经现场急救处理后,应立即就近送往综合医院或中毒救治中心继续观察和治疗,有条件的可转运至有高压氧治疗条件的医院。如中毒患者较多时,应根据中毒程度进行分类,优先处理重症患者。

(十一)预防控制措施

(1)加强预防 CO 中毒的宣传教育,了解自救、互救知识及技能培训。

(2)认真执行安全生产制度和操作规程。

(3)实行密闭化生产,经常检修生产设备及管道,防止煤气泄漏。

(4)作业现场应设置一氧化碳警示标识和报警器。

(5)加强通风排毒措施。

(6)定期检测工作场所空气中一氧化碳浓度(PC-STEL 30 mg/m²)。

(7)配备有效的个人防护用品进行检修作业;进入高危区巡视时,必须佩戴供气式防毒面具和便携式报警器。

(8)做好上岗前职业健康检查和应急健康检查。

(十二)病史采集要点

1. 职业史　应详细询问患者的职业史及既往工作经历,包括工作起止时间、所在车间、工种、岗位、接触职业病危害因素种类及工龄、卫生防护措施等。

2. CO 接触史　了解使用何种生产原料,工艺流程,操作方式,有无含有 CO 废气排放、防护措施,工作场所发生火灾、瓦斯爆炸、煤气管道泄漏等意外事故情况。

3. 现病史　症状出现和持续的时间、主要症状特点、病情经过、患病人数、现场处理情况。

4. 既往史　既往是否有生活性意外接触 CO 史,有无高血压脑病、癫痫等神经系统疾病史、药物过敏史。

二、环境污染事件调查处置

(一)室内空气污染事件处置

室内空气污染是指物理性、化学性和(或)生物性有害因素进入室内空气中并达到一定浓度,可对人体身心健康产生直接或间接,近期或远期影响的状况。

室内空气污染事件是指室内空气受到污染,致使某种(或某些)环境污染物在短期内浓度急剧升高,导致在室内的多数人因呼吸道吸入或皮肤、黏膜直接接触污染物,出现头痛、头晕、呼吸困难等健康危害症状,甚至发生死亡的事件。

1. 室内空气污染物分类

(1)物理性污染物:温度、湿度、热辐射、噪声、照度等。

(2)化学性污染物:一氧化碳、二氧化碳、甲醛、氨、二氧化硫、氮氧化合物、挥发性有机物等。

(3)生物性污染物:病毒、细菌、真菌、尘螨等。

(4)放射性污染物:放射性氡及其子体和其他衰变物等。

2. 常见的室内空气污染事件

(1)一氧化碳:在通风不良或密闭房间内,因燃烧煤、煤气、木柴、液化气或天然气等含碳物质,可导致室内空气中一氧化碳浓度增加,引起急性一氧化碳中毒事件。

(2)二氧化碳:当密闭或通风不良的环境如枯井、深井、地窖中存放大量生物性有机物时,这些有机物经微生物作用释放大量二氧化碳,造成二氧化碳急性中毒。

(3)硫化氢:通风不良的废弃地窖或深井,如有大量植物或动物蛋白的存在,这些蛋白在细菌的作用下产生大量的硫化氢。硫化氢的密度比空气大,易蓄积在深井下方,造成硫化氢急性中毒。

(4)挥发性有机物:挥发性有机物(volatile organic compound,VOC)是指在常温下易挥发,沸点为50 ℃至260 ℃的各种有机化合物的总称。现代装修为追求美观,大多采用复合板材、墙体涂料、壁纸、壁画等,会释放大量甲醛、苯、甲苯等多种挥发性有机物,严重污染室内空气,危害人体健康。

(5)氨气:由于氟利昂制冷对大气臭氧层的破坏作用,氨气被用作集中式空调的制冷剂。当制冷系统氨气泄漏,可造成空气中氨浓度含量过高,引起人体上呼吸道的刺激症状甚至造成严重中毒损害。

(6)微小气候异常:气温高、湿度大、热辐射强、风速小时,由于受热增加,散热受阻,人体易发生中暑或虚脱。

(7)病原微生物:病原微生物容易在室内潮湿处、空调通风管中生长,造成呼吸道感染、过敏等疾病。

3. 室内空气污染事件现场处置原则

(1)确定污染物:与相关人员联系,收集第一手资料,判断污染物的性质,并对污染原因进行调查。

(2)安全进入现场:在未明确面对的危害及怎样做之前,不要贸然进入现场。

(3)优先抢救患者:对患者病情进行初步评估,根据病情进行分级,优先抢救病危重患者。

(4)迅速组织撤离:组织暴露人员转移,防止继续暴露,将伤害降到最低。

(5)尽早排除毒物:对污染源采取有效控制措施,阻断侵害继续发生。

4. 室内空气污染事件调查处置程序

1)接报 接到空气污染事件报告时,应详细记录:

(1)事件发生的时间、地点、联系人姓名、联系电话及报告的时间。

(2)现场基本情况:可能的污染原因、污染途径、污染范围。

(3)危害程度:了解受累人员数量、范围、症状、就医情况,有无危重患者。

(4)目前已采取的措施及效果。

(5)按要求上报各有关部门和领导,并通知现场调查人员和检验人员。

2)前期准备

(1)采样设备:准备气体采集袋、二联球、大气采样器、三脚架、液体吸收管、活性炭吸附管、温湿度计、气压表等。

(2)现场检测设备:采用现场快速检测设备或直读仪器,如各种污染物检气管、CO 和 CO_2 不分光红外线气体分析仪等。

(3)现场调查资料:流行病学个案调查表、现场检测记录单、现场采样记录单、现场勘察记录表。

(4)个人防护用品:不同级别的个人防护品。

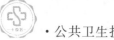

(5)取证工具:照相机、录像机、摄像机等。

(6)其他:应急灯、记号笔、签字笔、采样箱等。

3)现场调查和处置步骤

(1)核实情况:当接到污染事件报告后,应派由卫生专业技术人员组成的工作组迅速赶往现场。到达现场后,应与有关人员取得联系,了解核实污染物排放和受累人员的情况,对事件发生原因进行初步判断。

(2)安全进入现场:佩戴个人防护设备进入现场。

(3)现场勘察与检测:对现场环境进行勘察,重点了解事件现场情况与平时的不同点,根据发生环境、受累人员症状等线索,迅速找出污染源,确定可疑污染物,根据污染物排放情况,估计可能污染的范围。对污染范围内的环境空气进行现场检测或样品采集,以明确污染原因。如需要对照,可选择未对人群健康产生不良影响的室内环境作为对照进行采样。尽可能使用快速检测设备,及时测定现场和下风向污染物的浓度。采取控制措施后对环境空气再次检测,以判定采取措施的效果。

(4)迅速采取有效控制措施:针对污染物的性质和来源,采取相应的控制措施。

(5)在明确污染源的前提下,对污染源采取有效措施,停止有害气体继续排放;开窗通风,或采用机械通风,稀释室内污染物,使污染物浓度迅速下降;组织暴露人员转移,用湿毛巾等代用品挡住口、鼻部位,减少有害物质的吸入量;对患者施救,如污染现场有重症中毒患者,应迅速转移到安全地带,防止继续暴露,同时要及时组织医护人员进行抢救,可自行就医的患者,通知其到指定的医疗机构就诊治疗。

(6)明确危害程度和范围:对受累人员进行流行病学个案调查,调查表内容包括暴露和健康两方面,必要时可进行受累人群的生物样品采集,明确事件原因、性质、危害程度和受影响范围。

(7)向上级主管部门报告:卫生技术人员应根据事件性质、危害程度,迅速提出处置意见,并及时向上级主管部门汇报。如影响范围大,暴露人数多,应建议采取行政控制手段。

(8)总结:调查结束后,卫生技术人员应对事件的原因、影响、后果进行分析、评价,总结经验教训,防止事件的再次发生,写出完整的结案报告。

5.事件报告　污染事件发生后,应按照事件报告程序的要求,将事件的发生和进展、采取的应急措施、取得的效果等情况随时逐级向有关领导汇报,并在事件处置的初期(接报后 2 h 内)写出初步报告,事件处置的中期(接报后 24 h 内)完成进程报告,事件处置结束后完成结案报告。

6.结案报告的内容

(1)事件概况:事件发生日期、时间、地点、严重程度和涉事部门。

(2)事件经过的描述:事件发生的时间,主要事实,事件发展的过程。

(3)现场勘察情况:包括现场实地调查,向有关人员了解到的情况及现场所见。

(4)流行病学调查结果:对受累人群的流行病学调查结果。

(5)现场样品检测结果。

(6)现场采取措施情况及效果。

(7)事件原因分析。

(8)总结:对事件的原因、影响、后果进行评价,总结经验教训,提出预防措施,防止事件的再次发生等。

7.个人防护

1)防毒面具　防毒面具是重要的个人防护用品,对人员呼吸器官、眼睛及面部提供有效的保护,使机体免受生物战剂、细菌武器等有毒、有害物质的伤害。滤毒罐是防毒面具的核心部件,其滤毒材料决定了防毒面具的防护性能。按防护原理,可分为过滤式防毒面具和隔绝式防毒面具。

(1)过滤式防毒面具:过滤式防毒面具由面罩和滤毒件两部分组成,是最为常见的一种防毒面具。面罩由罩体、眼窗、通话器、呼吸活门和头带等部件组成,起到密封并隔绝外部空气和保护口鼻面部的作用。滤毒件内装有滤毒层和吸附剂,用以净化有毒气体。

(2)隔绝式防毒面具:隔绝式防毒面具是把呼吸器官、眼睛和面部与外界空气相隔绝的一种防毒面具,由面罩和供气系统组成。供气系统提供氧气,分为压缩空气式、压缩氧气式和化学生氧式三种。隔绝式防毒面具主要在空气中有毒物质浓度很高时使用。

防毒面具使用注意事项:

(1)根据现场的情况,正确选择防毒面具。氧气浓度低于19%时,禁止使用负压式防毒面具。

(2)使用防毒面具前认真检查防毒面具各部位是否完整,有无异常情况发生,各部件连接是否正常。

(3)防毒面具出现使用故障时,采用应急措施,立刻离开有毒的区域。

(4)在每次使用前必须进行气密性实验,确认各配件是否有老化痕迹,各关键配件是否完整;记录累计使用时长;及时更换滤毒罐、滤棉。

2)防护服 防护服是指用于防止或减轻热辐射、微波辐射、X-射线以及化学物污染人体而为作业者配备的安全防护用品。常见的防护服有防毒服、防尘服、防酸碱服、阻燃耐高温服等。室内空气污染使用最多的是防毒服。

3)化学防护服的分类 化学防护服又称防化服,是保护个体免受化学危险品或腐蚀性物质危害的防护服。美国职业安全与健康管理局(Occupational Safety and Health Administration,OSHA)根据防护程度的不同将防化服分为四个等级。A级防化服又称气密型防化服,在最高等级的呼吸和皮肤危害同时存在时使用,以及在未知危害环境中应用,需要与空气呼吸器及化学防护鞋、手套配合使用。B级防化服又称大量喷溅型防化服,在最高等级的呼吸危害和较低的皮肤危害同时存在时使用,需要与空气呼吸器及化学防护鞋、手套配合使用。C级防化服又称少量喷溅型防化服,在较低的呼吸危害和较低的皮肤危害时使用,一般需要与过滤式空气呼吸装备及化学防护鞋、手套配合使用。D级防化服又称普通防化服,在粉尘防护、少量低浓度化学液体喷溅时使用。

(二)饮用水污染事件处置

饮用水污染是指化学性、物理性和生物性危害因子进入饮用水,并超过了水的自净能力,导致水质理化性质和生物种群的组成发生改变,危害人体健康。

饮用水污染事件是指饮用水受到化学性、物理性和生物性危害因子的污染,影响到人群健康或使人群正常生活受到影响的事件。它包括物理性(热、放射性)污染事件、化学性(铅、镉、DDT等)污染事件和生物性污染事件(介水传染病和藻类污染)。

1. 饮用水污染物的种类和来源 饮用水被污染主要来自两方面,一方面是工农业生产中产生的有害物质,包括工业废水、废渣和废气;另一方面是居民生活污水和废弃物。可分为物理性污染、化学性污染和生物性污染三类。

(1)物理性污染:主要指热污染和放射性污染。水体热污染主要是工业企业向水体排放高温废水所致。水中放射性物质主要来源于:天然放射性核素;核试验沉降物;核工业的废水、废气、废渣;核研究和核医疗排放的废水和废渣。

(2)化学性污染:目前饮用水污染的最主要污染物,包括无机污染物和有机污染物两大类。常见的无机污染物如铅、汞、镉、铬、砷、氮、磷、氰化物等。有机污染物如苯、酚、农药、表面活性剂、石油及其制品等。还原性有机污染物可导致水中氧的消耗,降低溶解氧,导致水质恶化。水体遭受有害化学物质污染后,通过饮用水或食物可使人群发生急性或慢性中毒,如日本发生的水俣病和痛痛病等。

(3)生物性污染:生活污水、医院污水、畜牧和屠宰场的废水及垃圾所含的病原微生物污染了水体,可造成介水传染病的流行。此外,磷、氮等污染物引起水体富营养化而导致藻类污染也属于生物性污染。

2. 饮用水污染事件的特点

(1)病例的出现呈现暴发性流行,短时间内出现大量病例,病例的症状体征相似,潜伏期相似。

(2)病例或受影响人群分布与供水范围一致;绝大多数病例都有饮用同一水源的历史。

(3)饮用水有明确的污染来源,饮用水水质恶化。

(4)采取控制措施,去除污染源后,疾病的流行能迅速得到控制。

3.饮用水污染事件调查

1)接报 接到饮用水污染事件报告时,应详细记录以下内容。

(1)事件发生的时间、地点、联系人姓名、联系电话。

(2)举报人的姓名、地点、联系电话及报告的时间。

(3)现场基本情况:饮用水水源类型、供水方式、供水范围、水处理方式、消毒设施。饮用水异常情况,包括可能的污染原因、污染途径、污染范围。

(4)事件的危害程度:了解受累人员数量、范围、症状、是否就医,尤其是有无危重患者的情况。

(5)目前已采取的措施。

接报后,按要求上报各有关部门和领导,并通知现场调查人员和检验人员。

2)调查的前期准备 根据接报,估计事件状况,准备好现场需要的物品。

(1)水样容器:包括500 mL无菌瓶、1000 mL塑料瓶、500～1000 mL玻璃瓶等。

(2)现场检测设备:包括pH计、浊度计、水温度计、余氯比色计等,必要时需带上水质快速应急监测仪器设备。

(3)现场调查资料:流行病学个案调查表、现场检测记录单、现场采样记录单、现场勘察记录表。

(4)取证工具:照相机、录像机、摄像机等。

(5)其他:酒精灯、打火机、记号笔、酒精棉球、签字笔、采样箱、应急灯等。

3)现场调查

(1)现场卫生学调查:饮用水污染事件的现场卫生学调查,包括资料收集和实地勘察,是顺流水方向沿供水线路由水源至末梢,进行饮用水卫生状况调查。

①资料收集:收集与事件相关的资料,包括供水基本情况、饮用水水源类型、供水方式、供水范围、饮水人口、饮用水消毒方法、管网布设情况、供水设施设备运转情况、供水设施材质、卫生管理情况、管水人员健康状况、水质背景资料等。资料收集过程中,应注意收集有关污染线索的资料。

②实地勘察:是否存在直接向水源倾倒污染物或经地下暗沟(管)或深井渗漏的情况;是否有雨水冲刷沿岸的废渣堆场、垃圾站的情况;是否有化粪池等污水漫流和农田排水的情况等。实地勘察时要细心寻找可能出现污染物的蛛丝马迹。

(2)水质应急监测。

①采样点的布设:根据污染情况及污染范围确定采样位置,采样要有代表性,同时取未受污染的水作对照水。江河水系应急监测:应在水污染事件发生断面处设置控制点,同时在事故发生断面的上游、下游分别布设对照点和自净点。水库、湖泊水应急监测:以水污染事件发生地为中心,按水流方向在一定间隔水域以扇形或同心圆形布点采样。同时在水库、湖泊出水口和饮用水取水口处设置采样点。地下水系应急监测:以事件发生地点为中心,根据事件发生地区地下水流向,采用网格法或辐射法布设监测采样井;同时在地下水主要补给来源的上游方向设对照采样井。管网水应急监测:在水厂进水口、出水口、可能被污染部位的进出水口、末梢水等环节分别采样。二次供水的应急监测:在水箱进水口、水箱出水口、水箱供水末梢、市政供水末梢(对照水)采样。

②采样频次:依照污染事件发生地的实际情况决定采样频次,一般应包括污染事件开始时,调查处理过程中和调查处理结束时三个时间点。

③采样方法及水样保存:参照《生活饮用水标准检验方法 水样的采集和保存》(GB/T 5750.2—2006)进行采样与保存。

④检测指标:应在初步判断的基础上,根据污染物性质,确定与污染相关的检测指标。水体污染应急监测,忌开"大处方",即不要求实验室检测所有可以检测的指标。这样不仅造成不必要的人力物力损失,更重要的是影响了对事件判断的速度,最终影响对事件处置的速度。

⑤现场检测:参考《生活饮用水卫生标准》(GB 5749—2006),标准中有些指标因为易发生变化必须在现场测定,包括水温、游离氯含量。有些指标利用水质快速测定设备可在现场进行初步的定性或半定量检测。

(3)人群健康危害调查。

①用户对水质改变的反映:询问用户水质的混浊度,肉眼可见物,色、味的异常情况以及饮用后反应等,为追查原因提供重要线索。

②病例的饮水状况:调查病例的取水地点、取水工具、蓄水器具等的卫生状况及其饮水习惯,发病前后的饮水、饮食情况等。

③患者症状、体征及临床诊断:调查时,既要尊重临床的诊断,又要亲自观察核实,注意患者所表现出的流行病学特征。必要时可查阅病历、化验记录,采集生物标本做进一步检验、进行临床会诊,并结合流行病学资料确定诊断。

④事件发展、蔓延及分布与供、用水关系:分析事件发生的时间、地点、人群分布特点,绘制供水网络与病例分布图或发病时间与发病人数变化趋势图,可判断病例与用水的关系。

4. 事件的处理

1)污染的控制

(1)当确定生活饮用水被污染时,应立即上报,停止供水,通过各种媒体告知人群在事件未解除前,不得饮用被污染的水。

(2)启动临时供水措施,如启用应急储备水源或临时送供生活饮用水。

(3)对于生物性污染事件,为防止可能出现的继发性介水传染病,尤其是肠道传染病暴发疫情的发生,应加强肠道传染病的监测和预警工作,做好生活饮用水污染事件中可能发生的传染病疫情或其他突发公共卫生事件的应急处置工作。

(4)恢复供水前,应对水质进行检测,检测合格后方可供水。

2)人群的保护

(1)首先停止供应受污染的水,供应替代饮用水。

(2)当生活饮用水污染危及人群健康时,应迅速开展医疗救治工作。

(3)充分利用媒体和各类宣传方式开展健康教育宣传工作,把握正面引导原则,消除公众恐慌心理,维持社会正常秩序,提高自我保护意识。

5. 报告的撰写 报告主要包括以下内容。

(1)事件的基本情况:包括事件发生的时间、地点、涉及人员情况、严重程度、事件发展的过程。

(2)现场卫生学调查结果:包括饮用水水源类型、水源周围排污情况、供水方式、饮用水消毒方法、饮水人群,供水管网材质、周围有无污染等情况。

(3)流行病学调查结果:对受累人群的流行病学调查结果。

(4)水质检测结果:对现场采集的样品进行实验室检测,检测结果参照国家相关标准进行判定。

(5)采取措施情况及效果:饮用水污染采取的控制措施主要包括停止供应受污染的水、对污染来源采取控制措施、对涉及人员进行救治、随时进行水质检验等。

(6)事件原因分析。

(7)总结:对事件的性质、影响、后果进行评价,总结工作的经验教训,防止事件的再次发生等。

(曾怀才)

第四节 职业中毒事件调查处置

一、急性职业中毒事件调查处置

(一)概述

1. 基本概念

(1)职业中毒:在生产环境和劳动过程中,由于使用或接触有毒物质所引起的疾病。

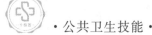

(2)急性中毒:大量或毒性较剧烈的毒物短时间内进入机体并很快引起一系列中毒症状甚至死亡。

(3)突发中毒事件:在短时间内,毒物通过一定方式作用于特定人群造成的健康影响事件。

2.急性职业中毒的原因及途径 急性职业中毒事件大多是由于违章操作、防护不当或设备故障引起的。

中毒途径主要是通过呼吸道或皮肤,消化道途径则属次要。凡是气体、蒸气和气溶胶形态的毒物均可通过呼吸道进入人体。当皮肤损伤或患有皮肤病时,大量原本不能经皮肤吸收的毒物也可通过皮肤进入人体,有些腐蚀性化学物可通过灼伤的皮肤吸收。

3.引起急性职业中毒的毒物类别 按照化学物理性质及在职业场所的应用,毒物可分为以下几类:

(1)刺激性气体,是急性职业中毒中常见的有害气体。

(2)窒息性气体。

(3)金属和类金属。

(4)高分子化合物生产中的有害物质。

(5)有机溶剂及其他有机化合物。

(6)农药。

4.职业中毒对健康的损害 职业中毒一般对多个靶器官均可造成损害。

(1)神经系统:一般由金属及其化合物、类金属及其化合物、有机溶剂、农药等中毒导致。

(2)呼吸系统:一般由刺激性气体、金属及其化合物、混合烃、农药等中毒导致。

(3)心血管系统:一般由窒息性和刺激性气体、金属及其化合物、有机化合物、农药等中毒导致。

(4)消化系统:一般由金属及其化合物、非金属及其化合物、农药等中毒导致。

(5)造血系统:一般由有机化合物等中毒导致。

(6)职业中毒肾病:一般由金属及其化合物、有机化合物等中毒导致。

(7)多器官功能障碍综合征:一般由有机化合物等中毒导致。

5.急性中毒的特点 一般都有明确的致病因素;发病与劳动条件有关,一般发生在劳动条件较差的小企业;常引起群体发病;危害后果严重,人员伤亡较多,经济损失较大。

6.突发中毒事件分级 根据《卫生部突发中毒事件卫生应急预案》,急性职业中毒按突发公共卫生事件分4级。

1)Ⅰ级特别重大

(1)一起突发中毒事件,中毒人数在100人及以上且死亡10人及以上;或死亡30人及以上。

(2)在一个县(市)级行政区域24 h内出现2起及以上可能存在联系的同类中毒事件时,累计中毒人数100人及以上且死亡10人及以上;或累计死亡30人及以上。

(3)全国2个及以上省(自治区、直辖市)发生同类重大突发中毒事件(Ⅱ级),并有证据表明这些事件原因存在明确联系。

(4)国务院及其卫生健康主管部门认定的其他情形。

2)Ⅱ级重大

(1)一起突发中毒事件暴露人数2000人及以上。

(2)一起突发中毒事件,中毒人数在100人及以上且死亡2~9人;或死亡10~29人。

(3)在一个县(市)级行政区域24 h内出现2起及以上可能存在联系的同类中毒事件时,累计中毒人数100人及以上且死亡2~9人;或累计死亡10~29人。

(4)全省2个及以上市(地)级区域内发生同类较大突发中毒事件(Ⅲ级),并有证据表明这些事件的原因存在明确联系。

(5)省级及以上人民政府及其卫生健康主管部门认定的其他情形。

3)Ⅲ级较大

(1)一起突发中毒事件暴露人数1000~1999人。

(2)一起突发中毒事件,中毒人数在100人及以上且死亡1人;或死亡3~9人。

(3)在一个县(市)级行政区域 24 h 内出现 2 起及以上可能存在联系的同类中毒事件时,累计中毒人数 100 人及以上且死亡 1 人;或累计死亡 3～9 人。

(4)全市(地)2 个及以上县(市)、区发生同类一般突发中毒事件(Ⅳ级),并有证据表明这些事件的原因存在明确联系。

(5)市(地)级及以上人民政府及其卫生健康主管部门认定的其他情形。

4)Ⅳ级一般

(1)一起突发中毒事件暴露人数在 50～999 人。

(2)一起突发中毒事件,中毒人数在 10 人及以上且无人员死亡;或死亡 1～2 人。

(3)在一个县(市)级行政区域 24 h 内出现 2 起及以上可能存在联系的同类中毒事件时,累计中毒人数 10 人及以上且无人员死亡;或死亡 1～2 人。

(4)县(市)级及以上人民政府及其卫生健康主管部门认定的其他情形。

(二)现场调查与处理

1.现场调查的目的

(1)确定造成急性职业中毒危害的物质。

(2)对急性中毒原因和危害程度进行评价。

(3)向现场救援者及决策者提供救援建议。

(4)对伤者进行现场急救并向临床工作者提出处理建议。

(5)对公众、媒体提供建议。

(6)防止类似事件再次发生。

2.出发前准备

(1)信息资料收集,结合接到的报告内容收集有关急性职业中毒的文献资料,必要时可向有关专家咨询。

(2)准备应急调查包,包括快速检测仪等。

(3)个体防护装备和通信、交通工具。

(4)拟订调查计划,确定调查组成员及负责人,安排现场调查工作的组织分工。

3.现场调查

(1)到达急性职业中毒现场后,应与事件处理现场负责人联系,获取配合。

若现场尚未得到控制,应根据获悉的资料和调查到的资料,立即对事件现场控制措施、中毒患者人数统计、检伤以及急救处理、救援人员的个体防护、现场隔离带设置、人员疏散等提出建议。并在确保安全的情况下开展调查。调查人员要在正确的个体防护下开展工作。若中毒事件已经得到控制,应先了解中毒事件概况(时间、地点、中毒人数、救治情况),再进行现场勘察。

(2)现场勘察:了解现场环境状况、生产工艺流程及相关资料,在现场对可疑毒物进行浓度检测并采集样品留实验室分析(现场空气或其他样品的毒物浓度即使已被稀释也应测定,并记录具体时间,留作评估使用)。如果中毒现场已经遭到破坏,有时也可事后模拟现场进行检测作为参考。

(3)调查现场:询问急性职业中毒者及其他相关人员,了解中毒事件发生经过,中毒人员接触毒物时间、地点、方式,中毒人员姓名、性别、工种,中毒的主要症状、体征,实验室检测及抢救经过。同时向临床救治单位进一步了解相关资料(事件发生过程、抢救经过、实验室检测结果等),并采集患者的生物样品留待检测。

(4)现场调查时应注意:现场安全和自我保护,仔细观察收集各方面意见,做好记录;进行现场拍照和录音。

4.样品采集 采样前,首先了解急性职业中毒事件发生过程和发生地情况,采样时应注意要采集具有代表性的样品,选择合适的采样容器和采样工具,防止污染,采集的样本量应当满足多次重复检测。采集样品包括环境样品和生物样品。

(1)环境样品:气态物质可使用吸收管、固体吸附剂管、注射器或采气袋等进行采集。采集方法以集气法为主,亦可使用导向采样法。当需采集的样品以气溶胶形式存在时,可使用滤料(微孔滤膜、过滤乙烯滤膜)、采样夹和冲击式吸收管采集。当需采集的样品以蒸气和气溶胶形式共同存在时,可使用浸渍滤料或滤料加固体吸附剂采集。当需采集的样品存在形式不明时,可使用注射器或采气袋采集。

对于固态或液态有毒物质,一般直接用适宜的工具采入有螺丝扣盖子的玻璃或无色的聚乙烯、聚四氟乙烯容器中,4 ℃冷藏保存。

(2)生物样品:急性职业中毒死亡患者或典型中毒患者的血液、尿液为主要采集的生物样品。血液样品采集量一般为 10 mL,尿液样品一般为 50~100 mL。

5. 现场快速检测 现场快速检测是急性职业中毒事件中初步筛选毒物类别的常用手段,有些检测方法还可以对现场毒物浓度进行定量或半定量测定。准确、便捷的现场快速检测是进行现场应急处置的重要依据,同时为进一步实验室确定毒物类别指明方向。

急性职业中毒事件中常用的现场快速检测方法主要有以下几种。

(1)检气管检测法:检气管检测法具有简便、快速、直读等特点,在现场几分钟内便可根据检气管变色柱的长度测定出被测气体的浓度。

(2)试纸比色检测法:试纸比色检测法适用于各种状态的有害物质的测定,具有简便、快速、便于携带等特点,是一种半定量方法,但误差较大、干扰因素多,试纸本身易失效。

(3)气体检测仪检测法:具有操作简单、快速、直读、精确度较高、可连续检测等特点。不仅可用于现场快速检测,还可用于现场工作人员对环境毒物浓度状况的监测。可检测的气体包括砷化氢、磷化氢等。

(4)气相色谱/质谱分析仪检测法:分为车载式或其他能够现场使用的气相色谱/质谱分析仪,可用于各种挥发性有机化合物的检测,精确度高,检测范围广,适用于未知毒物和多种混合毒物存在的现场。

6. 现场个体防护 所有急性职业中毒现场工作的人员都应穿戴适当的个体防护装备。当有害物质环境浓度达到短时间接触容许浓度(PC-STEL)或最高容许浓度(MAC)以上时,应当使用过滤式呼吸防护器;如有害物质环境浓度达到立即威胁生命和健康的浓度(IDLH)或环境浓度无法明确时,或者同时存在缺氧时(氧浓度<18%),应当使用供气式呼吸防护器;同时根据毒物穿着相应的其他个体防护装备(防护服、防护手套、防护眼镜、防护靴、防护帽等)。

(三)现场救治分区、伤员分类和处置原则

1. 根据危险程度,围绕事故现场划分危险区域

(1)热区(hotzone,红区)是紧邻事故污染现场的地域,一般用红线将其与其外的区域分隔开来,在此区域的救援人员必须装备防护装置以避免被污染或受到物理损害。

(2)温区(warmzone,黄区)是围绕热区以外的区域,在此区域的人员要穿戴适当的防护装置避免二次污染的危害,一般以黄线将其与其外的区域分隔开来,此线也称为洗消线,必要时出此区域的人必须在此线上进行洗消处理。

(3)冷区(coldzone,绿区)是洗消线外的区域,患者的救治、支持指挥机构设在此区。

事故处理中也要控制进入事故现场的人员,如新闻记者、当地居民等可能会试图进入现场,给他们本人和其他人带来危险。所以,首先要建立的分离线是冷区线(绿线),控制进入人员。热区的伤亡人员一般由消防或专门急救人员抢救出来,并通过特定的通道将其转移出热区(红线),交给位于温区的救护人员,救护人员要避免被污染;被污染的伤亡人员要在洗消后转移出温区。洗消区分成两种,一种处理伤亡人员,另一种洗消穿戴防护服的救援人员。并应及时进行伤员检伤分类,以便使伤员得到最有效的救治。

2. 伤员分类

(1)危重伤员(红色):需紧急处理的危重患者,即出现可能影响生命的损害或指征,如窒息,严重出血,昏迷,呼吸超过 30 次/分,血压低于 80/50 mmHg 等。

(2)重伤员(黄色):严重中毒患者,现场初步救治后立即转运。

(3)轻伤员(绿色):无须处理,即未中毒、无伤害或轻微中毒或伤害,不需要处理和转运,有时需要观察。

(4)死亡/濒死(黑色):无呼吸,无脉搏,双侧瞳孔散大且固定。

3. 处置原则

(1)红色:立即就地抢救。

(2)黄色:简单处置后转送社区卫生服务中心治疗。

(3)绿色:需入院的转送社区卫生服务中心,进行医学观察;其他人员视情况指定时间、地点医学观察。

(4)黑色:待红色标志患者病情得到有效控制后,立即抢救。

(四)现场急救流程及措施

现场救治一般分为分类、洗消、救治和观察后转送等流程。重点措施如下。

1. 迅速脱离现场 中毒事件发生后,应迅速将污染区域内的所有人员转移至污染源上风向的安全区域,以免毒物的进一步侵入。医务人员要根据患者病情迅速进行检伤分类,做出相应的标志,保证医护人员对危重伤员的救治;同时要加强对一般伤员的观察,给予必要的检查和处理,以免贻误救治时机。医务人员在进行现场救治时,要根据实际情况佩戴适当的个体防护装置。在现场要严格按照区域划分进行工作,不要进入污染区域。

2. 防止毒物继续吸收 当皮肤被化学毒剂污染后,应立即脱去被污染的衣服(包括贴身内衣)、鞋袜、手套等,用大量流动清水冲洗,同时要注意清洗被污染的毛发。忌用热水冲洗。对化学物溅入眼中者,及时充分的冲洗是减少组织损害的最主要措施,对没有洁净水源的地方,也可用自来水冲洗。冲洗时间不少于 15 min;吸入中毒患者,应立即送到空气新鲜处,保持呼吸道通畅,必要时给予吸氧。

3. 心肺脑复苏 患者从毒物现场救出后,如有心跳、呼吸停止,应立即进行心肺复苏。意识丧失的患者,要注意瞳孔、呼吸、脉搏及血压的变化,及时除去口腔异物,有频繁的癫痫大发作或癫痫持续状态时,要及时使用安定或苯巴比妥类止痉剂。

4. 复合伤的处理 出现爆炸的中毒现场,注意有无脑外伤、骨折、失血等复合伤的存在。注意毒物的潜伏期和病情的演变,防止只考虑单一损伤而忽略复合损伤的情况出现。

5. 特效解毒药物的应用 对某些有特效解毒药物的毒物中毒,解毒治疗越早效果越好。如氰化物中毒后,应立即吸入亚硝酸异戊酯,同时静脉缓注 3% 的亚硝酸钠 10～15 mL;或用 4-二甲氨基苯酚(4-DMAP)2 mL 肌内注射,随后用 50% 硫代硫酸钠 20 mL 缓慢静脉注射。

6. 及时送医 经现场初步抢救后,在医护人员的密切监护下,将患者转移到附近社区卫生服务中心进行进一步的处理。

(五)紧急疏散

(1)在抢救中毒患者的同时需及时做好周围人员及居民的紧急疏散工作。疏散工作中最重要的是的确定疏散距离,疏散距离须根据不同化学物质的理化特性和毒性,结合气象条件来确定,鉴于我国目前尚无这方面的详细资料,目前通常参照美国、加拿大和墨西哥联合编制的 ERG2000 中的数据。ERG2000 数据由最新的释放速率和扩散模型,美国运输部有害物质事故报告系统(HMIS)数据库的统计数据,美国、加拿大、墨西哥三国 120 多个地方 5 年的每小时气象学观察资料,以及各种化学物质毒理学接触数据四个方面的数据综合分析而成,具有很强的科学性。

(2)疏散距离分为两种:紧急隔离带是以紧急隔离距离为半径的圆形区域,非事故处理人员不得入内;下风向疏散距离是指必须采取保护措施的范围,即该范围内的居民处于有害接触的危险之中,可以采取撤离、密闭住所窗户等有效措施,并保持通信畅通以听从指挥。由于夜间气象条件对毒气云的混合作用要比白天小,毒气云不易散开,因而下风向疏散距离相对比白天的远。夜间和白天的区分以太阳升起和降落为准。

(3)使用 ERG2000 中的数据进行疏散时还应结合事故现场的实际情况如泄漏量、泄漏压力、泄漏形成的释放池面积、周围建筑或树木情况以及当时风速等进行修正:如泄漏物质发生火灾时,中毒危害与火灾/爆炸危害相比就处于次要地位;如有数辆槽罐车、储罐或大钢瓶泄漏,应增加疏散距离;如泄漏形成的毒气云从山谷或高楼之间穿过,因大气的混合作用减小,相应的疏散距离应增加。白天气温逆转或在有雪覆盖的地区,或者在日落伴有稳定的风时发生泄漏,也需要增加疏散距离。因为在这类气象条件下污染物的大气混合与扩散比较缓慢(即毒气云不易被空气稀释),会顺下风向飘得较远。另外,对液态化学品泄漏,如果物料温度或室外气温超过 30 ℃,疏散距离也应增加。

通常把小包装(<200 L)泄漏或大包装少量泄漏称为少量泄漏,大包装(≥200 L)泄漏或多个小包装同时泄漏称为大量泄漏。

(六)职业性急性刺激性气体中毒

1.定义

(1)职业性急性刺激性气体中毒是指在生产过程中,从事职业活动的人员一次或短时间大量接触刺激性气体,引起机体功能性或器质性损伤,甚至危及生命的病变。

(2)职业性急性刺激性气体中毒事件是指在工作场所,职业人群接触刺激性气体引起中毒的事件。

2.原因及途径

(1)原因:职业性急性刺激性气体中毒事件往往是由于违章操作、防护不当或设备故障引起的。

(2)途径:中毒途径主要是通过呼吸道吸入或皮肤接触。

3.毒物类别　刺激性气体是职业性急性刺激性气体中毒中常见的有害气体。常见的有以下几种。

(1)各种无机酸、成酸氧化物和成酸氢化物,如:硫酸、盐酸、硝酸、铬酸、二氧化硫、三氧化硫、二氧化氮、铬酐、氯化氢、氟化氢、溴化氢等。

(2)卤素及其化合物,如:氟、氯、溴、碘、光气、氯化亚砜、三氯化磷、三氯化硼、三氯氧磷、三氯化砷、三氯化锑、四氯化硅、氟硅酸、四氟化硅、二氟化氧、氟化氮、三氟化氯、五氟化硫、十氟化硫、六氟化铀、溴光气、三氯化碘、氯化碘、溴化碘、四氟乙烯、氯化苦、六氟丙烯、八氟异丁烯等。

(3)一些酯类、醛类和醚类,如:硫酸二甲酯、氯甲酸甲酯、氯乙酸乙酯、氯甲酸氯甲酯、氯甲酸三氯甲酯、丙烯酸甲酯、溴乙酸乙酯、甲醛、乙醛、丙烯醛、氯甲醚、双(氯甲基)醚等。

(4)一些强氧化剂和环氧烷类化合物,如:臭氧、环氧乙烷、环氧丙烷、环氧丁烷等。

(5)一些金属化合物,如:氧化镉、羰基镍、硒化氢等。

(6)碱性气体,如:氨、一甲胺、二甲胺等。

4.医疗救援

1)中毒现场急救所需的特需器材和装备

(1)特效解毒剂:刺激性气体中毒无特效解毒剂。

(2)现场清洗装置:现场淋洗装备、洗眼器、重伤员皮肤清洗装备。

2)刺激性气体中毒的临床表现　刺激性气体对人体毒性作用主要表现为呼吸道局部症状,如果接触浓度高、时间长,则出现全身性中毒症状,如昏迷、抽搐。接触水溶性高的刺激性气体如氯气、氨气、二氧化硫等后立即出现畏光、流泪、结膜充血、咽痛、呛咳、胸闷、气短、头痛、头昏、恶心、乏力,严重时引起喉痉挛和声门水肿,甚至肺水肿;水溶性低的刺激性气体如光气、臭氧、八氟异丁烯等对上呼吸道刺激性较小,初期表现为胸闷、气短、呼吸困难,但可在数小时后发生肺水肿。液态挥发性刺激性毒物如氢氟酸、盐酸、硝酸等直接接触皮肤,可发生灼伤。

3)刺激性气体中毒患者的现场救援原则

(1)迅速脱离现场:迅速将患者移离中毒现场至上风向的空气新鲜场所,使其安静休息,避免活动,注意保暖,必要时给予吸氧。密切观察 24~72 h。医务人员根据患者病情迅速进行检伤分类,做出相应的标志,以保证医务人员抢救。在抢救中毒患者的同时,须及时做好周围人员及居民的紧急疏散工作。

(2)防止毒物继续吸收:脱去被毒物污染的衣物,用流动的清水及时反复清洗皮肤毛发 15 min 以上,对于可能经皮肤吸收中毒或引起化学性烧伤的毒物更要充分冲洗,并选择适当中和剂中和处理,眼睛溅入毒物时要优先彻底冲洗。

(3)对症支持治疗:保持呼吸道通畅,密切观察患者意识状态、生命体征变化,发现异常立即处理。保护各脏器功能,维持电解质、酸碱平衡等对症支持治疗。

(4)应用特效解毒剂:刺激性气体中毒无特效解毒剂。

(5)救治要点:尽快查清毒物种类,明确诊断,以采取针对性治疗措施。病因不明时,应当先进行抢救,同时查清毒物。治疗的重点在于维持心脑肺等脏器功能,密切观察生命体征变化。

(七)职业性急性窒息性气体中毒

1.定义

(1)职业性急性窒息性气体中毒是指在生产过程中,从事职业活动的人员一次或短时间大量接触外源性窒息性气体,引起机体功能性或器质性损伤,甚至危及生命的病变。

(2)职业性窒息性气体中毒事件是指在工作场所,职业人群接触窒息性气体引起中毒的事件。

2.原因及途径

(1)原因:职业性急性窒息性气体中毒事件往往是由于违章操作、防护不当或设备故障引起的。

(2)途径:中毒途径主要是通过呼吸道,凡是气体、蒸气和气溶胶形态的毒物,均可由呼吸道进入人体,常引起群体性急性职业中毒;氢氰酸液体可经消化道及皮肤吸收。

3.毒物类别 窒息性气体是指那些以气态形式存在,使机体摄取、运输和利用氧的任一环节障碍,引起机体缺氧的物质。可分为单纯窒息性气体和化学窒息性气体两类。前者包括氮气、二氧化碳、氩气、氖气、甲烷、乙烷、乙烯、水蒸气等,后者包括一氧化碳、硫化氢、氰化物、一氧化氮、苯的氨基或硝基化合物蒸气等。

4.医疗救援

1)中毒现场急救所需的特需器材和装备

(1)特效解毒剂:氰化物中毒现场救治常用的特效解毒剂有亚硝酸异戊酯、亚硝酸钠、亚甲蓝、4-DMAP、硫代硫酸钠。

(2)现场清洗装置:现场淋洗装备、洗眼器、重伤员皮肤清洗装备。

2)常见职业性急性窒息性气体中毒的临床表现 窒息性气体中毒的主要致病环节是引起机体缺氧,脑对缺氧最为敏感,中毒后通常出现注意力不集中、头晕、头痛、乏力、烦躁不安、嗜睡,严重者昏迷、抽搐,常伴有喷射性呕吐、视乳头水肿等颅内压升高的表现。在浓度高的化学性窒息气体(如硫化氢、氰化氢)环境中,中毒患者可发生"电击式"死亡。

3)中毒患者的现场救援原则

(1)迅速脱离现场:救护人员必须佩戴有效的个人呼吸保护器,迅速将患者移离中毒现场至上风向的空气新鲜场所,使其安静休息,避免活动,注意保暖,保持呼吸道通畅,对病情严重者应立即给予氧气吸入。心肺功能衰竭者应立即进行心、肺、脑复苏。硫化氢中毒致窒息者应尽量采用人工呼吸器,救助者应避免采用口对口人工呼吸以防止救助者发生中毒,观察 24～72 h。医务人员根据患者病情迅速进行检伤分类,做出相应的标志,以保证医务人员抢救。

(2)积极防治脑水肿:及时给予氧气吸入,包括人工呼吸机的应用。尽量采用高压氧治疗。应早期、足量、短程使用糖皮质激素(如地塞米松),根据病情及时使用甘露醇利尿脱水等。重者可采用人工低温冬眠等措施。

(3)其他对症支持治疗:根据病情使用尼莫地平、氟桂利嗪(西比灵)等改善脑血流灌注。使用扩血管药物低分子右旋糖酐等,维持正常血容量,改善脑内微循环障碍。使用三磷酸腺苷、辅酶 A、细胞色素 C、三磷酸胞苷、胞磷胆碱、脑活素等改善脑组织代谢。预防与控制感染,维护重要脏器功能,积极治疗休克或严重的心肌损害、心律失常、心力衰竭、肺水肿、呼吸衰竭等并发症。纠正水、电解质及酸碱平衡失调、镇痉等。可使用清除氧自由基药物,如维生素 E、维生素 C、辅酶 Q,谷胱甘肽、超氧化物歧化酶(SOD)制剂等。

(4)应用特效解毒剂:在现场应抓紧时机,立即早期给予相应的特效解毒剂。氰化氢中毒最常使用亚硝酸钠-硫代硫酸钠疗法,临床上常用亚硝酸异戊酯、亚硝酸钠、4-DMAP、亚甲蓝、对氨基苯丙酮(PAPP)等高铁血红蛋白生成剂。严重中毒出现呼吸衰竭、脑血管损伤不能使用亚硝酸钠时,可用钴类化合物,最常用的钴类化合物为依地酸二钴。

(5)救治要点:尽快查清毒物种类,明确诊断,以采取针对性治疗措施。病因不明时,应当先进行抢救,同时查清毒物。治疗的重点在于维持心脑肺等脏器功能,密切观察生命体征变化。

Note

（八）职业性急性金属和类金属中毒

1. 定义

（1）职业性急性金属和类金属中毒是指在生产过程中，从事职业活动的人员一次或短时间大量接触外源性金属和类金属化学物，引起机体功能性或器质性损伤，甚至危及生命的病变。

（2）职业性急性金属和类金属中毒事件是指在工作场所，职业人群接触金属和类金属化学物引起中毒的事件。

2. 原因及途径

（1）原因：职业性急性金属和类金属中毒事件往往是由于违章操作、防护不当或设备故障引起的。

（2）途径：中毒途径主要是呼吸道或皮肤，消化道途径则属次要。凡是气体、蒸气和气溶胶形态的毒物，均可由呼吸道进入人体，常引起群体性急性职业中毒；一些脂溶性毒物可通过完整的皮肤吸收进入人体，当皮肤损伤或患有皮肤病时，大量原本不能经皮肤吸收的毒物也可进入人体，有些腐蚀性化学物可通过灼伤的皮肤吸收；由呼吸道进入的毒物黏附在鼻咽部，可通过吞咽经消化道进入人体。

3. 毒物类别　金属、类金属及其化合物在生产活动中主要通过呼吸道侵入人体，可引起急性中毒。主要包括铅及其化合物、四乙基铅、锌及其化合物、汞及其化合物、铬及其化合物、砷及其化合物、磷及其化合物等。正常皮肤可阻碍金属吸收，但有机金属如四乙基铅、有机汞、有机锡等可通过皮肤吸收导致急性中毒。

4. 医疗救援

1）中毒现场急救所需的特需器材和装备

（1）特效解毒剂：重金属及其化合物中毒现场救治常用的特效解毒剂有二巯丙磺钠、二巯丁二酸、依地酸钙钠、青霉胺、巯乙胺等。

（2）现场清洗装置：现场淋洗装备、洗眼器、重伤员皮肤清洗装备。

2）常见职业性急性金属和类金属中毒的临床表现

（1）铅及其化合物急性中毒主要为经消化道中毒引起，表现为阵发性腹绞痛、恶心、呕吐、便秘或腹泻，口腔中经常有金属味，严重者发生中毒性脑病，出现嗜睡、运动失调，甚至昏迷、抽搐、谵妄。

（2）四乙基铅是毒性很强的亲神经性毒物，主要经呼吸道进入体内，有数小时至数天的潜伏期，初期表现为失眠、健忘、多梦、头痛、头晕、恶心、呕吐、多汗、手抖等，症状加重出现精神症状，如幻听、胡言乱语、躁动不安、哭闹打人等，严重者昏迷、谵妄、抽搐，部分患者出现体温、脉搏、血压偏低的"三低"征。

（3）汞及其化合物中毒后起病急骤，出现头痛、头晕、乏力、发热等，口腔炎和胃肠道症状明显，表现为口内金属味、牙龈红肿、糜烂、出血、牙根松动、食欲不振、恶心、腹痛、腹泻、水样便或便中带血。部分患者1天后皮肤出现红色斑丘疹，严重者出现剥脱性皮炎。少数患者发生急性间质性肺炎，表现为咳嗽、咳痰、呼吸困难、发绀，并可有蛋白尿、管型尿，甚至急性肾功能衰竭。

（4）铬及其化合物粉尘或烟雾吸入中毒后，可引起急性呼吸道刺激症状，有些患者出现鼻出血、声音嘶哑，或引起过敏性哮喘。

（5）砷及其化合物急性中毒多为经消化道中毒引起，吸入中毒少见。吸入中毒主要表现为呼吸道和神经系统症状，胃肠道症状轻而且出现得晚。砷化氢中毒以急性中毒为主，吸入后有数小时至2天的潜伏期，而后出现以溶血为主的临床表现。表现为头晕、头痛、乏力、恶心、呕吐、关节及腰部酸痛，可有畏寒、发热、巩膜黄染、尿呈深褐色至酱油色，严重者发生急性肾功能衰竭。

（6）磷及其化合物（包括磷化氢）吸入中毒后，立即出现咳嗽、咳痰、胸闷等呼吸道刺激症状，还可有头痛、头晕、乏力、呕吐等，重者于2天后出现黄疸、肝大，甚至肺水肿、昏迷、急性肝功能衰竭和肾功能衰竭。

（7）有些金属如锌、铜、锑、锰、镁等氧化物的烟雾被吸入人体以后，经过一定时间的潜伏期（一般为1～4 h）可出现"金属烟热"，表现为寒战、发热，体温一般为38～39 ℃或更高，常伴有头痛、头晕、耳鸣、肌肉关节酸痛等症状，持续时间一般不超过24 h。

3)中毒患者的现场救援原则

(1)迅速脱离现场:迅速将患者移离中毒现场至上风向的空气新鲜的场所,使其安静休息,避免活动,注意保暖,必要时给予吸氧。密切观察24~72 h。医务人员根据患者病情迅速进行检伤分类,做出相应的标志,以保证后续医务人员抢救。

(2)在危险化学品泄漏事故中,必须及时做好周围人员及居民的紧急疏散工作。

(3)防止毒物继续吸收:脱去被毒物污染的衣物,用流动的清水及时反复清洗皮肤毛发15 min以上,对于可能经皮肤吸收中毒或引起化学性烧伤的毒物更要充分冲洗,并可考虑选择适当中和剂中和处理,眼睛溅入毒物时要优先彻底冲洗。

(4)对症支持治疗:保持呼吸道通畅,密切观察患者意识状态、生命体征变化,发现异常立即处理。保护各脏器功能,维持电解质、酸碱平衡等对症支持治疗。

(5)用特效解毒剂:在现场应抓紧时机,立即早期给予相应的特效解毒剂。二巯丙醇、二巯丙磺钠、二巯丁二钠适用于砷、汞、金、铅等重金属中毒,依地酸钙钠适用于重金属中毒,尤其适用于无机铅中毒,青霉胺适用于重金属中毒,尤其是适用于铜中毒效果好。

(6)救治要点:尽快查清毒物种类,明确诊断,以采取针对性治疗措施。病因不明时,应当先进行抢救,同时查清毒物。治疗的重点在于维持心脑肺等脏器功能,密切观察生命体征变化。

(九)职业性高分子化合物急性中毒

1.定义 高分子化合物本身化学性质稳定,一般来说对人体无毒。但某些聚合物中的游离单体,或聚合物在加热、燃烧或反应过程中产生的单体,以及生产中使用的某些添加剂或助剂会引起急性中毒。

2.原因及途径

(1)原因:职业性高分子化合物中毒事件往往是由于违章操作、防护不当或设备故障引起的。

(2)途径:中毒途径主要是呼吸道或皮肤,消化道途径则属次要。凡是气体、蒸气和气溶胶形态的毒物,均可由呼吸道进入人体,常引起群体性急性职业中毒;一些脂溶性毒物可通过完整的皮肤吸收进入人体;当皮肤损伤或患有皮肤病时,大量原本不能经皮肤吸收的毒物也可进入人体,有些腐蚀性化学物可通过灼伤的皮肤吸收;由呼吸道进入的毒物黏附在鼻咽部,可通过吞咽经消化道进入人体。

3.毒物类别 常见高分子化合物生产包括:聚氯乙烯塑料加热至160~170 ℃可分解出氯化氢气体;聚四氟乙烯塑料加热至250 ℃,开始有热解产物逸出,420 ℃以上将分解出四氟乙烯、六氟丙烯、八氟异丁烯等,其他还有氯乙烯、氯丁二烯、丙烯腈、甲苯二异氰酸酯、苯乙烯、丙烯酰胺、聚苯乙烯、酚醛树脂、聚丙烯腈等。

4.医疗救援 现场医疗救援工作遵循以下原则:

(1)迅速脱离现场:迅速将患者移离中毒现场至上风向的空气新鲜场所,使其安静休息,避免活动,注意保暖,必要时给予吸氧。密切观察24~72 h。医务人员根据患者病情迅速进行检伤分类,做出相应的标志,以保证后续医务人员抢救,妥善处理危重患者、一般患者和接触者(针对接触者心理恐慌情况由心理医生给以疏导)。

(2)防止毒物继续吸收:脱去被毒物污染的衣物,用流动的清水及时反复清洗皮肤毛发15 min以上,对于可能经皮肤吸收中毒或引起化学性烧伤的毒物更要充分冲洗,并可考虑选择适当中和剂中和处理,眼睛溅入毒物时要优先彻底冲洗。

(3)对症支持治疗:保持呼吸道通畅,密切观察患者意识状态、生命体征变化,发现异常立即处理。保护各脏器功能,维持电解质、酸碱平衡等对症支持治疗。

(4)应用特效解毒剂:在现场应抓紧时机,立即早期给予相应的特效解毒剂。

(5)救治要点:尽快查清毒物种类,明确诊断,以采取针对性治疗措施。病因不明时,应当先进行抢救,同时查清毒物。治疗的重点在于维持心脑肺等脏器功能,密切观察生命体征变化。

治疗方案应根据临床表现结合各种检查来制订,切勿只依据一项检查结果决策。应采取病因、对症支持治疗等综合治疗方案。

Note

（十）职业性急性有机化合物中毒

1.定义

（1）职业性急性有机化合物中毒是指在生产过程中,从事职业活动的人员一次或短时间大量接触有机化合物,引起机体功能性或器质性损伤,甚至危及生命的病变。

（2）职业性急性有机化合物中毒事件是指在工作场所,职业人群接触有机化合物引起中毒的事件。

2.原因及途径

（1）原因:职业性急性有机化合物中毒事件往往是由于违章操作、防护不当或设备故障引起的。

（2）途径:中毒途径主要通过呼吸道或皮肤。

3.毒物类别　以有机溶剂为代表的一些有机化合物,常以液体或低熔点固体形式存在,多具有挥发性和脂溶性,可经呼吸道或皮肤吸收引起急性中毒。常见的包括:脂肪烃类化合物,如丙烷、丁烷、正己烷、乙烯、丙烯、丁烯、甲烷、石油醚、汽油、煤油、润滑油、环己烷、环戊二烯、蒎烯;芳香烃类化合物,如苯、甲苯、二甲苯、乙苯等;酚、醛、醇、酮、醚类化合物,如苯酚、甲酚、五氯酚、二硝基酚、甲醇、乙醇、乙二醇、异丙醇、2-氯乙醇、氯丙醇、丙酮、环己酮、异己酮、甲醚、乙醚、异丙醚、甲醛、乙醛、丙烯醛、糠醛等;氨基及硝基烃化合物,如丙胺、丁胺、乙二胺、硝基甲烷、2-硝基丙烷、苯胺、硝基苯、硝基甲苯等;腈类化合物,如乙腈、丙腈、丙烯腈、丙二腈、异氰酸甲酯、硫氰酸酯类、异硫氰酸酯类;杂环类化合物,如吡啶、甲基吡啶、氯吡啶、烟碱、呋喃等。

4.医疗救援

1）常用的特效解毒剂　亚甲蓝用于苯的氨基及硝基化合物中毒;硫代硫酸钠用于腈类化合物中毒等。

2）有机溶剂及其他有机化合物中毒的临床表现　此类有机化合物急性吸入中毒主要作用于中枢神经系统,出现头晕、头痛、恶心、呕吐、步态不稳、共济失调,严重者可意识不清、昏迷、抽搐、谵妄。有些有机化合物对皮肤黏膜有刺激作用,苯的氨基及硝基烃化合物可引起高铁血红蛋白症和溶血,某些卤代烃化合物和硝基化合物对肝脏有明显损害,某些腈类化合物同样可以在体内释放出氰离子而引起机体产生类似氰化物中毒的临床表现。

3）中毒患者的现场救援原则

（1）迅速脱离现场:迅速将患者移离中毒现场至上风向的空气新鲜场所,使其安静休息,避免活动,注意保暖,必要时给予吸氧。密切观察24～72 h。医务人员根据患者病情迅速进行检伤分类,做出相应的标志,以保证后续医务人员抢救。另在抢救中毒患者的同时须及时做好周围人员及居民的紧急疏散工作。职业性急性有机化合物中毒事件疏散距离见表2-10。

表 2-10　职业性急性有机化合物中毒事件疏散距离

类　别	少量泄漏			大量泄漏		
	紧急隔离	白天疏散	夜间疏散	紧急隔离	白天疏散	夜间疏散
异硫氰酸酯类	30 m	0.2 km	0.3 km	60 m	0.5 km	1.1 km
异氰酸酯类	95 m	0.8 km	2.7 km	490 m	4.8 km	9.8 km
丙烯醛（阻聚）	60 m	0.5 km	1.6 km	400 m	3.9 km	7.9 km

（2）防止毒物继续吸收:脱去被毒物污染的衣物,用流动的清水及时反复清洗皮肤毛发15 min以上,对于可能经皮肤吸收中毒或引起化学性烧伤的毒物更要充分冲洗,并选择适当中和剂中和处理,眼睛溅入毒物时要优先彻底冲洗。

（3）对症支持治疗:保持呼吸道通畅,密切观察患者意识状态、生命体征变化,发现异常立即处理。保护各脏器功能,维持电解质、酸碱平衡等对症支持治疗。

（4）应用特效解毒剂:在现场应抓紧时机,立即早期给予相应的特效解毒剂。苯的氨基及硝基化合物中毒后引起的高铁血红蛋白血症,可小剂量使用亚甲蓝(1～2 mg/kg),某些氰化物中毒应使用较缓的高铁血红蛋白形成剂,如对氨基苯丙酮及硫代硫酸钠。

（5）救治要点：尽快查清毒物种类，明确诊断，以采取针对性治疗措施。病因不明时，应当先进行抢救，同时查清毒物。治疗的重点在于维持心脑肺等脏器功能，密切观察生命体征变化。

（十一）职业性急性农药（杀虫剂、杀菌剂、杀螨剂）中毒

1. 定义

（1）在生产、使用、接触农药的过程中，如果农药经过皮肤、呼吸道、消化道进入人体，超过了正常人的最大耐受量，使机体的正常生理功能失调，引起毒性危害和病理改变，出现一系列中毒临床表现，称农药中毒。一次或短时间进入人体的农药超过机体耐受限度而引起的急性病理反应，称为急性中毒。

（2）职业性急性农药中毒事件是指在工作场所，职业人群接触农药引起中毒的事件。

2. 原因及途径

1）职业性　急性农药中毒事件往往是由于农药生产车间设备工艺落后，出现跑、冒、滴、漏，通风排毒措施欠佳；包装农药时，徒手操作；缺少个人防护；运输和销售农药时发生包装破损，药液溢漏；使用农药时，违反安全操作规程，配药及施药时缺乏个人防护；配制农药浓度过高，施药器械溢漏，徒手或直接通过口吹方式处理喷管故障，逆风喷洒，未遵守隔行施药，以及衣服和皮肤污染农药后未及时清洗等。中毒途径主要是呼吸道或皮肤。

2）生活性　农药保管不当，被误服或被用于自杀和他杀；火蚊蝇、灭虱及治疗疥癣时滥用高毒农药，且使用方法不当；不了解农药毒性，误食拌有农药的种粮；吃了刚喷洒过农药且未予清洗的水果或蔬菜，或误食被农药毒死的家禽、家畜或鱼虾。

3）农药（杀虫剂、杀菌剂、杀螨剂）类别　有机磷酸酯类杀虫剂、氨基甲酸酯类杀虫剂、拟除虫菊酯类杀虫剂、沙蚕毒类杀虫剂、有机氯类杀虫剂等农药在生产活动中都可经过呼吸道、皮肤吸收导致急性中毒。

（1）有机磷酸酯类：对硫磷、甲拌磷、磷胺、敌百虫、敌敌畏（DDVP）、马拉硫磷、乐果、克瘟散、谷硫磷、二嗪农等。

（2）氨基甲酸酯类：呋喃丹、叶蝉散、灭多威、西维因、速灭威、混灭威、涕灭威、甲萘威、仲丁威、叶飞散、杀螟丹、抗蚜威、异丙威等。

（3）拟除虫菊酯类：溴氰菊酯、氯氰菊酯、氯菊酯、胺菊酯、甲醚菊酯等。

（4）沙蚕毒素类：杀虫双、巴丹、杀虫磺等。

（5）有机氯类：林丹、滴滴涕、三氯杀虫酯、三氯杀螨醇、毒杀芬等。

（6）有机硫类：代森锌、代森铵、代森环、福美双、敌锈钠、敌克松等。

（7）有机砷类：田安、稻脚青，福美砷，稻宁，苏化 911 等。

（8）有机锡类：三苯基氢氧化锡（毒菌锡）、三环己基氢氧化锡（三环锡、普特丹）、三唑锡（三唑环锡、倍乐霸）、螨完锡（托尔克）和三苯基氯化锡等。

3. 医疗救援

1）中毒现场急救所需的特需器材和装备

（1）特效解毒剂：现场救治常用的特效解毒剂有阿托品、碘解磷定、氯解磷定、双复磷、乙酰胺（禁用杀鼠剂氟乙酰胺中毒特效解毒剂）。

（2）现场清洗装置：现场淋洗装备、洗眼器、重伤员皮肤清洗装备。

2）常见职业性急性农药中毒的临床表现

（1）有机磷酸酯类杀虫剂吸入中毒潜伏期短，皮肤吸收可有数小时的潜伏期，出现头痛、头晕、恶心、呕吐、多汗、流涎、瞳孔缩小、肌束震颤、心动过缓，严重者出现肺水肿、昏迷、抽搐等。

（2）氨基甲酸酯类杀虫剂临床表现与有机磷酸酯类杀虫剂类似，但潜伏期较短，病情恢复较快。

（3）其余农药急性职业中毒较少见，且一般中毒症状较轻。但目前混配农药使用逐渐增多，且大多为使用者自配，中毒表现比较复杂。

3）中毒患者的现场救援原则

（1）迅速脱离现场：迅速将患者移离中毒现场至上风向的空气新鲜场所，使其安静休息，避免活动，注意保暖，必要时给予吸氧。密切观察 24～72 h。医务人员根据患者病情迅速进行检伤分类，做出相应的标志,以保证后续医务人员抢救。

(2)防止毒物继续吸收:脱去被农药污染的衣物,用微温弱碱水(1%~5%碳酸氢钠溶液)或肥皂水(忌用热水或酒精之类)彻底清洗全身污染部位,包括头发、皮肤、指甲、伤口和易忽略的部位,眼内污染用2%碳酸氢钠溶液或生理盐水冲洗10~20 min,污染现场可用清水先行冲洗。如是敌百虫中毒,则只能用清水冲洗,不能用碱水或肥皂(敌百虫遇碱性物质会变成更毒的敌敌畏)。

(3)对症支持治疗:一旦出现呼吸肌麻痹,及早行气管插管,给予呼吸机辅助呼吸直至自主呼吸恢复且稳定。严重中毒者积极防治中毒性脑病。改善心肺功能,维持水、电解质和酸碱平衡,保护肝肾等脏器功能,以及其他对症支持等综合治疗。

(4)应用特效解毒剂:在现场应立即早期给予相应的特效解毒剂。碘解磷定和氯解磷定为常用胆碱酯酶复能剂,首选氯解磷定。对有机磷酸酯类杀虫剂中毒患者,在给阿托品时即应用复能剂。必须注意,复能剂对敌百虫、敌敌畏疗效较差;对马拉硫磷、乐果作用不明显;对谷硫磷和二嗪农则无效;明确单纯氨基甲酸酯类杀虫剂中毒者,忌用胆碱酯酶复能剂。

(5)复方急救药:解磷注射液为复方制剂,适合于现场急救使用。

(6)诊断,以采取针对性治疗措施。病因不明时,应当先进行抢救,同时查清毒物。治疗的重点在于维持心脑肺等脏器功能,密切观察生命体征变化。

(十二)不明原因职业中毒

1.定义 不明原因职业中毒是指在短时间内,某个作业场所出现一名或多名具有共同临床表现的患者,呈现一定的聚集性,又暂时不能明确诊断的职业中毒。

2.病因分析 首先核实情况,包括对事件进一步核实,对所有患者进行个案调查。了解流行病学史、体征和检验结果,追寻共性特征。

其次通过现场调查、环境调查和实验室检测等流行病学调查,初步分析引起不明原因职业中毒的病因。

(1)寻找病因线索。

通过对患者的症状、体征、实验室检测结果、临床治疗结果及转归等资料进行分析,为判定疾病主要影响的器官、病原毒物种类、影响流行的环节提供最基本的线索。病因线索的调查先按侵入途径查找病因线索,然后逐步细化。

①根据起病方式、病情进展、常规检验结果,判定侵入途径是呼吸道、消化道还是皮肤。

②考虑为气体中毒时,根据患者的症状、体征,实验室检测结果,以及诊断性治疗反应,进一步先判定是刺激性气体还是窒息性气体,再判定其毒性程度,然后通过临床综合分析提出可疑的病原。

③考虑为有机溶剂中毒时,需先判定是否为中毒。各类中毒都有相应的靶器官,根据疾病发生经过、毒性特点确定中毒的可能性。同时结合进食、职业史等暴露资料,寻找可能引起中毒的毒物线索。

(2)建立病因假设。

掌握背景资料,归纳疾病分布特征,从流行病学特征入手,形成病因假设。

①分析疾病的"三间"分布。

a.疾病的时间分布:分析疾病的时间聚集性,推测致病因子的性质是否为化学性质。

b.疾病的地区分布:分析中毒发生的地区(居民社区,学校,工作、娱乐及其他公共场所,旅行地等)聚集性,找出可能的暴露地点,或将中毒与某种暴露相联系,提供潜在暴露来源及途径的线索。

c.疾病的人群分布:找出与中毒有关的特征,提供高危人群的线索,帮助寻找特异暴露因素、侵入方式等。

②提出病因假设。

综合分析疾病的三间分布信息,以及其动态变化趋势,在合理的、能被调查事实所支持的、能解释大多数病例的前提下提出病因假设,包括致病因子、危险因素及其来源、传播方式(或载体)、高危人群等。

(3)进行病因判定。

结合流行病学调查、临床表现和实验室检测结果,判定疾病与病因的因果联系。

①判断疾病与病因的因果联系的准则包括：暴露与疾病关联的时间顺序、关联的强度、剂量-反应关系、关联的可重复性、关联的特异性、关联的可解释性、暴露和疾病分布的一致性、终止暴露后的效应等。

②确定病因时应注意的问题。

a.中毒事件的毒物性质判定分析出的毒物及其含量所产生的危害要与现场调查及患者的临床表现相符合。

b.流行病学调查与实验室检测寻找确切的不明原因中毒的因素,必须借助实验室检测。通过实验室检测从患者或其他来源标本中找到的毒物致病因素,是否就是该不明原因中毒的致病因素,还必须通过致病因素与疾病的临床特征、三间分布是否一致、治疗和控制措施是否有效的流行病学检验和验证,才能确定两者间的因果关系。

3.现场快速检测 为及时了解发生职业性急性农药中毒的原因,为职业性急性农药中毒的诊断提供依据,要进行现场监测工作,对中毒现场的空气及可能造成中毒的水或物质进行必要的现场快速监测,不能进行现场快速测定的项目,现场采样后,应及时送有关监测检验中心进行化验分析。对中毒现场已被破坏或已遭改变的,必要时进行模拟测试。

4.医疗救援 参见现场急救流程及措施,不同泄漏紧急疏散距离见表2-11。

表 2-11 不同泄漏紧急疏散距离

化学品名称		少 量 泄 漏			大 量 泄 漏		
		紧急隔离	白天疏散	夜间疏散	紧急隔离	白天疏散	夜间疏散
刺激性气体	氨（液氨）	30 m	0.2 km	0.2 km	60 m	0.5 km	1.1 km
	氯气	30 m	0.3 km	1.0 km	275 m	2.7 km	6.8 km
	氮氧化物	30 m	0.2 km	0.5 km	305 m	1.3 km	3.9 km
	光气	95 m	0.8 km	2.7 km	765 m	6.6 km	11 km
窒息性气体	一氧化碳（压缩）	30 m	0.2 km	0.2 km	125 m	0.6 km	1.8 km
	氰	30 m	0.3 km	1.1 km	305 m	3.1 km	7.7 km
	氰化氢（氢氰酸）	60 m	0.2 km	0.5 km	400 m	1.3 km	3.4 km
	硫化氢	30 m	0.2 km	0.3 km	215 m	1.4 km	4.3 km
	氯化氰	60 m	0.5 km	1.8 km	275 m	2.7 km	6.8 km
	压缩一氧化氮	30 m	0.2 km	1.3 km	155 m	1.3 km	3.5 km
金属和类金属	羰基镍	60 m	0.6 km	2.1 km	215 m	2.1 km	4.3 km
	磷化铝（水中泄漏）	30 m	0.2 km	0.8 km	245 m	2.4 km	6.4 km
	氨基化锂	30 m	0.2 km	0.8 km	245 m	2.4 km	6.4 km
	磷化铝镁（水中泄漏）	30 m	0.2 km	0.8 km	215 m	2.1 km	5.5 km
	磷化钠（水中泄漏）	30 m	0.2 km	0.5 km	155 m	1.4 km	4.0 km
	磷化锡（水中泄漏）	30 m	0.2 km	0.8 km	185 m	1.6 km	4.7 km
	磷化锌（水中泄漏）	30 m	0.2 km	0.8 km	185 m	1.8 km	5.1 km
	无水溴化铝	30 m	0.2 km	0.3 km	95 m	1.0 km	2.7 km
	无水氯化铝	30 m	0.2 km	0.2 km	60 m	0.5 km	1.6 km
	五氟化锑（水中泄漏）	30 m	0.2 km	0.6 km	155 m	1.6 km	3.7 km
	氯氧化铬（水中泄漏）	30 m	0.2 km	0.2 km	60 m	0.3 km	1.3 km
	四氯化钛（陆上泄漏）	30 m	0.2 km	0.2 km	30 m	0.3 km	0.8 km
	四氯化钛（水中泄漏）	30 m	0.2 km	0.3 km	125 m	1.1 km	2.9 km
	五羟基铁	30 m	0.3 km	0.6 km	125 m	1.1 km	2.4 km
	二氨基镁（水中泄漏）	30 m	0.2 km	0.2 km	60 m	0.5 km	1.3 km

续表

化学品名称		少 量 泄 漏			大 量 泄 漏		
		紧急隔离	白天疏散	夜间疏散	紧急隔离	白天疏散	夜间疏散
金属和类金属	磷化镁（水中泄漏）	30 m	0.2 km	0.8 km	245 m	2.3 km	6.0 km
	磷化钾（水中泄漏）	30 m	0.2 km	0.5 km	155 m	1.3 km	4.0 km
	磷化锶（水中泄漏）	30 m	0.2 km	0.5 km	155 m	1.3 km	3.7 km
	六氟化钨	30 m	0.3 km	1.3 km	155 m	1.3 km	3.7 km
金属和类金属	氮化锂	30 m	0.2 km	0.2 km	95 m	0.8 km	2.1 km
	六氟化铀，可裂变的（含铀-235 高于 1.0％）水中泄漏	30 m	0.2 km	0.5 km	95 m	1.0 km	3.1 km
	磷化铝农药	30 m	0.2 km	0.8 km	215 m	1.9 km	5.3 km
	烷基铝卤化物（水中泄漏）	30 m	0.2 km	0.2 km	30 m	0.3 km	1.3 km

二、危险化学品泄漏、爆炸事件调查处置

大多数化学品具有有毒、有害、易燃、易爆等特点，在生产、储存、运输和使用过程中因意外或人为破坏等原因发生泄漏、火灾爆炸，极易造成人员伤害和环境污染等事故。制订完备的应急预案，了解化学品基本知识，掌握化学品事故现场应急处置程序，可有效降低事故造成的损失和影响。以下内容主要探讨危险化学品发生泄漏、火灾爆炸、中毒等事故时现场应急抢险和救援。

（一）隔离、疏散

1. 建立警戒区域　事故发生后，应根据化学品泄漏扩散的情况或火焰热辐射所涉及的范围建立警戒区。并在通往事故现场的主要干道上实行交通管制。建立警戒区域时应注意以下几项：

（1）警戒区域的边界应设警示标志，并有专人警戒。

（2）除消防、应急处理人员以及必须坚守岗位的人员外，其他人员禁止进入警戒区。

（3）泄漏溢出的化学品为易燃品时，区域内应严禁火种。

2. 紧急疏散　迅速将警戒区及污染区内与事故应急处理无关的人员撤离，以减少不必要的人员伤亡。

紧急疏散时应注意：

（1）如事故物质有毒时，需要佩戴个体防护用品或采用简易有效的防护措施，并有相应的监护措施。

（2）应向上风方向转移，明确专人引导和护送疏散人员到安全区，并在疏散或撤离的路线上设立哨位，指明方向。

（3）不要在低洼处滞留。

（4）要查清是否有人留在污染区与着火区。

注意：为使疏散工作顺利进行，每个车间应至少有两个畅通无阻的紧急出口，并有明显标志。

（二）防护

根据事故物质的毒性及划定的危险区域，确定相应的防护等级，并根据防护等级标准配备相应的防护器具。

防护等级划分标准见表 2-12，防护标准见表 2-13。

表 2-12　防护等级划分标准

危险区毒性	重度危险区	中度危险区	轻度危险区
剧毒	一级	一级	二级
高毒	一级	一级	二级

续表

危险区毒性	重度危险区	中度危险区	轻度危险区
中毒	一级	二级	二级
低毒	二级	三级	三级
微毒	二级	三级	三级

表 2-13 防护标准

级别	形式	防 化 服	防 护 服	防 护 面 具
一级	全身	内置式重型防化服	全棉防静电内外衣	正压式空气呼吸器或全防型滤毒罐
二级	全身	封闭式防化服	全棉防静电内外衣	正压式空气呼吸器或全防型滤毒罐
三级	呼吸	简易防化服	战斗服	简易滤毒罐、面罩或口罩、毛巾等防护器材

(三)询情和侦检

(1)询情:询问遇险人员情况,容器储量、泄漏量、泄漏时间、部位、形式、扩散范围,周边单位、居民、地形、电源、火源等情况,消防设施、工艺措施、到场人员处置意见。

(2)侦检:搜寻遇险人员;使用检测仪器测定泄漏物质、浓度、扩散范围;测定风向、风速等气象数据;确认设施、建(构)筑物险情及可能引发爆炸燃烧的各种危险源;确认消防设施运行情况;确定攻防路线、阵地、设立指挥部;现场及周边污染情况。

(四)现场急救

在事故现场,化学品对人体可能造成的伤害包括:中毒、窒息、冻伤、化学灼伤、烧伤等。进行急救时,无论是患者还是救援人员都需要进行适当的防护。

1.现场急救注意事项

(1)选择安全区域设置急救点。

(2)做好自身及伤病员的个体防护。

(3)防止发生继发性损害。

(4)应至少 2 人为一组集体行动,以便相互照应。

(5)所用的救援器材需具备防爆功能。

2.现场处理

(1)迅速将患者移离现场至空气新鲜处。

(2)呼吸困难时给氧,呼吸停止时立即进行人工呼吸,心脏骤停时立即进行心肺复苏。

(3)皮肤污染时,脱去污染的衣服,用流动清水冲洗,冲洗要及时、彻底、反复多次;头面部灼伤时,要注意眼、耳、鼻、口腔的清洗。

(4)当人员发生冻伤时,应迅速复温,复温的方法是采用 40~42 ℃恒温热水浸泡,使其温度提高至接近正常,在对冻伤的部位进行轻柔按摩时,应注意不要将伤处的皮肤擦破,以防感染。

(5)当人员发生烧伤时,应迅速将患者衣服脱去,用流动清水冲洗降温,用清洁布覆盖创伤面,避免伤面污染,不要任意把水疱弄破。患者口渴时,可适量饮水或含盐饮料。

(6)使用特效药物治疗,对症治疗,严重者送医院观察治疗。注意:急救之前,救援人员应确保受伤者所在环境安全。

(五)泄漏处理

危险化学品泄漏后不仅污染环境,对人体造成伤害,如遇可燃物质,还有引发火灾爆炸的可能。因此,对泄漏事故应及时、正确处理,防止事故扩大。泄漏处理一般包括泄漏源控制及泄漏物处置两大部分。

1.泄漏源控制 可能时,通过控制泄漏源来消除化学品的溢出或泄漏。

在厂调度室的指令下,通过关闭有关阀门、停止作业或通过采取改变工艺流程、物料走副线、局部停车、打循环、减负荷运行等方法进行泄漏源控制。

容器发生泄漏后,采取措施修补和堵塞裂口。制止化学品的进一步泄漏对整个应急处理是非常关键的。能否成功地进行堵漏取决于以下几个因素:接近泄漏点的危险程度、泄漏孔的尺寸、泄漏点处实际的或潜在的压力、泄漏物质的特性。堵漏方法见表2-14。

表 2-14 不同泄露部位的堵漏方法

部位	形式	方　　法
罐体	砂眼	使用螺丝加黏合剂旋进堵漏
	缝隙	使用外封式堵漏袋、电磁式堵漏工具组、粘贴式堵漏密封胶(适用于高压)、潮湿绷带冷凝法或堵漏夹具、金属堵漏锥堵漏
	孔洞	使用各种木楔、堵漏夹具、粘贴式堵漏密封胶(适用于高压)、金属堵漏锥堵漏
	裂口	使用外封式堵漏袋、电磁式堵漏工具组、粘贴式堵漏密封胶(适用于高压)堵漏
管道	砂眼	使用螺丝加黏合剂旋进堵漏
	缝隙	使用外封式堵漏袋、金属封堵套管、电磁式堵漏工具组、潮湿绷带冷凝法或堵漏夹具堵漏
	孔洞	使用各种木楔、堵漏夹具、粘贴式堵漏密封胶(适用于高压)堵漏
	裂口	使用外封式堵漏袋、电磁式堵漏工具组、粘贴式堵漏密封胶(适用于高压)堵漏
阀门	阀门	使用阀门堵漏工具组、注入式堵漏胶、堵漏夹具堵漏
法兰	法兰	使用专用法兰夹具、注入式堵漏胶堵漏

2. 泄漏物处置　现场泄漏物要及时进行覆盖、收容、稀释、处理,使泄漏物得到安全可靠的处置,防止二次事故的发生。泄漏物处置主要有4种方法:

(1)围堤堵截。如果化学品为液体,泄漏到地面上时会四处蔓延扩散,难以收集处理。为此,需要围堤堵截或者引流到安全地点。储罐区发生液体泄漏时,要及时关闭雨水阀,防止物料沿明沟外流。

(2)稀释与覆盖。为减少大气污染。通常采用水枪或消防水带向有害物蒸气云喷射雾状水,加速气体向高空扩散,使其在安全地带扩散。在使用这一技术时,将产生大量的被污染水,因此应疏通污水排放系统。对于可燃物,也可以在现场施放大量水蒸气或氮气,破坏燃烧条件。对于液体泄漏,为降低物料向大气中的蒸发速度,可用泡沫或其他覆盖物品覆盖外泄的物料,在其表面形成覆盖层,抑制其蒸发。

(3)收容(集)。对于大型泄漏,可选择用隔膜泵将泄漏出的物料抽入容器内或槽车内。当泄漏量小时,可用沙子、吸附材料、中和材料等吸收中和。

(4)废弃。将收集的泄漏物运至废物处理场所处置。用消防水冲洗剩下的少量物料,冲洗水排入含油污水系统处理。

3. 泄漏处理注意事项

(1)进入现场人员必须配备必要的个人防护器具。

(2)如果泄漏物是易燃易爆的,应严禁火种。

(3)应急处理时严禁单独行动,要有监护人,必要时用水枪、水炮掩护。

(4)注意:化学品泄漏时,除受过特别训练的人员外,其他任何人不得试图清除泄漏物。

(六)火灾控制

化学品容易发生火灾、爆炸事故,但不同的化学品以及在不同情况下发生火灾时,其扑救方法差异很大,若处置不当,不仅不能有效扑灭火灾,反而会使灾情进一步扩大。此外,化学品本身及其燃烧产物大多具有较强的毒害性和腐蚀性,极易造成人员中毒、灼伤。因此,扑救化学品火灾是一项极其重要而又非常危险的工作。从事化学品生产、使用、储存、运输的人员和消防救护人员平时应熟悉和掌握化学品的主要危险特性及其相应的灭火措施,并定期进行防火演习,加强紧急事态时的应变能力。

一旦发生火灾,每名员工都应清楚地知道他们的作用和职责,掌握有关消防设施、人员的疏散程序和化学品灭火的特殊要求等内容。

1.灭火对策

(1)扑救初期火灾。在火灾尚未扩大到不可控制之前,应使用移动式灭火器来控制火灾。迅速关闭火灾部位的上下游阀门,切断进入火灾事故地点的一切物料,然后立即启用现有各种消防设备、器材扑灭初期火灾和控制火源。

(2)对周围设施采取保护措施。为防止火灾危及相邻设施,必须及时采取冷却保护措施,并迅速疏散受火势威胁的物资。有的火灾可能造成易燃液体外流,这时可用沙袋或其他材料筑堤拦截流淌的液体或挖沟导流,将物料导向安全地点。必要时用毛毡、海草帘堵住下水井、阴井口等处,防止火焰蔓延。

(3)火灾扑救。扑救化学品火灾决不可盲目行动,应针对每一类化学品,选择正确的灭火剂和灭火方法。必要时采取堵漏或隔离措施,预防次生灾害扩大。当火势被控制以后,仍然要派人监护,清理现场,消灭余火。

2.几种特殊化学品的火灾扑救注意事项

(1)扑救液化气体类火灾,切忌盲目扑灭火势,在没有采取堵漏措施的情况下,必须保持稳定燃烧。否则大量可燃气体泄漏后与空气混合,遇着火源就会发生爆炸,后果将不堪设想。

(2)对于爆炸物品火灾,切忌用沙土盖压,以免增强爆炸物品爆炸时的威力;扑救爆炸物品堆垛火灾时,水流应采用吊射,避免强力水流直接冲击堆垛,以免堆垛倒塌引起再次爆炸。

(3)对于遇湿易燃物品火灾,绝对禁止用水、泡沫、酸碱等湿性灭火剂扑救。

(4)氧化剂和有机过氧化物的灭火比较复杂,应针对具体物质进行具体分析。

(5)扑救毒害品和腐蚀品火灾时,应尽量使用低压水流或雾状水,避免腐蚀品、毒害品溅出;遇酸类或碱类腐蚀品时,最好调制相应的中和剂稀释中和。

(6)易燃固体、自燃物品一般都可用水和泡沫扑救,只要控制住燃烧范围,逐步扑灭即可。但少数易燃固体、自燃物品的扑救方法比较特殊,应根据具体情况区别处理。如2,4-二硝基苯甲醚、二硝基萘、萘等是易升华的易燃固体,受热产生易燃气体,能与空气形成爆炸性混合物,尤其在室内,易发生爆燃,在扑救过程中应不时向燃烧区域上空及周围喷射雾状水,并消除周围一切火源。

(7)在保障安全和灭火效率前提下,灭火介质尽量选择干粉,少选择水或减少用水量,以避免有害消防废水流入外环境。

注意:发生化学品火灾时,灭火人员不应单独灭火,出口应始终保持清洁和畅通,要选择正确的灭火剂,灭火时还应考虑人员的安全。

化学品火灾的扑救应由专业消防队来进行,其他人员不可盲目行动,待消防队到达后,介绍物料介质,配合扑救。

应急处理过程并非是按部就班地按以上顺序进行,而应根据实际情况尽可能同时进行,如危险化学品泄漏,应在报警的同时尽可能切断泄漏源等。

化学品事故的特点是发生突然,扩散迅速,持续时间长,涉及面广。一旦发生化学品事故,往往会引起人们的慌乱,若处理不当,会引起二次灾害。因此,各企业应制订和完善化学品事故应急救援方案。让每一名员工都知道应急救援方案,并定期进行培训,提高员工对突发性灾害的应变能力,做到遇灾不慌,临阵不乱,正确判断,正确处理,增强人员自我保护意识,减少伤亡。

(黄世文 林勇军)

第五节 食源性疾病暴发事件调查处置

1984年WHO将"食源性疾病"(food origin diseases)作为正式的专业术语,替代历史上使用的"食物中毒"一词,并将其定义为通过摄食方式进入人体内的各种致病因子引起的、通常具有感染或中毒性质的一类疾病。它包括三个基本要素，一是传播疾病的媒介，即食物；二是食源性疾病的致病因子，即食物中的病原体；三是临床特征，主要为急性中毒性或感染性表现。食源性疾病源于传统的食物中毒，但随着人类的发展和进步，对疾病认识的进一步深入，其范畴在不断扩大，既包括传统意义的食物中毒，还包括经食物而感染的肠道传染病、食源性寄生虫病，以及因食物中有毒、有害污染物所引发的中毒性疾病。另外，食源性变态反应性疾病、食物中某些污染物引起的慢性中毒性疾病，以及由食物营养不平衡所造成的某些慢性退行性疾病（如：心脑血管疾病、肿瘤、糖尿病等）也属此范畴。

食品安全事故是突发公共卫生事件中极为重要的部分，其涉及的主要是食源性疾病问题。食源性疾病问题已成为人们备受关注的公共卫生问题之一，是一个至关重要的全球性课题。2015 年，WHO 首次估算了 31 种病原体造成的食源性疾病负担，并指出全球每年约 6 亿人因食用受到污染的食品患病，且全球食源性疾病不断增长，可能的原因包括自然选择造成微生物的变异，产生了新的病原体；由于知识水平的提高和新分析鉴定技术的建立，人们对已广泛分布多年的疾病及其病原体获得了新的认识；由于社会经济与技术的发展，更新生产系统或环境变化使得食物链变得更长更复杂，增加了食物污染的机会，如饮食的社会化消费，个体或群体饮食习惯的改变，预包装方便食品、街头食品和食品餐饮连锁服务的增加等。还有数亿人口的跨国界行为也是食源性疾病的高危因素以及大量植物性和动物性食品的贸易全球化给食源性疾病的控制和预防带来新的挑战。

食源性疾病暴发未被识别、未被报告和未被调查的事件是非常常见的，目前报告的食源性疾病发病率仍大大低于实际发病率。究其原因包括大多数食源性疾病患者缺乏对食源性疾病的认识，未能去医院就诊和及时向有关卫生健康主管部门报告；其次，有些食源性疾病的诊断还缺乏实验室的检测技术或检验仪器设备等。

食源性疾病暴发的调查和控制是多部门的工作，需要临床医学、流行病学、实验医学、食品微生物学和化学、食品安全和食品控制、应急监测与预警和管理等方面的技术。许多食源性疾病暴发未纳入调查，即使进行了调查也不够详细，就是因为这些技术难以获得，或现场调查人员虽想掌握这些技术，但都是未经培训的单面手人员，缺乏有效的协作和沟通。本节就对食源性疾病暴发现场调查和应急处置理论和技能进行介绍。

一、食源性疾病暴发事件调查处理总则

(一)相关法律法规和技术指南

(1)《中华人民共和国食品安全法》及《中华人民共和国食品安全法实施条例》规定各级政府应制定食品安全事故应急预案；事故发生单位和接收患者进行治疗的单位应当及时向事故发生地县级卫生健康主管部门报告；相关职能部门应按规定进行报告；卫生健康主管部门接到食品安全事故的报告后，应当立即会同有关农业行政等部门进行调查处理，并采取控制措施，防止或者减轻社会危害；除了查明事故单位的责任，还应当查明负有监督管理和认证职责的监督管理部门、认证机构的工作人员失职、渎职情况。

(2)食品安全事故属突发公共卫生事件之一。《突发公共卫生事件应急条例》条例规定了突发公共卫生事件发生后，政府、卫生健康主管部门和其他有关部门的职责以及在各自的职责范围内应做好的各项应急处理相关工作。

(3)《国家食品安全事故应急预案》对建立健全应对重大食品安全事故的运行机制，重大食品安全事故的分级以及事故处置的部门职责、前期准备、应急响应、后期处置及应急保障等作出了规定。

(4)《突发公共卫生事件与传染病疫情监测信息报告管理办法》规定了包括食品安全事故在内的突发公共卫生事件网络报告的具体要求。

(5)《食品安全事故流行病学调查工作规范》《食品安全事故流行病学调查技术指南》(2012 版)对食品安全事故流行病学的调查作了具体的规范及指导。

(二)食源性疾病暴发事件调查处置目的及其工作内容

(1)确定是否是食源性疾病暴发。

(2)诊断食物中毒患者，确定中毒人数。

（3）采取控制食物中毒的措施，防止事故扩散蔓延。通过事故调查分析，初步判定可疑中毒食品，采取封存、召回、预警等方式，防止事故扩散蔓延。

（4）协助医疗机构对中毒患者进行救治。控制事态恶化发展，通过调查分析事故的致病物质，提示患者救治单位采取相应的治疗措施，防止病情恶化，及时缓解病情，稳定患者及其家属情绪，控制事态恶化发展。

（5）查明中毒食品。

（6）确定食物中毒致病物质（病原）。

（7）查明造成食物中毒的责任单位和责任人。

（8）查明造成食物中毒的原因（致病因素来源及其污染、残存或增殖原因）。通过科学规范的调查分析，查明食品安全事故的中毒食品及肇事单位，查明事故发生的污染环节或事发原因。

（9）收集对违法者实施处罚的证据。追究肇事者和责任人的有关责任。通过食品安全事故的调查分析，确定事故的肇事者和责任人，并依据有关法律法规规定，追究其相应的法律责任。调查食品安全事故，除了查明事故单位的责任，还应当查明负有监督管理和认证职责的监督管理部门、认证机构的工作人员失职、渎职情况。

（10）为保护消费者的合法权益提供依据。

（11）提出预防类似中毒事件再次发生的措施和建议。查清事故发生的污染环节或事发原因，查清致病因素特征、潜伏期、临床症状，以及如何治疗、如何预防，为防止类似事故的再次发生提供警示。

（12）积累食物中毒流行病学资料，为食品卫生监督管理提供依据。

（三）食品安全事故调查处理的原则

1. 合法性原则　食品安全事故发生以后，各有关职能部门应根据法律、法规的有关规定开展调查处理。

2. 及时性原则　食品安全事故发生以后，应按照有关法律规定立即开展相关调查处理，并及时报告和采取控制措施。

3. 科学性原则　食品安全事故发生以后，要通过科学规范的流行病学、现场卫生学和实验室检验等调查分析方法，查清食品安全事故的中毒食品、发生原因和致病物质等。

4. 分级处理原则　为提高食品安全事故调查处理的效率，对不同级别的事故实施分级管理，属于重大食品安全事故的，应启动相应的应急预案。

5. 分工负责原则　食品安全事故的调查处理由各相关部门依据其监管职责和事故的性质分别开展调查。其中，一般事故的调查处理由肇事单位的具体监管部门负责，重大事故的调查处理应由食品安全委员会办公室/卫生健康主管部门牵头，农业、市场监管局分别负责调查职责范围内的有关情况。疾病预防控制机构协助开展流行病学调查，并进行现场卫生处理。

二、食源性疾病暴发事件调查处理前的日常性准备

（一）经常性准备

1. 完成体制机制建设，统一领导，分级负责　按照"统一领导、综合协调、分类管理、分级负责、属地管理"为主的应急管理体制，建立快速反应、协同应对的食品安全事故应急机制。

食品安全事故的调查处置涉及可疑食品的原料来源、生产加工、流通、消费等环节的多个监管部门，甚至涉及跨省市的调查处理。为了高效、规范、科学地调查处置食品安全事故，地方政府应事先在各部门间以及与其他行政区域的地方政府建立信息沟通和协调机制。

参与食品安全事故调查的部门应当在卫生健康主管部门的统一组织协调下分工协作、相互配合，提高事故调查处理的工作效率。

（1）制订食品安全事故应急预案，明确各相关部门、各级组织机构、卫生安全监督、疾病控制、医疗机构等方面职责；各相关部门、各级组织机构也要制订食品安全事故应急预案，从体制及机制上提供保障。明确职责，充分发挥各自职能，建立协调机制，明确食物中毒事故查处理的组织人员，接报、上报、调查、

控制等的程序、方法、标准、原则等。各单位都应根据本地区饮食习惯、环境特点或以往处理食物中毒事故的经验,制订当地食物中毒事故调查处理的方案,落实人员责任制和紧急事件值班制度,提高食物中毒事故的应急能力。

(2)成立应急处理队伍。有关法规规定,食物中毒事故调查机构应负责组建食物中毒调查处理小组,明确调查处理小组的组长和技术总负责人,组长应由具有现场调查处理经验的行政管理人员担任,技术总负责人由有组织、指挥能力与调查处理食物中毒事故经验的专业人员担任,负责整个调查过程的业务决策和质量控制。成员中应以食品卫生安全监管人员为主,配备流行病学、中毒控制、毒理学、检验或其他部门有关人员,每个专业应常设2～3人。调查处理小组应定期培训、演练、考核,不断提高调查处理的能力和水平。

(3)经费及各类急救物资保障。

要做好应对突发食物中毒事故调查和控制所需要的人员交通、调查和采样设备的经常性准备,使食物中毒调查和采样设备随时能满足需要;准备食物中毒诊断试剂(包括各类化学及生物标准品,诊断试剂盒)及特效治疗药物(抗毒素等解毒药),并不断补充、更新。

2. 开展食物中毒调查处理的监测和技术培训

(1)卫生、医疗机构应有计划地开展食物中毒流行病学监测及常见食物中毒的病原学研究,加强对食物中毒危险因素的监测。省级卫生健康主管部门应建立由流行病学、病原微生物、分析化学、卫生毒理学、食品卫生监督及临床医学等不同专业技术领域人员组成的常设专家小组。

(2)开展针对性培训。卫生健康主管部门要做好有关卫生、医疗机构对食物中毒报告和处理的技术培训,提高对食物中毒的诊断、抢救和控制水平,提高抢救效率,降低中毒病死率。

(3)卫生监督机构要协助卫生健康主管部门/食品安全委员会办公室做好相关工作。

(4)做好食物中毒事故发生后的组织协调工作。发生食物中毒事故后,卫生健康主管部门要及时组织卫生监督、疾病控制和医疗机构三方面,按照食物中毒事故调查处理应急方案开展抢救、调查、控制和处理工作,使食物中毒尽快得以控制。

(二)赴现场前的准备工作

法定机关决定启动应急预案后,按照《食品安全事故应急预案》有关规定执行。成立调查组,下设分组,分别从流行病学、卫生学(环境和食品)、实验室检测等方面着手进行。各调查组按职责分工,开展调查工作。

1. 召集调查组成员 卫生健康主管部门、相关部门及各技术机构在接到食品安全事故调查指令后,按照事故报告的实际情况,抽调有关人员组成调查组,立即通知调查组成员立即赶赴指定地点。如果发生中毒人数多、情况复杂或在敏感时期、敏感地区发生的中毒事故,调查组人数要适当增加。

2. 进一步核实食物中毒事故的情况 调查组组长接到指令后,首先要做的事就是电话联系事故报告单位或发生事故的单位,除核对报告记录的情况外,还应进一步了解有关细节:①中毒发生时间、中毒或疑似中毒者的地域分布、就诊情况,已知的患者是否得到了治疗;②病情严重程度,有无死亡、休克、昏迷或生命体征异常;③是否发热,体温有多高;④呕吐、腹泻内容物性状、数量、频次及伴随表现;⑤神经、精神症状与体征;⑥进餐情况、聚餐人数,可疑食品加工方式与原料来源;⑦事态发展趋势、群众情绪。

在核实报告内容和进一步了解有关情况的同时,应告知报告单位或发生事故的单位保护好现场,留存中毒患者或疑似中毒患者的呕吐物、粪便和剩余食品、食品容器用具等。进一步核实和了解情况的目的是对事故性质、范围大小、严重程度及社会影响等进行初步判断,以利于安排调查组成员工作或建议调整调查组人数和成员结构以及准备现场工作中所需要的物资,也为现场工作的开展寻找依据。

3. 准备赴现场调查处理所需要的物资 调查组各个成员应根据组长的分工安排和《食品安全事故应急预案》要求,各自准备赴现场工作所需要的物品。如车辆、通信工具、食物中毒事故个案调查登记表与特殊治疗药品等,食品卫生监督人员应按规定整齐着装,准备执法证件、取证工具和法规文书;检验人员准备各类样品的采样工具、保存试剂、保存容器及运输样品的器材;消毒人员准备消毒剂、洗涤剂等。每个成员还应当准备个人卫生防护用品、生活用品和参考资料。在清点物品时,应注意治疗药品、消毒剂、洗涤剂、保存试剂、消毒器具、个人卫生防护用品等是否在有效期或保质期内,取证工具、交通与通信工具及其他器材是否能够正常使用。

4.人员准备 成立各专业调查小组,设组长一名,成员若干名。各专业小组组长是通晓流行病学和食品卫生学等相关学科的专业骨干,具有现场调查处理的决定权,直接向首席调查员负责,对调查过程的业务决策和质量控制把关,职责如下:

(1)根据事件性质、严重程度,召集组内成员(具体人数可视情况确定),做好调查准备工作后赶赴现场。

(2)现场调查思路的确定与执行。

(3)明确组内各个成员的职责。

(4)及时进行工作组间信息的沟通与反馈。

(5)及时向负责人汇报调查工作的阶段性进展情况,包括口头和书面报告。

(6)拟定样品采集种类和检验项目并请示首席调查员作出决定。

(7)参与对事件的流行病学和卫生统计学分析、检验结果的探讨,参与确定病例定义、病原因子、发生原因、事件波及范围、暴露人数、肇事单位。

(8)参与调查终结报告撰写的确定。

(9)其他需要由组长作出决策的事项。

5.调查表及执法文书 食物中毒事故发生后赴现场时,应携带食物中毒事故个案调查登记表、现场卫生检查笔录、询问笔录、卫生行政控制决定书、卫生监督意见书、证据先行登记保存决定书、证据先行登记保存处理决定书、产品样品采样记录、非产品样品采样记录、封条等。

6.着装与证件 应按规定整齐着装,佩戴行政执法证件,树立与保持卫生监督员的威严、良好的执法形象。

7.取证工具 照相机等。

8.参考资料准备 《食物中毒事故处理办法》《食物中毒诊断标准及技术处理总则》及18个单项食物中毒诊断标准和处理原则等有关专业技术参考资料。

9.其他 如交通和通信工具等。

(三)调查前奏

1.会见企业管理人员 到加工制作可疑食物或供应可疑膳食的场所后,应向企业负责人进行自我介绍并说明来意,出示证件,调查应取得企业负责人员的协助。应强调调查的目的是确定引起发病的有关事件或活动,以便可以采取预防措施,要努力创造和谐的气氛,建立主动、双向交流式的工作关系有助于顺利实施调查。

2.调查前内部讨论 在正式调查之前,组长要召集全体调查人员对事件进行初步讨论,形成调查思路;对调查人员进行工作分工、规定工作职责之后再开始正式调查工作。食物中毒事故调查处理常用的设备、物品见表2-15。

表 2-15　食物中毒事故调查处理常用的设备、物品

类　别	物　品
交通、通信工具	车辆、手机
采样工具	调匙、勺子、压舌板、小刀、镊子、夹子、剪刀、肛拭子、生理盐水试管(5 mL)、消毒棉球、消毒纱布、消毒药械、一次性注射器、灭菌试管、吸管、75%酒精、酒精灯、记号笔、采便管、运送培养基、无菌平皿等
样品容器	塑料袋、200～1000 mL广口瓶、水样瓶、转移培养基试管、粪便盒、样品冷藏设施等
防护用品	防污染的工作衣或隔离衣、帽、消毒口罩、医用手套、靴子等
调查用文书及统计工具	食物中毒事故个案调查登记表、调查结果汇总表、现场卫生检查笔录、询问笔录、采样单、卫生监督意见书、卫生行政控制决定书等卫生监督文书及统计分析用表、笔记本电脑、统计分析软件等

续表

类　别	物　品
现场快速检测设备	食物中毒快速检测箱、毒物快速分析设备、深部温度计等
取证工具	照相机、录音机、摄像机等
专业参考资料	食品卫生相关法律法规、食物中毒诊断标准及处理原则、其他有关专业技术参考资料、应急工作预案、各种专业参考书籍或工作手册等
培养基	C-B 保存液：保存病原菌 亚硒酸盐增菌液：培养沙门氏菌 普通肉汤：培养金黄色葡萄球菌、蜡样芽胞杆菌 1％葡萄糖肉汤：培养链球菌 7.5％ NaCl 肉汤：培养金黄色葡萄球菌 嗜盐增菌液：培养副溶血性弧菌 碱性蛋白胨水：培养霍乱弧菌 肠道增菌液：培养致泻大肠埃希菌 GN 增菌液：培养志贺菌、变形杆菌 LB1 增菌液：培养单核细胞增生李斯特氏菌 硫乙醇酸盐培养液：培养产气荚膜梭菌 布氏肉汤：培养空肠弯曲菌

三、食源性疾病暴发流行病学调查

食源性疾病暴发的调查一般包括：流行病学调查、现场卫生学调查、实验室检测。食品安全事故的调查方法与控制措施，同样适用《食源性疾病暴发：调查与控制指南》的原则和方法。食物中毒事故调查内容见图 2-6。

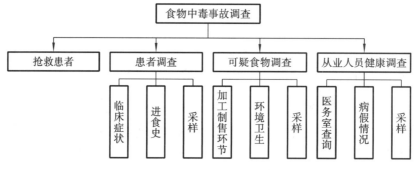

图 2-6　食物中毒事故调查内容

（一）流行病学调查

发生食品安全事故，县级以上疾病预防控制机构应当对与食品安全事故有关的因素开展流行病学调查。事故流行病学调查的任务是利用流行病学方法调查事故有关因素，提出预防和控制事故的建议。事故流行病学调查包括人群流行病学调查、危害因素调查和实验室检测，具体调查技术应当遵循流行病学调查相关技术指南。

发生可疑食物中毒事故时，卫生健康主管部门应按照《食物中毒事故处理办法》、各种食物中毒诊断标准及处理原则、食品安全事故应急预案等要求及时组织和开展现场调查，同时注意收集与中毒事件有关的违反《中华人民共和国食品安全法》的证据，做好对肇事者追究法律责任的证据收集工作。

调查组赶赴现场，调查人员应分别对患者和中毒场所进行调查，对现场初步调查获得的资料进行迅速评估，提出工作病例定义。评估包括：核实信息的准确性，获得有资质的实验室出具的检测报告，确定病例并获得病例的相关信息，收集合适的临床标本和食品标本。

调查任务：①发病人数；②可疑餐次的同餐进食人数及范围、去向；③共同进食的食品；④临床表现及共同点（包括潜伏期和临床症状、体征）；⑤用药情况和治疗效果；⑥需要进一步采取的抢救和控制措施。

首先要了解食物中毒基本情况。人员到达现场后，在协助抢救患者的同时，应询问医生、肇事单位负责人或其他知情人员，了解中毒人数、患者的主要临床表现、临床诊断及治疗情况、首发病例、末位病例、有无危重患者、进餐食品（食谱）等情况。中毒人数较多时，应及时请求公安人员或者其他专职人员负责维持现场秩序。调查处理小组负责人应根据食物中毒事故应急预案的规定和中毒实际情况提出下一步的调查处理方案，进行必要的人员分组和分工。然后，进行个案调查。对患者逐一进行认真、全面的调查，并填写统一的食物中毒事故个案调查登记表。

1. 调查主要内容

（1）基本情况。被调查者的姓名、性别、年龄、职业、家庭住址及电话号码、工作单位、单位地址与电话号码等。

（2）发病情况。发病时间明确到月、日、时、分。症状和体征要详细描述并记录，如发热的体温高低；畏寒与寒战；头痛、头晕、周身不适、肌肉酸痛、恶心等；咽部烧灼感或刺激感；呕吐频次，呕吐物数量及性状；腹痛，疼痛部位（上腹部、下腹部、脐周），疼痛性质（绞痛、阵痛、隐痛），发作频次，每次持续时间；腹泻，粪便性状（黄色水样、洗肉水样、米泔样、糊状），腹泻频次，腹泻伴随症状和体征。其他表现：抽搐，发作时的形态及意识状况，抽搐持续时间，发作间隔时间；谵妄、多语、失语、幻觉、行动障碍、走路蹒跚；昏迷，持续时间；青紫，表现部位，严重程度。伴随表现：休克，血压数值，持续时间；呼吸困难等。

（3）诊疗情况。治疗单位名称，门诊或住院，临床和实验室检测结果及其意义，临床诊断，用药情况（药物名称和剂量），治疗效果。自行服药（药物名称、剂量，使用方法，每天用药次数，已用药天数及自我感觉）情况。

（4）发病前 48 h（必要时 72 h）内进食情况，为了了解疾病暴发事件是否与饮食因素有关，在核实患者临床发病情况的同时，应逐个询问患者近期的进食史及有关活动情况，以了解患者之间是否有共同的进餐史或其他共同暴露史。首先要求供餐者提供真实的食谱，根据食谱询问进餐史。若中毒餐次比较清楚，一般没有必要对发病前 72 h 内的食品都进行调查，集中对中毒餐次的各种食品进行调查。若中毒餐次不清则需要结合临床症状，对 72 h 内进餐食品进行调查。如果患者以恶心、呕吐为主要症状，可以重点询问发病前数小时内所吃的食物；如果患者以腹痛、腹泻为主要症状，应重点调查发病前 20 h 内的进餐食品；如果可疑化学性食物中毒，则重点调查发病前一餐的食品。

2. 调查方法

（1）询问中毒患者和同餐未发病者。调查者按照食物中毒事故个案调查登记表中设计的项目逐一询问，请调查对象回答和叙述。如果被调查者保存有文字资料或实物（门诊病历、检验报告单、购买食品或进餐发票、食谱、剩余食品或食品原料等）时，应认真查看并做好记录。

（2）听诊疗情况介绍。请医疗机构负责食物中毒患者诊疗工作的负责人、科室主任、经治医生及其上级医生介绍调查对象的临床检查、诊断、治疗情况和分析，调查成员在认真听取和记录情况介绍的基础上，可提出相关的问题，请临床工作人员解答或与其共同研讨。

（3）查阅病历资料。一般情况下，每个病例的病历资料都比较多，少则几页，多则数十页，而调查过程时间紧迫，很难一一细看。所以，病历资料的查阅应有重点，主要是看体温记录表、患者主诉、查体发现的阳性体征、检验和其他辅助检查报告、医嘱与治疗措施、病情变化记录及会诊记录等。

（4）看患者。与个案调查一并进行，避免重复。看患者主要是了解其一般情况、主要临床表现和治疗效果。

（5）询问其他知情者。根据食物中毒事故发生的不同场所，如学生（单位职工、工地民工）食堂，饮食（饭）店，婚、丧、喜庆家庭聚餐等，可分别向学校、单位、工地、饮食（饭）店、村（街道）和村民（居民）小组负责人，中毒患者或疑似中毒患者、共同进餐者及有关知情人员了解食物中毒发病尤其是最先发病者的情况，听取他们对可疑中毒食品、可能中毒原因方面的分析及群众的反映情况。在该项调查中，一般可初步获得或复核食物中毒患者或疑似中毒患者名单。

3. 注意事项

(1)对每个病历都要填写食物中毒事故个案调查登记表,调查完毕后请被调查者在表上签字确认。被调查人不能签名的,应由知情成年人代签,并应注明原因;被调查人为未成年人的,应由知情监护人签名。

(2)卫生监督机构调查食物中毒应由两名监督员进行询问,一人询问,一人记录,询问结束后,两名询问的监督员都要在食物中毒事故个案调查登记表上签名。

(3)注意询问内容和方式,避免诱导式提问,让被调查者的回答来印证调查者的主观推断。

(4)应重视对早发病和症状较重的患者的调查,详细记录发病的症状、发病的日期和具体时间。

(5)确定最早发病和最晚发病的患者,初步推断潜伏期。

(6)应特别注意是否出现特殊临床表现,如指甲口唇青紫、阵发性剧烈抽搐、手发颤、心慌等。

(7)应尽可能调查所有中毒患者,避免人为制造选择偏倚和调查偏倚,当出现大规模食物中毒(数百人)时,可以先进行抽样调查,抽样调查的人数应不少于中毒人数的 50%。

(8)注意收集患者的病历及化验结果等,这是医疗机构制作的记录,更有客观性。

(9)对于腹泻和呕吐患者,应追踪调查首次腹泻、呕吐后 24 h 内的总次数,以避免在"确定病例定义"时造成被动。

(10)对聚餐中毒应尽可能先拿到食谱再做询问,因为未拿到食谱就调查往往会导致调查资料失真而无法分析可疑中毒食物。拿到食谱后可针对可疑食品列表中的食物分别进行询问。

(11)调查一定数量的同餐未发病者,注意食品差别,以利于通过罹患率进行统计学分析。

(12)对聚餐中毒还要了解有无聚餐食谱之外的其他可疑食品,如水果、饮料、外出就餐等。

(13)要注意了解是否存在食物之外的其他可能与发病有关的因素,以排除或确定非食源性疾病。

(14)对患者的调查应注意以下环节:

①对患者的调查应重视首发病例,并详细记录第一次发病的症状、发病时间和日期。尽可能调查到所发生的全部病例以及与该起事件有关人员(有毒有害物的管理人员、食品采购人员、厨师等)的发病情况,若人数较多,可先随机选择部分人员进行调查。

②对患者的调查结果应认真登记在食物中毒个案调查登记表中。对疑难中毒事故的调查应对有关可疑食品列表分别进行询问调查,调查时注意具有相同进食史的发病者与未发病者的食物差别,以利于通过计算分析罹患率并进行统计学显著性检验。调查完毕后请被调查者在食物中毒事故个案调查登记表上签字认可。

③对可疑刑事中毒案件应及时将情况通报给公安部门。

(二)现场卫生学调查

现场卫生学调查,又称为环境调查或食品卫生调查。

1. 调查步骤和方法

(1)向负责食品生产的主管人员、采购员、食品加工制作人员等详细了解可疑食物从原料采购到成品供应的整个食物链流程,将可疑食物各加工操作环节绘制成操作流程图,运用 HACCP 方法进行分析。选择最了解情况的有关人员,回忆可疑食品在整个食物链的过程中有否出现感官异常现象,是否存在加工工艺的改变,是否有食品污染的可能。分析并记录可能存在或产生问题的加工环节及其对食品质量的影响。

(2)沿着食品加工流程,对可疑食品的加工过程进行现场勘察。

(3)向加工制作场所的主管人员或企业负责人详细了解可疑食品加工、制作的流程以及加工制作人员的名单。

(4)询问加工制作人员。详细了解有关食品的来源、加工方法、加工过程(包括使用的原料和配料、调料、食品容器)、存放条件和食用方法、进食人员及食用量等情况。应根据各个工作岗位的特点,提出问题。

（5）应将可疑食品各加工操作环节绘制成操作流程图，注明各环节加工制作人员的姓名，分析并标出可能存在或产生问题的加工环节及其对食品质量的影响。

（6）沿着生产的流程，对可疑食品的加工制作过程进行现场勘察，重点检查食品原料的来源、成分、质量、使用方法、保质期、包装完好程度、储存环境等；检查配料、加工、包装、运输、储存等生产过程是否存在直接或间接的污染环节；检查加工方法是否能够杀灭或消除可能的致病因素；加工过程是否存在直接或间接的交叉污染；检查食品的储存条件是否符合卫生要求；剩余食品是否重新加热后食用；检查生产车间的消毒隔离和其他卫生管理制度；查阅生产过程中的相关记录等；请加工制作人员回忆可疑食品的加工制作方法，必要时通过观察其实际加工制作的过程或食品时间和温度的实际测定结果，对可疑食品加工制作环节进行危害分析。

（7）了解接触可疑食品从业人员的健康状况，查看其是否持有健康证、身体状况是否良好、近来是否患病，还要检查其个人卫生状况和习惯。

2. 调查内容

（1）一般情况：详细记录被调查单位（事故发生单位及有关单位）名称、法人或主要负责人姓名、单位地址、生产经营食品种类与规模、有无有效卫生许可证、卫生许可证许可范围及许可证编号和发证机关、联系电话等。如果是家庭或家庭聚餐发生的食物中毒，则应记录家长姓名、性别、年龄、职业、文化程度、家庭成员情况、家庭地址、联系方式等。

（2）可疑食品：原料、配料、调料、添加剂的来源，索证情况、数量、储存条件，感官有无异常现象，运输过程卫生状况，存放容器，储存场所的卫生情况、温湿度和储存时间；食品原料采购点有无变化、大米、面粉、面条等主食原料和副食配料、调料以及制作主、副食都可能使用的食品添加剂是经常用的还是新购进的；食品配方、加工制作人员、加工过程及环境卫生、生产加工数量及时间；食品流向等。

（3）生产经营人员卫生和健康状况：查验每个人的健康体检证及其有效期；向从业人员本人及其同事了解所有调查对象的近期健康状况；有无急性或慢性肠道疾病、化脓性或渗出性皮肤病、手部外伤感染、上呼吸道感染等；近期有无到医疗单位就诊、近期有无请病假或服药等；食品卫生法规、专业知识以及预防食物中毒的知识掌握情况。

（4）加工经营场所卫生状况：

①一般卫生情况：场所建筑物墙体和顶棚是否完整、洁净，外界污染物能否直接进入室内；地面污物、污水及排水设施；设备、设施、工具、用具、容器摆放位置和卫生状况；"三防"设施设置，有无苍蝇、老鼠、蟑螂及其数量情况；通风、采光是否影响场所卫生及工作人员操作。

②平面布局及设施：粗加工和蔬菜、畜禽肉、淡水产品、海产品洗涤的区域设置及其配套设施，库房、专用间的位置与内部设施，成品暂存场地及其环境条件，平面布局与相关设施是否符合生产、制作工艺流程的卫生要求，餐饮具是否消毒与保洁。

③生产、冷藏设备以及工具、用具、容器的原材料类型。在发生中毒前的短期内有无添置或更换设备、工具、用具或容器；清洗、消毒情况和卫生状况。冷藏设备容量与生产、经营规模能否适应，冷藏、冷冻温度，运转、停电情况；冷藏设备中放置的物品及其状态，生、熟物品的摆放位置，即食凉菜是否与食品原料存放在同一冷藏柜（箱）内。有毒有害物质管理和杀虫灭鼠活动是否有专人负责管理、保存；食品、食品原料及辅料库房、加工制作间（生产车间、厨房）、经营场所（餐厅）内是否有杀虫、灭鼠剂，地面、墙裙或卫生洁具清洗剂，火锅燃料，建筑、装饰涂料，未经相应国家机关批准的消毒剂、洗涤剂以及其他有毒化学物品。近期内是否在食品生产区域开展灭鼠、杀虫活动，使用的灭鼠剂、杀虫剂名称，鼠饵放置地点和杀虫剂喷洒的区域。

④卫生管理组织与管理制度有无卫生管理组织及成员分工、工作情况。有无制订卫生管理制度；卫生管理制度的内容，检查、考核、评价、奖励措施的落实。检查卫生管理中是否存在漏洞与薄弱环节。

⑤周围环境：查看食品生产、加工制作、经营场所周围 25 米内有无家畜、家禽饲养场，生活垃圾或工业废渣堆放场地，开放式粪坑（池）、露天厕所、生活污水及工业废水沟渠，家禽、家畜、宠物集贸市场和屠宰场等严重污染源。

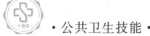

⑥对可疑食品的加工过程调查。

a.向加工制作场所的主管人员或企业负责人详细了解可疑食品加工、制作的流程以及加工制作人员的名单。

b.找到最熟悉事件情况的有关人员(包括患者)了解事件发生过程,详细了解有关食物的来源、加工方法、加工过程(包括使用的原料和配料、调料、食品容器)、存放条件和食用方法、进食人员及食用量等情况。

c.将可疑食品各加工操作环节绘制成操作流程图,注明各加工操作环节加工操作人员的姓名,分析并在有关加工操作环节标出可能会存在或产生的某种危害及其发生危害的危险性。

d.对可疑食品加工制作过程进行初步检查,重点检查食品原(配)料及其来源,加工方法是否杀灭或消除可能的致病因素,加工过程是否存在直接或间接的交叉污染,是否储存不当(例如:非灭菌食品在室温下存放超过4 h),以及剩余食品是否重新加热后食用等内容。

e.了解厨师或其他食品加工人员的健康状况,请加工制作人员回忆可疑食物的加工制作方法,必要时通过观察其实际加工制作的情况或食品时间-温度的实际测定结果,对可疑食品加工制作环节进行危害分析。

f.按可疑食品的原料来源和加工制作环节,选择并采集食品原(配)料、食品加工设备和工(容)具等样品进行检验。

g.在现场调查过程中对发现的食品污染或违反法律、法规的情况进行记录,必要时进行照相、录像。

3.注意事项

(1)检查或询问应由两名调查人员进行。

(2)检查或询问应当填写笔录,由陪同检查人员或被询问人签字认可。

(3)确定调查的重点食品。开始调查时往往还不能明确中毒食品,需要调查的食品较多,但应根据就餐食谱、以往的流行病学资料、患者的临床表现特点、患者的就餐情况、食品的加工方法,确定重点食品优先进行调查。

(4)检查一定要全面、详细,不放过任何可疑之处。

(5)不能忽视对调料和用水的询问和检查。

(三)食物中毒样品的采集及检验

实验室在食物中毒暴发调查中的作用包括:确保采集合适的临床标本;对临床标本进行合适的实验室检测;与其他调查小组成员一起工作,确定和鉴定暴发相关的病原体。

1.样品采集

1)采样原则

(1)代表性原则:所采的样本能真正反映被采样的总体水平。

(2)典型性原则:应根据中毒症状,采集可能含毒量最多的样本,如中毒者吃剩的食物、餐具(未洗刷)。

(3)适时性原则:及时采样,尽快送检。

(4)适量性原则:采样数量应根据检验项目和目的而定,但每份样本不少于检验需要量的三倍,以便供检验、复检和留样备用。

(5)程序原则:采样、送检、留样和出具报告必须按规定的程序进行,各阶段都要有完整的手续,责任分明。

现场样本的采集:根据已经得到的中毒事件流行病学特点和临床症状,初步确定应进行现场或实验室检验的项目,有针对性地采集现场样品,以便能够尽快找到中毒因素。

现场调查人员应尽一切努力及时完成对食物中毒现场各种样品的采集工作,通过对事故的初步判断,根据患者出现的临床症状和检验目的选择样品种类,细菌性、化学性、有毒动植物食物中毒的采样各有侧重点。

2)样品种类 食物中毒样品通常有以下几种:剩余食品;患者呕吐物、粪便、血液、尿液、洗胃液;食品容器或加工用具表面;生产经营人员的手拭、肛拭;化学品。

3)采样数量及方法 食物中毒采样数量不受常规采样数量的限制,应根据检验需要采样,可参考下列采集方法。

(1)呕吐物:嘱患者直接将呕吐物吐入双层、洁净、未使用过的食品采样塑料袋内或消毒塑料桶内,用灭菌不锈钢长柄勺将呕吐物搅匀后,再用其将呕吐物装入灭菌瓶内。

(2)洗胃液:请进行洗胃操作的医务人员将洗胃液经胃管回流至灭菌瓶内或将洗胃液装入消毒塑料桶内,再用灭菌不锈钢长柄勺将搅匀后的洗胃液装入灭菌瓶内。

(3)血液:常规采肘静脉血。

(4)尿液:用洁净聚乙烯塑料瓶采样,一般应加适量酸性保存剂,防止尿液中金属或半金属类化学物质丢失。

(5)粪便:采集患者刚排出的新鲜粪便,用灭菌棉签从粪便中采取样品,放入采便盒或采便管内,或者用灭菌棉拭子以生理盐水润湿后,插入肛门内 6 cm 左右,转动棉拭子取肠表面黏液,然后将棉拭子在相应培养皿上接种或将棉拭子以消毒剪刀除柄后装入预先制备的增菌液中。

(6)剩余食品:用灭菌镊子或灭菌勺采集,将样品置入灭菌容器内。

(7)食物容器:将灭菌生理盐水 200 mL 倒进容器内,再用灭菌棉签洗涤容器内壁后,采用消毒剪刀剪除棉签柄,洗涤液及棉签头置入灭菌容器内。未打开的定型包装食品可直接送检。

(8)食品原料、辅料、添加剂:与卫生监督监测采样方法基本相同。在没有明确的可疑中毒食品线索时,采取样品应注意样品的代表性;如果已取得可疑中毒食品的部分依据,则应注意样品的典型性,即有针对性地采取最容易、最可能、感官异常、最明显部位的样品。采样数量比卫生监督监测采样应稍多一些,以便多次反复检测。

(9)场所物品有食品设备、工具、用具、容器等:通常采用多支灭菌棉签,蘸灭菌生理盐水在物品表面反复擦拭后,以消毒剪刀将棉签柄去除,棉签头置入盛有少量灭菌生理盐水的灭菌容器内。抹布,也可用消毒剪刀剪下一块;菜板(墩),可用消毒刀刮其表面;剪下的抹布、菜板(墩)刮下的木屑,分别用灭菌工具采取,置入不同的装有少量灭菌生理盐水的试管内。

(10)生活饮用水:应根据水源和供水方式的具体情况采集样品。以自来水形式供水的,主要采集管网末梢水;必要时还应采集水源水、蓄水池水、管道水;有二次供水设施的,则应采集地下及楼顶储水池水。分散式供水,可采集井水、泉水、塘水或水库水。用于细菌培养的水样,应以无菌操作的方法采样,样品装进无菌容器内,每个样品的水量为 250~500 mL。检测有毒化学物质的水样,多用聚乙烯塑料桶或玻璃瓶采样,水量为 3000~5000 mL,可供检测多种毒物。检测金属类毒物的水样应添加适量硝酸,检测氰化物、酚类等的水样加适量氢氧化钠,作为保存剂。通常的采样数量见表 2-16。

表 2-16 不同样品的采样数量与方法

样 品 种 类	采 样 数 量	采 样 方 法
粪便	50~100 mL(g)(每人)	采便管置于运送培养基内
呕吐物	50~200 g(每人)	置于消毒过的容器内
血液	5~10 mL(每人)	静脉无菌采样
尿液	100~200 mL(每人)	取中段尿
固体食品	200~500 g	取不同部位,置于灭菌容器内
流体及半流体食品	200~500 mL	充分搅拌后取,置于灭菌容器内
涂抹样品	—	灭菌棉签蘸满生理盐水涂抹物品表面,置于生理盐水试管内
尸体标本	10~20 g(每种脏器)	置于灭菌容器内
其他样品	根据检验需要	视情况采集可能含有有毒物质的物品

4)采样注意事项

(1)采样前应通知实验室做好准备,必要时,邀请实验室人员到现场采样。

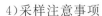

(2)填写采样记录,可疑食品填写产品样品采样记录,患者样品、生产经营人员样品和工用具涂抹样品填写非产品样品采样记录,采样记录中的"采样目的"项要填写具体的检验项目。采样记录要有卫生监督员和被采样人的签名,加盖卫生行政机关印章。

(3)样品必须贴上标签,填写名称或编号、时间、地点、数量、现场条件、采样人等。

(4)做到严密封闭包装,置于冰箱内保存,温度通常控制在 4 ℃左右,并应在 4 h 内送至实验室。如无条件时,在样品采集和运送途中应用冰壶冷藏。

(5)样品容器最好是清洁的玻璃器皿,也可用无色塑料制品,切勿使用金属或陶土器皿。如发现容器可能影响检验结果时,应在检验报告上注明。

(6)食品样品采集尽量采取中毒患者食用后的剩余食品;无直接剩余食品时,采集可疑中毒食品的包装或者用灭菌生理盐水洗涤盛过可疑中毒食品的容器,取洗涤液;必要时采集半成品或原料,若是化学性、有毒动植物食物中毒采集食品原料尤为重要。

(7)可疑细菌性食物中毒或原因不明时,要用无菌采样方法进行。

(8)可疑细菌性食物中毒或原因不明时,尽可能采集未用药患者的样品,但用药后的样品仍可能有价值。

(9)大便样品采集必须用采便管采集腹泻患者大便,若让中毒患者自行留便可能影响致病菌的检出率。

(10)对大型食物中毒事故一般至少应采集 10 名具有典型临床症状的患者的检验样品,同时应采集部分具有相同进食史但未发病者的同类样品作为对照样品。

(11)血液采集怀疑感染型细菌性食物中毒时,采中毒患者急性期(3 天内)和恢复期(2 周左右)静脉血各 3 mL,至少采集 5 名患者,同时,采集正常人静脉血作为对照,观察抗体效价的变化,以便明确致病菌。当可疑化学性食物中毒时,根据情况也应考虑采集血液样品。

(12)当怀疑细菌性食物中毒时,应根据对食品加工人员带菌情况的调查结果进行采样,可用采便管对厨师进行肛拭子采样。对患有呼吸道感染或皮肤病从业人员,应对其咽部或皮肤病灶处进行涂抹采样。

(13)送样要及时,做细菌检验的样品应在冷藏箱内保存,温度通常控制在 4 ℃左右,且应在 4 h 内送至实验室。

(14)拟不采样的剩余食品可采取证据先行登记保存。

(15)应根据患者出现的临床症状和检验目的选择样品种类。可疑食品的剩余部分、半成品和原料为必须采集的样品;患者的呕吐物要尽量采集;对腹泻患者要注意采集粪便;对发热患者注意采集血液样品;对可疑化学性食物中毒应采集血和尿液;无剩余可疑食品时,应采集生产设备上的残留物,食品加工工具、用具、炊具及食品容器、餐饮具、抹布、操作人员双手等接触食品物品的涂抹样等。

(16)若需采集肛拭子,中毒事件规模较小,患者人数 10 人以下的,应全部采样;中毒事件规模较大,患者人数较多,至少应对 30%临床症状典型的患者进行采集。不具备现场检测条件的样品应在适宜的保存温度和条件下以最短的时间送至疾病预防控制中心实验室。不能及时送检的样品应该冷藏;进行微生物检验的样品不得冷冻保存;不得在样品中加入防腐剂。

2. 实验室检测

(1)拟定检测项目:根据流行病学调查资料、临床表现、潜伏期,尽快推断可能的致病因素,提出病因假设,拟定检测项目。必要时可以对可疑中毒食物样品进行简易动物毒性试验。

(2)样品实验室检测:根据中毒患者临床特点和流行病学资料分析结果,尽快推断可疑致病因素范围,确定检测项目。按照国家标准或行业标准及时对采集的样品进行检测。检出致病菌或毒素的,应对致病菌及毒素进行分型,并按规定进行鉴定并长期保存菌株。必要时,对可疑中毒食品样品进行动物毒性试验,在现场应急情况下可采用简易动物毒性试验。要加强与其他实验室的联系和合作,当遇到困难时及时请求帮助和支持。

四、调查资料分析

在获取现场卫生学调查的资料和实验室检测结果后,结合临床表现、流行病学资料、可疑食品加工制作情况和实验室检测结果进行汇总分析,按各类食物中毒诊断标准确定的判定依据和原则做出综合判定,以便确定中毒食品、致病因子及中毒原因,撰写一份完整的食物中毒调查报告。

根据病例个案调查所收集的信息,建立数据库,采用统计图表模板,对食源性疾病事件进行描述性分析,包括如下内容。

(一)临床资料分析

食物中毒特有的临床表现是标准诊断食物中毒的主要依据之一,然而绝大多数食物中毒均有消化道刺激表现,似乎无特殊性,因此常常被忽视,许多调查资料也只是简单地罗列而没有加以分析。只有详细询问各种主观症状,观察客观体征,收集病例的临床实验室检测(如血常规、肾功能、肝功能、心电图、B超等)资料,才能从其中分析出特殊性,找到某种"特有的表现"。即使没有发现"特有的表现",临床表现对于食物中毒关联因素的分析和病因的推断也起着举足轻重的作用。通过对症状和体征的分析,有助于确定疾病的突出症状与体征,从而提示发病是感染性疾病,抑或是中毒性疾病,并确定为何种与食物中毒事件有关的临床综合征。

(二)分析性流行病学研究

分析性流行病学研究通过比较疾病患者与未患类似疾病者的特征,确定可疑食品或其他因素暴露与所研究疾病间的关系,验证假设。在疾病暴发期间需要相应研究结果,既帮助进行有效控制,还可在早期进行初步的分析性研究,随着调查的深入可进行更详尽的研究。

1. 回顾性队列研究 在规模较小而人群数量确定的食源性疾病暴发调查中采用回顾性队列研究。选择该人群作为调查对象,根据对一种或多种可疑食品的初步假设,使用暴露因素一览表收集调查对象回顾性暴露信息,计算有可疑食品暴露者的疾病罹患率及无暴露者的疾病罹患率,进而计算可疑食品的相对危险度(RR),以测量暴露与疾病之间联系的强度。须同时计算其可信区间以排除偶然因素的影响。开展回顾性队列研究时,调查对象一般不超过100人。

两个罹患率之比为相对危险度(RR),可用下列方法计算:

相对危险度(RR)=食用食品 A 者的罹患率/未食用食品 A 者的罹患率

2. 病例对照研究 在暴发规模较大或人群数量不确定的食源性疾病暴发调查中,难以对全部病例进行调查时,采用病例对照研究。

研究的病例应为符合临床诊断和实验室确诊病例定义者;对照应来自病例所在的源人群,能够代表源人群的暴露水平,结合食源性疾病特点和实际工作条件,为病例选取健康对照或未患所调查疾病的病例对照,对照人数应不少于病例人数。

病例对照研究,用于不能确定或者调查还未确定的所有暴露者和非暴露者的队列。在病例对照研究中,对病例和健康人群(对照)中暴露的分布要进行相互比较。计算暴露比值比(OR),确定病例与食用食品之间的联系。选择对照,从概念上,对照必定没有所调查的疾病,而应只是代表病例来自的总体人群。常见的对照组如:病例的邻居;来自同一医生诊治或同一医院但无所研究疾病的患者;家庭成员或患者的朋友;涉及相关事件但无发病者;暴露期间在相关食品服务机构就餐但无发病者。

有条件时尽可能进行匹配的病例对照研究,病例数在 50 例以上时,采取 1:1 的病例对照即可;在暴发规模较小、病例数较少时,应采用 1:2、1:3 或 1:4 病例对照研究。在病例数极少或极多的情况下,应采用统计学方法估计病例对照研究所需样本含量,以达到最大的统计分析效能,节省人力物力。

分别收集病例和对照的可疑食品暴露情况信息,计算暴露比值比,以判断疾病与可疑食品暴露的关联。须同时计算该比值比的可信区间以排除偶然因素的影响。

注意:一种以上可疑食品与疾病间存在的统计学意义的关联。

3. 剂量反应关系研究 通过回顾性队列研究或病例对照研究可进一步分析可疑食品的剂量反应关系。

分析可疑食品暴露剂量增加时,通过卡方检验验证剂量反应关系。如病例全部暴露,可分析病例的病情轻重与可疑食品摄入量之间的剂量反应关系以验证假设。

可疑食品/致病因素与疾病因果关系分析:应考虑可疑食品/致病因素与疾病间的因果关系是否具有生物学合理性,是否具有暴露在前、发病在后的时间合理性,有无一定强度的因果关联或有无具有剂量反应关系,有无停止暴露即停止发病的终止效应,并与既往疾病暴发或其他研究有无一致性。

(三)建立假设

结合疾病调查的描述性分析结果,提出导致食源性疾病的可疑食品、致病因素、污染途径等的初步假设,指导采取必要的患者救治和预防控制措施,进行进一步的病因研究。

对于已知的或基本明确的疾病致病因素,应对曾发生的疾病进行回顾,判断一致性及审查当前病例的症状和体征信息以支持假设;对于尚未能确认的致病因素,则通过个案调查获取的特殊信息、查阅文献或组织专家讨论、进行专家咨询建立假设。

基于早期信息往往可以建立多个假设,但应确保假设均具备合理性,具有能被调查获取的信息支持,并能够解释大部分的病例。根据初步调查和个案调查获取的可疑食品或其他因素暴露信息,制作暴露因素一览表用于进一步的调查研究。

对患者进行定义,即通过现场核实的发病情况和进食情况分析,提出确定病例的标准,按确定的病例标准对现已发现或报告的可疑病例进行鉴别。确定病例并从患者处获得信息,分析资料的时间、地点和人群分布特征,确定高危人群,对导致疾病的暴露或媒介提出假设,将假设与已经确定的事实进行比较。

(四)确定病例

病例确定标准可参考以下方面:根据患者潜伏期、各种临床症状与体征出现的频率,确定患者的突出症状与伴随症状;根据临床发病情况确定患者病情轻重;根据是否有医师诊断确定病例是否为临床诊断病例。

(五)"三间"分布分析

(1)按病例发病时间绘制发病流行曲线,分析病例发病时间的分布特点及其联系。

时间分布分析:绘制发病流行曲线,分析可能的致病因素暴露模式;根据病例暴露于可疑食品和发病时间间隔计算潜伏期,特别关注首例、末例病例的潜伏期,计算平均潜伏期,推测可能的致病因素。时间分布,以病例数作为 Y 轴,发病日期作为 X 轴进行绘制。发病流行曲线可以揭示流行类型,暴露的时间长短以及疾病的潜伏期。

潜伏期一般指从食入病原体到出现第一个症状的时间。潜伏期是疾病的重要特征之一,受致病因子的种类(毒素中毒化学毒物的潜伏期较短,细菌较长)、数量、宿主的免疫状况、机体的个体差异等影响。潜伏期按小时计算的有毒素、毒蕈中毒、贝类毒素中毒以及化学毒物如鼠药、农药中毒等;潜伏期按日计算的有细菌性食物中毒、病毒性食物中毒。平均潜伏期通常采用中位数方法进行计算。

(2)绘制病例发病场所或地点分布图,分析病例发病地区分布特点及其联系,用于确定发病的波及范围。

(3)绘制病例人群分布统计图例,分析病例人群分布特点,有助于推断可能的病原体和致病因素。

(六)确定进食餐次和可疑的食物

(1)分析可疑食物或因素出现的时间,如发生食物中毒时,要特别注意有无集会或聚餐及集会或聚餐的具体时间。可以用排除法来判断进食日期或餐次,如食物中毒发生后偶然吃一餐的人员中有无发病,早于或晚于进食时间的是否均不发病。

(2)比较进食者与未进食者在发生食源性疾病罹患率上的差异。

(3)根据实验室对中毒食物的阳性检验结果来判定中毒食物。比如,从患者吃的剩余食物中检出某种致病菌或某种化学毒物,且患者的临床表现有符合该种致病菌或化学毒物中毒的临床表现,则可认定为中毒食物。

（七）分析事件的可能病因

根据确定的病例标准和病例流行病学分布的特点,提出是否是一起食物中毒事件的意见,并就该起发病事件的性质,可能的传播类型,进食可疑中毒食品的时间、地点、中毒食品等形成病因假设,以指导抢救患者和进一步开展病因调查及中毒控制工作。

五、卫生处理

1. 对事故控制的要求

（1）事故责任单位、事故发生单位和有关监管部门应边调查边控制,对受到威胁的人群、可疑食品、可疑食品用工具及加工场所采取控制措施。

（2）对食品安全事故危害可疑因素的控制措施贯穿事故原因调查过程的始终,而不应等事故原因调查清楚后再实施。食品安全监管部门、技术支撑部门,应及时对事故采取的各项控制措施的效果进行评价,以不断调整控制策略,最大限度地减轻事故危害。

（3）由于食品安全事故的特殊性,在事故发生的初期,事故原因往往不清楚,为了履行法定职责,有效控制事故危害,所有食品安全事故均要实施行政控制。

（4）食品安全事故行政控制的解控,应依据检验结果及现场卫生学评价结果。解控标准:事故原因消除,食品、食品原料污染消除,食品生产加工环境、食品用工具及用具清洗消毒达到标准;现场卫生学评价合格。

（5）注意事故危害控制中行政控制与行政执法中查封、扣押的区别。对事故危害控制宜采用行政控制决定。

（6）采取行政控制措施后,不要立即责令清洗消毒或采取其他卫生学处理,应待现场调查完结后再采取上述措施。

（7）食品安全事故的行政控制是针对被污染的食品及其原料、食品用工具及用具而采取的措施,不能对可疑食品生产经营场所采取控制措施。

2. 事故控制原则

（1）依法原则:按照法律、法规的规定,由负有法定监管职责的部门依法采取事故控制。

（2）及时有效原则:初步核实事故后就应立即采取一般控制措施,如封存可疑食品及原料、加工用具、停业经营等。

（3）边调查边控制的原则:事故调查与控制同时进行,并及时调整控制措施。

（4）对可能原因的一般控制与对原因明确的针对性控制相结合的原则:原因不明时采取一般控制措施,原因明确后及时采取针对性控制措施。

事故发生后,事故责任单位、事故发生单位应当主动立即采取组织救治患者,妥善保护可能造成事故的食品及其原料、工具、设备和现场,不转移、不毁灭相关证据等措施。食物中毒现场控制流程如图2-7所示。

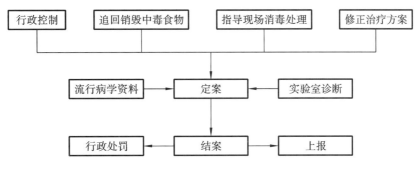

图 2-7 食物中毒现场控制流程

3. 事故现场卫生处理措施

（1）污染食品的处理:经事故调查确认的中毒食物或被污染的食品,应向有关监管部门提出卫生学处理的建议,具体包括:对病原微生物污染的食品,根据微生物的种类及污染程度,固态的可煮沸 15 min 后掩埋或焚烧,液态的可使用 20% 漂白粉乳剂或 50000 mg/L 有效氯消毒剂浸泡 2 h 后排放;对被有害物质污染的食品,应毁形后焚烧或深埋,不得作为食品工业原料或饲料。

(2)污染环境的卫生处理:对于发生食品安全事故的餐饮单位应当对发生食品安全事故的环境进行环境清洁处理。根据不同性质的食物中毒,提出环境卫生学处理的建议,必要时进行现场指导。具体方法有:对接触细菌性、真菌性中毒食物的餐具、工(用)具、容器设备等物品,用 1%~2% 碱水煮沸,或用有效氯含量为 250 mg/L 氯制剂溶液浸泡、擦拭消毒。对接触化学性中毒食物的工(用)具、容器、设备等物品,要用碱液进行彻底清洗消毒,消除污染或销毁。

(3)对感染或带菌者的控制:如果在餐饮单位发现感染或携带可经食品引起疾病传播的某种病原体的食品加工人员,视调查情况及时采集他们粪便包括肛拭样品以及鼻腔、咽喉部、开放性溃疡、损伤部位等的棉拭子样品(必要时采集血液样品),根据检查结果向监管部门提出限制或调离其从事食品加工工作的建议。

(4)对具有传染病的食源性疾病患者采用如下控制措施:

①对于感染志贺氏菌或出血性大肠埃希菌(O157:H7)的食品加工人员,如已无腹泻症状且粪便样品未检出相应致病菌时可恢复上岗;如经抗生素治疗,则要在停止治疗至少 48 h 后再送粪便样品检验,当连续 2 次未检出相应致病菌时才可恢复上岗。

②对于感染伤寒沙门氏菌的食品加工人员,如粪便样品连续 3 次(每次间隔 48 h 采集)未检出伤寒沙门氏菌时才可恢复上岗;如经抗生素治疗,则要在停止治疗至少 48 h 后才能送第 1 次粪便样品检验。

③对于皮肤感染的食品加工人员,如伤口已彻底治愈或经合理包扎、消除细菌传播危险后可恢复上岗。

④对于患不明原因的腹泻和呕吐的食品加工人员,如已无腹泻和呕吐症状达 48 h,最好 72 h 后或已确定不会传染时再恢复上岗。

(5)行政控制措施:负有监管职责的监管部门依法采取的强制性行政措施,包括行政控制、责令召回、停止经营并销毁。

4.事故控制应用

1)事故责任单位、发生单位应采取的措施　发生食品安全事故后,事故责任单位、发生单位应当立即组织救治患者,妥善保护可能造成事故的食品及其原料、工具、设备和现场,不得转移、毁灭相关证据。在事故现场内停止一切活动,明确告知无关人员不得入内,并指派专人看守。落实技术部门提出的技术措施、监管部门提出的行政控制措施、责令召回、停止经营并销毁等措施。

事故责任单位、发生单位的负责人和有关人员在事故调查期间不应离开现场,应随时接受事故调查组的询问,如实提供有关情况。

2)食品安全监管部门应采取的措施　县级以上地方卫生健康主管部门会同有关食品安全监管部门对食品安全事故进行调查处理,同时采取以下处理措施,防止或减轻事故危害。

(1)卫生健康主管部门立即组织救治有健康损害的人员;建立救治绿色通道,协调专家、患者转运等相关救治事宜。协调事故的调查处理。

(2)食品安全监管部门依法封存可能导致食品安全事故的食品及其原料,并立即进行检验;对确认属于被污染的食品及其原料,责令食品生产经营者依照《中华人民共和国食品安全法》第六十三条的规定予以召回或者停止经营。

(3)食品安全监管部门依法依职责封存被污染的食品用工具及用具,待现场调查完成后责令进行清洗消毒。

(4)根据实验室检测结果控制食品加工人员中食源性疾病的感染者和带菌者,并应采取责令暂时脱离接触食品岗位的措施。

Note

（张康）

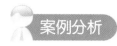 案例分析

××县××村一起中毒事件分析

案例摘要：生物碱中毒是近几年我国南方地区农村家庭常见的食物中毒事件,尤其是断肠草中毒和药酒中毒,每年均有发生。生物碱中毒形式多样,危害严重,病死率高,实验室检测难度大。本案例以 2017 年××县××村一起药酒中毒事件为例,通过桌面推演方式,从食物中毒的判定标准、致病因子类型、现场调查处置、病因假设的形成和验证、调查结论的确定等逐步展开讨论,引导学生认识生物碱(乌头碱)中毒的主要临床表现、危害和中毒的形式,着重培养学生在无法获取样本或实验室检测阴性情况下形成病因假设并检验和验证假设的能力。

案例背景:2017 年 4 月 24 日 16 时 20 分,××县疾病预防控制中心接到××县人民医院防保科报告称,当地××村村民 9 人中午 12 时左右在家进餐,约 12 时 30 分,先后有 3 人出现恶心、呕吐、头晕、四肢乏力、麻痹等症状,随后拨打该院 120 急救电话,其中 1 人(李某忠)在送往医院的途中抢救无效死亡,另外 2 人(郭某、梁某)目前仍在 ICU 进行抢救。

问题 1:该事件可确定为一起食源性疾病暴发吗? 判定依据是什么?

参考答案:

食源性疾病暴发是指在一个局部地区或者集体单位内,短时间内突然有很多症状体征相同的患者出现,这些人多有相同的传染源或传播途径。大多数患者常同时出现在该病的最长潜伏期内,如食物中毒、托幼机构的麻疹、流行性脑脊髓膜炎等暴发。

暴发通常超过既往平均水平。

确定为食源性疾病暴发的判定依据如下(食物中毒特点):①多人有共同进餐史;②临床特征类似;③短时间内发生。

在短短半个多小时内,聚餐人群中发生了 3 例胃肠道病例,事件显然已超过了"预期"或基线率。因此,证明是食源性疾病暴发发生的可能性极大。

问题 2:根据背景的资料,我们首先考虑是哪种类型的食源性疾病暴发?

参考答案:

按致病因子分类:可分为细菌/病毒/寄生虫/化学性/真菌毒素/动物性/植物性。

按发病机制分类:分为以下几种。

食源性感染:摄入受细菌、病毒或寄生虫污染的食品引起的一类感染性疾病,是由于体内微生物的生长和繁殖引起的。由于微生物的繁殖(为生成和释放毒素)需要一定的时间,因此,感染引起发病所需的潜伏期相对较长,通常以天计算。感染的症状通常包括腹泻、恶心、呕吐和腹部绞痛,并常常伴有发热。

食源性中毒:摄入受某种毒物污染的食品所引起的一类中毒性疾病,是由于直接摄入含有毒物或毒素的食物而引起。毒素的来源可以是某些确定的细菌,有毒的化学药品和动物、植物、真菌中含有的天然毒素。细菌性中毒的毒素通常是细菌在食物中增殖时产生的。发病是由食物中的毒素被摄入。由毒素所引起的发病较感染引起的发病更急,是因为机体很快就受毒素的影响并开始产生排斥反应来消除毒素,不需要像感染那样需要细菌增殖和进入肠黏膜。中毒所引起的潜伏期通常以分钟或小时来测量,最常见的或有时为唯一的症状就是呕吐,其他症状包括恶心、腹泻、大汗、感觉和运动功能的障碍,如复视、全身乏力、呼吸衰竭、麻痹、抽搐、面部刺痛和知觉丧失。在中毒时很少出现发热这一症状。

问题 3:回顾暴发调查的步骤。

参考答案:

(1)调查前准备工作:明确可使用的调查队伍和资源/现场工作准备(例如管理、清算、差旅、联系、调查负责人的指示等)。

(2)证实暴发的存在。

Note

（3）核实诊断。

（4）确定病例定义。

（5）系统地收集病例，列出一览表，开展个案调查。

（6）进行流行病学描述：三间分布。

（7）建立假设。

（8）检验和验证假设。

（9）如果必要，重新考虑/细化假设和进行另外的研究。

（10）尽可能早地实施控制和预防措施。

（11）交流信息发现：为领导概述调查；准备写报告。

（12）继续监测以便监控趋势和评价预防控制措施。

问题4：在调查过程中，我们要收集病例信息，明确哪些病例是我们的调查对象？同时制订病例定义。

参考答案：

病例定义的组成部分：时间、地点、人物、诊断标准（临床＋实验室）。

应强调最初的病例定义应放宽标准。

本次研究制订了疑似病例定义、临床诊断病例定义。内容如下：

疑似病例：4月24日，聚餐人群中出现恶心、呕吐、头晕、四肢乏力、麻痹等症状之一者。

临床诊断病例：4月24日，聚餐人群中出现恶心、呕吐、头晕、四肢乏力、麻痹等2种以上症状者。

问题5：为探讨危险因素，形成假设，病例调查的内容应包括哪些？

参考答案：

（1）病例的识别信息、人口学特征。

（2）病例的临床症状和实验室检测结果（发病日期、症状体征、病程、治疗效果、转归、实验室结果）。

（3）病例的流行病学情况：发病前72 h，重点是24 h内进餐史，可疑的餐次是否食用、食用时间、食用量，病例的其他暴露史，饮用水、聚会情况、与患者接触史。

（4）调查员信息。

问题6：你选择哪种流行病学调查方法来确定可疑食物？应考虑选择哪些人作为调查对象？

对于餐次不明确的，分别计算各餐次罹患率。

经调查，事件详细经过如下：

2017年4月24日上午，××村村民何某荣请来4名工人为其宅基地拉线，其中1人为地理先生高某（65岁）、1人为李某忠（51岁，死者），另外2人郭某（38岁）和梁某（41岁）为在何某荣的邻居何某太家帮忙建房子的建筑工人，24日上午临时到何某荣家帮忙。4名工人均各自在家吃过早餐后到何某荣家，干活期间未进食任何食物和水。

4月24日中午12点，4名工人和何某荣及其妻子黎某莲、儿子何某福、女儿何某芳、孙女何某敏共9人在家进食午餐，午餐饭菜由何某荣夫妇准备。午餐食品有鱼、猪肉炒葛薯、鸡爪、苦麦菜、米饭、粥及药酒。9名用餐人员具体食物进食情况见表1。用餐后约20 min，3名工人陆续出现恶心、呕吐（4～5次）、头晕、大汗、全身无力、四肢麻痹、发冷等症状，其中死者李某忠伴有腹泻（3次）、抽搐症状。3名工人发病前3天无共同就餐史。4月24日午餐共同进餐人员、菜谱及进食情况见表2-17。

表2-17 4月24日午餐菜谱及用餐者进食食物一览表

姓名	鱼	鸡爪	猪肉炒葛薯	苦麦菜	米饭	粥	自浸酒（药酒）
何某芳	√	√	√	√	√	√	×
黎某莲	√	√	√	√	√	√	×

续表

姓名	鱼	鸡爪	猪肉炒葛薯	苦麦菜	米饭	粥	自浸酒（药酒）
何某福	√	√	√	√	√	√	×
何某敏	√	√	√	√	√	√	×
何某荣	√	√	√	√	√	√	×
高某	√	×	√	√	×	×	√
李某忠	√	√	√	√	×	√	√
梁某	√	×	√	×	×	×	√
郭某	√	×	√	√	×	×	√

问题7：可以设计哪种流行病学调查来确定可疑食物？应考虑选择哪些人作为调查对象？

参考答案：

病例对照研究：选择4月24日在何某荣家进食午餐者的临床诊断病例为病例组，无症状健康者为对照组。

回顾性队列研究：选择4月24日在何某荣家进食某种可疑食物者为暴露组，未食用可疑食物者为对照组。

什么时候适合病例对照研究？

（1）开放人群中：如一个大社区中发生食物中毒事件。

（2）固定人群数量较大时。

（3）疾病罕见时，罹患率低。

（4）病因不明时。

什么时候适合回顾性队列研究？

（1）回顾性队列研究通常适用于小范围、确定人群中疾病暴发的调查：

如某聚餐的全部就餐者、某车间的全部工人等。

（2）在病例对照研究的基础上，可计算怀疑病因的相对危险度，检验病因假设。在缺少实验性研究的场合时，也具备验证病因假设的功效。

问题8：根据以上信息，以上中毒的可疑食物是什么？

参考答案：

可疑食物为自浸酒（药酒）。原因：

（1）病例对照研究显示，病例组所有病例均饮用了药酒，暴露率100%；未发病对照组6人只有1人饮用药酒，暴露率16.7%。提示药酒很可能是本事件的危险因素。

（2）回顾性队列研究显示，暴露组4人饮药酒，3人发病，罹患率75%；未饮用药酒者对照组没有人发病。提示饮酒与本事件的因果关系极强。

问题9：发现自浸酒（药酒）的危险性较高后，在可疑食品调查过程中，应重点了解哪些方面的情况？

参考答案：

（1）四名工人饮用量。

（2）另一名饮药酒人员发病情况。

（3）药酒来源及储存情况。

（4）药酒主要配方、功效。

（5）药酒既往饮用情况。

经调查，另一名饮酒人员高某饮用后亦出现头晕、浑身不适、口舌麻痹等不适症状，但相对较轻，无恶心、呕吐等现象，14:40送其他3名工人上救护车后自行骑摩托车回家，路上曾摔倒，到家后自行服用"黄连素""穿心莲"和"龙胆泻肝丸"等药物。

饮用量:流行病学调查发现,4 名工人喝酒 10 多分钟后均反映有嘴麻、酒苦、感觉难受等现象,其中梁某和郭某出现呕吐,因而停止饮用,4 人饮酒量分别如下:李某忠约 50 mL,梁某 50 mL,郭某 40 mL、高某 10 mL。病情严重程度是否与饮用量存在剂量-反应关系?

药酒来源:药酒为何某荣的妻子黎某莲与邻居何某枝的妻子 2 年前一同到本镇药店购买药材,并在镇上购买白酒和瓶子浸泡,泡制定量约 1 斤(500 g)。

药酒存放情况:药酒存放于客厅旁的房间,房间内主要存放油、米、日常用品等杂物,无农药、鼠药等有毒有害物质存放,由于家中有幼童,该房间平时闭锁,药酒在浸泡过程中未添加任何物质;当地公安部门介入调查,排除了刑事案件的可能。

药酒配方:何某枝的妻子 2 年前从亲戚家得来,具体成分不详。

药酒功效:对风湿、四肢酸痛、改善睡眠等有效。

感官性状:泡酒人员及喝酒工人反映,药酒外观呈土黄色,药味较浓。

既往饮用情况:药酒泡制 2 个月后何某荣和黎某莲曾先后品尝,饮用量约一汤匙(5 mL),感觉口感较差、喝后感觉不好,认为酒力太猛,加上何某荣患有糖尿病,两人不再饮用;何某荣的妻子黎某莲反映,2016 年曾 2 次用该酒招待地理先生高某,每次饮用 1～2 两(50～100 g),未发现高某有饮用后不适现象。

病例的生化指标:

(1)2 名入住 ICU 的病例(郭某、梁某)均出现血中性粒细胞数上升和红细胞比容下降。

(2)郭某尿隐血＋＋、红细胞 3278.50/μL(正常值 0～13.10/μL)、白细胞 102.00/μL(正常值 0～9.20/μL),胃液隐血阳性,胃液 pH 为 6.3(正常值 0.9～1.8)。

(3)梁某尿隐血＋。

(4)经催吐、洗胃和对症治疗后,梁某和郭某均好转出院。

问题 10:根据以上调查获取的信息,如果你是现场调查人员,你还要进一步收集哪些信息?

参考答案:

(1)地理先生高某既往药酒饮用史及相关情况。

(2)一同泡制药酒的邻居的相关情况。

地理先生高某既往药酒饮用史及相关情况:

据地理先生高某称,2016 年 6 月和 12 月曾 2 次受邀到何某荣家讨论房屋建设问题并饮用了药酒,饮用量分别约为 100 mL 和 60 mL,当时感觉药酒口感差,2 次饮用后均出现全身发麻、无力和头晕等现象,以为酒力太强,两次回家后均自行服用"黄连素""穿心莲"和"龙胆泻肝丸"等药物。由于之前的两次酒后不适经历,本次午餐高某仅碍于面子陪同其他 3 名工人饮用少量。

一同泡制药酒的邻居的相关情况:

邻居何某枝夫妇泡制后亦曾试饮几次,每次约一汤匙(5 mL),感觉口感差、喝后有不适现象,因而基本不饮用。

2016 年夏天,何某枝的儿子曾饮用(具体饮用量不详),饮用后出现呕吐、头痛、浑身不适、发冷等症状,当时以为醉酒,村医给予能量合剂、维生素 C 静脉滴注 2 天后症状好转,此后将药酒全部丢弃。

问题 11:现场应重点采集什么样品? 检测哪些项目?

参考答案:

应采集的样品:

(1)药酒。

(2)患者的呕吐物、洗胃液、血液、尿液、粪便等。

怎么确定检测项目?

(1)药方:可疑的毒性成分

（2）根据经验判断：××县所在省及当地常见药酒中毒原因。

如何进行数据收集？

（1）专家咨询。

（2）文献搜索：关键词"药酒中毒"，进一步筛选潜伏期、临床表现与本事件相似的文献报道。

（3）泡酒者的意图（药酒的功效）来推断药方成分、可能的毒性成分。

××县疾病预防控制中心对以下标本进行乌头碱检测，结果均为阴性：

（1）采集到空酒瓶以及丢弃在垃圾桶的药酒残渣。

（2）4月25日采集郭某的血液、尿液各1份，梁某血液标本2份。

问题12：出现阴性结果的原因有哪些？

参考答案：

样品质量：关键的药酒已被丢弃，残存的药渣量过少且已泡制2年，有毒物质可能大部分已溶解进酒中，药渣中含量过低；患者的呕吐物及洗胃液均已处理，未采集到样品。

采样时机：患者的生物标本为4月25日采集的，毒物可能已代谢或排出体外。

检测项目：药方不清，检测项目主要根据临床表现和泡药酒的目的开展实验室检测技术。

问题13：如何给该事件下最后的调查结论？

参考答案：

根据病例的临床表现和流行病学的调查结果，初步认为该事件为一起饮用自泡药酒引起的中毒事件，可疑中毒原因为乌头碱中毒。依据如下：

（1）9名共同进餐人员中仅4名饮用药酒的工人发病，未饮用药酒者未发病；4名中毒工人主要临床表现相似，均为恶心、呕吐、头晕、大汗、全身无力、四肢麻痹、发冷；中毒人员除午餐外无共同暴露史；中毒严重程度与药酒的饮用量有关。

（2）事件发生前饮用该药酒的高某曾出现类似的中毒症状；使用相同药方一同泡制药酒的邻居也曾出现药酒中毒症状，且临床表现与本次中毒表现一致。

（3）提供药方者称药酒对风湿、四肢酸痛、改善睡眠等有效，据文献资料显示，传统医学认为乌头有祛风除湿、补火助阳、散寒止痛等功效，因饮用药酒引起的乌头碱中毒时有发生。但由于本次中毒事件泡酒药方的具体成分不详，加上工人酒后相继出现不适，户主何某荣责怪黎某莲不该浸泡药酒，并认为药酒以后都不能再喝了，一气之下餐后即将其丢弃，现场未能采集到剩余的药酒样品进行生物碱检测，从而影响实验室检测的结果。从病例的临床表现和所述药酒的功效来看，不排除乌头碱中毒的可能。

问题14：如何预防类似事件发生？

参考答案：

加强卫生宣教，防止类似事件发生。建议当地有关部门加强宣教，告诫群众不要轻易相信民间偏方，不要擅自采集中草药浸泡药酒，不要饮用别人提供的成分不明、不能确定安全性的自泡药酒；饮用药酒后出现不适症状要立即催吐并立即到医院就诊。

问题15：本次调查局限性和不足？

参考答案：

（1）样品种类、采样时机等，未能采集到药酒、呕吐物、洗胃液等。

（2）实验室缺乏乌头碱检测经验，未外送复核。

（3）对2例住院病例临床生化检测指标的收集不够详细。

（4）未邀请中药专家对药渣进行鉴定。

（5）未对药方的具体配方和使用情况进行更深入的调查，包括其他人员使用情况、使用者类似事件发生情况等。

（谢艺红　张必科）

第六节 灾害性事件调查处置

一、洪涝灾害卫生应急处置

(一)洪涝灾害的特点和主要危害

洪涝灾害发生时,居民住宅、公共设施、农田和工业生产设施被淹没,环境和生活饮用水源被污染,生态环境被破坏,病媒生物如蚊虫、鼠类等原有生态平衡被打破,大量灾民失去正常生活条件和秩序,洪水退后,被淹死的动植物、垃圾、淤泥等造成环境急剧恶化,病媒生物大量滋生,灾区群众抵抗力下降等,这些都是洪涝灾害时的主要特点。

洪水泛滥,淹没了农田、房舍和洼地,灾区居民大规模迁移;各种生物群落也因洪水淹没引起群落结构的改变和栖息地的变迁,从而打破了原有的生态平衡。野鼠向高地、村庄迁移,野鼠和家鼠的比例结构发生变化;洪水淹没村庄的厕所、粪池,大量的植物和动物尸体的腐败,引起蚊蝇等各种病媒生物滋生和各种害虫聚集,引起了水源污染、食品污染,易导致传染病流行。主要表现如下。

1. 疫源地的影响 由于洪水淹没了某些传染病的疫源地,啮齿类动物及其他病原宿主迁移和扩大,易引起某些传染病的流行,如出血热、血吸虫病等。

2. 传播途径的影响 洪涝灾害改变了生态环境,扩大了病媒生物滋生地,各种病媒生物密度增大,常导致某些传染病的流行。疟疾是常见的灾后疾病。另外洪水冲毁既往掩埋病死的动物尸体高地,引起人畜共患病,如炭疽、口蹄疫等。

3. 洪涝灾害导致人群迁移引起疾病 洪水淹没或行洪,一方面使传染源转移到非疫区,另一方面使易感人群进入疫区,这种人群的迁移极易导致疾病的流行。其他如眼结膜炎、皮肤病等也可因人群密集和接触,增加传播机会。

4. 居住环境恶劣引起发病 洪水毁坏住房,灾民临时居住于简陋的帐篷之中,白天烈日暴晒易致中暑,夜晚着凉易感冒,年老体弱、儿童和慢性病患者更易患病。

5. 个体免疫力降低和精神心理压抑 免疫力降低,机体对疾病的抵抗力下降,易发生传染病。另外,心情焦虑,情绪不安,精神紧张和心理压抑,影响机体的调节功能,导致一些非传染性疾病和慢性传染病增加发作机会,如肺结核、高血压、冠心病及贫血等都可因此复发或加重。

(二)应急响应

1. 洪涝灾害卫生应急处理的分级 根据洪涝灾害危害程度、波及范围、发生时间、发生场所等因素,参照《国家突发公共卫生事件应急预案》,将洪涝灾害划分为一般(Ⅳ级)、较重(Ⅲ级)、严重(Ⅱ级)和特别严重(Ⅰ级)四级。根据灾害发展情况,应对灾害的分级适时进行调整。

(1)一般洪涝灾害(Ⅳ级):洪涝灾害发生,出现洪水上涨,低洼地方积水;自备水源受到污染,整个自来水管网未受影响;出现人员受伤,未见死亡;防洪指挥部认定的一般洪涝灾害。

(2)较重洪涝灾害(Ⅲ级):洪涝灾害发生,出现洪水上涨,街道积水;人们生活用水受到污染;出现人员伤亡;防洪指挥部认定的较重洪涝灾害。

(3)严重洪涝灾害(Ⅱ级):洪涝灾害在区域内发生,出现洪水上涨,街道积水;持续时间在一周以上;人们生活用水受到污染;出现人员伤亡;防洪指挥部认定的严重洪涝灾害。

(4)特别严重洪涝灾害(Ⅰ级):洪涝灾害在区域内发生,出现洪水上涨,街道积水,道路交通中断;人们生活用水受到污染;出现大量人员伤亡;防洪指挥部认定的特别严重洪涝灾害。

2. 分级响应 洪涝灾害发生后卫生健康主管部门应立即组织专家进行调查确认,做出分级的初步判断,根据洪涝灾害严重程度做出分级响应。

(1)一般洪涝灾害(Ⅳ级)的应急响应。

一般洪涝灾害由县卫生健康主管部门组织专家对灾情进行综合评估,迅速组织开展现场医疗急救工作,并按照规定向县人民政府和上一级卫生健康主管部门报告,并提出下一步疾病防控、卫生执法、健康教育的建议。

(2)较重洪涝灾害(Ⅲ级)的应急响应。

如果初步判断为较重洪涝灾害,县(区)卫健委向市卫生健康主管部门报告,由市卫生健康主管部门组织专家调查确认,对事件进行综合评估。在市卫生健康主管部门和县(区)防洪指挥部的领导下,迅速组织卫生医疗急救队伍开展医疗急救、疾病防控、卫生执法、健康教育工作。

(3)严重洪涝灾害(Ⅱ级)、特别严重洪涝灾害(Ⅰ级)的应急响应。

如果初步判断为严重洪涝灾害或者特别严重洪涝灾害,县(区)卫健委向市卫生健康主管部门报告,由市卫生健康主管部门组织专家调查确认,对事件进行综合评估。县(区)洪涝灾害卫生应急领导小组,在市防洪指挥部和市洪涝灾害卫生应急领导小组的领导下开展工作。迅速在辖区范围内组织医疗急救队伍,分区域开展医疗急救工作,同时上报市卫生健康主管部门。组织疾病预防控制专家制订灾后疾病预防措施,同时向县(区)政府防洪指挥部提出今后防病工作计划。组织执法监督队伍开展卫生执法监督工作,组织相关媒体开展健康教育工作。组织灾后防病工作。

(三)应急处置

1. 信息收集、报告、通报和评估 灾害发生后,灾区卫生健康主管部门要加强与有关部门和有关方面的信息沟通,及时通报相关信息,组织专家及时对灾害造成的公共卫生危害进行评估,根据《国家救灾防病信息报告管理规范(试行)》,实行洪涝灾害卫生应急信息日报告制度,将本行政区域内的灾情、伤情、病情、疫情、灾害相关突发公共卫生事件、卫生应急工作开展情况和卫生系统因灾损失情况等信息,在规定的时间内,报告上级卫生健康主管部门和当地人民政府。所有救灾防病信息均应通过"国家救灾防病报告管理信息系统"进行网络报告,不具备条件的地方要使用传真、电话等方式及时报告。

2. 医疗救援 灾区医疗机构要保障灾害期间的诊疗服务工作正常开展,保持传染病和突发公共卫生事件报告渠道通畅。如因灾伤病人员的数量较多,超过本地医疗机构救治工作负荷,为及时、有效地对伤病员进行救治,可根据情况,在上级卫生健康主管部门统一协调和交通运输、财政等相关部门支持下,将伤病员集中运送至外地(省)治疗。如因灾造成大量危重伤员,为提高救治成功率,可按照"集中伤员,集中专家,集中资源,集中救治"的原则,将危重伤员集中在医疗条件好、救治质量高的医院救治。

要根据医疗技术力量和群众临时安置点情况,设置临时医疗点和巡回医疗队,临时医疗点和巡回医疗队由同级卫生健康主管部门统一设置,临时医疗点一般在2000人以上临时安置点设置,医务人员按照1:1000配备;巡回医疗实行全覆盖和划区包干,巡回医疗队配备2～3人,负责5～10个2000人以下的临时安置点。

3. 监测

(1)疫情监测:灾区各医疗机构要加强疫情监测和报告工作,对灾害相关传染病实行日报告制度和"零"报告制度;疾病预防控制机构实行24 h疫情值班制度,安排专人负责疫情的收集、整理和分析;受灾地区的疾病监测点要强化对监测病种的监测,扩大监测范围。

(2)食品和水质监测:灾区疾病预防控制机构加强灾区的食品监测,确保食品卫生,霉变粮食或霉变食品引发的食物中毒是灾区需要重点预防的食物安全事件,食物中毒实行日报告制度和"零"报告制度;强化水源水和饮用水的水质监测,增加监测频次,确保生活饮用水安全。

(3)鼠类和蚊、蝇等虫媒监测:灾区疾病预防控制机构开展室内外鼠密度和出血热等带毒率监测;组织开展室内外蚊、蝇等虫媒密度监测。

受灾地区可结合本地的实际情况,开展疫情的主动监测和症状监测;必要时,设立临时疾病监测点,强化疫情的监测。各级卫生健康主管部门要加强对监测工作的管理和监督,保证监测质量。中国疾病预防控制中心完善传染病疫情收集报告系统,保证灾区疫情报告系统受到破坏时能够迅速启用。

4. 预警 各级卫生健康主管部门根据医疗机构、疾病预防控制机构提供的监测信息,按照传染病的发生、发展规律和特点,及时分析其对公众健康的危害程度、可能的发展趋势,及时做出预警。

5. 疫情报告　监测报告机构、医疗机构和有关单位发现传染病疫情或食物中毒,应当在 2 h 内尽快向所在地区县级人民政府卫生健康主管部门报告。接到疫情报告的卫生健康主管部门应当在 2 h 内尽快向本级人民政府报告,同时向上级人民政府卫生健康主管部门报告,并应立即组织进行现场调查确认,及时采取措施,随时报告势态进展情况。

县级以上医疗机构和乡(镇)卫生院要按规定网络报告传染病疫情或食物中毒事件等突发公共卫生事件,县级以上各级疾病预防控制机构要及时审核,定期编写灾区传染病疫情与突发公共卫生事件监测报告,对灾区疫情和突发公共卫生事件发生情况进行分析并预测发展趋势,报送同级卫生健康主管部门和有关部门参考。

6. 环境卫生处理　保障生活饮用水卫生安全,选择可用的水源,做好水源防护,加强水质的处理和消毒,加强水质监测。做好垃圾、粪便及污水的排放、无害化处理。对住房、公共场所和临时安置点采取消毒、杀虫和灭鼠措施,做好病媒生物控制工作。

7. 风险沟通和心理援助　灾区卫生健康主管部门要根据洪涝灾害可能发生的相关传染病和疾病的特点,充分利用各种宣传手段和传播媒介,与宣传部门密切配合,有针对性地开展自救、互救及卫生防病科普知识宣传。主要内容包括食品卫生、环境卫生、饮水卫生、个人卫生、急性传染病预防等。

向媒体和公众做好洪涝灾害风险沟通工作。根据实际需要,组织专业人员开展心理疏导和心理危机干预工作,消除民众心理焦虑、恐慌等负面情绪。在同级人民政府领导下,协调教育、民政、工会、共青团、妇联等部门和团体,协同开展心理援助工作。

8. 自救与防护　受灾的医疗机构迅速开展自救工作,尽快恢复医疗服务功能。对因电、水、油、热、气(汽)等能源供应中断造成医疗服务无法正常开展的医疗机构,灾区卫生健康主管部门要及时协调有关部门,调拨发电机、净水器等仪器设备和有关能源,尽快恢复能源供应。救灾人员要注意做好个体防护,保障自身安全。

9. 评估　卫生健康主管部门在洪涝灾害进行卫生应急工作时,要不断进行需求评估,主要是对洪涝灾害卫生应急处置的及时性、处置措施的有效性、针对性和科学性以及负面效应进行评估,根据评估结果不断调整应急处置措施,减少洪涝灾害对公众的健康损害,保证大灾之后无大疫目标的实现。

(四)保障措施

1. 药品、器械等物资储备　灾前要做好必要的药品、器械、免疫制品、灭鼠、消毒杀虫所用的药械储备工作。要与医药、医疗器械等供应部门联系,建立药品和医疗器械的储备计划与储备机制,确保发生灾情后,上述物资能及时到位。

2. 经费保障　灾前疾病预防控制中心要及时测算救灾防病所需经费,提交申请报告,报区政府审批,给予安排与保证。救灾防病应急经费由卫生应急领导小组统一安排使用。一定要严格管理使用,直接用于灾民的防病治病,不得挪作他用。

3. 技术培训　在卫生健康主管部门领导的组织下,开展辖区内医疗机构疾病预防控制人员的技术培训;同时积极、不定期组织疾病预防控制中心应急小分队工作人员开展救灾防病技能培训。

二、生物化学恐怖袭击事件卫生应急处置

生物化学恐怖袭击事件是指恐怖组织或恐怖分子为达到其政治、宗教、民族和经济等目的,通过使用化学毒剂和致病性微生物及其产物(常称为化学因子和生物因子)进行的恐怖袭击,或通过袭击化工设施(包括化学品仓库、运输化学品的槽车、化工厂等)引起有毒化学物质释放,导致人员伤亡或造成公众心理恐慌及社会影响,从而破坏社会和谐安定,妨碍经济社会发展的事件。

(一)常见生物战剂、化学毒剂分类

1. 常见的生物战剂

(1)细菌类:如炭疽杆菌、霍乱弧菌、鼠疫杆菌、布鲁氏菌、土拉伦氏杆菌、鼻疽假单胞菌、志贺菌属、伤寒杆菌、结核分枝杆菌、溶血性大肠埃希菌(O157:H7)。

（2）病毒类：如天花、裂谷热、埃博拉、马尔堡、口蹄疫、拉河热、禽流感。

（3）真菌类：如组织孢浆菌。

（4）立克次体类：如流行性斑疹伤寒立克次体。

（5）衣原体类：如鸟疫衣原体。

（6）毒素类：如肉毒毒素、黄曲霉毒素、相思子毒素、产气荚膜杆菌毒素、葡萄球菌肠毒素、蓖麻毒素。

（7）其他特别危险的生物病原体和毒素。

2.常见的化学毒剂

（1）化学战剂（军事毒剂）。

①神经性毒剂：沙林、梭曼、塔崩、维埃克斯。

②糜烂性毒剂：芥子气、路易氏剂、氮芥气。

③失能性毒剂：毕兹、LSD、THC。

④窒息性毒剂：光气。

⑤刺激性毒剂：苯氯乙酮、西埃斯、西阿尔、亚当氏剂。

⑥全身中毒性毒剂：氢氰酸、氰化钠。

（2）急性中毒化学物。

①窒息性气体：一氧化碳、硫化氢、甲烷、甲胺、失火烟雾、甲醛、氰及腈类化合物。

②刺激性气体：氯气、氨气、光气、氮氧化合物、有机氟、硫酸二甲酯、二氧化硫、三氧化硫。

③金属及类金属：铅、四乙基铅、汞、锰、镉、铬、铍、三烷基锡、铊、锌、钡、锑、磷化氢、砷化氢。

④有机化合物：苯、苯酚、氯仿、甲苯、二甲苯、苯的氨基酸及硝基化合物、四氯化碳、二硫化碳、甲醇、二氯乙烷、乙醇溴甲烷、氯丁二烯、五氯酚钠、环氧化合物、三氯乙烯。

⑤农药：杀虫剂（有机磷农药、氨基甲酸酯类农药、拟除虫菊酯类农药）、有机氯类农药、除草剂、杀鼠剂。

（二）事件分级

生物化学恐怖袭击事件的确认和分级由县（区）政府反恐怖袭击领导小组决定，根据影响的范围、危害程度及发展趋势，将事件分为特别重大（Ⅰ级）、重大（Ⅱ级）、较大（Ⅲ级）和一般（Ⅳ级）四级，并依次采用红色、橙色、黄色和蓝色进行预警。

（三）应急指挥机构的组成及职责

突发公共卫生事件应急管理领导小组（以下简称领导小组）负责卫生系统生物化学恐怖袭击事件应急处理工作的组织、协调和领导，根据应急处理的需要，可设立侦检与控制处理、医疗救治、新闻宣传、社区防控、检查督导、后勤保障等工作组。侦检与控制处理组由县（区）卫生监督所和疾病预防控制中心牵头，医疗救治组由医院业务科牵头，新闻宣传组由卫健委办公室和公共卫生科牵头，社区防控组由卫健委公共卫生科和爱卫办牵头，检查督导组由县（区）卫生监督所牵头，后勤保障组由卫健委计财科和办公室牵头。县（区）卫健委突发公共卫生应急处置办公室（以下简称应急办）承担领导小组办公室的职责。区突发公共卫生事件应急处置专家咨询组（以下简称专家咨询组）承担技术指导工作。各医疗卫生单位可以参照县（区）卫健委应急处理指挥机构的组成，结合本单位实际情况，成立相应应急处理领导机构，负责辖区内突发公共卫生事件卫生应急工作的指挥和协调。

（四）医疗卫生机构的职责

1.医疗机构

（1）负责生物化学恐怖袭击事件造成的病伤员的救治及治疗进展情况的报告。

（2）设立集中救治生物化学恐怖袭击事件病伤员的定点医院，其他各级医疗机构应按首诊负责制的要求，对接诊的病伤员进行积极抢救，确无条件收治的应及时送定点医院救治。

（3）做好院内技术培训、消毒隔离、个人防护、医疗废弃物的处理工作，防止院内交叉感染和外环境污染。

2. 院前急救机构 负责生物化学恐怖袭击事件病伤员的急救和转运。

3. 疾病预防控制机构

(1)负责和参与生物战剂、化学毒剂的侦检和监测、报告和分析,提出保护公众健康的措施和建议。

(2)负责生物战剂污染环境处理的技术指导。

(3)负责饮用水、食品污染的检测。

(4)参与化学毒剂去污洗消工作的技术指导。

(5)负责生物战剂、化学毒剂接触者的隔离检诊、预防性服药和应急预防接种。

4. 卫生监督机构 围绕生物化学恐怖袭击事件应急处理,开展媒介生物灭杀、食品卫生、环境卫生的卫生监督和执法稽查。

(五)监测、预警与报告

1. 监测

(1)监测机构:县(区)级以上各级疾病预防控制中心和各医疗卫生单位。

(2)监测内容:县(区)级以上各级卫生健康主管部门应建立以预防为主的生物化学恐怖袭击事件监测、预警与报告体系,加强与有关部门的联系和信息沟通,及时做好应对各类生物化学恐怖袭击事件的各项准备。各医疗卫生机构在开展日常业务工作中,要加强对中毒病例和传染病的流行病学调查,发现与恐怖活动相关的要及时报告。

2. 预警 县(区)级以上各级卫生健康主管部门应急管理领导小组根据县(区)政府反恐领导小组及其办公室的通报,及时在系统内发布有关生物化学恐怖袭击事件的预警,督促有关单位做好应对的各项准备。预警依次采用红色、橙色、黄色和蓝色表示特别重大、重大、较大和一般四个预警级别。根据事件的变化动态,领导小组根据县(区)政府反恐领导小组及其办公室的通知,对原发布的预警予以变更或解除。

3. 报告 任何单位和个人都有权向当地卫生健康主管部门、各级医疗卫生单位和政府及有关部门报告生物化学恐怖袭击事件,也有权向上级政府部门举报不履行或者不按照规定履行生物化学恐怖袭击事件应急处理职责的部门、单位及个人。各医疗卫生机构在发现生物化学恐怖袭击事件后,应立即向县(区)卫健委报告。县(区)卫健委接到单位和个人有关生物化学恐怖袭击事件的报告后,应立即派相关人员进行调查核实,并在2 h内向县(区)政府和上级卫生健康主管部门报告。

(六)应急响应和终止

1. 分级响应

(1)Ⅳ级应急响应:县级以上各级卫生健康主管部门接到发生生物化学恐怖袭击事件报告后,应组织侦查、监测、控制处理的专业人员进行调查,并对事件进行初步的判断;如有病伤员,应立即派遣医疗救治人员,开展现场医疗救护;在省政府生物化学恐怖袭击事件处理现场指挥部的统一领导下,开展各项应急处理工作;并按照有关规定及时向县(区)政府和上级卫生健康主管部门报告。必要时提请市卫健委派遣专家对县(区)卫生健康主管部门应急处理工作进行技术指导。

(2)Ⅲ级应急响应:在Ⅳ级应急响应的基础上增加如下措施。县级以上各级卫生健康主管部门接到较大生物化学恐怖袭击事件的报告后,在县(区)政府生物化学恐怖袭击事件应急处置领导小组的统一领导和指挥下,立即组织侦查、监测、控制处理的专业人员赶赴现场,按照现场指挥部和上级卫生健康主管部门提出的要求,开展侦检、监测及流行病学调查;组织现场病伤员的救治及转运;组织实施辖区内各项应急控制措施。

(3)Ⅱ级和Ⅰ级应急响应:在Ⅲ级应急响应的基础上增加如下措施。在省、市政府的统一领导和指挥下,根据县(区)政府生物化学恐怖袭击事件应急处理领导小组的统一安排,建立应急处理专业组,动员辖区内卫生系统的力量,全力开展生物化学恐怖袭击事件的应急处理工作,及时收集和分析事件的动态,上报防控工作的效果和进展,当好县(区)政府的技术参谋。

2. 应急响应的终止 生物化学恐怖袭击事件应急响应的终止按照市、县(区)两级政府生物化学恐怖袭击事件应急处理领导小组的通知执行。生物恐怖袭击事件应急响应的终止需满足以下条件:污染区按照标准进行必要的卫生处理,污染源已经被清除,传染源得到了隔离,传播途径被阻断,隔离圈内消杀灭工作达到了卫生标准,所有易感接触者从最后接触之日算起,经过一个最长潜伏期无新发病例或感染者发生。化学恐怖事件应急响应的终止需满足以下条件:现场得到控制,化学恐怖的威胁已经消除,污染区按照标准进行了必要的卫生处理,污染源已经被清除,环境监测结果表明化学毒物的浓度达到了安全水平。

(七)应急处置措施

1. 开展卫生侦检,及时判明恐怖事件的性质 在现场指挥部的统一指挥下,调动卫生侦检专业人员穿戴生化防护装备进入事发现场,开展流行病学侦察,迅速采集现场的投放物、水、空气、食物、土壤、动物、病媒生物和伤员等样品,进行现场快速检测,得出初步检测结果,同时立即送样到市疾病预防控制中心实验室做进一步的确认检验。在此基础上,结合其他部门的侦察检测结果,及时判明生物化学恐怖袭击事件的种类、性质、投放方式、危险程度以及可能的污染和受影响范围,向区反恐指挥部报告有关情况,并提出卫生紧急处置措施的建议。

2. 组织实施紧急卫生救援,降低生物化学恐怖的危害性 应急处置中的紧急卫生救援措施需要根据生物化学恐怖袭击事件的性质、种类和影响程度等因素来加以确定。

(1)生物恐怖袭击事件:①对患者和疑似患者实施现场紧急抢救和卫生处理后,采用具有防护措施的救护车运送到定点医院进行严格的隔离治疗。②对生物战剂的暴露人群及患者的密切接触者进行医学隔离观察,实施预防性服药和应急预防接种。③做好污染区的消杀灭工作。一是要对污染区内敌投物、被污染环境中的水、气、土、食物以及其他一切可能被污染的物品和场所进行全面彻底的消毒;二是扑杀污染区内的蝇、蚊及其他病媒昆虫、老鼠、染疫动物及体外寄生虫(蚤、蜱)等,切断疫病的传播途径。广泛发动群众,进行爱国卫生运动宣教,保持环境的卫生和整洁。④针对具体的生物恐怖病原因子,实施污染区内易感人群相应疫苗的预防接种,提高群体性免疫水平;同时,对公众进行有关反生物恐怖事件的宣传教育,使他们了解掌握应对生物恐怖事件的基本知识,提高群众的自我防护意识和自救互救能力。⑤配合有关部门,按照《中华人民共和国传染病防治法》有关规定,对进出污染区的人员、车辆和物资做好卫生检疫工作,严防生物致病因子带出污染区。⑥加强污染区及其外围周边地区的疫情监测工作。确保早期发现、隔离和治疗患者,及时、全面、客观地搜集疫情信息资料,进行科学的疫情分析和预测,并及时报告县(区)反恐指挥部和上级卫生健康主管部门。⑦按照分类实施的原则,对患者、密切接触者和普通群众开展针对性的医学心理干预,努力消除生物恐怖袭击事件引发的心理恐慌。

(2)化学恐怖袭击事件:①组建现场医疗卫生应急救援指挥部,统一指挥、协调现场医疗卫生的救援行动。在冷区设立医疗救护站,分为洗消区、检伤分类区、医疗救治区(又分重伤、中伤、轻伤救治点)和临时停尸区。②组织实施现场抢救。迅速将伤病员移出危险区域,首先进行伤病员的医疗洗消,防止毒物的继续吸收,然后,按照国际统一标准对伤病员进行快速检伤分类,分别用蓝、黄、红、黑四种颜色的标牌,对轻、中、重伤病员和死亡人员做出标志,进而分流到医疗救护站的相应区域,对伤病员实施现场紧急抢救。③经紧急抢救处理后,依据中毒者的病情送伤病员到指定的医疗机构,积极开展院内救治,同时向市反恐怖基地指挥部及时汇报人员的伤亡和医疗救治的有关情况。④对公众进行有关反化学恐怖事件的宣传教育,使他们了解掌握应对化学恐怖事件的基本知识和防护技能,提高群众的自我防护意识、自救互救和逃生的能力。⑤加强污染区及其外围周边地区的监测工作。一是加强饮用水、食品的卫生监测,动态掌握化学毒物的污染程度,严密观察污染地区暴露人群的健康状况,确保早期发现和治疗中毒患者;二是综合环保部门的环境监测资料,科学分析和预测化学恐怖袭击事件的健康危害程度,提出保护公众健康的措施和建议。⑥注意人群的心理危害程度,采取正确的应对策略。对伤病员及其家属、化学战剂暴露人群、疏散人群开展针对性的医学心理干预,努力消除化学恐怖袭击事件引发的心理恐慌。

(八)后期评估

应急处理结束后,卫生健康主管部门应按照县(区)政府应急处理领导小组的要求,组织有关人员对卫生健康主管部门的应急工作进行评估,总结经验,提出问题,以指导今后的工作。评估报告上报县(区)政府和上级卫生健康主管部门。

化学恐怖袭击事件卫生应急处置工作流程如图 2-8 所示。

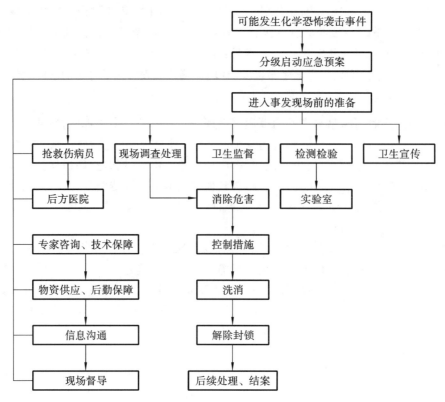

图 2-8 化学恐怖袭击事件卫生应急处置工作流程

（农康　陈捷　刘晓勇）

第三章　实验室常规检测技术

实验室检测被誉为具有"眼睛"功能,通常是指利用各种现代分析技术,对公共卫生中的环境卫生、职业与劳动卫生、营养与食品卫生等领域中的化学因素、病原微生物进行检验,为预防疾病和控制疾病提供科学数据。本章将从生物样品的采集与保存、卫生理化方法、细菌学检验、病毒学检验几个方面介绍相关的实验室检测技术。

第一节　生物样品的采集与保存

公共卫生领域的样品一般包括环境样品、食品样品、生物样品等,鉴于前面章节已经介绍了环境样品和食品样品的采集和保存方法,故本节仅介绍生物样品的采集与保存。

一、尿液标本采集、保存与转运

尿液标本类型有随机尿、晨尿、计时尿、中段尿和耻骨上穿刺尿。

（一）采集尿液标本的容器

(1)为保证尿液检查结果的准确性,用于收集尿液标本的容器应保证清洁、无渗漏、无颗粒,其制备材料与尿液成分不发生反应。

(2)尿液标本要能稳定放置,容器应具有较宽的底部,要便于开启进行收集和保存样品。

(3)收集尿液标本的容器开口为圆形,直径≥4 cm,容积应≥50 mL,当需要收集24 h尿标本时容器的容积应为3 L左右。

(4)收集尿液标本推荐使用一次性容器。

(5)用于微生物检查标本的容器应干燥、无菌。

（二）尿液标本的收集

收集尿液标本容器上的标签应有被检者的基本信息(姓名、性别、年龄、采集时间等)。

1. 随机尿标本的收集　随时留取的尿液标本。收集时不受时间的限制,但尿液的量应满足检测所需,收集尿液的准确时间应在容器标签上记录。

2. 晨尿标本的留取　晨尿标本是在清晨起床、未进早餐和做运动之前收集的第一次排出的尿液。

3. 计时尿标本的收集　在特定时段内收集的尿液标本(如餐后尿、24 h尿、前列腺按摩后立即收集尿等)。

4. 需要做微生物检查的尿样　正常情况下,肾脏产生的尿液是无菌的,但在尿道及尿道口会被正常菌群污染,为了更好地从尿液中检出致病菌,必须用无菌操作收集标本。最好在用药前采集尿液标本。采集方法有留取清洁中段尿、导尿法采集和耻骨上膀胱穿刺采集。

（三）尿液标本的保存

(1)冷藏,标本应在4 ℃的冰箱中保存。

(2)加防腐剂,每升加入5 mL甲醛溶液,或5~10 mL甲苯,或10 mL浓盐酸,或0.5~1 g麝香草酚(根据检验目的只加入一种即可),混匀后室温下保存或放入冰箱中冷藏。

(3)做微生物检测的样品,标本采集后应及时送检,室温下保存时间在 2 h 之内,4 ℃冷藏保存时间不得超过 8 h,但淋病奈瑟菌和好氧菌培养的标本应保温送检,不能冷藏保存。

（四）尿液标本的运送

(1)运送尿液标本时,容器需有严密的盖子以防尿液渗漏。

(2)标本收集后应减少运送环节并缩短保存时间。

(3)用于微生物检查的标本如不能立即送达实验室,应将部分尿液标本移至含防腐剂的抑菌管内再运送。

（五）注意事项

(1)根据检测方法的检出限和尿样中待测物的估计浓度,确定尿样的采集量。

(2)需要进行肌酐校正或比重校正的尿样,应在采样后,未加防腐剂前,尽快取出部分尿液测量肌酐或比重,将测量比重后的尿液弃去。肌酐浓度<0.3 g/L 或>3 g/L 的尿样,比重<1.010 或>1.030 的尿样均应弃去,不能用于检测。

(3)用于检测挥发性待测物的尿样,必须充满采样容器,尽量不留空间,并尽快加以密封,置冷冻条件下运输保存,尽快测定。

(4)采集尿样后,应尽可能地避免使用防腐剂,除非在标本收集后 2 h 之内无法进行尿液分析。如尿液标本需分析的成分不稳定或要进行细菌培养时,标本中可加入特定的化学防腐剂,应选择适当的防腐剂,有多种防腐剂适用于该分析时,应选择危害性最小的防腐剂。

二、血液标本的采集、保存与转运

血液标本包括全血、血浆和血清。

（一）采血途径

从静脉、动脉或皮肤进行穿刺采集血液标本,目前静脉采血是临床上应用最多方式。采集的血液标本应使用不同规格的真空负压采血管进行收集(参照 WS/T 224—2018《真空采血管的性能验证》)。

1. 静脉采血　成人采血部位多用肘前静脉、肥胖者可于腕背静脉采血,婴幼儿采血最佳部位在颈静脉,采血操作时必须严格遵守无菌操作程序,防止污染,被检者取坐位或卧位,手臂伸直平放在台面或床边,腕下垫枕上,暴露穿刺部位,找好合适采血静脉后,在静脉穿刺部位上方约 6 cm 处扎紧止血带(止血带应一人一用一消毒),捆绑时间不应超过 1 min。采血者按摩采血部位,使静脉扩张的同时叮嘱被检者紧握拳头,然后进行消毒皮肤,采血者左手固定静脉,右手持针穿刺,穿刺成功后应立即松开止血带,抽取所需血量至真空负压采血管,拔针后宜用消毒棉球轻压针眼,并弯曲前臂 2~3 min。

需要做微生物检查的血样通常采集肘静脉血。用无菌操作方法抽血后,直接注入含增菌肉汤的培养瓶中,轻轻颠倒混匀以防凝固,但不能剧烈震荡以防溶血。无血培养瓶送检的血液,可用 0.025%~0.05%聚茴香脑磺酸钠(SPS)抗凝送检,不得使用乙二胺四乙酸(EDTA)或枸橼酸钠抗凝。一般成人采血量为 5~10 mL,儿童 3~5 mL,婴儿 1~2 mL。采血一般在患者使用抗生素之前进行,对已使用抗生素而又不能中止使用的患者,选择在下次用药前采集,宜选择能中和或吸附抗生素的培养基。血液采集后应立即送检,如不能立即送检,置于室温保存即可。因低温环境可使某些细菌死亡,所以切忌冷藏保存,从而影响血培养的阳性检出率。

2. 动脉采血　采血部位:桡动脉、肱动脉、股动脉、足背动脉。其中桡动脉和股动脉最常用,新生儿可由脐动脉进行采血。

3. 皮肤穿刺采血　成人皮肤穿刺采血部位一般为手指或耳垂,婴幼儿采血部位多用足大趾或足跟部,采血针刺入皮肤深度应<2.5 mm(一般为 2 mm)。对于仅需微量血液的试验或婴幼儿的血液,可以用毛细血管采血。

4. 注意事项

（1）根据检测方法的检出限和血样中待测物的估计浓度确定血样的采集量。采血量大于 0.5 mL 时，应采静脉血，小于 0.5 mL 时，可采静脉血或末梢血。在采末梢血时，不得用力挤压采血部位，避免血样被稀释。

（2）用于分离血清的血样，用注射器采集血液后注入不含抗凝剂的干燥洁净的试管中，转移时应注意取下针头，防止发生溶血，待血液凝固后再分离血清。一般夏季凝固快，采血后 30 min 可分离血清；冬季凝固慢，为减少细胞内外成分的变动，应将血液置于 37 ℃促凝，加速血清析出。

（3）在采集全血或血浆时，采血后将血液注入含有相应抗凝剂的试管中，立即混匀轻轻颠倒混合5～10 次，以确保抗凝剂发挥作用（应注意避免有血凝块产生），混匀后可立即离心分离血浆，并尽快转移至另一容器中。

（4）用于检测挥发性待测物的血样，应采集静脉血。采样后，迅速转移入容器内，尽量使血液充满容器，不留空间，并尽快密封，置冷冻条件下运输保存，尽快测定。

（二）血液标本的保存

温度对血样中某些成分的影响极大。例如，血清在 38 ℃下放置 1 h，维生素 C 可受到破坏。血清样品在不同保存温度下保存的时间不同，一般 4 ℃冷藏可以保存数天，用冻存管在－80 ℃的冰箱中可放置数周、数月乃至数年，但在放置过程中为防止水分溢出应注意严密封口，并使用专用防冻标签标记标本信息。

（三）血液标本的运送

（1）标本收集后必须尽可能在短时间内运送到实验室。当收集标本区温度超过 22 ℃时，更应迅速将标本从收集区取走，运送温度不可过高过低（尤其夏天和冬天），同时必须注意防止污染。

（2）血液标本中若有对光线敏感的分析物，应避免使血液标本暴露于人造光或太阳光（紫外线）照射下。例如：维生素 A 和维生素 B$_6$、β-胡萝卜素、卟啉、胆红素。上述检测标本应该用黑纸、铝箔或类似物质包裹保护。

三、粪便标本的收集和保存

不同的检测项目，收集粪便的量也是不同的，对一般常规检查来说，成形粪便收集 20～40 g，如果是水样便 5～6 汤匙的量就足够。

1. 收集

（1）在收集容器上贴上标签，写上被检者的姓名、性别、年龄、编号和检测内容。

（2）用棉签挑选指头大小的一块粪便，一并放入收集容器内，也可戴手套直接从粪便上采集，外观无异常的粪便须从表面、深处等多处取材。

（3）需要检测微生物的粪便，可采集排出粪便的脓液、黏液部分 2～3 g 或液状粪便的絮状物 1～2 mL，置无菌容器中送检。对于排便困难或不易获得粪便的患者可用直肠拭子采集标本。

2. 保存

（1）固定保存：适用于寄生虫及虫卵检测。

（2）冷藏保存：纸盒装标本不应直接放入冰箱，否则容易失水。玻璃容器可延长冷藏保存时间，冷藏时间不能太长（不超过 3 天）。

（3）运送培养基保存：标本采集后应立即送检，若不能及时送检，应放入卡里-布莱尔（Cary-Blair）运送培养基或 pH 7.0 的磷酸盐甘油中运送或保存。疑似霍乱弧菌检验用标本，应用碱性蛋白胨水运送保存。

（4）0.05 mol/L 的硫酸保存：做氮平衡试验时应用。

（5）冷冻保存：主要用于矿物质代谢研究的粪便样品。

3. 注意事项

（1）粪便检测应采集新鲜的标本，盛器应洁净，最好将粪便直接收集在容器中，不能从便池的水中或土壤以及草地上收集。采集标本后应立即送检,不能超过 1 h。若放置时间过久,粪便中细胞成分可因 pH 及消化酶等因素的影响而被分解破坏。

(2)采集标本时应选取含有黏液、脓血等病变成分的粪便;外观无异常的粪便须从表面、深处及粪便多处取材,其量至少为指头大小。

(3)标本采集后应于 1 h 内检查完毕。

(4)检查痢疾阿米巴滋养体、血吸虫卵或做隐血试验时的采集保存要求各不相同,应注意按照相应工作手册进行操作。

四、头发标本的收集和保存

1. 头发的采集

(1)被检者自然站立或坐在凳子上,长发者保持头发披散。

(2)收集者站在被检者身后,左手戴一次性手套,在脑后枕部发际至耳后处提起一小撮头发,右手握剪刀,从距发根 1～2 cm 处剪断。脑后枕部头发不受激素水平的控制,生长慢,可以反映更长时间内的营养状况。

(3)将头发放入干净的塑料杯或塑料试管或纸袋中。头发长的,需要剪去远端头发,只保留剪下的近头皮端头发 3～5 cm。

2. 头发的保存
盛有头发的容器应密封,并填写被检者的基本信息(姓名、性别、年龄、采集时间及编号等),在室温下保存即可。

3. 注意事项

(1)一定要使用不锈钢剪刀,防止头发被微量元素污染。

(2)取发位置要准确,不能只图方便,随便在哪个位置剪一点头发。

(3)剪下的头发不需太多,以免影响被检者发型的美观,但要给处理洗涤时留出损失量。一般收集 1～2 g 样品。

(4)头发表面易受空气污染物的影响,采样后需用洗涤的方法除去表面沉积物。

五、呼出气的采集、保存与转运

呼出气的采集分为混合气采集和末端气(肺泡气)采集。末端气(肺泡气)是主要的采集对象,能反映血中化学物浓度。混合气包括死体积呼出气,易受环境空气浓度的影响。呼出气可用塑料袋、玻璃管等收集,两种呼出气均可用塑料袋收集。玻璃管主要用于采集末端气,它的两端装有阀门和取气装置,可采集末端气 50～100 mL。通过玻璃管吐气入塑料袋中,达到分段收集的目的。呼出气采集时气温和气压条件应满足:气温(20±15) ℃,气压(101.3±2.5) kPa;否则,应进行体积校正。校正公式如下。

$$V_0 = V_t \times \frac{273}{273+t} \times \frac{P}{101.3} \tag{3-1}$$

式中:V_0 为校正后体积(L);V_t 为在温度为 t ℃、大气压为 P 时的采样体积(L);t 为采样场所的气温(℃);P 为采样场所的大气压(kPa)。

(1)采集呼出气时,被检者先深吸一口清洁空气,屏气约 10 s 后呼出,用密闭性良好的玻璃管收集所需的呼出气。根据检测的要求,收集混合气或末端气。采集时应避免唾液等进入玻璃管内。

(2)用塑料袋或注射器收集呼出气操作简便,但样品不便保存,应尽快测定,且只适合于测定高含量样品,用塑料袋采的呼出气样品应尽快分析,不宜长期保存。保存时间通常不能超过 24 h。

六、呼吸道样本(咽拭子、鼻拭子)采集与保存

1. 咽拭子的采集和保存

(1)被检者体位为坐位或半坐卧位,头微后仰、嘴张大。

(2)采样人员用压舌板压住被检者舌头,嘱被检者发长"啊"的音,暴露咽喉。

(3)采样人员用咽拭子在被检者双侧咽扁桃体部位及咽后壁快速擦拭。

(4)将取出的标本迅速放入含采样液的无菌采样管中,折断手接触部位,并将折断部分弃入医疗垃圾箱,然后旋紧采样管盖。

(5)新鲜采集的临床标本应在 4 ℃ 下 48 h 内运送至实验室,未能在 48 h 内送到实验室的,应置于 −70 ℃ 或以下保存。

2. 鼻拭子的采集和保存

(1)嘱咐被检者头部向后稍微倾斜,尽量保持不动。

(2)取出拭子,沿着鼻中隔缓缓轻柔地插入拭子,直到有阻力感提示拭子已经达到鼻咽腔后壁,停留片刻(约 3 s)吸取分泌物。

(3)轻轻旋转取出拭子,折断手接触部位的塑料柄,使拭子浸泡至采样液中,旋紧采样管盖。

(4)取另一根拭子以同样的方法采集另一侧鼻孔。上述两根拭子浸入同一含有采样液的采样管中,旋紧采样管盖。

(5)按生物安全要求包装好样品后,尽快送检。

3. 注意事项

(1)采集咽拭子标本时注意避免接触舌头、牙齿、牙龈。

(2)喝水会冲淡附着于咽喉部位的病毒含量,饮用热水还会抑制病毒的活性,所以为保证咽拭子核酸检测的准确度,在采集前 15～30 min 嘱被检者不要喝水。

(3)呕吐物会影响咽拭子核酸检测结果,为防止呕吐,采集咽拭子标本应避免在进食后的 2 h 内,同时采集动作应轻、稳。

(4)到达鼻咽腔后壁时,注意切不可用力过猛,以免发生外伤出血。

七、其他生物样品的采集、保存和运输

(1)根据所采生物样品的特性和检测的目的要求,采用合适的采样方法进行采集。

(2)采集机体组织作为生物样品时,应尽量避免血液的污染,取样后应立即洗去沾染的全部血液。

(3)在运输和保存过程中,样品中的待测物成分和性质不能发生改变;要防止因泄漏、挥发、吸附、腐败、变质和化学反应等作用造成待测物的损失和样品基体的变化;要防止污染,不能将样品与装有待测物的容器存放在一起运输和保存。

(4)生物样品不能在高温和日光下运输和保存;在运输过程中应避免振动和温度改变。需要冷藏的生物样品应尽快放入所需温度的冷藏设备中。血样通常要求低温(4 ℃)运输和保存。冷冻保存的血样,要防止溶血,应先将血浆分离出来,分别保存。

(5)运输和保存的时间不能超过生物样品的稳定期。

(卢小玲)

第二节　卫生理化方法

在公共卫生领域中,各种跟人体健康相关的物理、化学因素都需要使用卫生理化的方法进行监测,为保障人民健康提供科学数据。这些因素包括:空气,水质,食品中对人体有益或有害的无机物、有机物,与疾病相关的各种化学暴露物质、活性物质、代谢产物等。

一、常用的卫生理化方法

卫生理化方法种类很多,主要分为物理方法、化学分析法和仪器分析法。物理方法是指单纯利用物质的物理性质,采用某些特定测量工具进行测量的方法,如玻璃液体温度计就是利用热胀冷缩的原理来实现温度的测量,空气温度的变化会引起温包温度的变化,使温包内液体体积随之变化,玻璃细管上的

刻度可以指示管内液柱的高度,而液柱高度读数又能准确指示温包的温度。化学分析法主要指容量分析法(滴定分析法)和重量分析法。容量分析法是将标准溶液滴加到待测物质中,使待测物质与标准溶液发生定量的化学反应,根据消耗标准溶液的浓度和体积,计算出待测物质的含量的方法。根据待测物质与标准溶液发生反应的原理,又分为酸碱滴定法、氧化还原滴定法、配位滴定法和沉淀滴定法。容量分析法用于含量较高的待测物质的测定,例如食品中酸价的测定使用酸碱滴定法,食品中蛋白质含量、过氧化值测定采用氧化还原滴定法,水硬度的测定采用配位滴定法。仪器分析法主要是利用物质的光学、电学、化学等性质,采用特定仪器对物质进行定性和定量分析的方法。仪器分析法具有灵敏、快速、准确等特点,但对于某些昂贵的仪器,分析成本较高。仪器分析法使用广泛,卫生领域中的空气、水质、食品等微量成分的测定基本上依赖仪器分析法进行分析。故本节主要介绍仪器分析法。

二、仪器分析法

仪器分析法主要包括光谱法、电化学分析法、色谱法、质谱法。

(一)光谱法

光谱法是研究电磁辐射和物质相互作用的一种分析方法。在电磁辐射如紫外光、可见光的作用下,化学组分内部量子化在特定能级间的跃迁与组分含量存在一定的关系,通过分析由跃迁产生的发射、吸收或散射的光谱特征可以进行定性分析,通过测量电磁辐射强度可以进行定量分析。光谱法的分类很多,根据光子跃迁的类型来分,用物质粒子对光的吸收现象而建立起的分析方法称为吸收光谱法,利用发射现象而建立起的分析方法称为发射光谱法等。根据电磁辐射的本质,光谱分析又可分为分子光谱和原子光谱。

1. 吸收光谱法 在卫生领域中常用的吸收光谱法有紫外-可见吸收光谱法、红外吸收光谱法和原子吸收光谱法等。紫外-可见吸收光谱法(UV-vis)是利用物质的分子或离子对紫外和可见光的吸收所产生的紫外可见光谱及吸收程度的特性,从而对物质的组成、含量和结构进行分析的方法。例如用酚试剂法测定空气中甲醛,其原理是甲醛与酚试剂反应生成蓝绿色化合物,在 630 nm 下测定吸光度来定量分析甲醛含量。红外吸收光谱法是利用不同波长的红外射线照射到物质的分子上,某些特定波长的红外射线被吸收,形成分子独有的红外吸收光谱,据此可以对分子进行结构分析和鉴定。例如,对空气中一氧化碳的测定就采用非分散红外法。原子吸收光谱(AAS)是基态原子吸收共振辐射跃迁到激发态而产生的吸收光谱。根据原子产生的途径不同,又分为火焰原子吸收光谱法、石墨炉原子吸收光谱法和氢化物发生原子吸收光谱法。原子吸收光谱法应用于公共卫生领域中环境样品、食品和生物样品中多种元素的测定,其中火焰原子吸收光谱法适合原子化温度较高的元素测定,石墨炉原子吸收光谱法比较适合原子化温度低、易形成挥发性氧化物的元素的测定,比如 Li、Na、K、Rb、Cs、Ag、Au、Be、Mg、Zn、Cd、Hg、Al、Ga、In、TI、Si、Ge、Sn、Pb、As、Sb、Bi、Se、Te 等,氢化物发生原子吸收光谱法只适用于 As、Sb、Bi、Ge、Sn、Pb、Se、Te 八种元素。

2. 发射光谱 在卫生领域中常用的发射光谱有分子荧光分析法、原子发射光谱法和原子荧光发射光谱法等。分子荧光分析法是利用物质的分子吸收光能后发射出波长在紫外、可见(红外)区的荧光光谱的特性,根据其光谱的特征及强度对物质进行定性和定量分析的方法。例如食品中维生素 B_1 的测定,其原理是利用维生素 B_1 在碱性铁氰化钾溶液中被氧化为硫色素,硫色素在紫外照射下产生蓝色荧光,荧光强度与维生素 B_1 浓度成正比。原子发射光谱法是价电子受到激发跃迁到激发态,再由高能态回到较低的能态或基态时,以辐射形式放出其激发能产生的光谱,对其进行定性和定量分析的方法。常用的原子发射光谱法为电感耦合等离子体光谱法(Inductively Coupled Plasma Optical Emission Spectrometry,ICP-OES)。与原子吸收光谱法每次只能测定一种元素相比,原子发射光谱法具有能够同时检测多种元素的优势,可用于食品、水质、空气样品中多元素的测定。原子荧光发射光谱法(AFS)是原子吸收辐射之后提高到激发态,再回到基态或邻近基态的另一能态,将吸收的能量以辐射形式沿各个方向放出而产生的发射光谱,对其进行定性和定量分析的方法。原子荧光发射光谱法优点是灵敏度高,目前已有 20 多种元素的检出限优于原子吸收光谱法和原子发射光谱法。同时这一方法也能实现多元素的同时测定。

(二)电化学分析法

电化学分析是根据溶液中物质的电化学性质及其变化规律,通过测量组成的电化学电池中电位、电导、电流和电量等电学参数进而对组分进行定性和定量的分析方法。电化学分析法具有灵敏度高、准确度高、测量范围宽、仪器设备简单、可进行元素形态分析等特点,但该方法的选择性较差。根据所测量电学参数的不同,电化学分析法可分为电位分析法、电导分析法、伏安分析法、库仑分析法。

电位分析法是以测量原电池的电动势为基础,根据电动势与溶液中某种离子的活度(或浓度)之间的定量关系来测定待测物质活度或浓度的一种电化学分析法。电位分析法又分为直接电位法和电位滴定法。溶液 pH 测定是最常用的直接电位法。电位滴定法是在滴定过程中通过测量电位变化以确定滴定终点的方法,特别适用于有颜色、混浊或没有合适指示剂的待测溶液滴定分析。

电导分析法是通过测量溶液的电导来分析被测物质含量的电化学分析方法,常用于水纯度的测定。

伏安分析法是根据电解过程中工作电极电位与电流之间的关系进而确定电解液中被测组分的分析方法。其中用滴汞电极为工作电极的伏安分析法称为极谱法,常见的有单扫描极谱法、脉冲极谱法。例如水中硒使用催化示波极谱法进行检测。以固态电极为工作电极的方法通常称为伏安法。

库仑分析法又称电量分析法,是利用在电解过程中,电极上起反应的物质的量与通过电解池的电量成正比,测量通过电解池的电量(库仑数),进而得到在电极上起了反应的物质的量的分析方法。

(三)色谱法

色谱法(chromatography)又称色谱分析法、层析法,是一种常用的分离和分析方法。色谱法利用不同物质在固定相和流动相中的分配系数不同,在以流动相对固定相中的混合物进行洗脱过程中,混合物中不同的物质会以不同的速度从固定相中流出,最终达到分离的效果。色谱法的特点包括:①分离效率高。在同一根色谱柱上可以同时分析复杂混合物、有机同系物、异构体等。②分析速度快。复杂样品的分析仅需几分钟至几十分钟的时间。③灵敏度高,检测下限可以达到 10^{-12} g 数量级。④选择性好。通过选择合适的分离模式和检测方法,可以只分离或检测感兴趣的部分物质。⑤样品用量少,一次分析通常只需数纳升至数微升的溶液样品。

色谱法的分离方法很多,根据固定相的支撑材料可分为纸色谱法、薄层色谱法、柱色谱法等。根据流动相状态分为气相色谱法和液相色谱法。根据其分离原理可分为吸附色谱法、分配色谱法、离子色谱法、亲和色谱法、排阻色谱法等。实际使用时通常使用气相色谱法和液相色谱法。

1. 气相色谱法 以气体为流动相的色谱称为气相色谱(gas chromatogram,GC)。气相色谱法主要用于分析气体、易挥发的液体和固体及包含在固体中的气体。待测样品在气化室汽化后被惰性气体带入色谱柱。色谱柱内含有液体固定相或固体固定相,待测样品中的各组分与固定相、流动相之间存在吸附作用。样品中各组分的沸点、极性或吸附性能不同,致使固定相及流动性对各组分的作用能力也不同。各组分在色谱柱中固定相和流动相之间不断地进行分配或吸附/解吸,导致各组分流出色谱柱的速度不同。各组分流出色谱柱后,立即进入检测器。检测器能够将检测到的样品组分信息转变为电信号,电信号的大小与被测组分的量或浓度成比例。检测器有多种,不同检测器的检测物质不同。火焰离子化检测器又称氢焰检测器(FID),是目前应用最广泛的检测器,对大多数有机物有响应。电子捕获检测器(ECD)是一种只对含有强电负性元素的物质即亲电子性化合物产生响应的检测器,适用于分析含有卤素、硫、磷、氮、氧等元素的物质。火焰光度检测器(FPD)是对含硫、磷的有机物有高度选择性和高灵敏度的检测器,又称硫磷检测器。主要对大气、水和食品中的含硫、磷有机物进行分析。氮磷检测器(NPD)专用于含氮和磷的有机物分析。

2. 液相色谱法 液体为流动相的色谱称液相色谱(LC)。液相色谱如采用高压输液泵,采用细颗粒(5~10 μm)固定相和高分辨率的检测器的色谱分析方法,通常称为高效液相色谱法(high performance liquid chromatography,HPLC),又称高压液相色谱。HPLC 对一般液体样品均能分析,而且特别适合分析挥发性低、热稳定性差、相对分子质量大的高分子化合物以及离子型化合物,如氨基酸、蛋白质、生物碱、核酸、甾体、类脂、维生素、抗生素、有机酸、药物、农药等。

HPLC的类型按组分在两相间分离机制的不同主要分为液-固吸附色谱法、液-液分配色谱法、离子色谱法和凝胶色谱法等。①液-固吸附色谱法(LSC)是以固体吸附剂为固定相,吸附剂表面的活性中心有吸附能力,试样分子被流动相带入色谱柱内时,它将与流动相溶剂分子在吸附剂表面发生竞争性吸附。②液-液分配色谱法(LLC)是根据物质在两种互不相溶(或部分互溶)的液体中溶解度的不同而实现分离的方法。根据固定相和流动相之间相对极性的大小,可将分配液-液分配色谱法分为两类。流动相极性小而固定相极性大的称为正相分配色谱法,常用于分离强极性化合物;流动相极性大而固定相极性小的称为反相分配色谱法,适于分离弱极性的化合物。③离子色谱法是以离子交换树脂为固定相,无机酸或无机碱的水溶液作为流动相,利用待测样品中各组分离子与离子交换树脂的亲和力不同而进行分离。一般可应用于离子化合物、有机酸和有机碱等能电离的化合物、能与离子相互作用的化合物(如螯合物或配位体)的分离。④凝胶色谱法是以多孔性凝胶类物质为固定相,流动相为水溶液或有机溶剂,根据不同组分扩散、渗透孔穴的程度不同而实现分离,所以这种方法又称为尺寸排阻色谱法、空间排阻色谱法或筛析色谱法。通常用于分离相对分子质量大小有差异的生物分子。

(四)质谱法

质谱法(mass spectrometry,MS)是用电场和磁场将运动的离子按它们的质荷比分离后进行物质质量分析的方法,又叫质谱。其原理是首先在离子源中通过电子轰击、化学电离、场解吸电离和快原子轰击电离等方式使试样中各组分电离生成不同荷质比的离子,经加速电场的作用,形成离子束,进入质量分析器,质量分析器的作用是将离子源中形成的离子按质荷比的大小不同分开。常见的质量分析器有单聚焦、双聚焦、四极矩、飞行时间等。经质量分析器分离的同质量离子可用照相底板、法拉第筒或电子倍增器收集检测。质谱通常根据离子源和质量分析器进行分类,如电子轰击质谱(EI-MS),场解吸附质谱(FD-MS),快原子轰击质谱(FAB-MS),基质辅助激光解吸附飞行时间质谱(MALDI-TOFMS),电子喷雾质谱(ESI-MS)等。其中MALDI-TOFMS和ESI-MS能测相对分子质量较大的物质,通常用于生物大分子的检测,如MALDI-TOFMS可以测量的相对分子质量达100000。

质谱仪通常跟色谱或光谱联用,从而实现分离分析一体的功能。常用的质谱联用技术的有气相色谱-质谱联用法、液相色谱-质谱联用法、电感耦合等离子体质谱法。

1. 气相色谱-质谱联用法(GC-MS) 气相色谱-质谱联用法(简称气质联用法)是将气-液色谱和质谱的特点结合起来的一种用于确定测试样品中不同物质的定性定量分析方法,其具有气相色谱的高分辨率和质谱的高灵敏度。气相色谱将混合物中的组分按时间分离开来,而质谱则提供确认每个组分结构的信息。气相色谱和质谱由接口相连。气质联用法广泛应用于食品检测、环境分析、生物样品中药物与代谢产物定性定量分析及未知样品成分的确定。

2. 液相色谱-质谱联用法(LC-MS) LC-MS法的工作原理与GC-MS相似。试样先通过液相色谱系统进样,经色谱柱分离,然后进入色谱与质谱的接口;在接口(离子源)中,试样被离子化,之后进入质量分离器和检测器获得色谱和质谱数据。LC-MS技术灵敏度高、适用范围宽,从农药小分子化合物、环境中微量污染物到肽类、蛋白质等生物大分子,LC-MS技术均是首选的最佳检测手段。

3. 电感耦合等离子体质谱法(ICP-MS) ICP-MS法是原子发射光谱和质谱联合起来进行多种痕量元素测定的一项新技术。试样在雾化器雾化后,由载气(常用氩气)携带进入ICP光源,在高温下迅速气化、解离出离子化气体,这些离子高速通过双锥接口(采样锥和截取锥)进入高真空系统的质谱仪部分,通过质量分析器扫描分离不同质荷比的离子,最后由检测器进行检测,产生的信号经过放大后通过信号测定系统检出。该条件下化合物分子结构已被破坏,所以ICP-MS技术仅适用于元素分析。由于不同的元素形态具有不同的物理化学性质和生物活性,近年来,发展起来的HPLC-ICP/MS技术,可以应用色谱的高效分离技术先对元素的各种形态/组态进行有效分离,然后再使用ICP-MS技术进行定量分析。

以上理化方法被广泛用于公共卫生与预防医学领域中各类物质的检测标准中。下面列举一些常见的食品、空气和生活饮用水检测指标所用的检测方法。

部分食品检测成分及其检测方法见表3-1。

表 3-1 部分食品检测成分及其检测方法

序号	检测成分	检测方法	标准
1	食品中蛋白质	凯氏定氮法、分光光度法、燃烧法	GB 5009.5—2016
2	食品中脂肪	索氏抽提法、酸水解法、碱水解法、盖勃法	GB 5009.6—2016
3	食品中果糖、葡萄糖、蔗糖、麦芽糖、乳糖	高效液相色谱法、酸水解-莱因-埃农氏法	GB 5009.8—2016
4	食品中碘	电感耦合等离子体质谱法、氧化还原滴定法、砷铈催化分光光度法、气相色谱法	GB 5009.267—2020
5	食品中铝	分光光度法、电感耦合等离子体质谱法、电感耦合等离子体发射光谱法、石墨炉原子吸收光谱法	GB 5009.182—2017
6	食品中淀粉	酶水解法、酸水解法、肉制品中淀粉含量测定	GB 5009.9—2016
7	食品中黄曲霉毒素 B 族和 G 族	同位素稀释液相色谱-串联质谱法、高效液相色谱-柱前衍生法、高效液相色谱-柱后衍生法、酶联免疫吸附筛查法、薄层色谱法	GB 5009.22—2016
8	食品中 9 种抗氧化剂	高效液相色谱法、液相色谱串联质谱法、气相色谱-质谱法、气相色谱法、比色法	GB 5009.32—2016
9	食品中苯甲酸、山梨酸和糖精钠	液相色谱法、气相色谱法	GB 5009.28—2016
10	食品中亚硝酸盐与硝酸盐	离子色谱法、分光光度法、紫外分光光度法	GB 5009.33—2016
11	食品中维生素 A、D、E	反相高效液相色谱法、正相高效液相色谱法、液相色谱-串联质谱法、高效液相色谱法	GB 5009.82—2016
12	食品中维生素 B_2	高效液相色谱法、荧光分光光度法	GB 5009.85—2016
13	食品中氨基酸	茚三酮柱后衍生离子交换色谱	GB 5009.124—2016
14	食品中维生素 B_6	高效液相色谱法、微生物法	GB 5009.154—2016
15	食品中生物胺	液相色谱法、分光光度法	GB 5009.208—2016
16	食品中多元素	电感耦合等离子体质谱法、电感耦合等离子体发射光谱法	GB 5009.268—2016
17	植物源性食品中 90 种有机磷类农药及其代谢物残留量	气相色谱法	GB 23200.116—2019
18	植物源性食品中 208 种农药及其代谢物残留量	气相色谱-质谱联用法	GB 23200.113—2018
19	植物源性食品中 331 种农药及其代谢物残留量	液相色谱-质谱联用法	GB 23200.121—2021
20	食品中 21 种熏蒸剂残留量	顶空气相色谱法	GB 23200.55—2016
21	水产品中氟乐灵残留量	气相色谱法	GB 31660.3—2019
22	水产品中河豚毒素	小鼠生物法、液相色谱-串联质谱法、液相色谱-荧光检测法、酶联免疫吸附法	GB 5009.206—2016
23	水果、蔬菜中噻菌灵残留量	液相色谱法	GB 23200.17—2016
24	食品营养强化剂　乳铁蛋白	高效液相色谱法	GB 1903.17—2016
25	食品营养强化剂　酪蛋白磷酸肽	凯氏定氮法	GB 31617—2014

序号	检测成分	检测方法	标　准
26	食品营养强化剂 左旋肉碱(L-肉碱)	电位滴定法	GB 1903.13—2016
27	食品营养强化剂 富硒酵母	氢化物原子荧光光谱法	GB 1903.21—2016
28	肉及肉制品中吡菌磷残留量	气相色谱法	GB 23200.79—2016
29	肉及肉制品中残杀威残留量	气相色谱法	GB 23200.106—2016
30	肉及肉制品中二甲四氯及二甲四氯丁酸残留量	液相色谱-质谱法	GB 23200.104—2016
31	肉及肉制品中甲萘威残留量	液相色谱-柱后衍生荧光检测法	GB 23200.105—2016
32	肉与肉制品 氯霉素含量	气相色谱-质谱法、酶联免疫法	GB/T 9695.32—2009

室内空气中各类指标的检验方法见表 3-2。

表 3-2　室内空气中各类指标的检验方法

序号	指标类别	具体指标	检验方法	方法来源
1	物理性指标	温度	玻璃液体温度计法	GB/T 18204.1—2013
			数显式温度计法	GB/T 18204.1—2013
2		相对湿度	电阻电容法	GB/T 18204.1—2013
			干湿球法	GB/T 18204.1—2013
			氯化锂露点法	GB/T 18204.1—2013
3		空气流速	电风速计法	GB/T 18204.1—2013
4		新风量	示踪气体法	GB/T 18204.1—2013
			风管法	GB/T 18204.1—2013
5	化学性指标	臭氧	靛蓝二磺酸钠分光光度法	GB/T 18204.2—2013
			紫外光度法	HJ 590—2010
6		二氧化氮	改进的 Saltzman 法	GB/T 12372—1990
			Saltzman 法	GB/T 15435—1995
			化学发光法	HJ/T 167—2004
7		二氧化硫	甲醛溶液吸收-盐酸副玫瑰苯胺分光光度法	GB/T 16128—1995
8		二氧化碳	不分光红外分析法	GB/T 18204.2—2013
9		一氧化碳	不分光红外分析法	GB/T 18204.2—2013
10		甲醛	AHMT 分光光度法	GB/T 16129—1995
			酚试剂分光光度法	GB/T 18204.2—2013
			高效液相色谱法	GB/T 18883—2022
11		氨	靛酚蓝分光光度法	GB/T 18204.2—2013
			纳氏试剂分光光度法	HJ 533—2009
			离子选择电极法	GB/T 14669—1993
12		苯	固体吸附-热解吸-气相色谱质谱法、固体吸附-热解吸-气相色谱法、活性炭吸附-二硫化碳解吸-气相色谱法、便携式气相色谱法	GB/T 18883—2022
13		甲苯		
14		二甲苯		

序号	指标类别	具体指标	检 验 方 法	方 法 来 源
15	化学性指标	苯并[α]芘	高效液相色谱	GB/T 18883—2022
16		可吸入颗粒物	撞击式-称量法	GB/T 18883—2022
17		细颗粒物	撞击式-称量法	GB/T 18883—2022
18		总挥发性有机化合物	固体吸附-热解吸-气相色谱质谱法	GB/T 18883—2022
19		三氯乙烯	固体吸附-热解吸-气相色谱质谱法	GB/T 18883—2022
20		四氯乙烯	固体吸附-热解吸-气相色谱质谱法	GB/T 18883—2022
21	生物性指标	细菌总数	撞击法	GB/T 18883—2022
22	放射性指标	氡(^{222}Rn)	固体核径迹测量方法 连续测量方法 活性炭盒测量方法	GB/T 18883—2022

生活饮用水中常规检验指标的检测方法见表 3-3。

表 3-3 生活饮用水中常规检验指标的检测方法

序号	类 别	指 标	方 法
1	感官性状和物理指标	色度	铂-钴标准比色法
2		浑浊度	散射法、目视比浊法
3		臭和味	嗅气和尝味法
4		肉眼可见物	直接观察法
5		pH 值	玻璃电极法、标准缓冲溶液比色法
6		电导率	电极法
7		总硬度	乙二胺四乙酸二钠滴定法
8		溶解性总固体	称量法
9		挥发酚类	4-氨基安替吡啉三氯甲烷萃取分光光度法、4-氨基安替吡啉直接分光光度法
10		阴离子合成洗涤剂	亚甲蓝分光光度法、二氮杂菲萃取分光光度法
11	无机非金属指标	硫酸盐	硫酸钡比浊法、离子色谱法、铬酸钡分光光度法、硫酸钡烧灼称量法
12		氯化物	硝酸银容量法、离子色谱法、硝酸汞容量法
13		氟化物	离子选择电极法、离子色谱法、氟试剂分光光度法、双波长系数倍率氟试剂分光光度法、锆盐茜素比色法
14		氰化物	异烟酸-吡唑酮分光光度法、异烟酸-巴比妥酸分光光度法
15		硝酸盐氮	麝香草酚分光光度法、紫外分光光度法、离子色谱法、镉柱还原法
16		硫化物	N,N-二乙基对苯二胺分光光度法、碘量法
17		磷酸盐	磷钼蓝分光光度法
18		硼	甲亚胺-H 分光光度法、电感耦合等离子体发射光谱法、电感耦合等离子体质谱法

续表

序号	类别	指标	方法
19	无机非金属指标	氨氮	纳氏试剂分光光度法、酚盐分光光度法、水杨酸盐分光光度法
20		亚硝酸盐氮	重氮偶合分光光度法
21		碘化物	硫酸铈催化分光光度法、高浓度碘化物比色法、高浓度碘化物容量法、气相色谱法
22	金属指标	铝	铬天青S分光光度法、水杨基荧光酮-氯代十六烷基吡啶分光光度法、无火焰原子吸收分光光度法、电感耦合等离子体发射光谱法、电感耦合等离子体质谱法
23		铁	原子吸收分光光度法、二氮杂菲分光光度法、电感耦合等离子体发射光谱法、电感耦合等离子体质谱法
24		锰	原子吸收分光光度法、过硫酸铵分光光度法、甲醛肟分光光度法、高碘酸银(Ⅲ)钾分光光度法、电感耦合等离子体发射光谱法、电感耦合等离子体质谱法
25		铜	无火焰原子吸收分光光度法、火焰原子吸收分光光度法、二乙基二硫代氨基甲酸钠分光光度法、双乙醛草酰二腙分光光度法、电感耦合等离子体发射光谱法、电感耦合等离子体质谱法
26		锌	原子吸收分光光度法、锌试剂-环己酮分光光度法、双硫腙分光光度法、催化示波极谱法、电感耦合等离子体发射光谱法、电感耦合等离子体质谱法
27		砷	氢化物原子荧光法、二乙氨基二硫代甲酸银分光光度法、锌-硫酸系统新银盐分光光度法、砷斑法、电感耦合等离子体发射光谱法、电感耦合等离子体质谱法
28		硒	氢化物原子荧光法、二氨基萘荧光法、氢化原子吸收分光光度法、催化示波极谱法、二氨基联苯胺分光光度法、电感耦合等离子体发射光谱法、电感耦合等离子体质谱法
29		汞	原子荧光法、冷原子吸收法、双硫腙分光光度法、电感耦合等离子体质谱法
30		镉	无火焰原子吸收分光光度法、火焰原子吸收分光光度法、双硫腙分光光度法、催化示波极谱法、原子荧光法、电感耦合等离子体发射光谱法、电感耦合等离子体质谱法
31		铬(六价)	二苯碳酰二肼分光光度法
32		铅	无火焰原子吸收分光光度法、火焰原子吸收分光光度法、双硫腙分光光度法、催化示波极谱法、氢化物原子荧光法、电感耦合等离子体发射光谱法、电感耦合等离子体质谱法
33		银	无火焰原子吸收分光光度法、巯基棉富集-高碘酸钾分光光度法、电感耦合等离子体发射光谱法、电感耦合等离子体质谱法
34		钼、钴、镍、钡、钒、铊	无火焰原子吸收分光光度法、电感耦合等离子体发射光谱法、电感耦合等离子体质谱法

续表

序号	类别	指标	方法
35	金属指标	钛	催化示波极谱法、水杨基荧光酮分光光度法、电感耦合等离子体质谱法
36		锑	氢化物原子荧光法、氢化物原子吸收分光光度法、电感耦合等离子体发射光谱法、电感耦合等离子体质谱法
37		铍	桑色素荧光分光光度法、无火焰原子吸收分光光度法、铝试剂(金精三羧酸铵)分光光度法、电感耦合等离子体发射光谱法、电感耦合等离子体质谱法
38		钠	火焰原子吸收分光光度法、离子色谱法、电感耦合等离子体发射光谱法、电感耦合等离子体质谱法
39		锡	氢化物原子荧光法、分光光度法、微分电位溶出法、电感耦合等离子体质谱法
40		四乙基铅	双硫腙比色法
41	有机物综合指标	耗氧量	酸性高锰酸钾滴定法、碱性高锰酸钾滴定法
42		生化需氧量	容量法
43		石油	称量法、紫外分光光度法、荧光光度法、荧光分光光度法、非分散红外光度法
44		总有机碳	仪器分析法
45	有机物指标	四氯化碳、氯乙烯	填充柱气相色谱法、毛细管柱气相色谱法
46		1,2-二氯乙烷、氯丁二烯、	顶空气相色谱法
47		1,1-二氯乙烯、1,2-二氯乙烯	吹脱捕集气相色谱法
48		三氯乙烯、四氯乙烯	填充柱气相色谱法
49		苯并[α]芘	高压液相色谱法、纸层析-荧光分光光度法
50		1,1,1-三氯乙烷、丙烯酰胺、己内酰胺、邻苯二甲酸二(2-乙基己基)酯、乙腈、丙烯腈、丙烯醛、环氧氯丙烷、氯苯、二氯苯、1,2-二氯苯、1,4-二氯苯、三氯苯、四氯苯、硝基苯、三硝基甲苯、二硝基苯、硝基氯苯、二硝基氯苯、三乙胺、二硫化碳、松节油、苦味酸、六氯丁二烯	气相色谱法
51		微囊藻毒素	高压液相色谱法
52		苯、甲苯、二甲苯、乙苯、异丙苯、苯乙烯	溶剂萃取-填充柱气相色谱法、溶剂萃取-毛细管柱气相色谱法、顶空-填充柱气相色谱法、顶空-毛细管柱气相色谱法
53		苯胺	气相色谱法、重氮偶合分光光度法
54		水合肼	对二甲氨基苯甲醛分光光度法
55		吡啶	巴比妥酸分光光度法
56		丁基黄原酸	铜试剂亚铜分光光度法

Note

序号	类别	指标	方法
57	农药指标	滴滴涕、林丹（γ-666）	填充柱气相色谱法
58		六六六、对硫磷、甲基对硫磷、内吸磷、马拉硫磷、乐果、敌敌畏	填充柱气相色谱法、毛细管柱气相色谱法
59		甲萘威	高压液相色谱法、分光光度法
60		溴氰菊酯	气相色谱法、高压液相色谱法
61		百菌清、灭草松、2,4-滴、毒死蜱、七氯	气相色谱法
62		呋喃丹、莠去津、草甘膦	高压液相色谱法
63		五氯酚	衍生化气相色谱法、顶空固相微萃取气相色谱法
64	消毒副产物指标	三氯甲烷、三溴甲烷、二氯一溴甲烷、一氯二溴甲烷	填充柱气相色谱法、毛细管柱气相色谱法
65		二氯甲烷	顶空气相色谱法
66		甲醛	4-氨基-3-联氨-5-巯基-1,2,4-三氮杂茂（AHMT）分光光度法
67		乙醛、三氯乙醛	气相色谱法
68		二氯乙酸、三氯乙酸	液液萃取衍生气相色谱法
69		氯化氰	异烟酸-巴比妥酸分光光度法
70		2,4,6-三氯酚	衍生化气相色谱法、顶空固相微萃取气相色谱法
71		亚氯酸盐	碘量法、离子色谱法
72		溴酸盐	离子色谱法
73	消毒剂指标	游离余氯	N,N-二乙基对苯二胺（DPD）分光光度法、3,3',5,5'-四甲基联苯胺比色法
74		氯消毒剂中有效氯	碘量法
75		氯胺	N,N-二乙基对苯二胺（DPD）分光光度法
		二氧化氯	N,N-二乙基对苯二胺硫酸亚铁铵滴定法、碘量法、甲酚红分光光度法、现场测定法
76		臭氧	碘量法、靛蓝分光光度法、靛蓝现场测定法
77		氯酸盐	碘量法、离子色谱法
78	放射性指标	总 α 放射性	低本底总 α 检测法
79		总 β 放射性	薄样法

注：参考标准 GB/T 5750.（4~11）—2006、GB/T 5750.13—2006

（黄东萍　邹云锋）

第三节　细菌学检验

一、概述

细菌学检验是预防医学、卫生检验和检疫学的重要内容之一，检验的对象主要是可引起传染病流行的病原体，与人们的生产和生活密切相关的环境、食品及健康相关产品中的细菌等微生物。细菌学检验的任务包括：①从感染性疾病发生和流行地区的人群中或环境中,检测并分离出病原菌,明确其种类、分布、数量、毒力等,以确定感染性疾病的流行病学概况(包括病原体、传染源、传播途径、易感人群等),为制订预防及控制对策提供支持;②根据国家标准或规范所确定的细菌学或微生物学指标,对食品、环境及健康相关产品的细菌等微生物污染状况进行检测和卫生学评价,为制订相关管理措施以及制定法律、法规提供科学依据。

细菌学检验的对象是能引起某种传染病流行的病原体。依据微生物危险程度的大小,我国将微生物分为四类。

一类:能够引起人类或者动物非常严重疾病的微生物,以及我国尚未发现或者已经宣布消灭的微生物。具有高个体危害和高群体危害特征,引起的疾病一般不能治愈,如天花病毒、埃博拉病毒等。

二类:能够引起人类或者动物严重疾病,比较容易直接或者间接在人与人、动物与人、动物与动物间传播的微生物。具有高个体危害和低群体危害特征,如高致病性禽流感病毒、布鲁氏菌等。

三类:能够引起人类或者动物疾病,但一般情况下对人、动物或者环境不构成严重危害,传播风险有限,具备有效治疗和预防措施的微生物。具有中等个体危害和有限群体危害特征,如甲型肝炎病毒、乙型肝炎病毒等。

四类:在通常情况下不会引起人类或者动物疾病的微生物。具有低个体危害和低群体危害特征。

我们把一类、二类微生物统称为高致病性病原微生物。

因此,必须按照细菌等微生物实验生物安全及其防护要求进行细菌学检验工作,杜绝病原体不受控制地传入、传出实验室,或者在检验者之间相互传染,避免微生物实验室获得性感染(micro biological laboratory acquired infection)的发生。

二、细菌学检验基本技术

细菌学检验基本技术包括样本的采集与保存、细菌的分离培养、细菌的形态结构检查、细菌的血清学检验、细菌的生化反应检查、细菌毒素检测、细菌数量测定等,是每种细菌检查都将涉及的技术手段。

(一)细菌的分离培养

细菌分离(bacterium isolation)是指活菌获得纯化的过程。细菌培养(bacterium culture)是指从样本中获得细菌增殖,以便进一步鉴定和研究。细菌的分离与培养是细菌检验的第一步。细菌的种类不同,进行培养时所要求的条件(如营养、温度、湿度、酸碱度和气体环境)也不同。

1. 培养基成分 培养基(culture medium)是给细菌生长繁殖提供营养物质的基质,可根据不同细菌分离、鉴定、保存等需求配制不同的培养基。培养基的优劣,对细菌的分离和鉴定关系极大。培养基应适应目的菌生长的需要,必要时,应使用标准菌株进行质控。培养基成分包括营养物质、水分、凝固物质、抑制剂和指示剂等。

2. 培养基的种类 培养基的种类很多,可根据不同的特点进行分类。

1)按物理性状分类 根据培养基的物理性状,可将培养基分为固体培养基(solid medium)、液体培养基(liquid medium)、半固体培养基(semisolid medium)三种。固体培养基(含2%～2.5%琼脂)主要用于增菌、分离培养及鉴定。液体培养基(不含凝固剂)主要用于增菌、生化试验等。半固体培养基(含0.5%～1%琼脂)主要用于保存菌种、观察细菌动力、分类鉴定以及噬菌体效价滴定等。

2)按成分分类 根据培养基的成分,可将培养基分为合成培养基(synthetic medium)和天然培养基(undefined medium)。

(1)合成培养基:依照细菌的营养要求、代谢,按照其分类鉴定、生物量测定、菌种选育、遗传分析等作用而制成的已知化学组分营养物质的培养基,各批次性质稳定。

(2)天然培养基:在细菌学研究中,由所含化学成分不完全清楚或其成分不恒定的天然物质组成的培养基,如蛋白胨、牛肉膏、血液、鸡蛋、马铃薯等。

3)按用途分类 按培养基的用途可将培养基分为基础培养基(basal medium)、营养培养基(nutrient medium)、增菌培养基(enrichment medium)、选择性培养基(selective medium)、鉴别培养基(differential medium)、厌氧培养基(anaerobic medium)、特殊培养基(special medium)等。

3. 细菌接种方法

(1)平板接种法:根据检验目的不同,可采用不同的平板接种法,包括平板划线接种法、涂布接种法、点种法等。平板划线接种法常用于细菌的分离纯化和增菌,涂布接种法用于细菌计数和纸片法药敏测定,点种法用于琼脂稀释法药物敏感性测定和某些生化试验。

(2)斜面接种法:常用于细菌纯培养、菌种的保存及细菌的某些鉴别试验,包括划线接种法、穿刺划线接种法。

(3)半固体培养基接种法。

(4)液体培养基接种法。

4. 细菌的生长现象　各种细菌在不同培养基上的生长现象不同,这些生长特征均有助于细菌的初步识别和鉴定。

1)在固体培养基上　用分离划线的方法,单个细菌经一定时间培养后,分裂增殖成为一堆肉眼可见的细菌集团,称为菌落(colony)。一个菌落大多来自一个细菌,但有时也可能来自两个或数个细菌。挑取单个菌落,接种到相应适宜的培养基中,从而得到纯种细菌,此过程称为纯培养(pure culture)。菌落彼此不分离,而是连成线或片,则称为菌苔(lawn)。观察同一平板上菌落的一致性有助于判定细菌的纯度,细菌在特定平板上形成的菌落形态特征,可作为细菌鉴定的依据之一。

(1)细菌在营养琼脂平板上的生长现象:常把菌落描述为三种类型,包括光滑型菌落(smooth colony)即 S 型菌落,粗糙型菌落(rough colony)即 R 型菌落,黏液型菌落(mucoid colony)即 M 型菌落。可从形状、大小、表面性状、边缘情况、颜色、质地、黏度、气味、乳化性等方面描述细菌生长现象。

(2)细菌在鉴定培养基上的生长现象:

①溶血特征,如 α 溶血、β 溶血、γ 溶血。

②颜色:除了与细菌所产色素有关外,往往与培养基中的底物及指示剂有关。

③卵磷脂琼脂中的反应。

④蛋白水解作用:在菌落周围出现清晰的透明环。

⑤质地:有些细菌在鉴定培养基上可产生荚膜,从而表现为黏液性菌落,如炭疽芽胞杆菌有毒株在碳酸氢钠血平板表现为黏液型菌落,而无毒株表现为粗糙型菌落。

2)在液体培养基中　细菌在液体培养基中的生长现象往往与培养时间有关,因此应选择最佳时间观察。细菌在液体培养基中生长特性包括以下几个方面。

(1)发育程度:细菌在液体培养基中的生长特性可描述为有无生长、微弱、中等、旺盛等。

(2)浑浊度:细菌在液体培养基中浑浊度可描述为有无浑浊、浑浊的程度、均匀浑浊、絮状生长等。其中浑浊的程度一般以浑、中等、微浑、透明表示。

(3)沉淀生长:一些细菌因菌体重力下沉或因发酵分解糖产生酸使基质中的蛋白质发生沉淀,上层的液体仍清澈透明。

(4)液体表面性状:体现了细菌的好氧特征,需氧菌倾向于表面生长。观察时应注意生长的性状,如膜状及其厚薄、环状、皱状,是否光滑或呈颗粒状。

(5)其他:有无色素、气味,有无产酸、产气及溶血现象等。

3)在半固体培养基中　观察细菌的动力和部分生化鉴定可在半固体培养基上进行,有动力的细菌除在穿刺线处有生长线外,在穿刺线周围还可见羽毛状、云雾状浑浊或树根状生长,无动力的细菌则在穿刺线周围的培养基保持透明,仅在穿刺线上有生长。生化鉴定主要观察颜色变化。

(二)细菌的形态结构检查

样本中细菌的存在及其大致数量可通过镜下观察迅速了解,根据细菌的形态、大小、排列、结构、染色特性及运动情况,可做出初步鉴别,并为进一步鉴定提供依据。由于细菌体积微小(以微米计)、无色透明或半透明,因此必须借助显微镜的放大作用,肉眼观察细菌的形态结构特征。

显微镜检查包括普通光学显微镜、暗视野显微镜、相差显微镜、荧光显微镜(透射式荧光显微镜和落射式荧光显微镜)、电子显微镜。根据细菌是否被染色分为不染色检查法和染色检查法。细菌染色常用的染料多为带苯环的人工合成染料,常用的细菌染色法有复染色法、单染色法、特殊结构染色法及荧光染色法等。

(三)细菌的生化反应检查

不同种细菌的酶系统不同,新陈代谢的产物也不同,这些产物又各自具有不同的生物化学特性。细菌的生化反应试验即是利用生物化学的方法来鉴定细菌类别的试验。

1. 碳水化合物的代谢试验　包括糖(醇、苷)类发酵试验、克氏双糖铁琼脂(KIA)或三糖铁琼脂(TSI)试验、氧化发酵(O-F)试验、甲基红(MR)试验、伏普(Voges-Proskauer,V-P)试验、β-半乳糖苷酶试验(ONPG 试验)、七叶苷水解试验、淀粉水解试验、甘油复红试验、石蕊牛乳试验。

主要应用:①糖(醇、苷)类发酵试验是很多细菌鉴定的重要实验,可用于菌属的鉴别;②革兰阴性杆菌如肠杆菌科细菌或非发酵菌的初步鉴定可应用 KIA 或 TSI;③O-F 试验用于肠杆菌科与非发酵菌和弧菌科的鉴别及葡萄球菌属与微球菌属的鉴别,肠杆菌科和弧菌科为发酵型,非发酵菌为氧化型或产碱型,葡萄球菌属为发酵型,微球菌属为氧化型;④MR 试验常用于肠杆菌科鉴别,沙门氏菌属、变形杆菌属、志贺菌属、枸橼酸杆菌属等为阳性,肠杆菌属、克雷伯菌属、哈夫尼亚菌属则为阴性;⑤V-P 试验常与 MR 试验一起应用,常用于肠杆菌科;⑥ONPG 试验可用于快速鉴别乳糖延迟发酵菌与不发酵乳糖菌;⑦七叶苷水解试验主要用于鉴定革兰阴性杆菌、肠球菌属及厌氧菌;⑧淀粉水解试验常用于白喉棒状杆菌生物分型(重型阳性,轻、中型阴性)及芽胞杆菌属菌种和厌氧菌某些菌种的鉴定;⑨甘油复红试验主要用于鉴定沙门氏菌属内各菌种;⑩石蕊牛乳试验主要用于鉴定链球菌、梭菌属及丙酸杆菌。

2. 氨基酸和蛋白质的代谢试验　包括靛基质(吲哚)试验、硫化氢(H_2S)试验、尿素酶试验、明胶液化试验、氨基酸脱氨酶试验、氨基酸脱羧酶试验、精氨酸双水解试验、肉渣消化试验、凝固血清消化试验等。

主要应用:①靛基质(吲哚)试验主要用于肠杆菌科、非发酵菌、苛养菌和厌氧菌的鉴定;②H_2S 试验主要用于肠杆菌科属及菌种的鉴别,也可用于拟杆菌属、布鲁菌属及假单胞菌属的菌种鉴定;③尿素酶试验主要用于尿素酶快速阳性变形杆菌的鉴别及其他肠杆菌科细菌的鉴定;④明胶液化试验用于多种菌属及菌种的鉴定;⑤氨基酸脱氨酶试验主要用于肠杆菌科菌属的鉴定,变形杆菌属、普罗威登斯菌属和摩根菌属为阳性,肠杆菌科其他菌均为阴性;⑥氨基酸脱羧酶试验主要用于肠杆菌科细菌鉴定;⑦精氨酸双水解试验用于假单胞菌属细菌与肠杆菌科细菌的鉴别;⑧肉渣消化试验用于肉毒梭菌和其他梭菌的鉴别。

3. 有机酸盐和铵盐代谢试验　包括柠檬酸盐(CIT)利用试验、马尿酸钠水解试验、丙二酸盐利用试验、醋酸盐利用试验、乙酰胺利用试验。

主要应用:①柠檬酸盐(CIT)利用试验主要用于肠杆菌科菌属和菌种的鉴定,也用于鉴定气单胞菌属及假单胞菌属某些菌种;②马尿酸钠水解试验主要用于 β-溶血性链球菌和嗜肺军团菌的鉴定,是 B 群链球菌的特征性试验之一;③丙二酸盐利用试验用于肠杆菌科菌属和菌种的鉴定;④乙酰胺利用试验主要用于非发酵菌的鉴定。

4. 酶类试验　包括氧化酶试验、过氧化氢酶试验(触酶试验)、硝酸盐还原试验、过氧化物酶试验、脱氢酶试验、氧化三苯基四氮唑试验(TTC 试验)、卵磷脂酶试验、磷酸酶试验、DNA 酶试验及耐热 DNA 酶试验、血浆凝固酶试验等。

主要应用:①氧化酶试验用于很多菌属和菌种的鉴定;②过氧化氢酶试验用于革兰阳性球菌及苛养型革兰阴性杆菌的初步分群;③硝酸盐还原试验主要用于鉴定肠杆菌科(多为阳性),也用于鉴定假单胞菌属菌种;④脱氢酶试验可用于鉴别某些肠杆菌科菌属及菌种;⑤磷酸酶试验可用于致病性葡萄球菌(阳性)与其他葡萄球菌(阴性)的鉴别;⑥DNA 酶试验及耐热 DNA 酶试验可用于微球菌科菌属的鉴别,耐热 DNA 酶试验常用于金黄色葡萄球菌的鉴定;⑦血浆凝固酶试验常用于葡萄球菌鉴定。

5. 其他试验　如用于 B 群链球菌、李斯特菌属、棒状杆菌属及厌氧芽胞梭菌各菌种的鉴定的 CAMP 试验、CAMP 抑制试验,用于鉴别肺炎链球菌与其他 α-溶血链球菌的胆汁溶菌试验,葡萄糖酸盐氧化试验,氰化钾抑菌试验,嗜盐耐盐性试验等。

（四）细菌的血清学检验

细菌的血清学检验包括血清学鉴定和血清学诊断。①血清学鉴定（serological identification）：玻片凝集试验是常用的方法，其他有酶免疫、免疫荧光、对流免疫电泳、协同凝集、间接血凝、乳胶凝集等试验。②血清学诊断（serological diagnosis）：这类试验主要有酶联免疫吸附法（ELISA）、沉淀试验、直接凝集试验、显微镜凝集试验、乳胶凝集试验、补体结合试验和免疫荧光试验等。机体血清中出现特异性抗体的原因可能是感染或近期预防接种，因此只有当抗体效价明显高于正常人的平均水平或随病程明显递增才有诊断价值。通常取患者急性期和恢复期双份血清样本检测，当恢复期的抗体效价比急性期升高 4 倍或 4 倍以上才有诊断意义。

（五）细菌毒素检测

细菌毒素是细菌的重要致病物质，包括外毒素（exotoxin）和内毒素（endotoxin）。外毒素大多来源于革兰阳性菌与部分革兰阴性菌，由活菌分泌，少数由细菌崩解后释出。外毒素对组织器官的毒性作用有选择性，可分为神经毒素、细胞毒素和肠毒素三大类。其化学性质为蛋白质，抗原性强，可刺激机体产生抗毒素。外毒素的检测主要是利用其特殊毒性作用和抗原性强的特点。内毒素是革兰阴性菌细胞壁中的脂多糖（lipopolysaccharide，LPS）组分，只有当细菌死亡破裂或人工裂解菌体后才释放，毒性较弱且广泛，对组织无选择性作用，抗原性弱，其检测方法不同于外毒素。

1. 外毒素的检测　常用的有 ELISA、乳胶凝集试验、胶体金和双向琼脂扩散法检测可疑食品中金黄色葡萄球菌肠毒素等。此外，也可用动物试验进行毒力检测。本节以几种特征性外毒素为例简单介绍几种细菌外毒素的检测方法。

（1）白喉外毒素的检测：检测白喉外毒素（diphtheria exotoxin）可用体外法和体内法。

（2）肉毒毒素的检测：肉毒毒素（botulinic toxin）是肉毒梭菌产生的强烈外毒素，人食用了含有该毒素的食物，即可发生肉毒毒素中毒，出现特殊的神经中毒症状甚至死亡。待检物可有多种，如可疑剩余食物、胃肠冲洗液、呕吐物、血清、粪便浸液及庖肉培养液等。

（3）破伤风毒素的检测：采用培养物滤液接种小鼠，做毒力试验和保护力试验。

（4）肠毒素的检测：某些细菌在生长繁殖过程中释放肠毒素（enterotoxin），可增强肠黏膜上皮细胞的分泌作用，导致腹泻，如致泻性大肠埃希菌可产生耐热和不耐热肠毒素。肠毒素的检测可采用生物学方法、免疫学方法及分子生物学方法。生物学方法较复杂，免疫学检测目前有商品化的试剂盒。

2. 内毒素的检测　内毒素的毒性作用没有特异性，对内毒素的检测不能用于细菌鉴定和病原学诊断，但有助于判定患者是否存在革兰阴性菌感染或药液是否受到革兰阴性菌污染。

（1）家兔热原试验：内毒素可作为外源性致热源引起机体发热，可采用家兔热原试验（rabbit pyrogen test，RT）。RT 是一种经典的定性试验，通过耳缘静脉将待检物注入家兔体内，观察家兔的体温变化，以确定所检样本中有无热原存在。

（2）鲎试验：海洋节肢动物鲎的血液中含有一种有核变形细胞，这种变形细胞的裂解物（即鲎试剂）可与微量的细菌内毒素发出凝胶反应。鲎试验（limulus test，LT）是一种酶促反应，参与反应的鲎血细胞溶解物的成分是 C 因子、B 因子、G 因子、凝固酶原和凝固蛋白原，鲎试剂中的凝固酶原被内毒素中的脂多糖激活，使可溶性凝固蛋白原变成凝固蛋白，形成凝胶。本试验具有快速、简便、灵敏等优点。

（3）免疫学方法：有关免疫学方法有 ELISA 法、双抗体夹心 ELISA 法、火箭免疫电泳鲎试验法、L-聚赖氨酸 ELISA 法等。

（4）生物学方法：免疫细胞具有被内毒素刺激产生 IL-1、TNF 的特性，检测靶细胞培养上清中的 IL-1、TNF 等细胞因子的含量，能间接反映样本中的内毒素含量。

（5）化学发光法：通过应用 CR1 和 CR3 受体诱导中性粒细胞的氧化反应的特点来测定内毒素对中性粒细胞的生物学作用，进而检测内毒素的含量。

（6）流式细胞术：应用针对内毒素表面抗原决定簇的单克隆抗体对内毒素进行荧光标定，然后应用流式细胞仪进行检测。

（7）高效液相色谱：将内毒素中类脂 A 部分衍化后，以高效液相色谱法检测。

（六）细菌数量测定

对卫生样品进行卫生状况评价时的重要指标之一就是样品单位质量、体积或面积中的细菌菌落数量,在进行细菌药物敏感性试验及消毒效果检测中也需要准确掌握实验菌的浓度。用于细菌数量测定的方法很多,归纳起来可分为两大类:物理计数法和生物计数法。

三、细菌的分子生物学检测

分子生物学技术具有敏感、特异、安全和快速等特点,它的迅速发展,拓宽了微生物学检验方面的应用空间,同时在微生物检验中发挥着日益重要的作用。下面简要介绍分子生物学技术在细菌学检验中的应用。

1.细菌染色体 DNA 的分析 原核细胞型微生物细菌染色体大多为裸露的环状闭合双螺旋 DNA。细菌基因的结构是连续的,无内含子,其染色体不含组蛋白,仅含有核蛋白。细菌的染色体控制细菌的各种遗传特性。细菌 DNA 组成决定细菌的基因型(genotype),在特定的条件下,全基因组表达出的生物学性状,称为表型(phenotype)。对细菌染色体和质粒 DNA 的分析是对细菌基因型的分析,在细菌检验中具有重要的作用。

1)核酸杂交技术 核酸杂交技术是一种间接测定核酸排列顺序的方法,它广泛用于基础研究和应用领域。

核酸杂交类型可分为以下几种。

(1)按序列与探针序列的杂交反应介质可分为固相杂交和液相杂交。

(2)按探针和靶序列反应可分为直接杂交和夹心杂交。

(3)按探针-靶分子杂交类型可分为 DNA-RNA 杂交、DNA-DNA 杂交、RNA-RNA 杂交和 PDA-DNA 杂交,PDA 为肽核酸(peptide nucleic acid)。

2)基因芯片 基因芯片(gene chip)是一种高通量、高速度、低成本的分子生物学工具,也叫 DNA 芯片或 DNA 微阵列(DNA microarray)、寡核苷酸阵列(oligonucleotide array)。基因芯片就是利用点样技术、现代探针固相原位合成技术、照相平版印刷技术等微电子技术在有限的空间内,有序地集成一系列的可寻址识别的基因片段。

3)DNA 测序 在分子生物学研究中,DNA 的序列分析是通过对样品中 DNA 测序来鉴定其中微生物物种的丰度和分布情况。

第一代测序技术的主要特点是测序读长可达 1000 bp,准确性高达 99.999%,但测序成本高、通量低,严重影响了其真正大规模的应用。因而第一代测序技术并不是最理想的测序方法。经过不断的技术开发和改进,以边合成边测序、焦磷酸测序及连接酶测序技术为标记的第二代测序技术诞生了。第二代测序技术大大降低了测序成本同时大幅提高了测序速度,并且保持了高准确性,以前完成一个人类基因组的测序需要 3 年时间,而使用第二代测序技术则仅需要 1 周,但在测序读长方面比第一代测序技术则要短很多。

2.细菌质粒 DNA 的分析 质粒(plasmid)是细菌染色体之外独立进行复制和遗传的辅助性遗传单位,为双链、闭环的 DNA 分子,并以超螺旋状态存在于宿主细胞中。宿主菌在质粒存在下具有某些非染色体决定的生物学性状,如质粒可以编码耐药性、细菌的毒力、溶血性和传染力等多种性状。质粒带来的表型给细菌提供了选择生存的能力,使细菌在特殊的环境条件下可生存或生长。质粒的获得和丧失,也可以造成耐药菌株和毒力菌株等的流行或消失。编码抗生素抗性的 R 质粒是最先引起重视的。由于抗生素的不合理使用,由 R 质粒引起的细菌性痢疾暴发流行和医院内感染比较常见,已引起全球性重视。随后,又发现了质粒编码糖发酵、侵袭性、黏附性、菌毛、脂多糖、溶血素、细菌素产生等多种多样的功能。

大多数与致病性有关的质粒为大质粒,长度在 40～210 kb 之间,如志贺菌的侵袭性质粒长度为 210 kb。过去曾有观点认为小质粒不编码重要的功能,但有少数小质粒被发现与细菌的毒力有关,如编码鼠疫菌素的质粒长度为 9.5 kb。

1)质粒的基本特点

(1)质粒的普遍性:质粒的普遍性是指通过研究大多数具有重要医学意义的细菌中发现的质粒的普遍性,并编码着与疾病相关的基因。

(2)质粒的可复制性:质粒 DNA 的复制由负责染色体复制的多种酶群协同完成。质粒在细菌内的复制方式一般有两种:一种是质粒的复制受宿主菌的严格控制,在细胞内只能形成一个或几个拷贝,这样的质粒叫作严紧型质粒(stringent plasmid);另一种是质粒的复制受宿主菌的控制不严,它们在每个细胞中可存在数百到数千个拷贝,这样的质粒叫作松弛型质粒(relaxed plasmid)。

(3)质粒的不相容性(incompatibility):质粒的不相容性是两个复制和维持机制上密切相关的质粒不能在一个宿主细胞上稳定复制、长期共存的现象。具有这种性质的质粒被编为一个不相容性群。属于同一个不相容性群的质粒密切相关,具有相同的或相似的复制结构,在同一细胞中竞争复制必需物质,而互相排斥。不相容性主要用来对质粒进行分类。

2)实际应用

(1)流行菌株或质粒的调查:应用质粒指纹图谱分析鉴别的病原菌范围非常广泛,几乎所有能感染人类的病原菌都可用此方法鉴别分型,包括球菌(革兰阴性和阳性)、弧菌、弯曲菌、厌氧菌及芽胞等。

(2)追踪传染源和传播途径:质粒指纹图谱分析应用于暴发流行调查中也具有显著的优越性。美国疾病预防与控制中心对俄亥俄州、密歇根州、佐治亚州和亚拉巴马州暴发的一起州级肠炎流行进行了研究,研究开始没有发现同源性食物,后来在进行质粒指纹图谱分析时找到了传染源。

3. 细菌核酸体外扩增技术——聚合酶链式反应 聚合酶链式反应(polymerase chain reaction, PCR)是体外核酸扩增技术。它具有敏感、特异、产率高、重复性好、快速、简便、易自动化等突出优点,能将所要研究的目的基因或某一 DNA 片段于在一个试管内在数小时内扩增至十万倍乃至百万倍,使肉眼能直接观察和判断,可从一根毛发、一滴血甚至一个细胞中扩增出足量的 DNA 供分析研究和检测鉴定。PCR 基本反应步骤为变性—退火—延伸。

(1)特异性强:PCR 反应的特异性决定因素如下。①引物与模板 DNA 正确的结合;②碱基配对原则;③Taq DNA 聚合酶合成反应的忠实性;④靶基因的特异性与保守性。其中引物与模板的正确结合是关键。引物与模板的结合及引物链的延伸遵循碱基配对原则。Taq DNA 聚合酶合成反应的忠实性及 Taq DNA 聚合酶耐高温性,使反应中模板与引物的结合(复性)可以在较高的温度下进行,结合的特异性大大增加,被扩增的靶基因片段也就能保持很高的正确度。通过选择特异性和保守性高的靶基因区,其特异性程度就更高。

(2)灵敏度高:PCR 产物的生成量是以指数方式增加的,能将皮克(1 pg＝1×10^{-12} g)量级的起始待测模板扩增到微克(1 μg＝1×10^{-6} g)水平,能从 100 万个细胞中检出一个靶细胞,在细菌学中最小检出率为 1～3 个细菌。

(3)简便、快速:PCR 反应用耐高温的 Taq DNA 聚合酶,一次性将反应液加好后,即在 DNA 扩增液和水浴锅上进行变性—退火—延伸反应,一般在 2～4 h 完成扩增反应。

(4)对标本的纯度要求低,不需要分离细菌,DNA 粗制品及总 RNA 均可作为扩增模板。可直接用临床标本如血液、体腔液、洗漱液、毛发、细胞、活组织等粗制的 DNA 扩增检测。

四、细菌学卫生检验种类及标准

人们的健康和生活受食品、药品、化妆品、生活饮用水、公共场所及公共卫生用品的卫生状况直接影响,因此,有必要学习和研究上述环境及健康相关产品的细菌等微生物的检测方法及卫生标准。

(一)食品细菌学检验及卫生标准

微生物对食品既有利又有弊。一方面,有些微生物可直接食用或生产加工成多种营养丰富、美味可口的食品,如食用菌、酸奶、啤酒和腐乳等;另一方面,微生物又可引起食品腐败变质及因微生物在食品中生长繁殖或产生毒素而引起人或动物感染和食物中毒性疾病。根据世界卫生组织的估计,全球每年发生食源性疾病人数达数十亿。沙门氏菌是世界上最常见的引发食源性疾病暴发的病原菌。《食品安

全国家标准　食品微生物学检验》GB 4789 系列是食品细菌学检验进行的主要依据,并根据有关食品卫生的国家标准进行评价。

（二）生活饮用水细菌学检验及卫生标准

微生物检验对保证饮用水、食品安全、传染病控制具有十分重要的意义。生活饮用水细菌学检验主要依据《生活饮用水卫生标准检验方法》(GB/T 5750—2006)进行,并根据《生活饮用水卫生标准》(GB 5749—2022)进行评价。

（三）公共场所及公共卫生用品细菌学检验及卫生标准

人群聚集的场所为公共场所,是为满足人们的各种生活需求,人工建成的供公众进行工作、学习、休息、娱乐、体育、参观、旅游等活动的空间。公共场所细菌学检验可分为两个部分,即空气中细菌的检测、公共卫生用品的细菌学检测。必要的时候还需对公共场所集中空调通风系统进行监测。

1. 空气细菌学检验　主要依据《公共场所卫生检验方法　第 3 部分:空气微生物》(GB/T 18204. 3—2013)进行公共场所空气中细菌的检测,并根据相关卫生标准进行评价。

2. 公共卫生用品细菌学检验　公共场所公共卫生用品主要包括饮(餐)具、床上用品、脸(脚)盆、浴盆、理发剪(刀)等,主要依据《公共场所卫生检测方法》(GB/T 18204 系列)进行细菌等微生物的检测,并根据相关卫生标准进行评价。

公共场所及公共卫生用品细菌等微生物的检测项目主要包括细菌总数、大肠菌群、真菌、金黄色葡萄球菌和酵母菌等。检验方法和程序可参照有关的国家标准进行。

（秦剑秋）

第四节　病毒学检验

一、概述

病毒是一类专性细胞内寄生的、普通光学显微镜下不可见的非细胞型微生物。其有别于其他微生物的最显著特点包括:①病毒颗粒的形成是通过装配已合成的病毒各结构成分,形成子代病毒,并非通过病毒长大或分裂而成;②病毒缺乏编码能源系统和蛋白质合成工具(核糖体)的遗传信息,只能依靠宿主细胞的代谢系统。尽管病毒很小,结构和组成也相对简单,只能寄生于活细胞内,但其在自然界的分布非常广泛,动物、植物、真菌和细菌均能被病毒感染,特别值得关注的是,人类传染病中约三分之二的传染病由病毒引起。20 世纪 70 年代以来,全球新发现的大多数传染病病原是病毒,包括埃博拉病毒、SARS 病毒、禽流感病毒、人类免疫缺陷病毒等,且它们大部分具有动物源性。不同病毒感染人体后,导致的危害从轻微感冒、腹泻到呼吸衰竭、严重出血、神经系统异常、免疫系统破坏、器官严重损害等;而不同病毒感染的途径各异,包括消化道、呼吸道、体液传播等。

在对病毒进行进一步研究之前,通常需要先提取病毒,然后对病毒进行纯化和浓缩。纯化病毒可用于:①研究病毒的化学组成;②电子显微镜下观察病毒的形态及物理结构;③分离病毒的核酸和蛋白质亚单位;④研究病毒遗传、变异的本质;⑤制备单价抗原;⑥病毒提纯工程研究。纯化病毒的方法有多种,如等密度梯度离心法,速率-区带密度梯度离心技术。浓缩病毒的方法有聚乙二醇(PEG)浓缩法、超过滤法、吸附法等。纯化后的病毒可采用低温及超低温冻存,采用超低温(-70 ℃以下)冰箱或液氮罐(-196 ℃)才能长期保存病毒,同时应注意加入保护剂。

病毒学检验可分为直接检验和间接检验两种类型,前者包括对样品中或者细胞培养物中病毒的核酸、蛋白质、细胞的病理改变进行检测,或者通过电子显微镜对病毒的形态结构进行观测,直接显示病毒的存在。间接检验主要通过血清学试验。病毒学检验往往需要分型,需要进行病毒变异分析,需要获得大量纯种病毒,因此,与临床诊断病毒学比较,病毒的分离、培养、纯化和保存技术的应用显得更为重要。诊断病毒感染的"金标准"仍然是病毒分离培养。

二、细胞培养技术

通常所说的组织培养(tissue culture)包括器官培养、组织培养和细胞培养。细胞培养技术已成为病毒学研究的重要手段和工具,尽管离体组织细胞与体内组织细胞存在差异,不能完全代表体内的结果,但组织细胞在培养病毒方面与实验动物和鸡胚相比具有以下优点:①体外培养的组织细胞可提供与培养病毒生理特性基本一致的实验材料;②一块组织可产生多个部分,每个部分都相当一个实验动物或鸡胚,经济方便;③组织细胞可消除实验动物中存在的病毒特异性抗体或非特异性抑制因子对病毒培养的影响;④组织细胞体外培养易于进行无菌操作;⑤多数情况下,病毒增殖特征都能通过病毒的细胞培养显示,如细胞病变,而不需其他指示系统证实病毒是否增殖;⑥许多其他检查方法可用来判断细胞培养的病毒类型,如血球吸附试验、病毒核酸类型鉴定试验、病毒干扰试验、免疫荧光试验、核酸杂交及原位杂交试验等;⑦组织细胞培养病毒除可进行定性检测外,还可进行定量分析;⑧细胞培养技术与免疫学和分子生物学技术结合为病毒快速检测提供了技术支持。

用于培养病毒的细胞大多来自病毒自然感染宿主的组织,人、猴、鼠、禽的胚胎以及脏器是常见的体外培养细胞的来源,已知的原代细胞、传代细胞系或细胞株可来源于胚胎或成体组织、正常或肿瘤组织。

1. 器官培养 对未知病毒,初次培养时往往利用活体组织器官,某些呼吸道病毒就是应用此方法分离到的,冠状病毒初次分离时曾采用了人胚气管组织培养方法。

2. 组织块培养 在组织培养的早期研究中,可应用组织块来培养病毒,但由于组织块培养操作麻烦,应用不广泛,目前已很少用。

3. 单层细胞培养 单层细胞培养用于培养病毒的细胞种类有原代细胞、二倍体细胞和传代细胞等。

三、鸡胚和动物接种技术

鸡胚和动物接种技术是最早应用的培养病毒的方法,尽管随着细胞培养技术的发展,其使用频率在下降,但在病毒致病性、发病机制、免疫血清的制备和疾病模型等研究中,鸡胚和动物接种技术依然具有重要应用价值。

(一)鸡胚接种技术

鸡胚接种途径有四种,接种病毒的检测包括无菌试验和病毒检测。

1. 羊膜腔接种(amniotic inoculation) 羊膜腔接种主要应用于从临床材料(如患者咽嗽液等)中分离流感病毒等。

2. 绒毛尿囊膜接种(chorio-allantoic inoculation) 绒毛尿囊膜接种常用于牛痘病毒、天花病毒、单纯疱疹病毒的分离。

3. 尿囊腔接种(allantoic inoculation) 尿囊腔接种广泛应用于流感病毒、流行性腮腺炎病毒和新城疫病毒的适应和传代培养,病毒在尿囊腔内皮细胞中复制后,被释放到尿囊液中,因此尿囊液中含有大量的病毒。

4. 卵黄囊接种(yolks sac inoculation) 卵黄囊接种主要用于虫媒病毒、衣原体及立克次体等的分离和繁殖。这些大的病原体主要在卵黄囊的内皮细胞中生长,且生长速度很快,立克次体在染色后也可看到。

(二)动物接种技术

利用实验动物接种病毒,观察实验动物健康状况及是否发生感染等情况的技术,即为动物接种技术。可以用于测定病毒的侵袭力,揭示病毒性疾病形成、愈后和治疗效果,评价疫苗效果和安全性,筛选抗病毒药物,制备诊断用病毒抗原抗体等。常用于接种病毒的动物有小白鼠、大白鼠、豚鼠、家兔及猴子等,接种时根据病毒对动物及组织细胞的亲嗜性而选择特定的部位,如鼻腔、皮内、皮下、腹腔、颅内、静脉等。鸡胚或动物接种病毒后,以发病或产生病变、死亡等作为病毒增殖的直接指标,或以红细胞凝集、抗原测定等显示病毒的存在。收获接种的鸡胚或动物的相关含有病毒的组织,制成悬液即为粗制病毒悬液,可采用空斑法对其中活病毒数量进行测定。

四、病毒核酸检测与分析技术

快速而特异性地检出病毒性病原体,是防治病毒感染性疾病的基础。传统检测病毒的方法主要包括病毒的分离与细胞培养、病毒感染刺激机体产生的抗体和病毒产物的检测等。然而,在许多情况下,这些方法不仅费时费力,而且可能会缺乏敏感性。快速的分子生物学检测方法,如核酸杂交、核酸扩增及基因芯片技术等,由于具有高特异性、高敏感性和利于实现多目标检测的优点,正越来越多地被用于病毒病原体的检测和研究。

(一)核酸杂交技术

核酸杂交技术原理和方法见细菌学检验部分。

(二)核酸扩增技术

核酸扩增方法及其扩增产物检测技术的提高是分子微生物学进步的关键环节。先进扩增技术广泛应用于实验室中传染病病原体的检测,包括定性检测、亚种水平的 DNA 指纹图谱、分子耐药性检测、基因分型和定量(病毒载量)检测等。核酸扩增技术见细菌学检验部分。

(三)基因芯片技术

尽管各种核酸扩增技术在不断发展,但在多种病原体可引起类似症状的情况下,采用单个或多重核酸扩增技术来检测分析病原体的 DNA 或 RNA,不但费时费力,且成本高昂;如果样本量有限,则甚至是不可能的。将核酸扩增与杂交检测反应完全分开的基因芯片技术,则可以很好地解决这一问题,且不降低对每个目标的检测灵敏度,其最重要的优点是单一试验可检测多种病原体。因为代表每个潜在病原体的多个靶基因,包括一系列关键病毒,如人乳头瘤病毒、流感病毒、人类免疫缺陷病毒及其他变异 DNA 和 RNA 病毒等的基因分型目标都可以整合进基因芯片。因此,当前基因芯片技术正越来越多地应用于病毒学检验。

五、病毒抗原与抗体检测技术

抗原与抗体检测有三大经典标记技术:免疫荧光技术、酶免疫技术和放射免疫技术。随着现代免疫学及细胞生物学、分子生物学等相关学科的发展,病毒抗原与抗体检测技术亦不断发展和完善,新的方法不断出现,为基础医学、临床医学和预防医学的发展提供了重要的方法和手段。

(一)免疫荧光技术

免疫荧光技术(immunofluorescence assay,IFA)既有免疫学反应的敏感性和特异性,又有显微镜技术直观性和精确性的优点,是在免疫学、生物化学和显微镜技术的基础上建立起来的一项技术。在病毒学领域方面,可用于细胞培养病毒的鉴定、临床标本中病毒抗原的检测、病毒性疾病的诊断、病毒和病毒抗原在组织细胞内的定位等。免疫荧光技术包括荧光抗体技术和荧光抗原技术,因为荧光色素不但能与病毒抗体球蛋白结合,用于各种病毒抗原的检测或定位,也可以与各种病毒抗原结合,用于相应的抗体的检测或定位。荧光抗体法是用荧光抗体示踪或检查相应抗原的方法,荧光抗原法是用已知的荧光抗原示踪或检查相应抗体的方法。这两种方法总称免疫荧光技术,以荧光抗体法较常用。用免疫荧光技术显示和检查细胞或组织内抗原或半抗原物质的方法称为免疫荧光细胞(或组织)化学技术。

(二)酶免疫技术

将抗原抗体反应的特异性、高效化、专一性相结合的一种免疫检测技术称酶免疫技术(enzyme immunoassay)。在经典的三大标记技术中,这一技术具有检测灵敏度高、准确性好、特异性高、操作简便、标记试剂能够较长时间保持稳定、无环境污染等优点,而且与其他技术容易偶联衍生出适用范围更广的新方法。酶联免疫吸附试验(ELISA)和免疫酶染色试验是常用的酶免疫方法。常用的酶联免疫吸附试验有间接法、双抗体夹心法、竞争法和捕获法。

1.间接法 此法用于测定病毒抗体。

2.双抗体夹心法 此法用于检测病毒抗原。不能用于相对分子质量小于 5000 的半抗原之类的抗原测定。

3.竞争法 这种方法所测定的抗原只要有一个结合部位即可,主要用于测定小分子抗原。该法只有一个保温洗涤过程,操作简便快速,但需用较大量的酶标记抗原。

4.捕捉法 本法专用于检测特异性 IgM 抗体,常用于病毒感染的早期诊断。

(三)放射免疫技术

将放射性核素分析的高精确性、高灵敏性与抗原抗体反应的高特异性相结合而创建的一类标记免疫技术称放射免疫技术(radioimmunoassay,RIA)。放射免疫技术按其方法学原理主要分为两种基本类型:放射免疫分析(RIA)和免疫放射分析(IRMA)。

(四)中和试验

在体外适当条件下孵育病毒与特异性抗体的混合物,使病毒与抗体相互反应,再将混合物接种到敏感的宿主体内,然后测定残存病毒感染力的方法称为中和试验(neutralization test)。中和试验的应用很广泛,主要应用:①病毒的鉴定;②病毒抗原性质的分析;③免疫血清抗体效价和疫苗接种后效果的测定;④患者血清中抗体的测定,用于诊断病毒性疾病。

(五)血凝试验及血凝抑制试验

某些病毒和病毒表面的血凝素(hemagglutinin)能引起人或某些哺乳动物的红细胞发生凝集,即红细胞凝集现象。血凝试验(hemaggluti nation test,HA)和血凝抑制试验(hemagglutination inhibition test,HI)敏感性强,特异性高,且操作简便、快速,结果可靠,故常被采用。血凝试验和血凝抑制试验可用于:①发现和鉴定病毒;②临床病原学诊断;③病毒型或亚型的鉴定;④免疫机体后抗体效价的测定;⑤病毒抗原变异分析等。

(六)补体结合试验

补体结合试验(complement fixation test,CFT)是经典的抗原抗体反应。该方法一般用于:①临床病毒性疾病的诊断;②病毒性传染病的流行病学调查;③病毒性抗原及相应抗体的检测;④病毒亚型的鉴定等。

(七)单克隆抗体技术

单克隆抗体(monoclonal antibody,McAb),简称单抗,是仅由一种类型的细胞制造出来的抗体,对应于多克隆抗体/多株抗体——由多种类型的细胞制造出来的抗体。单克隆抗体是由可以产生这种抗体的免疫细胞与瘤细胞融合后的杂交瘤细胞产生的,这种融合细胞既具有瘤细胞不断分裂的能力,又具有免疫细胞能产生抗体的能力。融合后的杂交瘤细胞可以产生大量相同的抗体。

免疫学检测系统的效能在很大程度上取决于免疫试剂的性能,单克隆抗体在免疫测定系统中有很多优点:①可以持续提供性能稳定的抗体;②高度纯化,敏感性及特异性明确;③与病毒的反应和与宿主成分的反应有区别;④可用于检测病毒的特征。当然,单克隆抗体也有缺点,最主要的缺点是与抗原的反应谱窄,在进行临床标本检测时,可能出现假阴性。单克隆抗体既可用于检测抗原,也可用于检测抗体;既可用于免疫荧光技术,也可用于酶免疫技术。实际上,单克隆抗体技术是免疫学技术在方法上的改进与提高。

(秦剑秋)

第四章 公共卫生服务政策制定技能

第一节 概 述

公共卫生政策制定是国家介入个体和集体健康相关活动进行社会治理的实践。随着我国整体性卫生政策及国家卫生方针的不断演变,公共卫生服务政策经历了四个阶段:从卫生事业福利时期(1949—1977年)到改革开放时期(1978—2002年),再回归公益性时期(2003—2015年),从2015年开始进入"健康中国"战略建设时期。

根据科学理论,有效地进行行为干预从而预防疾病以及控制疾病带来的严重后果是公共卫生服务的目的。公共卫生服务政策的制定以及执行通过介入到居民日常生活,使居民健康理念从"治疗"转向"预防"。中华人民共和国成立后,我国公共卫生政策配合整体性卫生政策呈现出一系列演变,公共卫生的制度目标和实施方式从宏观卫生制度建设转变为日常健康文明生活方式,越来越指向个体生活。在公共卫生制度制定中要尊重和认可个体的生命和生活,整体而动态地把握个体生命变化过程及健康状况,增强个体和公众的健康意识,保障制度的制定能有效满足居民生活需求,有利于实现公共卫生从制度规训到形塑个体日常生活的转变。

公共卫生政策的目的是最大限度地保障公众的健康,与其他公共政策具有相同属性。公共卫生政策是对全民健康保险改革覆盖以及卫生服务提供改革的重要补充。但目前,卫生领域尚未与其他部门形成有效合力,同时伴随着城市化、人口老龄化以及社会因素的不断变化,制定合理而有效的公共卫生政策面临新的挑战。

(一)公共政策

公共政策以合理、有效、现实、可行的政策为追求目标,通过诸如理论与实践、微观与宏观、定性与定量、必然与偶然、规律与个别、理念与创造力、实际与假设、想象与可行性、战略与策略等一系列理论与技术方法的选择性应用,并通过政策制定系统的改进来制定切实可行、行之有效的政策规范,以解决直接关系到人类社会未来的发展和社会公众生存的公共政策问题。公共政策制定过程包含政策问题的形成、政策制定、政策实施、政策结果及政策修正。政策的制定和实施尤为重要,它很大程度上决定了政策结果,而政策的修正是对前面环节的反馈和提高。

因此,公共政策制定是指针对提出的某个政策问题,进行分析论证并提出解决方案的过程,一般包括目标确立、方案设计、方案评估和论证、方案抉择。

(二)公共卫生政策

1. 公共卫生政策的定义 公共卫生政策是政府在配置医疗卫生资源,解决医疗卫生问题,预防疾病,以促进、保护或恢复健康等的一系列规定和行动的总称。

2. 公共卫生政策的基本目标 公共卫生政策的基本目标是降低各种疾病的发生和危害,满足居民的卫生需求,提高全社会的健康水平,从而促进经济发展和社会进步。

基本目标分为两个层次:疾病预防和疾病治疗。

疾病预防:通过政府行动而建立全社会的疾病控制体系,提高社会成员的健康水平和防病抗病的能力。

疾病治疗：通过政府干预而提高全社会医疗技术水平和医疗服务质量；提高医疗服务的可及性，以尽可能公平的方式使尽可能多的人享有基本的医疗服务；降低医疗服务的价格，其核心是控制医疗服务的费用，进而满足人民群众不断提高的健康服务需求。

3. 医疗卫生政策的基本内容

1）预防性公共卫生政策的基本内容

（1）提供面向全社会成员或部分人口的预防性卫生服务，如计划免疫等。

（2）大众健康教育，主要是普及基本卫生知识和基本食品安全知识，使民众养成健康的生活方式，促进健康行为。

（3）健康环境的改善，重点是改善环境卫生、食品卫生、劳动卫生、学校卫生和放射卫生等。

2）治疗性公共医疗政策的基本内容

（1）由政府投资建设公共医疗设施，建构社会医疗服务网络，合理配置医疗服务资源，并且以公共资金支持医疗及护理服务体系和医护人员队伍建设。

（2）通过政府行动而促进医疗技术的进步和医疗服务质量的提高。

（3）通过政府公共资金的投入而降低医疗服务的价格等方面的公共行动。

3）针对特定人群的医疗卫生政策　包括针对老年人、妇女、儿童、残疾人、低收入人群等的卫生政策。

4）其他与医疗卫生相关的政策　政府促进医学教育及医学科学研究的发展，提升医政管理体系和政府的药政管理等。

4. 政府制定和实施公共卫生政策的必要性

（1）商业化的医疗服务会推动医疗水平和医疗服务质量的提高，但同时也会导致医疗价格的上升。

（2）预防性卫生事业要求所有社会成员都参加，并常常是一种集体行动，因而难以以一种商业化的方式进行。

（3）医疗卫生服务领域在技术方面弹性很大，并且在医疗服务者和患者之间存在着严重的信息不对称，因此，一种"纯市场"的条件下患者的权利常常难以保障。

（三）公共卫生服务政策在满足医疗需求方面的优势与不足

1. 优势

（1）公共卫生服务政策可以确保医疗服务领域公共用品的供应，并且可以增加公共用品的供应。

（2）公共卫生服务政策可以矫正医疗保健和医疗保险方面的市场缺陷。降低医药价格，提高民众福利水平。

（3）公共卫生服务政策有助于确保医疗卫生资源配置的公平性，体现社会公正。

2. 不足

（1）可能出现"政府失灵"，出现规制失效和效率低下等问题。

（2）公共卫生服务政策是一定政策环境的产物，决策者的政策取向往往会影响政策的设计。因此，有可能会进一步强化不合理的医疗卫生资源配置。

（3）公共卫生服务政策具有再分配的意义，公共卫生服务政策的实施，会形成一定的利益结构，各种特殊利益集团对政府的医疗卫生系统会产生影响，严重时还可能使公共卫生行动在一定程度上偏离公共目标。

因此，一个公共卫生服务政策的提出需要考虑多个因素，既要考虑卫生政策的适当性、衡量该政策是否符合社会价值观念、当时政治文化、宪法传统以及出台的时机是否成熟等，还要从政治、经济、法律、社会、技术、性质等方面综合分析。

卫生政策方案主要包含以下三个部分：①方案目标，是政策人员行动、创造的方向和动机；②方案思路，只有遵循和利用客观规律才可能实现方案目标；③方案具体内容，是目标落实的约束因素。总之，卫生政策的有效性必须围绕目的，依据问题的根源，并兼顾具体内容的使用限制条件。

第二节 社区卫生服务

社区卫生服务机构(community health service,CHS)是具有公益性质,不以营利为目的,提供公共卫生服务和基本医疗卫生服务的国家卫生服务体系中的基层机构。社区卫生服务是城市卫生工作的重要组成部分,是实现人人享有初级卫生保健目标的基础环节。早在1999年7月,我国卫生部、国家发展计划委员会、教育部等十部委发布的《关于发展城市社区卫生服务的若干意见》就明确了社区卫生服务的定义,即社区卫生服务是社区建设的重要组成部分,是在政府领导、社区参与、上级卫生机构指导下,以基层卫生机构为主体,全科医师为骨干,合理使用社区资源和适宜技术,以人的健康为中心、家庭为单位、社区为范围、需求为导向,以妇女、儿童、老年人、慢性病患者、残疾人等为重点,以解决社区主要卫生问题、满足基本卫生服务需求为目的,融预防、医疗、保健、康复、健康教育、计划生育技术服务等为一体的,有效、经济、方便、综合、连续的基层卫生服务。发展社区卫生服务,能够满足群众多方面、多层次的医疗卫生需求,能够不断提高全民族的健康水平,改善人民群众生活质量,同时也为经济和社会的可持续发展提供重要保障。

一、社区卫生服务的特点

社区卫生服务集医疗、公共卫生、保健康复为一体,强调预防为主、防治结合,将预防保健落实到社区、家庭和个人,在提高人群健康水平中发挥着巨大作用。社区卫生服务一是以维护群众健康为中心,坚持预防为主,提供从生命孕育到出生、成长、终老的连续性健康服务;二是让居民不出社区就可以解决"小病",并对"大病"能够及时转诊;三是采取适宜技术和药物,既保证疗效又做到费用比较低廉,低收入者也能承担得起。因此,社区卫生服务具备如下特点。

(1)以初级卫生保健为服务内容。现代医学模式认为,健康不仅仅是没有疾病,而是身体、心理和社会适应的完好状态。社区卫生服务以健康为中心,以家庭和社区全体居民为服务对象,以人群健康需求为导向开展服务,以实现人人享有卫生保健为己任,在重视疾病治疗的同时,关注环境改变、不良行为生活方式以及社会、家庭等对健康的影响,帮助全体社区居民建立健康的生活方式和良好的行为习惯,消除影响健康的各种有害因素,促进健康。因此,社区卫生服务是以健康为中心的保健服务,掌握辖区内居民的主要健康问题,并提供基本的预防、医疗和康复服务,同时也关注健康及亚健康人群,开展行为干预和健康教育,维护健康。

(2)以社区为服务范围。社区卫生服务以社区为基础,主要服务对象为社区居民,社区卫生服务不仅仅局限于对患者的疾病治疗,还通过开展社区诊断收集社区居民的主要健康问题以及主要影响因素,对重点人群进行健康评价和干预,开展有针对性的健康教育,创建和谐健康的社区环境,提高社区人群整体健康水平。

(3)以家庭为单位。家庭是社区的基本组成单位,同一家庭的成员在生理、心理及行为上常有着共同的特征,且相互之间存在一定影响。社区是社区医护人员提供服务的主要场所,社区卫生服务从整个家庭角度分析个体健康状况,重视其父母、子女以及社会关系等对其健康的影响,通过家庭咨询、家庭访视、家庭干预,让家庭成员参与或协助预防、保健、治疗和康复过程,实现家庭资源的有效利用。

(4)提供连续性的综合服务。社区卫生服务是集预防、医疗、保健、康复、健康教育、计划生育技术服务等为一体的综合性服务,涵盖了全生命周期,服务对象不分年龄、性别和疾病类型,服务内容多样化,服务层面包括生理、心理和社会人文各个方面,服务范围包括个人、家庭和社区,其目标是满足居民日益增长的卫生保健服务需求,实现人人享有初级卫生保健,因此,社区卫生服务是连续性的综合服务。

(5)以全科医师为骨干提供综合性服务。2011年《国务院关于建立全科医生制度的指导意见》明确指出,建立全科医生制度是保障和改善城乡居民健康的迫切需要,是提高基层医疗卫生服务水平的客观要求,是促进医疗卫生服务模式转变的重要举措。全科医生是综合程度较高的医学人才,主要在基层提供预防保健,常见病、多发病的诊疗和转诊,患者康复和慢性病管理,健康管理等一体化服务,是社区卫生服务的中坚力量,也被称为居民健康的"守门人"。

二、社区卫生服务的基本原则

(1)坚持社区卫生服务的公益性质原则,注重社区卫生服务的公平、效率和可及性。

(2)坚持政府主导,鼓励社会参与,多渠道发展社区卫生服务。

(3)坚持实行区域卫生规划,立足于调整现有卫生资源,辅以改扩建和新建,健全社区卫生服务网络。

(4)坚持公共卫生和基本医疗并重,中西医并重,防治结合。

(5)坚持以地方为主,因地制宜,探索创新,积极推进。

三、社区卫生服务的提供者

社区卫生服务的提供者是以全科医生为核心,由其他医生、中医、护士、公共卫生医师、药剂师、检验师、康复治疗师和管理者,社区团体、社区政府机构、社区居民代表、医学社会工作者及志愿者等组成,为社区居民提供访视、出诊、转诊、健康教育、健康咨询等服务。

四、社区卫生服务的对象

社区卫生服务的对象为社区全体居民。根据社区居民的不同健康状况和健康需求,可将社区居民分为以下五类:①健康人群;②亚健康人群;③患病高危人群;④重点保健人群(妇女、儿童、老年人等);⑤患病人群,如患有高血压、糖尿病等慢性病和其他常见病的患者群体。

五、社区卫生服务的内容

社区卫生服务的主要特征是对居民健康的管理与促进,围绕国家十一项基本公共卫生服务,从预防服务、医疗服务、疫苗接种服务、保健服务、康复服务、健康教育服务、居民健康档案管理服务、计划生育服务指导等方面开展。

(一)医疗服务

医疗服务是社区卫生服务的核心内容之一。一方面,社区卫生医疗服务依赖全科医生开展,根据社区居民的需求,提供常见病、多发病和慢性病的医疗服务的治疗、转诊、救护、康复等基本医疗服务;另一方面,社区中医药诊疗服务在近年得到了大力发展,逐渐成为城市社区卫生服务的核心业务之一。

(原)国家卫生部、国家中医药管理局联合发布的《关于在城市社区卫生服务中充分发挥中医药作用的意见》(国中医药发〔2006〕36 号)、《关于进一步规范社区卫生服务管理和提升服务质量的指导意见》(国卫基层发〔2015〕93 号)以及 2019 年 10 月发布的《中共中央国务院关于促进中医药传承创新发展的意见》等文件均明确提出,要在城市社区卫生服务中充分发挥中医药(含民族医药)的作用,坚持中西医并重,突出中医药特色,充分发挥中医药优势与作用的原则,开展社区中医药预防、保健、康复、计划生育技术服务、健康教育和常见病、多发病的诊疗服务。以上政策文件积极有力地促进了社区中医诊疗的发展。同时,国家中医药管理局发布的《社区中医药服务工作指南(试行)》(以下简称《指南》)明确了社区中医药建设的方向和要求。《指南》指出社区卫生服务中心中医科作为一级临床科室,可根据需要设中医诊室、针灸室、推拿室、理疗室、康复室、养生保健室等作为中医科的临床科室;设置中药房和煎药室,纳入药剂科统一管理;有条件的可设置名老中医社区工作室、中医馆。社区卫生服务站应设置 1 个以上中医诊室,有条件的设置中医诊室、康复室、养生保健室等;设置中药房和煎药室,或者由社区卫生服务中心(或上级单位)统一配送和代煎。

现阶段我国城市尤其是大中城市社区卫生服务中心基本实现中医药服务的目标,社区中医药服务在社区诊疗服务的占比逐渐扩大,尤其在针灸、推拿、康复等方面的优势服务,已经成为社区卫生服务中心的特色服务内容之一。

（二）疫苗接种服务

预防接种是社区卫生服务的主要内容之一。社区疫苗接种包括两部分内容：一是根据国家免疫规划要求，对符合接种条件的婴幼儿及儿童开展免费接种的一类疫苗，主要有乙肝疫苗、卡介苗、脊灰疫苗、百白破疫苗、麻疹疫苗、白破疫苗、甲肝疫苗、流脑疫苗、乙脑疫苗、麻腮风疫苗；二是为满足群众需求开展的其他自费接种的二类疫苗，如流感疫苗、水痘疫苗、狂犬疫苗等。疫苗接种是社区卫生服务的常规工作之一，是实现国家免疫规划程序、确保人民健康的重要手段和举措。

（三）保健服务

保健服务主要包括儿童保健服务、妇女保健服务和老年保健及精神卫生保健服务等内容。儿童保健服务包括新生儿体检、计划免疫、儿童常见病防治及健康教育服务。妇女保健服务主要围绕女性围婚期、围产期和围绝经期提供保健服务，如婚前卫生指导、婚前医学检查、婚前卫生咨询、产前咨询与产后康复等，此外还包括妇科常见病的防治及计划生育技术指导等服务。社区老年保健和精神卫生保健服务，主要从群体预防和个体预防两个方面开展。群体预防上，社区通过社会力量控制影响老年人健康的各种因素，发展社区老年预防保健事业，开展形式多样、内容丰富的健康教育活动等来对社区群体老年人进行健康干预和指导；个体预防依靠一对一形式开展健康服务指导，如心理健康指导，生活行为方式干预，常见病、多发病的防治与管理等。

（四）康复服务

康复服务是社区卫生工作的重点内容之一。社区康复，是指针对有康复需求的功能障碍人群，通过所在社区以及卫生、教育、劳动就业、社会保障等相关部门共同努力，使所有有康复需求的功能障碍人群享有康复服务，实现机会均等、充分参与，最终融入社会生活。康复训练能够使功能障碍者对减弱或丧失的机体功能进行改善及适应，如对肢体障碍者的运动功能、生活自理能力、社会适应能力等进行训练。康复训练类型主要包括肢体障碍康复训练、听力障碍康复训练、语言障碍康复训练、视力障碍康复训练、智力障碍康复训练、自闭症谱系障碍康复训练、精神障碍自我管理康复训练以及其他康复需求者的康复训练。

（五）健康教育服务

健康教育是以社区为基本单位，以社区人群为教育对象，以促进社区居民健康为目的，有组织、有计划、有评价的健康教育活动。健康教育服务在社区卫生服务中意义重大，社区健康教育是对辖区居民进行健康教育和科普宣传，内容包括传染病预防与控制、合理膳食促进健康、食品卫生与食品安全宣传、重点慢性病防治等，为群众普及相关健康知识，提高居民健康素养，促进居民健康。

（六）居民健康档案管理服务

居民健康档案管理服务是社区卫生服务的主要工作内容之一，居民健康档案管理服务的对象为辖区内常住居民，包括居住半年以上的户籍及非户籍居民。根据人群特点，管理服务对象可分为常驻居民健康档案管理、0～6岁儿童健康管理、孕产妇健康管理、老年人健康管理、慢性病患者健康管理（高血压、2型糖尿病）、严重精神病患者管理等。

《城乡居民健康档案管理服务规范》中明确了居民健康档案的主要内容，包括以下内容。

（1）个人基本情况：姓名、性别等基础信息和既往史、家族史等基本健康信息。

（2）健康体检：一般健康检查、生活方式、健康状况及其疾病用药情况、健康评价等。

（3）重点人群健康管理记录包括国家基本公共卫生服务项目要求的0～36月龄儿童、孕产妇、老年人、慢性病和重性精神疾病患者等各类重点人群的健康管理记录。

（4）其他医疗卫生服务记录包括上述记录之外的其他接诊记录、会诊记录等。

居民健康档案通常由乡镇卫生院、村卫生室、社区卫生服务中心相关医务人员通过入户服务（调查）、疾病筛查、健康体检等方式建立。已建档居民，当其再次到相关医疗机构就诊（复诊）时，其健康档案应予以及时更新。通过建立和管理居民健康档案，能够动态监测和观察居民基本健康状况及其变化趋势，为医务人员诊疗提供全面的个人信息和基础资料，为医生全面了解患者既往健康问题及其家庭问题等提供参考,是做出正确临床决策的前提保障,也是社区为居民提供持续性健康服务的保障。

(七)传染病及突发公共卫生事件报告和处理

社区卫生服务在疾病预防控制机构和其他专业机构指导下,协助相关部门开展传染病疫情防控和突发公共卫生事件调查与处置工作,其主要职责如下。

(1)传染病疫情和突发公共卫生事件风险管理:主要包括协助开展传染病疫情及突发公共卫生事件的风险排查、收集和提供风险信息等。

(2)传染病和突发公共卫生事件的发现和登记:一线临床医生在接诊服务过程中,发现传染病患者及疑似患者后,按要求填写"中华人民共和国传染病报告卡";发现或怀疑突发公共卫生事件时,应按要求填写"突发公共卫生事件相关信息报告卡"。

(3)传染病和突发公共卫生事件相关信息报告:社区卫生服务机构发现传染病或突发公共卫生事件时,应按照相关要求在规定时限内向上级部门报告,并及时填写相关报告卡。

(4)传染病和突发公共卫生事件的处理:主要包括患者医疗救治和管理;传染病密切接触者和健康危害暴露人员的追踪、查找及管理,病例、疑似病例和突发公共卫生事件的流行病学调查、病例搜索等,疫点疫区的现场控制、环境消杀等,应急疫苗接种和预防性用药,健康宣传教育等。

(5)对重大传染病及高发传染病的防治服务:如协助上级专业机构开展艾滋病和结核病患者的管理、健康教育、指导服务工作。

(马金凤)

第三节　健康教育与健康促进项目

一、健康教育与健康促进的设计

(一)内容

根据《国家基本公共卫生服务规范》中健康教育服务规范的内容和要求,在健康教育需求评估基础上,制订健康教育计划,编写健康教育计划书。健康教育计划必须具有可操作性和实用性,健康教育计划必须有明确的计划工作目标、任务和时间安排。该计划书包括以下内容。

1. 背景　简单形容社区的基本情况,包括人口数、辖区居民患病情况、年龄构成、职业、文化程度、医疗保健需求等内容,政府和卫生健康主管部门对健康教育工作的要求。

2. 目标(包括工作目标和效果目标)

(1)工作目标是指计划年度内完成的工作量,如发放资料的数量和种类、举办讲座的次数、为每位患者量身定制个性化健康教育的次数等。

(2)效果目标是指目标人群的健康素养、健康状况发生改变的预期目标,居民健康素养水平提高比例、孕产妇吸二手烟的比例降低幅度等。效果目标应通过专项调查进行评估,改变行为生活方式和健康状况需要较长的一段时间,因此可以将效果目标设定在3～5年内可以达到的水平。

3. 健康教育服务的内容、形式、次数和时间　分别列出五项服务的年度计划,包括提供健康教育资料、设立健康教育宣传栏、开展公众健康咨询活动、举办健康知识讲座和实施个性化健康教育。具体内容包括在本年度开展此项健康教育服务总次数、每次服务的主题、主要内容、目标人群、预期开展的时间、负责人员等,并总结各项健康教育服务的年度计划。各项健康教育服务年度计划以时间表形式,按时间顺序排列全年的各项活动。

4. 经费预算　列出每次各项健康教育服务的支出,汇总各项支出,即开展此次健康教育服务的预算。最后汇总每项服务的预算,即为年度总预算。

（二）基本原则

1. 目标原则 由于计划的设计指向必须始终坚持正确的目标,因此计划的活动必须紧密围绕目标展开,以确保计划目标的实现。健康教育与健康促进计划应有明确的总体目标(又称远期目标)和切合实际的具体目标(又称近期目标),以体现计划的整体性和特殊性,使其价值最大化,以最小的投入实现其成功。

2. 整体性原则 在整个卫生发展系统中健康教育与健康促进是一个子系统,在制订计划时,卫生保健总体目标必须是明确的。例如,"人人享有卫生保健"是卫生保健的宏伟目标,健康教育与健康促进服务必须与此目标相一致,不背离大方向。

3. 前瞻性原则 一切计划都是面向未来的,因此要预见和把握未来。计划的制订和实施应考虑长远的发展和要求。前瞻性目标必须反映一定的先进性。如果目标要求过低,计划的激励功能将会丧失。

4. 弹性原则 在制订计划时,要尽可能预见到实施过程中可能出现的变化,要留有余地并提前准备好应急措施,使计划能够顺利实施。不能随意更改计划,只有经过评价与反馈后,有修改计划的指征,制订者认为确有修改的必要时才能进行修改。

5. 从实际出发原则 遵循一切从实际出发的原则,一是汲取历史经验教训,二是要做周密细致的调查研究,因地制宜地提出规划要求。同时,要清晰地掌握目标人群的一系列客观资料,要明确目标人群的健康问题、知识水平、思想观念、经济状况、风俗民情等,实施分类指导方针,提出真正符合具体实际、切实可行的活动计划。

6. 参与性原则 鼓励社区工作者和群众积极参与项目的制订和项目的各项工作活动。要求社区群众早期参与社区需求的分析。只有将计划目标与目标群体所关心的问题紧密结合起来,才能吸引群众参与、获得公众支持并实现预期结果。

（三）基本程序

健康教育的系统性要求健康教育工作者按照制订的健康教育计划的框架或者工作模式制订工作计划。制订健康教育计划的模型有很多,如联合国儿童基金会提出的经典 PRECEDE-PROCEED 模式、美国疾病预防与控制中心倡导的社区健康计划策略。所有的策略或模式,都可以归纳为以下几个重要步骤。

1. 健康教育需求分析 健康教育没有得到社区居民认可和响应的原因之一是健康教育的内容针对性不强,不是社区居民想要了解的,原因在于对居民需求的了解不够深入和具体。要做好健康教育,首先要了解社会居民对健康教育的主观需求,分析健康教育的普遍性、重要性、紧迫性、可干预性、可接受性、有效性等因素,同时对健康教育的需求进行排序。确定哪些问题是最迫切并需要优先解决的与健康相关的问题。最后,通过结合需要和需求的顺序,列出需要优先开展健康教育的问题(疾病)和健康教育相应的、可干预的危险因素或原因。

健康教育需求评估,又称健康教育诊断,是指通过系统的调查和测量,收集各种相关的健康资料,并在面临人群健康问题时,对这些数据进行分析、归纳、推理、判断,来确定或推测与健康问题相关的行为和行为影响因素,及获取健康教育资源的过程。

在健康教育需求评估过程中健康教育工作者的主要工作:一是现场调查工作;二是独立或者在专业机构的帮助下获取需求评估的结果;三是分析需求评估结果,明确辖区内主要健康问题、辖区居民健康相关行为的生活方式及影响因素、辖区内健康教育资源等。

（1）健康教育需求评估目的。

①明确辖区居民主要健康问题、行为生活方式及影响因素,明确辖区内健康教育资源。

②为制订有针对性、合理的健康教育干预计划提供依据。

③为健康教育效果评价提供基础资料。

（2）健康教育需求评估的内容。

①辖区内基本情况和资源分析。

a.辖区内基本情况:辖区内的人口数量(包括常住人口和流动人口),社区规模,各人群特征;社会政策环境,即与计划相一致的政策、法律法规、制度组织和管理网络情况;社会经济环境,即人群的人均收入,教育、就业、住房状况、交通等信息;社会文化环境,即人群文化特征,与健康行为有关的特殊风俗习惯、宗教信仰等。

b.辖区内健康教育资源:通过明确辖区内的基本情况、居民的特点(尤其是职业和文化构成)及健康教育开展的资源和条件等,为确定健康教育形式是否适合社区提供依据。例如,容易组织的社区可以适当举办健康知识讲座,而难以集中组织的社区可以多使用宣传栏等形式。

c.辖区健康教育服务能力:明确辖区提供基于信息传播的行为干预措施的水平或能力、开展健康教育与健康促进的政策、可使用的经费等,为开展均等化的健康教育提供依据,即提供改进和制订实施方案的依据。

②辖区内主要健康问题。

a.了解辖区居民死亡率高的疾病,如成人高血压、糖尿病、脑卒中、儿童意外伤害等常见病、多发病。

b.明确辖区内季节性高发病,如冬春季流感、老年人慢性阻塞性肺疾病、儿童手足口病及夏季食物中毒、痢疾等。

c.明确辖区内主要健康问题是为了确定需要优先解决的健康问题。

③辖区居民健康问题相关行为生活方式及影响因素。

明确辖区居民健康问题相关行为生活方式及其影响因素,是有针对性地进行健康教育和行为干预的基础,保证其能达到健康教育的良好效果。

a.了解与主要健康问题相关联的居民相关行为生活方式情况,尤其是危害健康的行为生活方式,如吸烟、饮酒、缺乏锻炼、饮食不规律等。

b.了解辖区居民危害健康的行为生活方式的影响因素,如居民的健康素养水平、对健康的重视程度、健康技能、自我管理能力等。

④辖区健康教育需求。

明确辖区居民健康教育需要和需求,为开展有针对性、可行性、可持续性的健康教育提供依据。综合健康问题和行为问题及影响因素确定优先项目。

(3)健康教育需求评估资料收集方法。

①通过居民健康档案获得相关资料。基本公共卫生服务居民健康档案中对居民健康状况及生活方式等有详细的记载,可以通过居民健康档案对居民健康需求进行评估。

②开展问卷调查。例如,通过开展城乡居民健康素养监测等形式的问卷调查,对居民健康需求进行评估。

③选题小组讨论和专题小组讨论。通过召集医疗卫生人员、社区居民、社区干部等人员开展选题小组讨论和专题小组讨论,快速开展居民健康需求评估。

④利用疾病谱排序评估需求。通过社区卫生服务中心、乡镇卫生院公共卫生科提供的疾病谱排序,了解影响社区或乡镇居民健康的主要问题,有针对性地开展干预活动。

2.确定优先项目和目标人群 通过社区需求评估发现,社区居民的需求是多方面且多层次的。然而,在现实资源有限的情况下,不可能同时解决众多的健康问题,满足人们多方面的需求,因此,需要确定可以优先解决的项目。

(1)确定优先项目。

确定优先项目应真实反映社区存在的、群众最关心的健康问题,以及反映各种特殊人群存在的特殊健康问题,决定最重要、最有效且所用的人力、资金最少而能达到最高效益的项目。在同时存在几个主要健康问题时,优选原则如下。

①重要性原则:主要看疾病或健康问题的频度和危害程度,通过分析社区人群中发病率、病残率、死亡率及疾病或健康问题造成的经济负担、社会负担、康复成本、经济损失等来确定其重要性。

②有效性原则:主要看疾病或健康问题及相关的危险因素,有客观的观察指标,能够通过健康教育手段得以解决。该因素在有明确的客观指标干预后,能收到明显的效果和社会效益。

③可行性原则:主要分析社会及政策对疾病或健康问题干预的支持力度和有利条件,包括领导的支持、社会有关部门的配合,人力、物力、技术的条件,特别是经济的支持;健康教育是否得到社区人群,尤其是干预对象的支持和赞同。

④紧迫性原则:该疾病或健康问题是现有条件下,社区须尽快解决的问题。例如,该疾病的传染性强,致死率高,必须尽快进行健康干预,提高居民的认识,提高防治技能,才能从根本上解决该疾病或健康问题。

⑤经济性原则:该疾病或健康问题通过成本-效益估测证明能用最低成本达到最大的效果和最大的社会效益。

(2)确定优先项目的方法。

①将外环境与内环境结合起来分析法。

②问题列举法。

(3)确定目标人群。

根据健康教育活动的目标,干预对象分不同层次,包括个人、群体、组织和政府。大致可以分成以下三类。

①一级目标人群:迫切希望这些人群能实施所建议的健康行为并做出改变的对象。例如,控烟或戒烟的计划,一级目标人群是吸烟者本人。

②二级目标人群:对一级目标人群有重要影响的人,或能激发教育和加强一级目标人群行为和信念的人,如卫生保健人员、有关行政领导及家人。

③三级目标人群:决策者、经济资助者和其他对计划的成功有重要影响的人。

3. 制订计划的目标和指标 目标是后期实施和评估的根据,因此,任何健康教育项目计划必须有明确的目标和可测量的指标。在确定优先项目和目标人群后,需要根据项目计划的干预内容,确定计划中干预人群、范围、计划所要达到的目标及制订的各项指标,即为实现目标要求而制订的各项指标。

(1)计划的总体目标:计划的总体目标通常是指宏观的、远期的,不要求达到可测量的成果,有时总体目标可能永远不能实现,它只是给计划提供一个总体上的努力方向。

例如,"不发生儿童溺水事件"的总体目标可以分解为各方面、各阶段、各层次的具体目标。

一般来说,健康教育项目的总体目标必须回答"4 个 W、2 个 H"。

①WHO——对谁?

②WHAT——实现什么变化?

③WHEN——在多长限期内实现这种变化?

④WHERE——在什么范围内实现这种变化?

⑤HOW MUCH——变化程度?

⑥HOW TO MEASURE——如何测量该变化?

(2)计划的具体目标:具体目标是为实现总体目标设计的、具体的、量化的指标。要求是明确的、具体的、可测量的而又必须达到的指标。具体指标一般分为教育指标、行为指标和健康指标三个部分。

①教育指标:反映健康教育计划近期干预效果的指标。例如,实施围产期保健健康教育计划 1 年后,在知识方面,100%的孕妇能说出产前检查的好处;在信念方面,100%的孕妇相信她们能够用母乳喂养自己的孩子;在技能方面,100%的产妇能够掌握母乳喂养的技巧。

②行为指标:健康教育计划实施后,干预对象目标行为变化的指标,也是反映计划中期效果的指标。例如,实施母乳喂养健康教育计划 2 年后,社区 90%的产妇实现母乳喂养。

③健康指标:通过健康教育计划的实施,反映干预对象健康状况改善情况的指标。由于干预对象的健康状况改变往往是一个较长的时期,所以健康指标反映的通常为远期效果,包括发病率的降低、健康水平和生活质量的提高、平均期望寿命的提高等。例如,实施控烟健康教育计划 3 年后,社区内 35 岁以上的居民高血压患病率由目前的 12.65%下降至 8%以下。

(3)指标体系:目标需要用相应的指标来描述。各方面、各阶段、各层次的具体目标有关的指标及其权重(若需要专门确定)、预期指标值、指标使用方法等构成了指标体系。一项健康教育计划应该设计什么指标、多少个指标没有统一规定。也不是所有计划都要具备知识、行为、健康这三项指标。需要根据计划的内容、对象、时间及期望产生的效果确定指标体系。

4.制订健康教育干预策略　社区健康教育目标是创造支持性环境并改变居民的不良行为习惯。因此,在社区需求评估后,以确定优先项目以及制订目标为基础,就要确定达到目标的方式、方法和途径,即干预策略。

(1)教育(干预)策略的主要内容。

①确定教育方法:健康教育干预是通过卫生知识传播、保健方法和技术的应用指导等来实现的。因此,按干预手段和目的的不同,可将教育方法分为信息传播类、行为干预类和社区组织方法类三大类。不论采用哪一种方法,都必须根据以下原则做出评价:可接受性、便捷性、有效性、经济性等。

②确定教育内容:教育内容要遵照教育目标的要求,针对目标人群的知识水平、接受能力、项目的目的和要求来确定,注重教育内容的科学性、针对性、通俗性和实用性。

③确定教育材料:教育材料主要有视听材料和印刷材料两大类,可购买出版发行物,也可自行编印。不论选择哪一种教材,其内容设计都必须符合教育(干预)内容的要求。

(2)制订健康教育干预策略的步骤。

①通过集思广益或头脑风暴找出针对每个目标的所有可能的健康教育干预策略。在综合考虑资金预算、时间、人群需要、实施技能及有效性几个方面后,列出针对某个目标的一些可能适合的策略。

②选择最佳健康教育干预策略。在上述确定的策略中,选出几个最佳策略,并制订出针对最佳策略指导的具体行动措施及潜在的评价指标。

③分析当前拟定采取的干预措施,确定哪些措施可以继续,哪些措施需要取消,哪些措施需要改进,还需要新增加哪些措施。

④进行资源评估。分析实施干预活动所需要的资源,列出目前可获得的资源清单,找出需要的资源和已有资源之间的差距,然后考虑用什么办法获取所需资源。

(3)组织与培训:执行计划的组织保证即确定组织网络和执行人员,并搞好培训。组织网络的主体为健康教育专业人员,吸纳政府各部门、基层组织、各级卫生健康主管部门、大众传播部门、学校等参加,形成具有多层次、多部门、多渠道的网络,确保计划目标的实现。例如,某社区通过四条组织渠道开展健康教育,充分组织利用社区人力资源,实现规划目标。同时,必须根据工作性质和承担的任务,对执行计划的各类人员分别进行培训,以确保健康教育计划实施的质量。

(4)确定干预场所:干预场所是将干预策略付之实施的有效途径。干预场所的确定是否合理是社区健康教育项目能否得到有效实施的关键。大型的健康教育项目可能涉及多个场所和多种途径。下面简单列举干预策略实施的场所。

①第一类为教育机构,包括社区内的幼儿园、小学、中学和大学等各级各类从事教育的场所。由于儿童青少年可塑性强,在属于他们的年龄范围、社会阅历方面具有同质性、群体性,便于组织教育等特点,同时学校是家庭和社区的纽带,教育效果能向社会人群辐射,因而学校是开展健康教育的理想场所。

②第二类为医疗卫生机构,包括社区卫生服务中心(站)、卫生保健机构、康复机构等。这些机构是社区居民就医就诊的主要场所,患者容易接受教育咨询,同时这些机构也是开展患者健康教育的最佳场所。同时,医疗卫生机构人员掌握了专业的健康教育知识,开展健康咨询等活动,效果明显。

③第三类为工作场所,包括工厂、车间、办公室等,工作场所是劳动者主要的工作环境。虽然劳动者的年龄、社会背景等存在着不同之处,但工作场所是有组织的地方,可针对工作场所的危害、工作的安全等方面开展行为干预、环境整治和制定政策等一系列的教育和社会活动。

④第四类为公共场所,包括街道、商场、公园、车站等。这类场所的特点是具有社会性、公益性和服务性。因其人群流动性大、背景复杂,该类场所适宜开展大众传播的普及型项目。

⑤第五类为居民家庭。家庭是组成社会的细胞。家庭内部成员间具有特殊的关系,便于沟通信息,在观念和行为上相互影响。因此,健康教育的家庭化是促使教育深入开展,取得良好效果的有力保证。

根据主客观条件和需求,任何社区健康教育项目都可以从其中选择一个或多个场所开展健康干预工作。

5.安排项目活动和日程 科学、合理地安排计划的活动和日程是保证计划顺利实施的重要条件。健康教育计划的设计与实施大致分为以下四个阶段。

(1)调研与计划设计阶段:该阶段的工作包括基线调查、确定教育对象、制订教育目标、设计监测和评价方案等。

(2)准备阶段:该阶段的工作包括确定教育内容、选择教育方法、制作教育材料、建立教育网络、培训教育执行人员、准备物资与材料等。

(3)执行阶段:该阶段的工作包括争取领导和社会支持、各种传播和教育(干预)手段的运用、对活动过程进行监测和评价等。

(4)总结阶段:该阶段的工作包括收集、整理、分析资料和数据,撰写活动执行情况和项目总结报告,找出存在的问题和不足,提出今后的改进意见。

6.制订监测与评价方案 建立系统、完善的质量控制与监测体系,及时发现计划、材料、策略及实施中的问题并进行调整,是评价健康教育计划实施效果的重要措施。因此,在计划的设计阶段,就应当做出明确的规定。规定内容包括监测与评价方案的设计、内容、方法、工具、时间、执行人员等。

健康教育计划(规划)的评价是设计中的重要组成部分,贯穿设计、执行、评价的全过程,因此在计划书中应明确各项评价内容、指标和标准,以及评价时间和评价方法等。评价指标应包括长期结局指标、短期结局指标和过程指标三大类。此外,还涉及评估是内部评估还是外部评估,也应进行明确的规定。

(1)长期结局指标是针对长期规划目标而定的指标,是反映该目标成功与否的标准。

(2)短期结局指标是针对短期规划目标而设定的指标,是与实现规划总目标相关的、可以直接观察或自报的结果。

(3)过程指标是针对每个目标所对应的策略及措施实施的情况而设定的指标。

7.经费预算 经费是推进社区健康教育的保障。衡量、计算和汇总每项活动的开支类别和所需费用,以获得总体计划的预算。预算要实事求是、科学合理,以低投入成本、高效益产出为原则,尽可能节省开支。

二、健康教育与健康促进的实施

实施健康教育与健康促进计划,涉及面广,活动众多,参与人员多,要求社区工作人员掌握好全局,通过一定的流程设计,按部就班操作,同时找到适合健康教育计划实施的理论指导,才能保证实施工作的科学性。

目前健康教育与健康促进计划实施中广泛使用的步骤如下:制订实施工作时间表,建立实施组织机构,控制实施质量,培训实施工作人员,配备实施工作所需设备与健康教育材料。

1.制订实施工作时间表 为了分阶段执行项目活动,有必要在执行计划之前安排项目的工作,明确工作内容、要求、实施时间、实施地点、负责人、预算等。如果执行计划中有特殊要求,应在时间表中列出或说明。时间表是整体行动计划的核心,是目标管理的依据。同时,时间表是一个对照表,可以用来检验各项工作的进展速度和完成任务的数量。评估人员可依据时间表检验每项工作是否按计划进行,有多少项工作滞后于时间表计划的时间。并根据此表来计算出任务执行率((按时完成的任务数/计划中的任务数)×100%)。

时间表以时间为引线,排列各项实施工作,具体包括以下几项内容:①工作内容;②负责人员;③检测指标,其为检验工作完成的依据,如技能培训,检测指标为培训班的通知与总结、学员名单、培训现场照片等;④经费预算和特殊需求,如需要用到的投影仪、教师、车辆等。

2.建立实施组织机构 实施组织机构通常由项目领导小组和项目技术小组构成。项目领导小组的组成包括与项目执行直接相关的部门负责人和项目策划负责人。领导小组成员必须了解或熟悉计划的目的、意义、主要项目或内容和工作日程,负责审批计划和设计方案,组织项目计划的执行。审批项目计划经费预算,提供政策支持,协调解决计划执行中的关键问题。

项目技术小组是专门实施和监督计划活动的组织。可由专业机构或业务相关单位抽调人员组成研究团队或项目办公室。协调、组织各类人员落实或执行计划,并定期检查和监督,确保计划的顺利实施。

项目执行组织的设立,要充分发挥社会动员和行政干预的作用,协调社区相关部门,采取多部门合作的方式,这是确保计划顺利实施的一项重要组织措施。同时,要争取各级政策和财政的支持,确保规划有序实施。

3.控制实施质量 在健康教育计划实施开始时,就应重视质量控制,建立起有效的监测和质量控制体系。在执行中采用运动过程评估和即时效应评估的方法进行监测,掌握实施进度和效果,发现问题,解决问题,及时调整实施策略,调整人财物的分配,调整实施进度安排,控制实施质量,保证计划的顺利实施,确保预期效果。

质量控制的内容包括监测计划任务的进度、计划活动的内容和情况,监测目标人群的知识、信念、行为和相关行为危险因素变化情况,监测活动经费的使用情况。

质量控制的方法包括记录与报告方法、现场考察与参与方法、审计方法、调查方法(如定量调查、定性调查)等。

4.培训实施工作人员 培训的目的是使实施工作人员充分理解实施计划的目的和重要性,掌握计划活动的内容、方法和要求,学习与项目工作相关的专业知识和技能,提高工作的水平和技能,并激发他们的工作热情。

培训的内容包括管理知识、专业知识和专业技能三个部分。管理知识是指管理者必须了解和掌握的管理规则和知识、年度和阶段性总结。专业知识是指实施者必须掌握的调查方法、行为干预方法、传播知识与技巧、数据收集方法、报告书写方法等。专业技能是指实施者必须掌握的与实施内容相关的专业技能,如高血压防治项目中应掌握血压计的使用,糖尿病管理中应掌握血糖的监测方法,人员培训中应掌握幻灯片的制作和投影仪的使用等技能。

确定培训计划,需要明确培训的意义、目标、内容、对象、时间、地点、教师、考评方法、组织机构和承办单位、预算等。培训的组织工作包括教学和后勤,培训的原则是时间短、内容精确、针对性强;根据培训内容和培训对象的不同特征,选择合适的培训方法,特别注意现场培训不同于一般学校的学生教学,应更加注重人员的特征和兴趣,注重技能培训和参与式培训,积极的师生互动、问答、讨论、游戏和角色扮演、情景模拟,提高学员学习的热情和积极性,共同分享学员的知识和经验。

培训评价包括对学员学习效果的评价、对教师教学质量的评价、对组织和后勤工作的评价及对远期效果的评价。

5.配备实施工作所需设备与健康教育材料 根据计划的各项活动需求订购或自制教材。相关设备如下:电话、电脑、打印机及其他办公用品等办公设备,照相机、摄像机、录像机、录音机、电视机、VCD等视听设备,幻灯机、投影仪、黑板等教学设备,身高体重计、血压计等医疗仪器及交通工具。

同时注意设备的使用和管理,很多工作人员只强调设备的配置,却不注重对设备的保养和管理,导致很多设备没有做到物尽其用,无形中出现了资源的浪费。

6.常规健康教育传播活动的组织实施

(1)核心活动。

①提供健康教育传播资料。

a.发放印刷资料。印刷资料包括健康教育折页、健康教育处方和健康手册等,放置在乡镇卫生院、村卫生室、社区卫生服务中心(站)的候诊区、诊室、咨询台等处。每个机构每年提供不少于12种内容的印刷资料。

b.播放音像资料。音像资料包括录像带、VCD/DVD等视听资料,在乡镇卫生院、社区卫生服务中心(站)门诊候诊区、观察室、健康教室等场所或宣传活动现场播放。每个机构每年播放音像资料不少于6种。

②设置健康咨询中心(室)和宣传栏:在乡镇卫生院以上医疗机构设立健康咨询中心,在每个村卫生

室设立健康咨询室,培养健康教育骨干群体,广泛开展面向城乡群众的健康教育咨询服务。

乡镇卫生院和社区卫生服务中心至少设置 2 个宣传栏,村卫生室和社区卫生服务站至少设置 1 个宣传栏,每个宣传栏的面积至少 2 m²。宣传栏一般设置在明显位置(如机构的户外、健康教育室、候诊室、输液室或收费大厅等显眼位置),宣传栏中心距地面 1.5～1.6 m。每个组织机构每 2 个月至少更改 1 次健康教育宣传栏的内容。

③开展公众健康咨询活动:利用各种健康主题日或聚焦辖区内重大健康问题开展健康咨询活动并发放宣传资料。各乡镇卫生院和社区卫生服务中心(站)每年开展 6 次以上的公众卫生咨询活动。

④举办健康知识讲座:各乡镇卫生院和社区卫生服务中心每个月至少举办 1 次健康知识讲座,村卫生室和社区卫生服务站每 2 个月至少举办 1 次健康知识讲座。

(2)根据实际情况开展适宜的活动。

①开辟卫生与健康专栏:各地协调广播、电视、报刊等相关媒体,开设健康科普栏目,宣传城乡群众应该知道和应该了解的基本健康知识和疾病预防控制方法。

②赠送健康知识读本:选择知识丰富、通俗易懂、内容全面、适合大众的家庭健康教育读物,同时分发到"农家书屋"。

③开设健康教育课:与教育部门合作,平均每周在全省中小学校开设一节健康教育课,以多种形式开展青少年学生健康教育,如知识竞赛、主题班会等形式,让他们从小养成良好的生活习惯。

④发放健康教育礼包:设计制作一个健康教育礼包,其内容主要包括限盐勺、限油壶、体质指数速查表、宣传折页、图解手册等,并发放到每个家庭。

⑤设置健康科普宣传橱窗:除村卫生室外,各村主要道路或人口相对密集的地方设置健康科普宣传橱窗、健康科普柜台,主要用于张贴健康科普类报刊或宣传画和折页,将健康知识在广大农村地区进行传播。

⑥支持性环境建设:以"健康 66 条"为主要内容,组织有关人员在健康主题公园、健康步道等场所设置相关漫画等宣传内容,在人群相对集中的场所,如社区、企业、公园等,营造健康生活方式支持性环境和开展健康生活方式行动的氛围。

三、健康教育与健康促进评价

(一)评价目的

健康教育评价是全面监督计划实施、控制计划实施质量、确保计划成功实施的关键措施,也是评估计划是否成功实施以及是否达到预期结果的重要手段。评价的目的在于确定健康教育计划和干预的价值,为健康教育计划的进一步实施和以后项目的决策提供依据。尤其需要强调的是,评价要贯穿计划实施的全过程,而不是计划实施结束后才进行。因此,在整体规划时,要明确评价目的,注重过程的管理,减少决策失误。健康教育评价目的如下。

(1)确定健康教育计划的先进性和合理性。

(2)明确健康教育活动的数量与质量,确定制订的活动是否适合目标人群,各项活动是否按照计划进行及资源的利用情况。

(3)确定健康教育预期目标的实现及影响因素。

(4)总结健康教育的成功与不足之处,提出进一步的研究假设。

(5)结果的公布和利用,争取社区更多的支持与合作。

(二)评价内容

健康教育评价是对社区健康教育各方的参与度及计划内各项活动的发展和实施、计划活动效率、效果、资源利用率等进行仔细分析,使计划更符合实际情况、更高效。评价的一个关键方面是描述计划实施的质量和效率,计划中设定的目标是否达到预期,并向计划制订者和社区居民提供有价值的反馈信息。评价结果还可以为改进现有政策和计划的目标以及确定下一步计划是否有必要实施提供科学依据。

Note

1. 评价策略

(1)评价的目的是什么？目标是否达到？是否为整体健康教育过程提供了反馈？是为社区居民提供有用的健康信息和技能还是为制订新政策规划提供依据？

(2)评价是由计划相关工作人员进行评价(内部评价)？还是聘请项目外的人员进行评价(外部评价)？内部评价对整个活动较为熟悉,收集信息相对容易,花费较少,但容易发生偏倚。外部评价比较客观,有助于获得无偏结果,但费用较高、外部评价人的经验等都存在不确定性。

(3)所应用的投入、过程和结果指标是否合适？收集的方法是否可行？设计的预期指标是否与现实情况贴切。

(4)如何保证整个评价工作的正确性和可靠性？

(5)由谁来评估和论证调查结果或所得结论的正确性和可靠性？评价的方法是定量还是定性？样本量设计是否合理？现场调查的方法是什么？

(6)为谁做评价？是为了社区居民的知识与技能的提高,还是为了政府加大社区资源的投入？或是为了健康教育项目管理者的效果评价？

(7)评价结果以什么方式发布？是通过会议或研讨会,还是论文发表？

2. 评价内容

(1)健康文化的评价,包括健康相关的知识、态度、动机、行为意图、个人保健技能和自我效能。

(2)社区行动和影响的评价,包括社区参与、社区赋权、社区规范和公众意见。

(3)健康公共政策和组织改革,包括政策、立法、法规、资源分配、组织改革、文化和行为。

(4)健康生活方式和条件的评价,包括吸烟、食物的选择和可用性、体育活动、违禁药品的滥用、在自然和社会环境中对危险因素的保护比例。

(5)有效的健康服务评价,包括提供预防性服务、服务可得性及社会和文化的合适性。

(6)健康环境的评价,包括限制其获得烟、酒和违禁品,为青少年和老年人提供良好的环境,远离暴力和毒品。

(7)社会结果的评价,包括生活质量、功能的独立性、社会支持网络、辨别能力和公平性。

(8)健康结果的评价,包括降低发病率、残疾率、可避免的死亡率,提高社会心理适应能力和生活技能。

(9)能力建设结果评价,包括可持续性的测量、社区参与和社区赋权。

(三)评价类型

开展社区健康教育,首要任务是评估社区健康教育需求。及时评估社区开展的健康教育,明确目标人群和工作意义,提高工作目的性和针对性,确保可预见性的短期、中长期效果和效益。可将项目计划的评价分为形成评价、过程评价和效果评价三大类,其根据评价的内容、指标和方法的不同而不同。

1. 形成评价 形成评价的一般目的是通过需求评估了解计划的目标和干预措施是否合适,在实施社区健康教育之前了解目标人群,确定适合该人群的最佳干预方法,产生新的想法,探索新的策略。

1)形成评价内容

(1)目标人群的各种基本特征。

(2)目标人群对各种干预措施的看法。

(3)教育材料发放系统,包括生产、储存、批发、零售及发放渠道。

(4)通过调查获得有价值的信息,为制订评价问卷提供依据。

(5)是否在最初的计划执行阶段根据出现的新情况、新问题对计划进行适度调整,对最初相关材料进行补充说明。

2)形成评价的方法 主要方法有文献、档案、资料的回顾及专家咨询、专题小组讨论等。

2. 过程评价 过程评价起始于健康教育计划实施开始之时,是对计划全过程的评价。其主要内容如下:监测评价计划实施的各项活动是否按照计划要求开展;计划实施是否达到预期效果;及时发现计划实施中存在的问题,从而有针对性地对计划、干预方法、策略等进行修改,以符合更客观的现实,保证计划的执行质量和目标的实现。

1)过程评价的内容 过程评价的目的是确保项目按照计划执行,实现既定目标,包括执行中的各个环节,可分为以下三个层面。

(1)针对个体的评价内容。

①健康教育信息是否覆盖教育对象? 覆盖率是多少?

②教育对象对健康教育信息是否能够接受?

③教育内容是否适合教育对象的需求? 教育对象的需求有什么变化?

④目标人群参与状况。

⑤干预的方法是否有效? 哪种方法最好? 怎样调整干预方法?

⑥健康教育资源获得情况和使用情况如何?

⑦项目活动是否按计划进度表实施? 如果不是,原因是什么?

⑧健康教育主题工作情况:实施组织机构是否符合要求? 人员是否符合需要? 干预是否按计划进行? 质量如何? 材料是否经过了预试验? 发放情况如何? 目标人群参与活动的情况如何? 原因是什么? 计划执行人员的知识、技能、态度、工作质量如何? 计划是否按进度实施? 反馈系统是否顺畅? 监测记录是否符合要求? 经费使用情况如何?

(2)针对组织的评价内容。

①项目是否涉及组织?

②各组织间如何沟通? 各组织参与项目的程度和决策力量如何?

③是否需要对参与的组织进行调整? 如何调整?

④是否建立信息反馈沟通机制? 各组织执行计划的完整性和准确性如何?

(3)针对政策和环境的评价内容。

①项目涉及的政府、机关部门有哪些?

②在执行过程中,外部环境是否出现重大的法律法规等政策的变化?

③执行过程中,社区资源的变化(如重大事件发生时,政府要求群策群力,动员各类社区资源,通常会对开展社区健康教育产生重大影响)。

2)过程评价常用的指标

(1)项目活动执行率:按计划完成的项目活动占计划项目活动的百分比,其计算公式如下。

$$项目活动执行率 = \frac{某时段已执行项目活动数}{某时段应执行项目活动数} \times 100\%$$

(2)干预活动覆盖率:接受某项干预活动的人数占目标人群总人数的百分比,其计算公式如下。

$$干预活动覆盖率 = \frac{参与某项干预活动的人数}{目标人群总人数} \times 100\%$$

(3)干预活动暴露率:实际参与项目干预活动人数占应参与该项目干预活动的人数的百分比,其计算公式如下。

$$干预活动暴露率 = \frac{实际参与项目干预活动人数}{应参与该项目干预活动的人数} \times 100\%$$

(4)干预活动有效指数:干预活动暴露率与预期达到的参与百分比的比值,其计算公式如下。

$$干预活动有效指数 = \frac{干预活动暴露率}{预期达到的参与百分比}$$

(5)目标人群满意度:目标人群对社区健康教育工作执行情况的满意度主要通过对干预活动内容、形式、组织的满意度来反映;同时也可以通过对项目工作人员的态度、可接近性的满意度,以及其他参与者的满意度和自我心情评判来反映。

(6)资源使用进度指标:某项健康教育项目在特定时期内的实际资源使用情况与预期资源使用情况的比较。

(7)活动经费执行率:某项干预活动的实际费用占该项干预活动预算费用的百分比,其计算公式如下。

$$活动经费执行率=\frac{某项干预活动的实际费用}{该项干预活动预算费用}\times100\%$$

(8)年度费用使用率:某年度项目活动实际费用占该年度项目活动预算费用的比例,其计算公式如下。

$$年度费用使用率=\frac{某年度项目活动实际费用}{该年度项目活动预算费用}\times100\%$$

(9)费用进度比:计划实施到一定阶段时,费用使用情况与项目活动执行情况的比较,其计算公式如下。

$$费用进度比=\frac{年度费用使用率}{年度项目活动执行率}\times100\%$$

3)过程评价的方法　主要方法有现场观察法、会议交流法和目标人群调查法等,可以进行全面快速评估。

(1)现场观察法:直接观察各项健康教育活动,并进行评价。

(2)会议交流法:对计划执行情况进行阶段性评价,按阶段召开计划管理人员、执行人员会议,交流、讨论各方面的信息。

(3)目标人群调查法:对目标人群的有关情况进行定量调查时可采用批质量保证抽样法,也可采用快速评估法对计划实施情况做定性调查和评估。

(4)追踪调查法:通过跟踪工作日志的形式对各项活动进行调查,主要内容包括跟踪记录活动的日期、内容、目的要求、活动地点、持续时间、活动组织者、目标人群参与情况等。

3. 效果评价(近中期效果评价)　健康教育通过改变目标人群的健康相关行为来实现其目标。效果评价正是对目标人群因健康教育项目变化所导致的相关行为和影响因素的变化进行评价。效果评价又称近中期效果评价,因为与健康结局相比,影响健康相关行为的因素及行为本身较早发生变化。

1)评价内容　效果评价的内容主要包括4个方面。

(1)倾向因素:目标人群的卫生保健知识、健康价值观、对某种健康相关行为或疾病的态度及对自身易感性、疾病潜在威胁的认识等。

(2)促成因素:卫生政策、环境条件、卫生服务或实行健康行为资源的可及性。

(3)强化因素:与目标人群关系密切者对健康相关行为或疾病的看法、目标人群采纳健康相关行为时获得的社会支持及采纳该行为前后自身的感受。

(4)健康相关行为:干预前后目标人群健康相关行为是否发生改变、改变程度及各种变化在人群中的分布。

2)评价指标　效果评价主要是对知识、信念态度的变化进行评估。主要指标有卫生知识知晓率、卫生知识合格率、卫生知识平均分数、健康信念形成率等。各项指标的计算方法如下。

$$卫生知识知晓率(正确率)=\frac{知晓某项卫生知识人数}{被调查者总人数}\times100\%$$

$$卫生知识合格率=\frac{卫生知识测试(考核)达到合格标准的人数}{被测试(考核)者总人数}\times100\%$$

$$卫生知识平均分数=\frac{被调查者卫生知识测试(考核)总分之和}{被测试(考核)者总人数}\times100\%$$

$$健康信念(态度)形成(持有)率=\frac{形成(持有)某信念的人数}{被调查者总人数}\times100\%$$

$$行为流行率=\frac{有特定行为的人数}{被调查者总人数}\times100\%$$

$$健康行为形成率=\frac{形成某健康行为的人数}{被调查者总人数}\times100\%$$

$$行为改变率=\frac{在一定时期内某项行为发生定向改变的人数}{观察期开始时存在该行为的人数}\times100\%$$

进行效果评价时还要考虑是否有新的政策、法规出台,是否有环境、服务、条件方面的改变。

3)评价方法 可以通过入户访谈、观察、小组讨论或者设计简单的调查问卷进行专题调查。

(四)结局评价

健康教育的最终目的是提高目标人群的生活质量。结局评价正是着眼于健康教育项目实施后目标人群健康状况及生活质量的变化。

1. 评价内容

(1)健康状况,包括生理指标、心理指标和疾病与死亡指标。

①生理指标:包括身高、体重、血压、血色素、血清胆固醇等。

②心理指标:用人格测量指标、智力测验指标、症状自评量表等测量人格、抑郁状况等方面的变化。

③疾病与死亡指标:包括发病率、患病率、死亡率、病死率、婴儿死亡率、平均期望寿命等。

(2)对目标人群生活质量进行评估,如劳动生产率、福利、期望寿命及幸福感等。反映生活质量的指标包括生活质量指数、EQ-5D、ASHA 指数、功能状态量表(ADL)得分、生活质量量表得分等。

另外,评价内容还包括进行社区健康教育活动后社区行动和影响方面的变化(如社区参与度的改变)、卫生政策的调整(如社区卫生行为规范出台)及整体环境的变化(如卫生服务提供情况、卫生设施的改善)等。

2. 评价方法

(1)定量评价:一种以调查问卷为工具、需要计算出各项数据、用数据说明问题的评价方法。

(2)定性评价:有查阅档案、个别访谈、观察、座谈会和专题小组讨论等方法。与定量评价相比,其结果带有一定的主观性,结果不能代表总体。

(3)半定量评价:处于定量评价和定性评价两种方法之间,不是完全没有量化,但又不能很精确地量化,是一个有限的量化方法,所以称为半定量评价。

(五)总结评价

总结评价是指做出总结性的概括,包括对形成评价、过程评价、效果评价和结局评价进行综合评价及对各方面资料进行概括,能够充分反映健康教育项目的成功之处及不足之处,有助于为今后计划的制订和项目的决策提供依据。形成是开始,过程是全部,效果是近期(中期),结局是远期,总结是综合。

(六)影响社区健康教育评价的主要因素

影响社区健康教育评价的主要因素如下。

(1)评价活动经费不足。

(2)工作人员数量不足或熟练程度不够,或者因评价人员就是项目的实施者而存在主观立场。

(3)没有足够的时间。

(4)项目工作人员或有关领导没有给予足够的重视。

(5)当地风俗习惯或当时的社会环境限制了从目标人群处收集资料。

(6)对收集到的资料没有进行适当的统计分析。

(7)评价指标不够灵敏。

(8)客观环境的影响,在评价时发生的干预计划之外的事件对目标人群的影响,如突发性公共卫生事件等。

(9)测试或观察时出现偏倚。

(10)历史因素,在健康教育计划的执行和评价过程中发生的重大的、可能对目标人群产生影响的事件,如与健康相关的公共政策的颁布、重大生活条件的改变、自然灾害或社会灾害等。

(11)失访,在实施健康教育计划或评价过程中,目标人群由于各种原因而中断被干预或评价。如果目标人群失访比例过高(超过 10%)或出现非随机失访,即使只是其中有某种特征者失访,也会造成偏倚,影响评价结果。

(七)评价结果的利用

(1)通过对评价结果的分析,决定是否需要对原有的目标进行修改。

（2）根据评价结果决定是否需要增加、减少或修改信息。

（3）分析传播和干预策略是否正确，是否需要修改。

（4）通过过程评价，检查资源是否够用，原来的预算是否需要修改。

（5）通过评价发现差距，调查工作重点和策略。

（6）根据评价结果确定项目的实施是否按计划进行，是否需要调整实施速度。

（7）及时向有关领导或经费捐助人汇报评价结果，使其了解工作进展和成效，争取继续获得支持。

（8）发现问题，解决问题，终止不起作用的干预活动。

（9）通过写文章、做报告等方式报告评价结果，与他人共享研究成果。

四、健康教育与健康促进的常见形式

（一）健康教育传播资料

健康教育传播资料一般可分为视听资料、印刷资料和其他宣传品三大类。基层公共卫生机构获取健康教育传播资料的途径有以下几种：一是自主设计和制作；二是从健康教育专业机构或其他公共卫生机构获得模板，进行制作、印刷；三是委托健康教育专业机构设计、制作；四是直接从健康教育专业机构或其他公共卫生机构获得成品。

1.自主设计和制作健康教育传播资料

（1）需求评估和确定信息：在开始设计和制作传播资料之前，要对信息需求情况、传播资料的拥有和需求情况、传播媒介的拥有情况、信息获取渠道和对传播资料表现形式的喜好情况等进行需求评估。在确定信息时，首先根据信息的传播目标确定信息的范围，然后根据目标人群的信息需求、文化水平、接受能力和所处的行为改变阶段确定信息的内容、复杂程度及信息量。信息要科学、准确、通俗、简洁。

（2）制订计划：计划内容包括材料的种类、数量、使用范围、发放渠道、使用方法、经费预算、时间安排、评价等方面。

（3）设计初稿：由专业人员和设计人员设计初稿，初稿内容以信息、表现形式和计划为根据，在科学性、表现性和传播效果三个方面应具有较高质量。

（4）预试验：传播资料初稿设计完成后、最终定稿前，就目标人群对资料中信息和画面的可理解性、可接受性、可说服性等进行评议和修改材料的过程。

（5）修改与定稿：预试验后，工作小组成员要一起研究预试验对象的意见，讨论如何修改，取得共识后进行修改。如果需要且条件允许，可进行二次预试验，甚至三次预实验。

（6）制作与生产：数量较少、形式简单的健康教育传播资料可自行印刷完成。其他数量巨大、形式复杂的需要交付印刷单位进行批量生产。

2.使用模板印制

（1）直接使用模板：在中国健康教育中心、中国疾病预防控制中心、各省市健康教育专业机构、各省市疾病预防控制中心、妇幼保健机构、精神卫生机构及其他相关公共卫生专业机构的健康教育资料库中，根据当地目标人群的需求，选取合适的健康教育传播资料模板，直接印刷使用。

（2）改编模板：以当地目标人群的性别、年龄、婚姻状况、家庭状况、民族（信仰）、语言、文化程度、健康信念、价值观、社会地位、经济状况、风俗习惯、生活社区等背景情况为根据，对获得的模板进行适当改编，使其更适合辖区居民。

3.委托设计制作 如果现有的模板不符合规定，而本单位缺乏人力资源，同时技术资源又不充足，可以委托上级健康教育专业机构或专业设计单位制作需要的健康教育传播资料。委托其他单位制作健康教育传播资料时，也要自行或通过合作做好受众需求评估、确定信息、制订计划、预试验等工作。

（二）健康教育宣传栏

健康教育宣传栏是相对固定的健康教育阵地，以传播健康科普知识和卫生政策内容为主，具有优化环境、营造氛围、经济实用和更换方便的特点。健康教育宣传栏内张贴内容的设计、制作程序与前述制作健康教育传播资料的程序相同。

1. 制作宣传栏硬件设施

（1）宣传栏种类：根据目标人群的需求，结合经济条件和周围环境，因时制宜地选择宣传栏种类，如黑板报、墙报、宣传橱窗或展板、LED 显示屏等。

（2）宣传栏的数量和规格。

①社区卫生服务机构应根据当地的实际情况规划宣传栏的设置地址与数量：社区卫生服务中心和乡镇卫生院宣传栏数量不少于 2 个，社区卫生服务站和村卫生室宣传栏数量不少于 1 个。每个街道、社区、行政村、自然村、广场、公园、机关、工厂和学校等机构和单位都可根据需求设置宣传栏。

②宣传栏规格：每个宣传栏的面积不小于 2 m²。

③宣传栏高度：为方便人群阅读，一般宣传栏的中心距地面高度为 1.5～1.6 m，设置在中小学的宣传栏的中心距地面高度可适当降低。

（3）宣传栏的选材和设置。

①宣传栏一般由政府、疾控中心、健康教育机构、社区卫生服务机构、乡镇卫生院、村卫生室统一设计制作。

②宣传栏的设计和选材：宣传栏的材质一般为钢板、不锈钢板、木材或铝型材。钢板和不锈钢板的宣传栏要采用钢板烤漆的工艺，表面要进行防废处理。为遮挡阳光和雨水，宣传栏一般要有顶棚，要有玻璃窗。宣传栏有前开门和后开门两种，前开门一般用玻璃锁，后开门用普通锁具就可以。

③宣传栏布置的位置：宣传栏应设在居民经常走动或聚集的地方，如小区出入口、村委会（居委会）所在地、道路两侧、健康教育室、基层医疗卫生机构候诊室、输液室或收费大厅的明显位置等。

2. 宣传栏的管理

（1）专人负责：宣传栏应有专门的人员负责管理，管理内容包括日常维护、更换内容、资料留档备案等。

（2）定期更换内容：每个组织机构每 2 个月至少更换 1 次健康教育宣传栏内容。

（3）资料留档：每期宣传内容都应拍照存档，同时在存档之后及时上传到对应的健康教育信息化平台，以便于总结考核。替换的墙报、橱窗、展板可与相邻的基层医疗卫生机构交换使用，提高健康教育传播资料的使用效率，提升健康教育知识的传播效果。

（三）健康咨询活动

健康咨询是指为老百姓解答生活中的各种健康问题的活动，健康咨询的主要工作人员是卫生专业人员或健康教育工作者。该咨询能帮助人们避免或消除健康危害因素的影响，使其做出健康行为的决策，以促进身心健康发展。健康咨询基本形式以面对面的谈话为主，以来访者为主体，并围绕来访者的个人需求而展开。

1. 健康咨询的基本形式

（1）门诊健康咨询：较常见、直接、方便、有效的健康咨询方式。

（2）个别健康咨询：咨询者深入家庭、医院病室或在其他自然场合下开展的咨询工作。这种方式具有针对性，信息反馈直接，深受群众的欢迎和喜爱。但要注意保密，否则会影响效果。

（3）电话健康咨询：通过固定电话或手机向专门设置的健康热线咨询健康问题，是一种方便、迅速、及时的咨询方式。各地可以通过拨打 12320 卫生热线咨询健康问题。

（4）信函健康咨询：通过书信的方式进行信函健康咨询，多用于一些因空间距离、条件所限或其他原因而使咨询双方无法进行面谈的情况。随着现代信息技术的发展，此方法越来越少见。

（5）专栏健康咨询：对于公众关心的具有代表性的问题，可利用电台、报刊等形式进行专题讨论并进行答疑。

（6）网上咨询：通过计算机网络开展的咨询活动，近年来应用广泛，受到网民的欢迎。

（7）现场咨询活动：咨询人员亲临某些具有特定健康需要的场所，进行个别或团体健康指导，或者配合一些宣传日活动，走上街头，深入集市，结合展览、广播、发放传单、义诊、体检等，开展咨询活动。此方法是目前开展较为广泛的一种健康咨询活动。

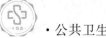

2.健康咨询的基本原则

(1)建立关系原则:建立良好的关系,提高咨询对象对专业人员的信赖。

(2)理解性原则:对咨询对象要充分理解,帮助他们分析原因。

(3)中立性原则:不得批判咨询对象的对和错,甚至进行嘲笑。

(4)提供信息原则:引导其认识改变不利于健康行为的必要性,要向咨询者提供足够的健康信息,帮助他们寻找解决问题的办法。

(5)保密性原则:专业人员要保管好咨询者的各类信息资料,不得外泄。因工作需要不得不引用咨询事例时,需要对材料进行适当的处理,对咨询者的真实姓名、单位或住址进行保密,不得公开。

3.健康咨询的技巧 在健康咨询过程中,要综合运用多种技巧,包括倾听技巧、自我开放技巧、反馈技巧、强化技巧和处理咨询障碍技巧。

4.现场咨询活动的组织开展

(1)确定活动主题及活动内容。

①确定活动主题:活动主题和主要内容可以依据健康宣传日的主题、辖区主要健康问题、居民需求确定。

②确定活动内容。

a.确定活动口号,选择响亮的、容易记住、朗朗上口的活动口号。

b.确定活动形式,如义诊、咨询等。

c.确定活动的时间、地点。

d.确定目标人群的种类和数量。

e.确定咨询专家的领域及人数。

f.确定发放健康教育传播资料的种类与数量。

g.做好活动的经费预算。

h.确定活动的评价方法。

(2)准备活动资料。

①活动的宣传横幅、氢气球等用于营造氛围的物品。

②展板、海报、折页、单页、小册子等健康教育传播资料。

③签到表(如大型活动可进行团体签到)、效果评估调查问卷(此项选做,鼓励有能力的单位开展)、资料发放登记表等文档资料。

④健康教育传播实物(如限盐勺、挖油壶)、小礼品等物品。

⑤如果有义诊和体检,需要准备相关的体检设备、仪器、试剂等。

⑥如果现场播放音像资料,需要准备显示器、投影仪、DVD/VCD播放机、音响、电源、电脑等设备。

⑦其他设备、器材,如照相机、演示器材和模型等。

(3)协调活动场地:联系活动场地所属的管理单位,免费借用或租用场地;或通过政府、街道办事处、居委会、村委会协调活动场地的使用。

(4)发布活动通知。

①及时发布通知:在确定活动时间、地点、主题、重点内容后,及时向特定目标群体发布活动信息。至少在活动前1周进行通知公布,以便目标群体有足够的时间调整工作和做好生活上的其他安排,建议在活动前1~3天再次提醒该群体。

②多种途径发布通知。

a.可通过健康教育工作网络下发活动通知,如下发到居委会、村委会、辖区内的学校、企事业单位等。

b.在人群集中的场所,如基层医疗卫生机构候诊室、社区居委会、活动中心、集贸市场等张贴活动通知。

c.打电话通知目标人群。

d. 向目标人群群发短信。

e. 利用电视或广播播报活动通知。

f. 在门诊就诊者或咨询者中提前预约符合条件的人员,发布活动通知。

③通知内容:如果准备了健康教育传播资料(如健康手册)、实物(如限盐勺等)、礼品等,以及确定的时间、地点、主题、活动主要内容、参加活动的专家、针对的目标群体等,都应该在通知中写清楚。

(5)组织目标人群:根据目标人群分布情况,通过适当的渠道组织召集目标人群。例如,孕妇、0~6岁儿童的父母、妇女等通过村(居)委会计划生育专家或妇联干部进行召集,糖尿病等慢性病患者通过村医或社区医生进行召集,流动人口通过建筑工地、集贸市场管理人员及娱乐场所老板进行召集,学生通过学校管理人员进行召集,务工人员通过工厂管理人员进行召集等。

(6)组织实施咨询活动。

①准备工作。

a. 提前布置活动场地,如悬挂横幅、摆放桌椅和咨询台、摆放展板、放置和调试音像播放设备等。

b. 联系义诊和咨询的专家,组织目标人群签到。

②活动现场。

a. 按照计划开展咨询、义诊活动,并对咨询对象人数及主要内容进行简要记录。

b. 发放健康教育传播资料,对发放种类和数量进行登记。

c. 讲解与展示健康教育传播资料和实物。

d. 对活动现场进行照相和摄像。

e. 注意控制活动现场,及时处理出现的突发事件。

③效果评价:了解目标人群对活动的满意度、对健康教育传播资料的理解程度和接受程度、对活动的意见和建议等,可以通过调查问卷、访谈或小组讨论的形式进行评价。

(7)填写活动记录。

①根据活动开展的实际情况,逐项填写健康教育活动记录表。

②活动资料收集、整理与归档:收集整理健康教育活动记录表、签到表、健康教育传播资料发放登记表、活动照片和影像资料等;将资料归档,并及时上传到相关信息化平台。

5. 在健康咨询中应注意的几个问题

(1)避免急于求成。

(2)避免教导次数过多,从而造成咨询不够。

(3)避免过于被动,宾主倒置。

(4)避免带着沉重、入神的咨询表情而形成"咨询个性"。

(5)避免将咨询时间花在出现错误后的反思上。

五、健康教育讲座

健康教育讲座是指授课教师围绕某个主题,在特定的时间和环境中,通过使用语言和辅助教具,系统地、连贯地向社区居民传授健康知识和健康技能的过程。

(一)健康教育讲座的形式

1. 专家讲座 专家讲座是指健康教育专家根据某一主题传播健康知识和健康技能的过程,具有目的明确、针对性强的特点。但由于听众较多,健康教育专家与学员交流和接受反馈的机会相对较少。

2. 健康教育培训 培训目的、培训内容和培训对象明确,针对性强,针对专业人员和志愿者可采用该种培训形式。

3. 健康教育座谈会 健康教育座谈会是一种具有会议性质的健康教育讲座,专家和学员可以畅所欲言,各抒己见,学员的反馈较及时。

(二)健康教育讲座的特点

(1)互动性好。

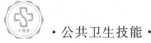

(2)具有一定的针对性。

(3)范围可大可小,形式比较灵活。

(4)容易组织开展。

(5)对宣传设备和器材要求较低。

(6)可根据需求设计讲座内容,保证效果。

(7)讲座内容可转换成视频、文字等形式,通过其他媒介进行传播。

(三)健康教育讲座的组织实施

1.确定讲座主题

(1)确定讲座主题的依据。根据健康教育需求评估了解辖区内居民的主要健康问题、健康教育需求,确定讲座的主题。讲座主题要与目标人群的健康问题和健康需求一致。

(2)主题应具有针对性。针对所有居民,可以宣传普及《中国公民健康素养——基本知识与技能(2015年版)》,倡导健康生活方式与行为;针对青少年和学生,可开展合理膳食、个人卫生、口腔卫生、近视防治、拒绝成瘾性行为等主题的讲座;针对老年人,可开展高血压、糖尿病等慢性病防治主题的讲座;针对农民工,可开展艾滋病防治、职业卫生等主题的讲座;针对0～6岁儿童的家长,可开展儿童保健、预防接种等主题的讲座。

(3)做好讲座的经费预算。

2.编写教案

(1)查阅、收集资料:查阅相关文献,阅读相关专业书籍,从各级医疗卫生权威网站上收集并整理与健康相关的知识,学习借鉴和运用健康传播经验和技巧,做好技术的储备。

(2)编写教案:根据讲座主题,结合目标人群的重大健康问题和健康教育需求的资料,进行选择、组织和处理加工,编写教案。文本草稿、PPT等可用于教案中。

(3)对教案的要求。

①传播的内容应科学、准确、实用。

②科普化、通俗化、易被目标人群理解和接受。

③内容新颖或有新意,有一定的吸引力。

教案的开头和结尾很重要。

3.确定授课教师

(1)组建授课教师队伍:组建一支由各级健康教育、疾病预防控制、医务人员等组成的专家队伍,也可邀请高校教师和省市级专家加入专家队伍,形成健康教育专家库。

(2)调动社区资源:积极探索和调动辖区内资源,寻找其他可以承担健康教育讲座任务的专业人员(如退休教师、社区干部、村医等),对他们开展教学和培训后他们可承担授课任务。

(3)确定授课教师:根据不同的讲座主题,选择合适的授课教师。

(4)建立良好的沟通机制:讲座前,与教师沟通,确定讲座的主题、目标人群、内容、时间、地点等内容;讲座结束后,与教师沟通,了解目标群体的接受度,了解讲座效果、优缺点等,不断提高讲座质量和效果。

4.落实场地、设备

(1)选择场地时要考虑的因素。

①容纳人数:一般规模的健康教育讲座人数为30～100人,大型讲座可达100人以上。根据参加讲座的人数选择合适的场地,既不能过于拥挤,也不宜过于空旷。人数多时,要考虑发生紧急事件的疏散措施。

②交通便利:选择交通便利、为大家熟知的场地会提高目标人群的参与积极性,镇、街道、村委会、居委会、小区的活动礼堂及各级社区卫生服务机构的健康教育室都是很好的选择。

③设备条件:如讲座中需播放音像资料,应准备相应设备及相应设施等。

(2)健康教育传播资料和实物:根据实际需要,准备讲座效果评价问卷、背景布告栏、海报、宣传单、展览布告栏、宣传册等健康教育资料,进行现场布置,分发给目标人群。在条件允许的情况下,可准备限盐勺、控油壶等健康教育宣传品,也可以准备一些小礼物。

(3)其他设备:根据实际需要,准备麦克风、黑板、音响、电脑、激光笔、影像播放设备、电源等。

5. 发放通知

(1)及时发布通知:在确定讲座时间、地点、重点内容、授课教师后,及时向特定目标群体发布讲座信息。至少在活动前1周进行通知公布,以便目标群体有足够的时间调整工作和做好生活上的其他安排,建议在活动前1~3天再次提醒该群体。

(2)采取多种途径发布:应取得多方力量的支持,特别是乡镇政府、街道办事处、居委会、村委会、业主委员会、物业公司等的支持,通知则采取多种途径进行发布。例如,利用社区内的公告栏张贴活动海报,以电话、广播、短信等形式发布讲座的信息,利用业主论坛和QQ群在网络发布讲座信息等。

(3)通知内容:如果准备了健康教育传播资料(如健康手册)、实物(如限盐勺等)、礼品等,以及确定的时间、地点、主题、讲座主要内容、授课老师、针对的目标群体等,都应该在通知中写清楚。

6. 活动实施

(1)准备工作。

①提前做好场地布置,制作背景,准备桌椅、健康教育传播资料等物品和黑板、投影仪、电脑、幕布、音响、照相机等设备。

②与授课教师沟通讲座现场安排,安排听课者签到、领取资料等。

(2)讲座现场:为了使讲座具有吸引力,易被目标人群接受,应注意以下几点。

①授课教师应掌握一定的演讲技巧,语言生动形象,能通过比喻、举例、图片展示等多种方式传播健康知识。

②建议有条件的教师采用多媒体教学,在讲座中运用图片、漫画、视频、动画等多种元素。

③尽可能采用参与式教学方式,安排提问、互动环节,充分调动听课者的积极性。

④结合主题,发放健康教育传播资料(如健康手册)或实物(如限盐勺)。

⑤注意控制讲座时间和节奏。一般而言,时间控制在1~2h为宜,时间较长的讲座中间应安排休息时间。

(3)效果评价。

①问卷调查:讲座结束前发放问卷,了解听课者健康知识掌握情况,对讲座的满意度、意见和建议等。效果评估问卷题目数量控制在5~8个,可以包括1个主观题。

②个人访谈和小组讨论:随机选择6~8名听课者,以个人访谈或小组讨论的形式,了解听课者对讲座的满意度、意见和建议等,内容以开放性问题为主。

7. 填写活动记录

(1)根据活动开展的实际情况,逐项填写健康教育活动记录表。

(2)活动资料收集、整理与归档:收集、整理健康教育活动记录表、签到表、健康教育传播资料发放登记表、活动照片和影像资料等;将资料归档,并及时上传到对应的健康教育信息化平台。

(四)健康教育讲座应注意的几个问题

(1)要准备好配合演讲所需要的一些形象化材料,如PPT、统计表、照片、标本、实物模型、视频、音频等。

(2)授课教师在讲座中应神情自然,举止大方得体,衣冠整洁干净,须发整齐。切忌矫揉造作、装腔作势、油腔滑调、哗众取宠。

(3)演讲语调要清晰明快,富有感情,掌握好抑扬顿挫,切忌机械背诵或朗读稿件。

(4)密切观察听课者的表情和反应,根据反馈的信息及时进行调整。

(5)使用手势、动作和眼神等与听课者进行情感交流,以产生情感共鸣。

(6)留出一定的时间,鼓励听课者提问,进行互动。

六、个体化健康教育

个体化健康教育是指以门诊患者或不便于主动就诊的人群为重点服务对象进行系统化和规范化的

健康教育的过程。不便于主动接受治疗的人群包括老年人、重症护理患者、高危孕产妇、成瘾性患者等。与一般健康教育相比,个性化健康教育是针对特殊人群所量身定制的,改进了现有健康教育对象的盲目性、依从性差、被动参与性、目标性差等问题,具有健康教育对象积极合作、主动参与及目标清晰的特点,充分体现了健康教育的有效性。个体化健康教育形式包括门诊健康教育、住院健康教育和上门访视健康教育等。开展个体化健康教育的步骤包括以下三步。

（一）个体化健康教育需求评估

1. 患者的个体化评估

(1)疾病严重程度评估,包括患病的种类、病情的轻重、有无并发症、患者心理状况等。

(2)患者的就诊及服药依从性等情况。

(3)与所患疾病相关的危险行为和生活方式,如饮食、运动、睡眠、心理、个人卫生等方面的危险行为和生活方式。

(4)与所患疾病有关的其他危险因素,如自然环境、社会环境等。

(5)患者的经济状况及家庭支持情况等。

2. 重点人群的个体化评估　对于重点人群,如老年人、重症护理患者、高危孕妇、成瘾性患者等,需要结合其相应特征进行综合评估。对于高危孕妇,要了解孕妇的妊娠期关键指标及影响高危妊娠的因素;对于成瘾性患者,要了解其成瘾的原因、社会环境因素和人格心理特点。

（二）确定健康教育内容

1. 确定健康教育内容的依据　确定适宜的健康教育内容和方法,需要以服务对象健康状况及对其危险因素的综合评估为依据,再结合服务对象的年龄、性别、职业、文化程度、性格等生理、心理和社会特征。

2. 个体化健康教育内容

(1)针对危险行为和不良生活方式等进行干预的方法。

(2)疾病或健康问题相关的预防、治疗或康复方面的知识和技能。

(3)强化依从性行为,如遵医嘱、规范用药等。

(4)心理健康教育。

（三）选择适宜的个体化健康教育形式

1. 门诊健康教育

(1)解释:从医学和心理学角度对患者及咨询者提供疾病防治相关知识和技能的过程。通过解释,患者或咨询者可以更清楚、详细地了解自己所患疾病或所感兴趣的健康问题,提高患者或咨询者战胜疾病的信心和能力。解释应首先以患者可以理解和接受的方式描述问题,然后考虑患者的知识水平和受教育程度、医疗经验、家庭背景、社会阶层和个性特征,对问题进行回答。

(2)指导与建议:医务人员根据患者的个体情况,提出合理用药、自我保健、改善不良行为和生活方式等方面的建议,使患者尽快康复。医务人员一般会在向患者传授健康知识和技能的同时提出建议,这将更进一步帮助患者接受和实施医务人员的建议。

(3)健康教育处方:医务人员以医嘱形式向患者提供健康教育的一种简单的传播资料。健康教育处方不仅包括与患者所患疾病相关的关键防治知识和技能,同时也包括医务人员的具体建议。

社区门诊使用的健康教育处方应便于患者储存和阅读,并提供有效、便捷的非药物治疗手段,引导患者进行自我保健和家庭护理。

健康教育处方往往包括一些常见的健康知识,如合理用药、饮食、运动等。其内容应该是详细且具有指导性的:合理用药的内容主要集中在用药注意事项,如药物的服用方法、不良反应处理等;饮食内容,包括每日应摄入的食物种类、数量及餐次、搭配提示等;运动内容,包括运动量、运动频次、运动强度、运动时间、运动注意事项等。

2.住院健康教育

（1）入院健康教育：患者入院时对患者或其家属进行防病健康教育。

（2）患者住院期间进行的健康教育：可结合患者的病情、家属情况、生活习惯在给患者治疗、护理、查房时进行咨询与指导。

（3）出院健康教育：患者病情稳定，应在出院前几天或出院时进行健康教育。综合考虑患者的康复情况，介绍治疗效果、病情状况，介绍巩固疗效、防止复发的相关措施和注意事项。帮助患者规划饮食、选择正确的日常生活活动方式、功能锻炼方式、用药方法等，提高患者的自我保健和自我照顾能力，养成健康良好的行为习惯，以降低慢性病患者的再入院率。

（4）健康教育人员组成：一切有机会与患者及其家属接触的人员，如医生、护士、检验人员、药剂人员和行政后勤人员，都可以成为健康教育人员。

（5）健康教育方法和手段：针对患者需要和病情，采取合适的健康教育和指导方式，如示范、演示、患者独自阅读等。

3.上门访视健康教育

（1）方式：上门访视的健康教育针对老年人、重症护理患者、残疾人及成瘾性患者等，除了为患者提供医疗卫生服务外，还对患者及其家属进行健康知识传播和健康指导。工作方式包括讲解、解释、建议、示范、发放健康教育处方、提供康复技术指导等。

（2）注意事项。

①综合分析访视对象的健康问题、健康需求和依从性，确定开展上门访视的时间和频率。

②注意建立良好的医患关系。

③要有耐心、细致的工作作风。

④分步骤开展服务，尽量做到细化、量化。

⑤重视对服务对象的激励、反馈。

（郭振友）

第四节 妇幼保健项目

妇幼保健服务是采取各种保健措施和行动以促进妇女儿童身心健康的过程。这些措施和行动往往以妇幼保健项目的形式呈现，但是项目的提出和实施效果的评价需要进行科学研究。近年来，妇幼保健项目越来越多，其实施的有效性和推广价值需要通过定量或定性研究方法加以评估。

一、妇幼保健科学研究方法

妇幼保健科学研究目的有三个主要方面：一是描述事物的现象，阐明事物发生发展的规律；二是检验假设，提出促进妇女儿童健康的措施；三是评价妇幼保健措施的有效性。妇幼保健科学研究既要注重科学意义，又要着眼于社会效益和经济效益。

（一）定量研究

描述妇幼保健工作现状或妇女儿童健康状况可开展横断面研究、追踪研究、健康监测，检验某种病因或危险因素的假设可开展病例对照研究、定群研究，评价卫生保健措施的效果可开展现场实验研究。这类研究有严格的设计，所获得的结局变量用数量化的指标来衡量，称为定量研究。

1.研究设计 研究设计根据调查目的（描述现状、评价效果、检验假设）、时间指向（回顾性、即时性、前瞻性）和调查手段（历史资料分析法、观察法、实验法）来确定。妇幼保健科学研究常用的流行病学方法有现况调查、病例对照研究、定群研究、人群和社区干预试验等。

（1）现况调查：包括常规资料的描述、横断面调查、监测和追踪研究等。妇幼保健部门已初步建立了报表制度、健康体检登记制度、死亡评审制度等,可利用这些资料统计分析儿童体格发育水平、常见病检出率、高危妊娠发生率等。

(2)病例对照研究:需设立两组研究对象,一组为病例,一组为对照,但病例并不仅仅指患者,还包括一切危害健康行为、其他需要关注的现象(如母乳喂养、预防接种等)。病例和对照确定后,调查某种因素在两组个体中的有无情况,比较这种因素在两组中的分布。如果此因素在病例组分布比例高,则提示该因素可能是所研究疾病或危害健康行为的危险因素。例如,检测死胎和引产胎儿脑组织巨细胞病毒(CMV)感染情况时发现,死胎中 CMV 感染率显著高于引产胎儿,比值比(OR)为 6.74,则可认为 CMV 感染是导致死胎的危险因素。

(3)定群研究:其研究对象也是两组,但不是以是否患病作为分组条件,而是以是否暴露于某种危险因素为分组条件,然后追踪观察暴露组和非暴露组某种不良后果的发生率。如果暴露组中某种不良后果的发生率高于非暴露组,则这种暴露可能是该不良后果的病因。例如,通过回顾性定群研究方法,比较妊娠早期 CMV-IgM 阳性孕妇与 CMV-IgM 阴性孕妇在整个妊娠期自然流产、死胎死产、出生缺陷等不良妊娠结局的发生率,结果表明,CMV-IgM 阳性孕妇上述不良妊娠结局发生率显著高于 CMV-IgM 阴性孕妇,相对危险度(RR)为 3.73,这就提示妊娠早期感染 CMV 是导致不良妊娠结局的危险因素。

(4)人群和社区干预试验:干预是通过添加外在因素(干预因素)的方法,观察干预因素实施后人群中某种或某些健康问题的发生情况,比较干预组和非干预组(对照组)健康问题发生率的差异,进一步研究病因,提出妇女儿童健康问题的解决途径。人群干预是将人群分为干预组和对照组。理论上,随机双盲分组可获得可靠的结论,但这往往不易做到,有时还可能违背医学伦理学原则。例如,评价细菌性痢疾疫苗预防儿童细菌性痢疾的效果,将儿童分为服用疫苗组和服用安慰剂组,比较两组儿童在一个流行季节期间细菌性痢疾的发生率,分析该疫苗的保护率。社区干预是对整个社区进行干预,例如,研究自来水加氟对儿童龋齿的预防效果,可比较加氟自来水的供水区域和不加氟自来水的供水区域儿童龋齿患病率的差异。

2. 研究对象

(1)范围:常用年龄、职业、文化程度来划定妇女儿童作为研究对象的范围。

(2)来源:研究对象可通过普查、抽样调查等途径获得,也可通过方便抽样获得。如果是抽样调查,则要选择合适的抽样调查方法(单纯随机抽样、系统抽样、分层抽样、整群抽样、多阶段抽样等)。如果为病例对照研究,应注意其研究对象是来源于医院还是来源于一般人群,是新发病例还是旧病例。

(3)样本含量:满足调查目的所需要的样本含量。若为横断面研究,不同的抽样调查方法,其样本含量的计算方法不同;若为人群和社区干预研究、病例对照研究、定群研究,样本含量的推算则采取相应研究设计的样本含量计算方法。

(4)提高研究对象的依从性:根据研究的目的和研究地区的实际情况,采取社区健康教育、行政支持、有影响的人物参与发动、干预措施免费等方法来提高研究对象的依从性。

3. 研究变量　研究变量既可以是研究对象身上一切应关注的特征(如发育特征、生理生化特征、病理特征、生活事件、个性与行为等),也可以是与研究对象相关的自然、社会和文化因素及妇幼保健的公平性、及时性等。在研究变量与变量之间的关联时,将结局变量称为因变量,变量应有明确的、可操作性的定义。

4. 资料收集方法　常用方法包括问卷法、量表法及专门的实验法。

(1)问卷法:最为常用的定量研究方法。问卷的结构一般包括四个部分,分别为备查项目、调查说明、调查问题和填写说明;根据调查方法,问卷可分为访问问卷、自填问卷和他填问卷。

①备查项目:包括调查者的姓名、性别、年龄、居住地址等。备查项目主要用于寻访被调查者,多数项目不参与分析,故被调查者回答的真实性可能受到影响,因此,能用不记名形式调查时,备查项目不设姓名;需填写姓名时,要保证调查内容不泄露。每份问卷都要有一个编码,编码应具有唯一性,便于查找。

②调查说明：简要说明调查的目的、调查单位等。

③调查问题：问卷的主体，是研究者获得信息的来源。调查问题的形式以封闭式为主，还有封闭和开放式相结合的形式。

a.封闭式问题：被调查者对问题的回答只有固定的备选答案。例如，询问"该儿童出生体重是多少？"备选答案如下：Ⅰ.＜2500 g；Ⅱ.2500～4000 g；Ⅲ.4000 g 以上。这样的调查结果明确，容易建立数据库，分析时较为简单。短板是不能解答中立性的回答。

b.开放式问题：这类问题不给被调查者任何限制，可了解多种意愿、原因等，例如，向农村孕妇询问"你认为你们村孕妇不做产前检查的主要原因是什么？"时，有人将卫生院妇产科有男医生也作为一种原因。开放式问题可作为对未知问题的试探性调查，也可用作某些意愿调查。但因为回答范围广泛，编码的困难增大，分析结果太泛，因此，问卷中开放式问题不宜太多。

c.封闭式和开放式相结合：可发挥两者的优点，弥补各自的不足。例如，向农村孕妇询问"你认为你们村妇女不做产前检查的主要原因是什么？"时，可有下列答案供选择（可以多选）：Ⅰ.没有必要；Ⅱ.交通不方便；Ⅲ.经济困难；Ⅳ.没有人宣传过；Ⅴ.计划外怀孕；Ⅵ.卫生院妇产科有男医生；Ⅶ.其他（请说明）。

d.设计调查问题时应注意的事项：一是保证被调查者对问题能够准确理解；二是调查问题是设计者所需要调查的内容。用词要简单，一题只涉及一个问题，含义清楚，问题适合所有被调查者，慎用引导性和强制性的问题，问题不宜太多，避免难度较大的回忆和计划。

④填写说明。每类调查问题之前都要有一个填写说明，如强调"每题都要回答，不能漏题""可多选""每题只有一个答案"等。防止填写不统一，可设计专门的指导手册发给每位调查员。

⑤调查偏倚：分为两类，来自被调查者的偏倚和来自调查者的偏倚，如回忆偏倚、礼貌偏倚、报告偏倚、迎合偏倚、社会期望偏倚等来自被调查者的偏倚，还有调查问卷设计不严谨、调查员不熟练和主观偏倚等。

⑥问卷调查方法：访问法、自填法和他填法。

（2）量表法：量表可以看成问卷法的一种特例。量表是一种标准化的调查工具，是通过研究对象（受试者）对量表中一系列问题的回答来测量研究对象的知识、态度、表现、能力和心理症状等的一种方法。

一个标准化的量表，除了有项目的代表性、测试过程和评分的标准化、有可供比较的常模外，还要用心理统计学方法评价其信度（reliability）和效度（validity）。

（3）实验法：收集血、尿液、大便、痰、阴道分泌物、羊水等生物样品，进行生化、免疫学、分子生物学、核医学等方面的检测。使用多种生理、影像学超声和心理学实验，以获得生理、心理指标的测量值。

5.资料分析与结果报告

调查研究结果根据资料的性质（定性或定量）选用不同的统计学指标：计量资料用均数、标准差或中位数、百分位数表示测量值的集中和离散趋势；计数资料用相对数表示，如患病率、发病率、死亡率、性别比等。

根据研究方法和资料的性质（正态分布或偏态分布），选用不同的统计方法，计算统计参数。

（二）定性研究

近30年来，由于妇幼保健项目特别是国际合作项目的开展，人类学研究应用的定性研究方法也在妇幼保健研究中广泛应用。

定性研究是通过个人访谈、专题小组讨论、参与性观察等方式收集资料，以获得人们的观念、意愿、信念等。定性研究用于卫生保健领域在20世纪70年代有所增多，因为许多发展中国家或落后地区没有可利用的常规资料，通过专题小组讨论、参与性观察、知情人访谈等人类学研究的定性研究方法，能迅速地获得第一手资料，以拟订切合实际的计划、目标，恰当地评价项目实施的过程和效果。目前，定性研究方法已发展为快速评估方法（rapid assessment procedures，RAP），即选用熟悉当地语言和风土人情的研究者，集中研究一个问题，用4～6周甚至更短的时间进行现场工作，获得项目实施或其他研究必要的信息。定性研究和定量研究可相互结合，相互补充信息，为课题的研究者、卫生保健项目的决策者和资助单位，及项目管理者提供全面的信息。

1. 定性研究的设计与组织实施 定性研究与定量研究一样，在组织实施前，需要经过认真的设计，阐明实施步骤。

（1）研究设计：定性研究设计要阐明研究的背景和目标、研究地点、研究对象、内容和资料收集方法、研究步骤与进度、研究者及其分工、经费预算、研究计划的可行性和预期结果等。

①定性研究对象来源不像定量研究那样单一，当地村民、卫生保健人员、学校教师、基层卫生院医生及乡、村政府行政人员等都可成为定性研究的对象。定性研究需要的样本量的计算不像定量研究设计推导样本量那样成熟。原则上，定性研究对象的覆盖面要广泛，调查对象范围过窄易出现信息收集的偏差。研究设计中应详尽地列表说明所需搜集的内容和资料收集方法，可提高研究内容和收集资料的指向性，避免调查内容的离题。

②所选研究者不仅要熟悉整个研究计划和实施内容，还要有定性研究需要掌握的人类学研究知识和技能。应选用当地或从当地走出来的专家，这样可尽快与当地居民建立感情联系，获得真实的信息。每个调查点一般只需 1～2 人，最多不超过 4 人。

③研究设计还包括研究培训计划，参与研究的人员须经严格的培训。研究设计者要编制现场工作指南，确定现场监督指导人员。

（2）研究实施：定性研究的实施包括准备阶段、问题识别阶段、初步分析阶段、干预试验阶段和综合信息阶段。

①准备阶段，主要是熟悉当地的环境、语言、风土人情，熟悉本次研究的目标和主要内容的阶段。

②问题识别阶段，初步了解各种人群对研究课题的看法、态度、信念和行为的阶段。研究者深入现场，通过各种方法收集资料，描述当地居民某种卫生行为模式，收集其他方面所需要的资料。

③初步分析阶段，将已收集到的资料整理成表或图分析，对典型案例进行个案分析，了解当地固有的行为模式的原因及可能导致行为模式发生改变的因素。

④干预试验阶段，研究人员需要回到研究现场，深入访问研究对象，反馈研究信息，征求当地居民采用新的行为方式的意愿。研究者还要实地考察当地居民是否真正采用了新的行为方式。

⑤综合信息阶段，将开始识别到的问题与预试验所得到的结果综合起来，写出简明报告。

2. 资料的收集 采用人类学研究方法收集资料，具有多样性和灵活性。

（1）采访与座谈：对个人或集体组织进行采访（interview）与座谈（conversation）是定性研究获得资料的常用形式。采访对象为有关专家、政府官员、地方上有影响的宗族长者、受人尊敬的乡村医生、接生员等；采访一般采用正规的询问方法，即按调查表上的问题一问一答，做出规范记录。采访也可采用非正规的询问方法，即研究者事先列出由一系列开放性问题组成的提纲，按提纲提问，速记回答要点。为避免干扰采访对象，采访当时不做记录，事后由研究者将采访内容整理成文。采访和交谈的内容依研究目的而定，一般要了解当地的基本情况、妇女儿童健康问题的严重性、人们对某一健康问题或行为的态度和观念等。

座谈可让研究者在短期内获得大量的信息。参加座谈的对象应是社区中有代表性的人员，人数为10～30 人。研究者事先准备好一个讨论提纲，启发与会者发表自己的认识和看法。研究者要控制发言时间，避免太长，以便每个人都有发言的机会。例如，某研究者需要了解农村地区居民对虐待儿童问题的认识，建立虐待儿童的公众定义，在研究的开始阶段，选取当地村级干部 20 人、乡村医生 10 人、小学教师 20 人、60 岁以上的老年人 30 人和 30 岁以上的家长 30 人进行座谈。

（2）参与性观察：定性研究提倡研究者参与性观察（participant observation），而不是以旁观者身份体验生活。研究者要深入社区，参与社区的社会生活、生产、劳动。例如，观察一个社区母乳喂养与添加辅食情况需要有个过程，在与当地人们一起生活时，观察母亲是产后立即开奶，还是要等出现"涨奶"以后才给新生儿喂奶；是定时喂奶还是按需喂奶；观察辅食是从婴儿几个月开始添加的，添加什么辅食，家庭成员怎样准备婴儿的辅食,制作和供给婴儿辅食时是否注意了清洁卫生。研究者应比较采访与座谈得到的信息与观察所得到的信息有何差异,分析这种差异的原因。

(3)专题小组讨论:专题小组讨论(focus group discussion)的对象选择与目标人群具有相同经历和特征者。例如,在调查妇女孕期健康检查现状及其影响因素时,可召集孕妇及其丈夫、村医、妇女主任等进行专题讨论。每个专题小组人数为6~12人或至少4人,每次讨论一个专题,每个专题找两个以上专题小组进行讨论,以期获得更全面的信息。讨论时,研究者围绕一个主题,准备好一系列开放式问题拟出讨论提纲,避免讨论离题太远。选择一个不影响与会者发表意见的地点,原则上只有研究者和记录员参加。有条件时,可准备录音和录像设备,以便资料的保存。

专题小组讨论常给研究者带来解决问题的建议与办法,经过研究者的分析加工,提出新的研究假设,形成正规的结构式问卷,以获得更广泛的信息。

(4)资料阅读:阅读以前发表或未公开发表的研究报告,阅读政府或卫生健康主管部门的文件和资料,查阅有关统计年鉴、统计报表等,是获取信息的重要途径。但这些资料在系统性和准确性等方面还不完善,研究者在阅读这些资料时,应了解资料的来源、收集方法,有选择性地阅读和选用这些统计资料。

3.资料的分析与报告

(1)资料的描述与分析。

①定性研究一般以文字描述为主,由于样本量和研究指标很少,难以用定量研究中的统计指标进行描述。资料描述常用频数表法,如列出不同职业妇女对0、6、12月龄婴儿的母乳喂养的人数。检核表法也可描述定性研究资料,例如,在列出家庭制作口服补液盐的各项步骤中,哪些步骤几乎所有的家庭都能做或都做了,哪些步骤难以做到。时间顺序表也较常用,如列出乡医院防保组1个月中哪几天为儿童预防接种日。还可描述调查对象的观念与看法,如育龄妇女不愿选用口服避孕药的原因,包括担心内分泌失调、担心生殖系统肿瘤风险增加、容易漏服、有副反应而停服。

②在调查人数较多时,可根据人群的不同特征,如性别、年龄、职业、文化程度进行分类分析。文字材料可用图表表示,如在地图上清晰地标示出某项妇幼保健干预措施所在地区的人口密度,用组织图表示各级行政和业务机构联系与分工,用工作流程图表示现场工作的程序,用三线表或多线表列出社区各级妇幼保健人员的数量和职责分工等。

③分析内容紧密围绕研究目的。在描述某地区存在着不利于妇女儿童健康的行为时,应分析社会因素、文化因素、经济因素与之的关系。例如,某地大多数妇女仍然在家分娩,分析发现是因为乡镇医院路远(自然因素,更重要的是社会因素,没有给妇女提供安全和方便的分娩场所)、乡镇医院妇产科有男医生(文化因素)、村医或接生婆接生的费用低(经济、社会因素)。分析时,要在相关观念、行为与某变量之间建立合乎逻辑的联系,例如,改变在婴儿腹泻期间停止喂奶的习惯,保留给患儿喂米汤、喝草药汤的行为,因为这在客观上给患儿补充了大量的液体,这对缺医少药的贫困地区可解决在时间上和经济上的部分就医困难。结果分析还要指出资料的代表性和可靠性。

(2)研究报告的提交:研究报告主要报告研究所发现的情况,其基本格式同定量研究,包括以下内容。

①报告题目:按地区、对象、研究主题等顺序写出,字数不能过多。

②研究背景:主要介绍本课题国内外同类研究的历史和现状,研究问题的重要性和紧迫性,阐述本次研究的重点和突破点。

③研究目标:详细说明研究要描述什么内容和解决什么问题。

④研究方法:包括研究对象的来源、目标人群的定义、样本人群的代表性、技术路线(研究对象与方法、研究目标)、资料收集方法,不同方法所要解决的问题,研究者的选择、培训分工,研究的监督指导质量控制,研究进度是否按原计划实施,资料分析方法等。

⑤主要研究结果:主要研究结果用文字、图表加以说明。

⑥讨论:对结果加以讨论。对新的研究方法、新的研究结果与原研究设计的差异加以说明,分析其

原因;将本研究结果与其他研究结果进行比较;分析结论一致或不一致的原因;提出新的理论假设,提出进一步的研究方向等。

⑦致谢:对为该课题的设计、组织实施、资料收集与分析,及其他工作做出贡献的人员表示感谢。

⑧参考文献:列出给本次研究以启发(包括引证材料或采用的方法等)的主要参考研究论文、专著、综述等。

二、妇幼保健项目的评估

改革开放以来,我国政府先后实施了许多妇幼保健项目,特别是 1990—1995 年接受与实施的联合国儿童基金会(UNICEF)和联合国人口基金(UNFPA)资助的"加强中国基层妇幼卫生和计划生育服务"项目。科学化的项目评估在我国妇幼卫生界应得到普及。项目的提出、批准、实施和完成的过程都贯穿着评估(assessment)。

(一)项目和项目周期

项目是在一定的时间内,投入一定的资源,经过设计和实施,实现一定的健康或经济、社会目标。通过项目,人们将假设、想法变为行动并实现有益的变化。项目的实施需要一定的时间、空间(地区)、人群、资源(人力、物力、财力)等。

根据项目所处的阶段和进行的工作,可以将项目实施过程划分为不同的阶段,由这些阶段组成的整个过程称为项目周期。项目周期就是整个项目的过程,这一过程由不同的项目阶段组成。

项目周期可简单地划分为以下阶段:①项目构思阶段;②项目设计阶段;③项目实施阶段;④评估阶段。项目周期也可更复杂地划分为以下阶段:①项目构思阶段;②项目设计阶段;③讨论阶段;④通过阶段;⑤实施阶段;⑥完成阶段;⑦评估阶段。实施和最终评估之间是监测,通过监测和评估获得的经验教训,可用于设计新的项目或修订原有的设计。

实际上,项目周期是一个循环往复的过程。通过这样的过程,不断向项目的目标靠近。

(二)项目评估过程

项目评估是项目周期的一个环节,也可视作一种管理方法。项目资助单位或主管部门可以利用自己的专家进行评估,也可以聘请外界专家参与项目评估。实际上,项目实施单位应该经常开展评估,以掌握进度和调整方案。

1. 项目评估的过程　不管采用什么方式进行项目评估,其基本的过程和步骤都是一样的。

(1)确定评估的目的和内容:项目评估可以在项目设计阶段、项目执行阶段和项目完成阶段进行,项目评估的目的和内容可由项目资助单位或主管部门提出,也可由项目的实施单位提出。不同阶段,项目评估的目的和内容不同。

在项目设计阶段,可以对项目的目标和计划活动之间关系的假设进行评估。例如,项目申请者提出"向贫困地区培训产后出血防治、刮宫技术及提供基本设备可降低孕产妇死亡率",在项目设计阶段需要评估这一项目的理论依据是否充分。

在项目实施阶段,可评估项目参与者和受益者的态度及产生的影响。

(2)组织评估队伍:组织多学科相结合的评估队伍,这支队伍有妇幼保健专家、社会学专家、流行病学专家、卫生管理专家等。多学科相结合的队伍,可以用不同的专业知识和技能,从不同的角度来认识问题,有利于全面评价。

(3)设计评估方法:在实施评估之前,要设计评估方法,如是定性研究还是定量研究,如何抽样,样本量多大等,还要确定评估的范围,设计评估工具,培训评估队伍。

(4)实施评估:收集资料,整理和分析资料,提交评估报告。

收集资料需要培训人员利用专门的工具(如调查表)采取质量控制措施收集评估现场资料。资料的整理和分析需要借助计算机建立数据库,运用卫生统计学和定性资料分析技术对资料进行分析。

总结评估过程,综合分析资料,提交评估报告。评估报告不是学术论文,其信息应是及时和有用的。在评估报告中应少用学术用语,以便非专业人员也能看懂。

知识链接

评估报告的一般格式

报 告 题 目

评估的目的和目标。

采用的方法：是观察还是专题小组访谈、个人深入访谈，是严格的概率抽样还是非概率抽样。

评估过程：时间、地点、调查对象等。评估过程遇到了什么困难，怎样解决的。

主要发现的问题和建议。

附录：问卷、访谈对象的名单等。

（5）反馈评估结果：评估的目的在于提出修改意见，以评促改，需要将评估的结果及时向项目资助单位、实施单位、主管部门、政府相关部门进行反馈。反馈的形式可以是提交反馈报告，也可以是召开专门的会议。

项目评估和其他研究方法不同之处是在项目的不同阶段，要对项目目标实施的进度、完成的质量、存在的问题等做出评价，提出建议。项目评估贯穿项目的构思、设计、实施和最终评价的所有阶段。

2. 妇幼保健项目评估 妇幼保健项目评估是运用社会学的方法对其构思、设计、实施、监测和完成情况等做出系统的评估。其目的是向项目的资助单位和政策的制定者、决策者报告他们所需要了解的该项目在各个方面的情况。

（1）问题识别（构思）阶段：评估当地人们最关心的妇女儿童健康问题。

（2）项目设计阶段：评估各种方案的可行性，分析项目假设的正确性，分析项目的风险性以及降低风险的对策。

（3）项目实施阶段：监测项目的实施情况，考察项目对妇幼保健机构和妇女儿童健康的影响，提出修改意见等。

（4）完成阶段：评估项目实施是否能提高妇幼保健服务能力和服务质量，是否能改善妇女儿童健康状况，是否能提高社区人群的妇幼保健知识水平以及改善他们对妇幼保健服务的态度。

（三）项目构思与设计的评估

一个妇幼保健项目的提出，不能是某个资助单位或政府决策者的偏好或主观臆断，需要在项目实施前对相关问题做基线调查，了解妇女儿童健康问题的严重性（如某种传染病的患病率、母乳喂养率、避孕套的使用率等）、目标人群的人口统计特征、所需干预的主要目标，做出人群诊断（又称群体诊断）。

1. 开题前的需求评估 项目的资助单位、政策的制定者准备设立某个妇幼保健项目时，先要了解是否要实施该项目，对该项目要解决的问题的严重性、问题的性质、分布范围做人群调查，判断干预方法是否合理。

资料的收集可通过查阅当地统计部门的常规统计年鉴、城市和农村抽样调查队的专题调查报告实现，还可从当地卫生健康主管部门和妇幼保健、卫生防疫部门保存的历史资料、常规报告和报表中收集。当不能从上述途径获得相关资料时，可进行专题调查，先进行定性研究来初步了解问题的所在及严重性，然后进行横断面调查。

2. 目标人群特征 通过查阅统计部门的统计年鉴和既往妇幼保健部门常规资料，或开展横断面调查，了解所要干预对象（即目标人群）的年龄、文化程度，及某一特定年龄组妇女或儿童的某种卫生保健问题的发生频率及分布特征。

目标人群的文化特征也需要调查，以保证项目的实施有一定的社会文化基础。例如，为控制新生儿破伤风而实施的育龄妇女接种破伤风疫苗在某些农村地区无法实施，其主要原因是这些地区农民听信谣言（将该疫苗当作节育疫苗）或把这一措施同计划生育政策联系在一起。

3. 提出干预人群及干预策略 项目的实施不一定针对所有的目标人群，有时只对重点人群（或称干预人群)进行干顶。干预人群的年龄范围或规模,一方面取决于该人群的某种疾病或某种卫生保健问题的严重性,另一方面取决于项目在人力、财力、物力三个方面的投入情况。

还可运用其他学科的理论和方法提出干预策略。例如,运用 KAP 理论,即知识(knowledge,K)、态度(attitude,A)和行为(practice,P)的相互作用理论,设计 KAP 调查表,调查母亲有关婴儿腹泻的知识、态度和行为,了解母亲在婴儿腹泻期间停止喂奶的比例,分析停止喂奶的原因,初步提出解决问题的措施;运用数理统计方法对目标人群某种疾病的患病率、发病率、死亡率及人口出生率、育龄妇女的生育率、妇女儿童人口的变迁情况和妇幼保健服务需求的增长情况等定量指标做出预测,使进一步制订干预项目的工作目标和措施更为科学。

(四)项目实施的评估

在项目实施过程中,需要对其覆盖情况、执行情况、经费划拨及经费使用情况等进行评估,以保证项目实施过程的质量。

1. 项目实施评估内容 项目实施评估内容包括对项目覆盖情况、执行情况和经费划拨与使用情况的评估。

(1)妇幼保健项目对目标人群的覆盖情况包括项目的覆盖面及覆盖效率。项目覆盖面指项目执行过程中预期的干预人群有多少人参与或受益于该项目。例如,只有乡镇医院附近的家长带子女接种项目提供的免费的疫苗,其他家长因交通不便或因农忙不愿意耽误农时,其子女没有接种项目免费提供的疫苗。项目的覆盖效率是指在覆盖的人群中,有多少是原设计所要覆盖的目标人群,有多少是非目标人群,有多少中途退出了项目。分析项目覆盖面和覆盖效率,可为调整项目提供依据。

(2)对项目执行情况进行评估,是为了了解项目是否完全按照原计划的标准实施,项目实施的进程是否与原计划一致;了解项目干预措施或提供的妇幼保健服务是否便于目标人群利用;了解项目干预措施或所提供的妇幼保健服务所需的时间、费用、效果;了解提供妇幼保健服务的工作人员是否达到了培训的要求等。如果发现妇幼保健专业人员在干预或提供妇幼保健服务过程中采取了不标准甚至完全错误的方法,则应调查出现这种情况的原因。

(3)对项目的经费划拨与使用情况进行评估也很重要。妇幼保健项目大部分是政府财政拨款,近年来,国际合作项目增加,有些国际合作项目要求当地政府有相应的配套资金,项目的中期评估可检查资金是否到位。资金的使用情况主要考察经费使用是否恰当,包括经费使用是否超标、不同项目内容的经费分配是否适当等。

2. 项目实施评估方法 项目实施的评估不能依赖一次中期评估,而应该是经常性的工作,从这个意义上说,项目实施的评估是项目实施的监测。项目实施的评估可由内部工作人员来进行,也可由外部工作人员来进行。对管理者来说,在项目实施阶段特别是预试验阶段和项目实施的早期阶段,通过评估,及时对局部进行调整,可以完善项目的实施。

不管是由内部人员还是由外部人员进行项目实施的评估,评估者都要直接观察,既要充分利用现存的项目实施记录,又要通过现场调查方法和定性研究方法进行专题调查;既要收集项目实施者提供的资料,又要收集干预人群或项目服务的目标人群的有关资料。项目评估的专家组,应由多方专家组成,包括流行病学、卫生管理学、卫生统计学、经济学和人口学、社会学等方面的专家。

加强妇幼卫生信息系统的建设,利用妇幼卫生信息系统提供的常规资料和专题调查资料,经常性地评估妇幼保健项目实施情况。

3. 项目实施评估分析报告 项目实施评估分析报告包括项目执行情况的描述、项目实施与设计之间的一致性评价、不同地区项目执行情况的比较等。描述的要点是项目的覆盖面及其偏差、妇幼保健干预措施或提供服务的执行方式、干预或服务对象及项目的参与者对项目实施的反应等。项目实施与设计之间的一致性评价是调整项目实施过程的依据,也是日后判断项目效果的依据。通过比较不同地区项目执行情况的结果,可发现项目实施措施的有效性和取得成功的经验。

(五)项目的效果和效益评估

项目实施的结果是否达到预期目标,如改善妇幼保健服务能力,提高目标人群的卫生保健知识和自我服务技能,降低常见病的发病率和儿童及孕产妇的死亡率等,需要进行效果评估;项目的资助是否达到了预期的效果,所带来的收益如何,需要进行效益评估。

1. 项目的效果评估 项目的效果评估指项目实施是否带来了预期的作用,即是否成功地达到了原设计所制订的具体目标。例如,产后出血引起的孕产妇死亡率、母乳喂养率等,是否因项目的实施而降低或提高。项目的效果评估不能理解为项目最后阶段的评估,而是贯穿于项目实施过程的各个阶段。通过预试验来初步评价项目实施可能带来的效果,评价项目实施需要进行哪些方面的调整。正在进行的项目可做阶段性效果评价,以提出改进措施。还可通过比较不同干预措施效果的差异,为进一步推广提供依据。

(1)有比较才有评价。项目的效果评估要有可参照的人群进行比较,对照可来自多个方面:①未进行干预措施或未接受某种妇幼保健服务的人群;②接受不同干预措施的人群;③干预前或接受服务前的同一人群;④项目实施不同阶段的同一人群等。效果评估设计主要采用流行病学的人群试验研究方法,也可采用定性研究方法。

(2)项目的效果评估所得出的结论应体现两个重要特征:一是在相同的环境中重复运用相同的研究设计可以得到与以前相同的研究结论,即结果的重现性;二是项目评估所得出的结论具有普通意义,可推广到其他类似的项目,即研究结果的普遍性。

2. 项目的效益评估 项目的效益评估可选用成本-效益分析和成本-效果分析,为资助单位或政府机构终止或继续实施项目提供依据,也可进一步为政府部门合理分配卫生资源提供第一手资料。

进行项目成本-效果分析,必须有两个或两个以上的方案进行比较。成本有的是直接的,有的是间接的。例如,儿童细菌性痢疾住院的直接成本有药费、检查费、床位费、护理费、治疗费、家庭护理费、交通费等,间接费用有父母因护理患儿而失去的工资、儿童因住院缺课需要请家教的费用等。评估指标可分为中间测量指标和健康测量指标。前者有行为指标、生理生化指标等,如项目实施后儿童"四苗"接种覆盖率提高、孕产妇血红蛋白上升等;后者包括病残天数、生命的延长、死亡数,如项目实施后孕产妇死亡减少人数、育龄妇女接种破伤风疫苗预防新生儿破伤风增加人数、因早期筛查儿童脑瘫使患儿得到早期康复而质量调整寿命(延长的质量调整生命年,QALY)增加等。

在比较不同的妇幼保健措施的效果时,结果单位须一致,否则不能比较。解决的方法之一是将该项目所有成本和效果均调整为以货币量为单位,这是成本-效益分析的基本思想。可用效益成本比,即成本货币值(B)/效益货币值(C),也可用净效益(效益货币值－成本货币值)表示。例如,疫苗效益成本比＝(不接种疫苗时患疫苗可预防的疾病的所有病例的成本－接种疫苗后所有该疾病病例的成本)/与疫苗相关的成本。若效益成本比＞1,则说明该项措施是可取的,效益成本比值越大越好。

📖 小 结

本节内容涉及妇幼保健科研的方法和步骤及项目评估,科研方法包括定量研究和定性研究两种,两种研究方法适用的条件不同;项目评估的重要性贯穿项目的提出、批准、实施和完成的整个过程,但每个过程评价内容有着明显的不同,希望同学们在学习过程中能够充分理解和掌握每个部分的评价核心点。

(张康)

第五节 基本公共卫生服务项目

一、居民健康档案管理服务

(一)服务对象

辖区内常住居民,包括居住半年以上的户籍及非户籍居民,以 0～6 岁儿童、孕产妇、65 岁及以上老年人、慢性病患者、严重精神障碍患者和肺结核患者等重点人群为主。

（二）服务内容

1. 居民健康档案的内容　居民健康档案的内容包括个人基本信息、健康体检情况、重点人群健康管理记录及其他医疗卫生服务记录。

（1）个人基本信息包括姓名、性别等基础信息和既往史、家族史等基本健康信息。

（2）健康体检情况包括一般健康检查、生活方式、健康状况及疾病用药情况、健康评价等。

（3）重点人群健康管理记录包括国家基本公共卫生服务项目要求的0~6岁儿童、孕产妇、65岁及以上老年人、慢性病患者、严重精神障碍患者和肺结核患者等各类重点人群的健康管理记录。

（4）其他医疗卫生服务记录包括上述记录之外的其他接诊、转诊、会诊记录等。

2. 居民健康档案的建立

（1）辖区居民到乡镇卫生院、村卫生室、社区卫生服务中心（站）接受服务时，由医务人员负责为其建立居民健康档案，并根据其主要健康问题和服务提供情况填写相应记录，同时为其填写并发放居民健康档案信息卡。建立居民电子健康档案的地区，逐步为服务对象制作发放居民健康卡，替代居民健康档案信息卡，作为居民电子健康档案进行身份识别和调阅更新的凭证。

（2）通过入户服务（调查）、疾病筛查、健康体检等多种方式，由乡镇卫生院、村卫生室、社区卫生服务中心（站）组织医务人员为居民建立健康档案，并根据其主要健康问题和服务提供情况填写相应记录。

（3）已建立居民电子健康档案信息系统的地区应由乡镇卫生院、村卫生室、社区卫生服务中心（站）通过上述方式为个人建立居民电子健康档案，并按照标准规范上传至区域人口健康卫生信息平台，实现居民电子健康档案数据的规范上报。

（4）将医疗卫生服务过程中填写的居民健康档案相关记录表单，装入居民健康档案袋统一存放。居民电子健康档案的数据存放在居民电子健康档案数据中心。

3. 居民健康档案的使用　已经完成建档的居民到乡镇卫生院、村卫生室、社区卫生服务中心（站）复诊时，在其居民健康档案调取后，接诊医生根据其复诊情况，及时更新并补充相应复诊记录，用于后续随访。

（1）入户开展医疗卫生服务时，应事先查阅服务对象的居民健康档案并携带相应表单，在服务过程中记录、补充相应内容。已建立居民电子健康档案信息系统的机构应同时更新居民电子健康档案。

（2）对于需要转诊、会诊的服务对象，由接诊医生填写转诊、会诊记录。

（3）所有的服务记录由责任医务人员或档案管理人员统一汇总、及时归档。

4. 居民健康档案的终止和保存

（1）居民健康档案的终止原因包括死亡、迁出、失访等，均需记录日期。对于迁出辖区的还要记录迁往地点的基本情况，做好档案交接记录等。

（2）居民纸质健康档案应逐步过渡到居民电子健康档案。居民纸质健康档案和居民电子健康档案，由居民健康档案管理单位（即居民死亡或失访前管理其居民健康档案的单位）参照现有规定的病历保存年限、方式负责保存。

（三）服务流程

1. 确定建档对象流程　详见图4-1。

2. 居民健康档案管理流程　详见图4-2。

（四）服务要求

（1）乡镇卫生院、村卫生室、社区卫生服务中心（站）负责首次建立居民健康档案、更新信息、保存档案；其他医疗卫生机构负责将相关医疗卫生服务信息及时汇总、更新至居民健康档案；各级卫生健康主管部门负责居民健康档案的监督与管理。

（2）居民健康档案的建立要遵循自愿与引导相结合的原则，在使用过程中要注意保护服务对象的个人隐私，建立居民电子健康档案的地区，要注意保护信息系统的数据安全。

Note

268

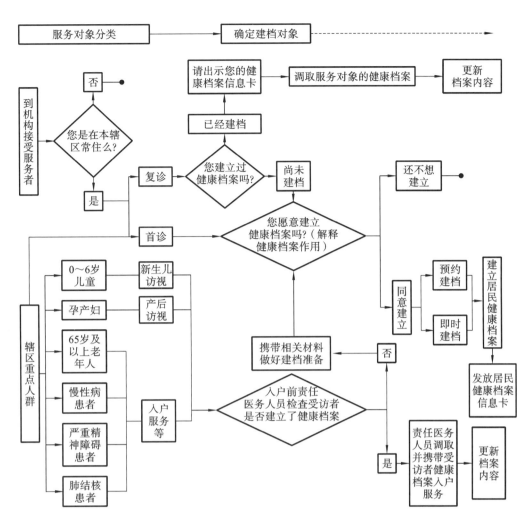

图 4-1　确定建档对象流程

（3）乡镇卫生院、村卫生室、社区卫生服务中心（站）应通过多种信息采集方式建立居民健康档案，及时更新居民健康档案信息。已建立居民电子健康档案的地区应保证居民接受医疗卫生服务的信息能汇总到居民电子健康档案中，保持资料的连续性。

（4）统一为居民健康档案进行编码，采用 17 位编码制，以国家统一的行政区划编码为基础，以村（居）委会为单位，编制居民健康档案唯一编码。同时将建档居民的身份证号作为身份识别码，为在信息平台上实现资源共享奠定基础。

（5）按照国家有关专项服务规范要求记录相关内容，记录内容应齐全完整、真实准确、书写规范、基础内容无缺失。各类检查报告单据和转诊、会诊的相关记录应粘贴留存归档，如果服务对象需要，可提供副本。已建立电子版化验和检查报告单据的机构，化验及检查的报告单据交居民留存。

（6）居民健康档案管理要具有必需的档案保管设施设备，按照防盗、防晒、防高温、防火、防潮、防尘、防鼠和防虫等要求妥善保管居民健康档案，指定专（兼）职人员负责居民健康档案管理工作，保证居民健康档案完整、安全。居民电子健康档案应有专（兼）职人员维护。

（7）积极应用中医药方法为居民提供健康服务，记录相关信息，纳入居民健康档案管理。

（8）居民电子健康档案在建立完善、信息系统开发、信息传输全过程中应遵循国家统一的相关数据标准与规范。居民电子健康档案信息系统应与新农合、城镇基本医疗保险等医疗保障系统相衔接，逐步实现健康管理数据与医疗信息及各医疗卫生机构间数据的互联互通，实现居民跨机构、跨地域就医行为的信息共享。

（9）对于同一个居民患有多种疾病的，其随访服务记录表可以通过居民电子健康档案实现信息整合，避免重复询问和录入。

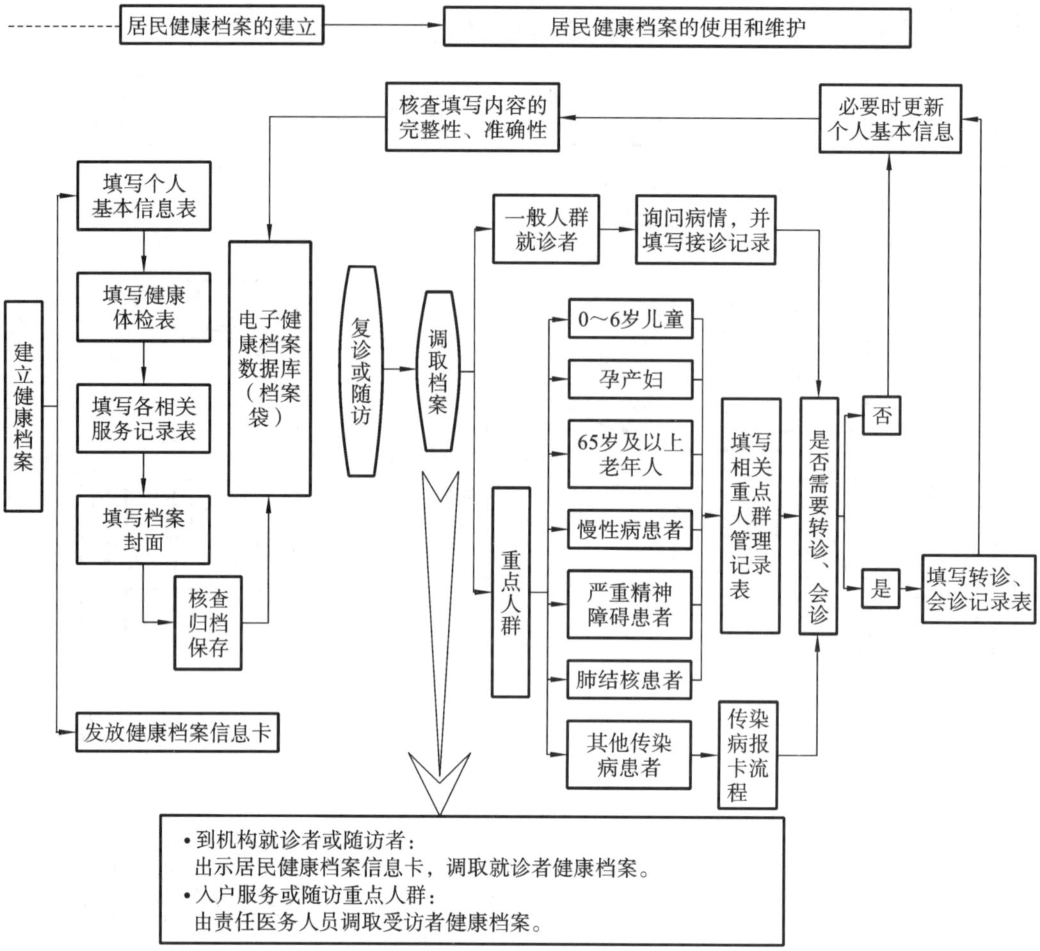

图 4-2 居民健康档案管理流程

（五）工作指标

$$居民健康档案建档率=\frac{建档人数}{辖区内常住居民数}\times100\%$$

应注意，建档指完成居民健康档案封面和个人基本信息表，其中 0～36 月龄儿童不需要填写个人基本信息表，其基本信息填写在"新生儿家庭访视记录表"上。

$$居民电子健康档案建档率=\frac{建立居民电子健康档案人数}{辖区内常住居民数}\times100\%$$

$$居民健康档案使用率=\frac{档案中有动态记录的档案份数}{档案总份数}\times100\%$$

应注意，有动态记录的档案是指 1 年内与患者的医疗记录相关联和（或）有符合对应服务规范要求的相关服务记录的居民健康档案。

二、健康教育服务

（一）服务对象

辖区内常住居民。

（二）服务内容

1. 健康教育内容

（1）宣传普及《中国公民健康素养——基本知识与技能（2015 年版）》，配合有关部门开展公民健康素养促进行动。

（2）对青少年、妇女、65岁及以上老年人、残疾人、0～6岁儿童的家长等人群进行健康教育。

（3）开展合理膳食、控制体重、适当运动、心理平衡、改善睡眠、限盐、控烟、限酒、科学就医、合理用药、戒毒等健康生活方式和可干预危险因素的健康教育。

（4）开展心脑血管、呼吸系统、内分泌系统、肿瘤、精神疾病等重点慢性非传染性疾病和结核病、肝炎、艾滋病等重点传染病的健康教育。

（5）开展食品卫生、职业卫生、放射卫生、环境卫生、饮用水卫生、学校卫生等公共卫生问题的健康教育。

（6）开展突发公共卫生事件应急处置、防灾减灾、家庭急救等健康教育。

（7）宣传普及医疗卫生法律法规及相关政策。

2. 服务形式及要求

（1）发放健康教育印刷资料：发放的健康教育印刷资料包括健康教育折页、健康教育处方、健康手册等，一般安置在乡镇卫生院、村卫生室、社区卫生服务中心（站）的候诊区、诊室、咨询台等场所。每个机构每年提供的健康教育印刷资料不少于12种，并及时进行更新补充，保障使用。

（2）播放健康教育音像资料：音像资料即视听传播资料，如VCD、DVD等各种影音视频资料。相关机构正常接诊期间，可在乡镇卫生院、社区卫生服务中心（站）的候诊区、观察室、健康教育室等场所播放，或在宣传活动现场播放。每个机构每年至少播放6种健康教育音像资料。

（3）设置健康教育宣传栏：乡镇卫生院和社区卫生服务中心（站）至少设置2个宣传栏，村卫生室和社区卫生服务站至少设置1个宣传栏，每个宣传栏的面积至少2 m²。宣传栏一般设置在明显位置，如机构的户外、健康教育室、候诊室、输液室或收费大厅的显眼位置，宣传栏中心距地面高度为1.5～1.6 m。每个组织机构至少每2个月更换1次健康教育宣传栏的内容。

（4）开展公众健康咨询活动：利用各种健康主题日或聚焦辖区内重大健康问题开展健康咨询活动并发放宣传资料。各乡镇卫生院和社区卫生服务中心（站）每年开展9次以上的公众卫生咨询活动。

（5）举办健康知识讲座：定期举办健康知识讲座，引导辖区内的居民学习并掌握健康知识和必要的健康技能，促进其身心健康。各乡镇卫生院和社区卫生服务中心（站）每个月至少举办1次健康知识讲座，村卫生室和社区卫生服务站每2个月至少举办1次健康知识讲座。

（6）开展个体化健康教育：乡镇卫生院、村卫生室、社区卫生服务中心（站）的医务人员在提供门诊、上门访视等医疗卫生服务时，要进行有针对性、个性化的健康知识和健康技能培训。

（三）服务流程

健康教育服务相关流程如图4-3所示。

（四）服务要求

（1）乡镇卫生院和社区卫生服务中心应配备专（兼）职人员开展健康教育工作，每年接受健康教育专业知识和技能培训不少于8学时。树立全员提供健康教育服务的观念，将健康教育与日常提供的医疗卫生服务结合起来。

（2）具备开展健康教育的场地、设施、设备，并保证设施、设备完好，可正常使用。

（3）制订健康教育年度工作计划，保证其可操作性和可实施性。健康教育内容要通俗易懂，并确保其科学性、时效性。健康教育传播资料可委托专业机构统一设计、制作，有条件的地区，可利用互联网、手机短信等新媒体开展健康教育。

（4）有完整的健康教育活动记录和资料，包括文字、图片、影音文件等，并存档。每年做好年度健康教育工作的总结评价。

（5）加强与乡镇政府、街道办事处、村（居）委会、社会团体等辖区其他单位的沟通和协作，共同做好健康教育工作。

（6）充分发挥健康教育专业机构的作用，接受健康教育专业机构的技术指导和考核评估。

（7）充分利用基层卫生和计划生育工作网络和宣传阵地，开展健康教育工作，普及卫生健康政策和健康知识。

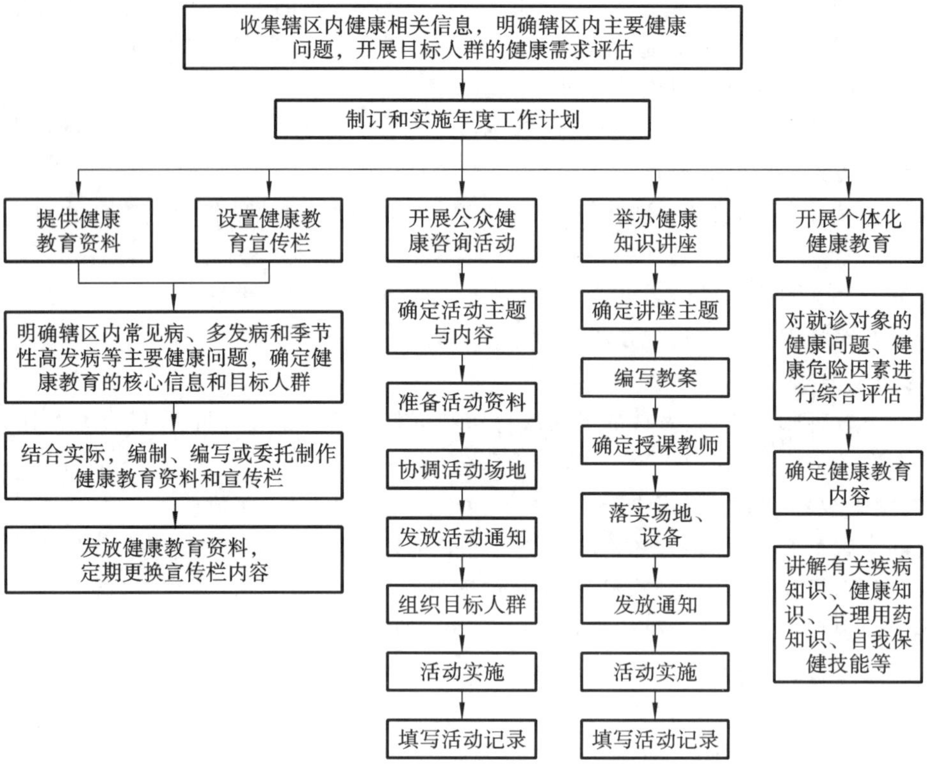

收集辖区内健康相关信息，明确辖区内主要健康
问题，开展目标人群的健康需求评估

制订和实施年度工作计划

| 提供健康教育资料 | 设置健康教育宣传栏 | 开展公众健康咨询活动 | 举办健康知识讲座 | 开展个体化健康教育 |

明确辖区内常见病、多发病和季节性高发病等主要健康问题，确定健康教育的核心信息和目标人群

结合实际，编制、编写或委托制作健康教育资料和宣传栏

发放健康教育资料，定期更换宣传栏内容

确定活动主题与内容

准备活动资料

协调活动场地

发放活动通知

组织目标人群

活动实施

填写活动记录

确定讲座主题

编写教案

确定授课教师

落实场地、设备

发放通知

活动实施

填写活动记录

对就诊对象的健康问题、健康危险因素进行综合评估

确定健康教育内容

讲解有关疾病知识、健康知识、合理用药知识、自我保健技能等

图 4-3 健康教育服务相关流程

(8)运用中医理论知识，在饮食起居、情志调摄、食疗药膳、运动锻炼等方面，对居民开展养生保健知识宣教等中医健康教育，在健康教育印刷资料、音像资料的种类、数量，宣传栏更新次数，及讲座、咨询活动次数等方面，应有一定比例的中医药内容。

(五)工作指标

(1)发放健康教育印刷资料的种类和数量。

(2)播放健康教育音像资料的种类、次数和时间。

(3)健康教育宣传栏的设置和内容更新情况。

(4)举办健康教育讲座和健康教育咨询活动的次数和参加人数。

三、预防接种服务

(一)服务对象

辖区内 0～6 岁儿童和其他重点人群。

(二)服务内容

1. 预防接种管理

(1)及时为辖区内所有居住满 3 个月的 0～6 岁儿童建立预防接种证和预防接种卡(簿)等儿童预防接种档案。

(2)采取预约、通知单、电话、手机短信、网络、广播等适宜方式，通知儿童监护人，告知接种疫苗的种类、时间、地点和相关要求。在边远山区、海岛、牧区等交通不便的地区，可采取入户巡回的方式进行预防接种。

(3)每半年对辖区内儿童的预防接种卡(簿)进行 1 次核查和整理，查缺补漏，并及时进行补种。

2. 预防接种 根据国家免疫规划疫苗免疫计划，对适龄儿童进行常规疫苗接种。部分省份重点进行出血热疫苗的接种。对重点地区高危人群实施炭疽疫苗、钩端螺旋体疫苗应急接种。根据控制传染病的需要，积极开展对乙肝、麻疹、脊髓灰质炎等疫苗的强化免疫或补充免疫工作，群体性接种工作和应急接种工作。

(1)接种前的工作:接种工作人员在儿童接种前应查验儿童的预防接种卡(薄)或电子档案,核对受种者姓名、性别、出生日期及接种记录,确定本次受种者、接种疫苗的品种。询问受种者的健康状况及是否有接种禁忌等,告知受种者或者其监护人所接种疫苗的品种、作用、禁忌、不良反应以及注意事项,可采用书面和(或)口头告知的形式,并如实记录告知和询问的情况。

(2)接种时的工作:接种工作人员在接种操作时再次查验并核对受种者姓名、预防接种证、接种凭证和本次接种的疫苗品种,核对无误后严格按照《预防接种工作规范》规定的接种月(年)龄、接种部位、接种途径、安全注射等要求予以接种。接种工作人员在接种操作时再次进行"三查七对",无误后予以预防接种。三查:检查受种者健康状况和接种禁忌证,查对预防接种卡(簿)与儿童预防接种证,检查疫苗、注射器外观与批号、效期。七对:核对受种者姓名、年龄、疫苗品名、规格、剂量、接种部位、接种途径。

(3)接种后的工作:告知儿童监护人,受种者在接种后应在留观室观察 30 min。接种后及时在预防接种证、预防接种卡(簿)上记录,与儿童监护人预约下次接种疫苗的种类、时间和地点。有条件的地区录入计算机并进行网络报告。

3. 疑似预防接种异常反应处理 若发现疑似接种疫苗出现不良反应的,接种人员必须按照《全国疑似预防接种异常反应监测方案》的要求进行处理和报告。

(三)服务流程

预防接种服务流程如图 4-4 所示。

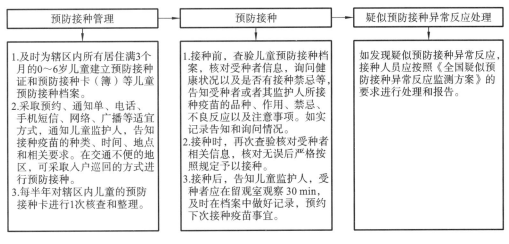

图 4-4 预防接种服务流程

(四)服务要求

(1)接种单位必须为区(县)级卫生健康主管部门指定的预防接种单位,并具备《疫苗储存和运输管理规范》规定的冷藏设施、设备和冷藏保管制度,按照要求进行疫苗的领发和冷链管理,保证疫苗质量。

(2)应按照《疫苗流通和预防接种管理条例》《预防接种工作规范》《全国疑似预防接种异常反应监测方案》等相关规定做好预防接种服务工作,承担预防接种的人员应当具备执业医师、执业助理医师、执业护士或者乡村医生资格,并经过县级或以上卫生健康主管部门组织的预防接种专业培训,考核合格后方可持证上岗。

(3)基层医疗卫生机构应积极通过公安部门、乡镇政府(街道办事处)、村(居)委会等多种渠道,利用提供其他医疗服务、发放宣传资料、入户排查等方式,向预防接种服务对象或监护人传播相关信息,主动做好辖区内服务对象的发现和管理。

(4)根据预防接种需要,合理安排接种门诊开放频率、开放时间和预约服务的时间,提供便利的接种服务。

(五)工作指标

(1)建证率=(年度辖区内已建立预防接种证人数/年度辖区内应建立预防接种证人数)×100%。

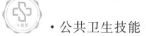

（2）某种疫苗接种率＝（年度辖区内某种疫苗实际接种人数/年度辖区内某种疫苗应接种人数）×100％。

①起始免疫年（月）龄：免疫程序表所列各疫苗剂次的接种时间，是指可以接种该剂次疫苗的最小接种年（月）龄。

②儿童年（月）龄达到相应疫苗的起始接种年（月）龄时，应尽早接种，建议在下述推荐的年（月）龄之前完成国家免疫规划疫苗相应剂次的接种。

a.乙肝疫苗第 1 剂：出生后 24 h 内完成。

b.卡介苗：3 月龄内完成。

c.乙肝疫苗第 3 剂、脊灰疫苗第 3 剂、百白破疫苗第 3 剂、麻风疫苗、乙脑减毒活疫苗第 1 剂或乙脑灭活疫苗第 2 剂：12 月龄内完成。

d.A 群流脑多糖疫苗第 2 剂：18 月龄内完成。

e.麻腮风疫苗、甲肝减毒活疫苗或甲肝灭活疫苗第 1 剂、百白破疫苗第 4 剂：24 月龄内完成。

f.乙脑减毒活疫苗第 2 剂或乙脑灭活疫苗第 3 剂、甲肝灭活疫苗第 2 剂：3 周岁内完成。

g.A 群 C 群流脑多糖疫苗第 1 剂：4 周岁内完成。

h.脊灰疫苗第 4 剂：5 周岁内完成。

i.白破疫苗、A 群 C 群流脑多糖疫苗第 2 剂、乙脑灭活疫苗第 4 剂：7 周岁内完成。

③选择乙脑减毒活疫苗接种时，采用 2 剂次接种程序；选择乙脑灭活疫苗接种时，采用 4 剂次接种程序，乙脑灭活疫苗第 1、2 剂间隔 7～10 天。

④选择甲肝减毒活疫苗接种时，采用 1 剂次接种程序；选择甲肝灭活疫苗接种时，采用 2 剂次接种程序。

四、0～6 岁儿童健康管理服务

（一）服务对象

辖区内常住的 0～6 岁儿童。

（二）服务内容

1. 新生儿家庭访视 新生儿出院后 1 周内，医护人员到新生儿家中进行产后访视。在进行新生儿疾病筛查的地区，了解出生时情况、预防接种情况和新生儿疾病筛查情况。观察家居环境，围绕喂养、睡眠、大小便、黄疸、脐带状态、口腔发育等情况进行重点询问和观察。测量新生儿体温，记录出生时体重、身长，进行体格检查，同时建立并填写母子健康手册。根据新生儿的具体情况，为其父母提供哺乳、婴幼儿发育、预防疾病、预防伤害和口腔保健方面的指导。如果发现新生儿未接种卡介苗和第 1 剂乙肝疫苗，提醒家长尽快进行补种。如果发现新生儿未进行新生儿疾病筛查，应告知家长到具备筛查条件的医疗保健机构进行补充筛查。对具有低出生体重、早产、多胞胎、出生缺陷等高危因素的新生儿，视实际情况增加家庭访视次数。

2. 新生儿满月健康管理 新生儿出生后 28～30 天，结合接种乙肝疫苗第 2 剂情况，在乡镇卫生院或社区卫生服务中心（站）进行随访。重点检查和观察新生儿的喂养、睡眠、大小便、黄疸等情况，测量其体重、身长、头围，进行体格检查，在婴幼儿喂养、发育和疾病预防方面对家长进行指导。

3. 婴幼儿健康管理 乡镇卫生院、社区卫生服务中心（站）应进行婴幼儿满月后的随访服务，偏远地区可由村卫生室、社区卫生服务站提供该服务，时间分别在 3、6、8、12、18、24、30、36 月龄，总共 8 次。在情况允许的地区，建议结合儿童预防接种时间增加随访次数。服务内容包括询问上一次随访至本次随访之间的婴幼儿喂养及患病等状况，进行体格检查、生长发育和心理行为发育评估，对科学喂养（合理膳食）、生长发育、疾病预防、其他伤害预防和口腔保健等问题进行健康指导。在婴幼儿 6～8、18、30 月龄时应分别进行 1 次血常规（或血红蛋白）检测。使用行为测听法在 6、12、24、36 月龄时分别进行 1 次听力筛查。每次接种疫苗前需检查禁忌证，若无禁忌证，则在体检结束后进行预防接种。

4. 学龄前儿童健康管理 每年为 4～6 岁的儿童提供一项健康管理服务。散居儿童的健康管理服务应由乡镇卫生院或社区卫生服务中心(站)提供,集居儿童可在托幼机构进行。每次服务的内容包括询问上一次随访至本次随访之间的饮食、患病等情况,进行身体检查和心理行为发育评估、血常规(或血红蛋白)检查和视力筛查,对合理饮食、生长发育、疾病预防、伤害预防、口腔保健等方面进行健康指导。每次接种疫苗前需检查禁忌证,若无禁忌证,则在体检结束后进行预防接种。

5.健康问题处理 对于在健康管理中发现营养不良、贫血、单纯性肥胖等情况的儿童,应分析其产生问题的原因,给予指导或转诊建议。对出现心理行为发育偏差、口腔发育异常(唇腭裂、诞生牙)、龋齿、视力低常或听力异常等情况的儿童,应及时转诊,转诊后及时追踪、随访转诊后的结果。

(三)服务流程

0~6岁儿童健康管理服务流程如图4-5所示。

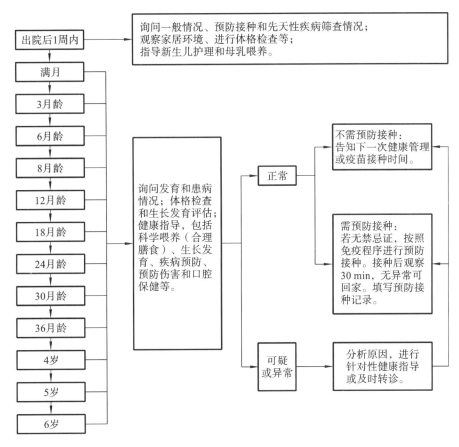

图4-5 0~6岁儿童健康管理服务流程

(四)服务要求

(1)开展儿童健康管理的乡镇卫生院、村卫生室和社区卫生服务中心(站)应当具备所需的基本设备和条件。

(2)按照国家儿童保健有关规范的要求进行儿童健康管理,从事儿童健康管理工作的人员(含乡村医生)应取得相应的执业资格,并接受儿童保健专业技术培训。

(3)乡镇卫生院、村卫生室和社区卫生服务中心(站)应通过妇幼卫生网络、预防接种系统以及日常医疗卫生服务等多种途径掌握辖区中的适龄儿童数,并加强与托幼机构的联系,取得配合,做好儿童的健康管理。加强宣传,向儿童监护人告知服务内容,使更多的儿童监护人愿意接受服务。

(4)儿童健康管理服务应结合预防接种时间。鼓励在儿童每次接受免疫规划范围内的预防接种时,对其进行体重、身长(高)测量,并提供健康指导服务。

(5)每次服务后及时记录相关信息,纳入儿童健康档案。

(6)积极应用中医药方法,为儿童提供生长发育与疾病预防等健康指导。

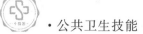

（五）工作指标

（1）新生儿访视率＝（年度辖区内按照规范要求接受1次及以上访视的新生儿人数/年度辖区内活产数）×100%。

（2）儿童健康管理率＝（年度辖区内接受1次及以上随访的0～6岁儿童数/年度辖区内0～6岁儿童数）×100%。

五、孕产妇健康管理服务

（一）服务对象

辖区内常住的孕产妇。

（二）服务内容

1. 孕早期健康管理

（1）孕13周前为孕妇建立母子健康手册，并进行第1次产前检查。进行孕早期健康教育和指导。

（2）孕13周前由孕妇居住地的乡镇卫生院、社区卫生服务中心（站）建立母子健康手册。

（3）孕妇健康状况评估：询问既往史、家族史、个人史等，观察体态、精神等，并进行一般体检、妇科检查和血常规、尿常规、血型、肝功能、肾功能、乙型肝炎检查，有条件的地区建议进行血糖检查、阴道分泌物检查、梅毒血清学试验、HIV抗体检测等实验室检测。

（4）开展孕早期生活方式、心理和营养保健指导，特别要强调避免致畸因素和疾病对胚胎的不良影响，同时告知和督促孕妇进行产前筛查和产前诊断。

（5）根据检查结果填写第1次产前检查服务记录表，对具有妊娠危险因素和可能有妊娠禁忌证或严重并发症的孕妇，及时转诊到上级医疗卫生机构，并在2周内随访转诊结果。

2. 孕中期健康管理

（1）进行孕中期（孕16～20周、21～24周各一次）健康教育和指导。

（2）孕妇健康状况评估：通过询问、观察、一般体检、产科检查、实验室检测，对孕妇健康和胎儿的生长发育状况进行评估，识别需要做产前诊断和需要转诊的高危重点孕妇。

（3）对未发现异常的孕妇，除了进行孕期的生活方式、心理、运动和营养指导外，还应告知和督促孕妇进行预防出生缺陷的产前筛查和产前诊断。

（4）对发现有异常的孕妇，要及时转至上级医疗卫生机构。出现危急征象的孕妇，要立即转至上级医疗卫生机构，并在2周内随访转诊结果。

3. 孕晚期健康管理

（1）进行孕晚期（孕28～36周、37～40周各一次）健康教育和指导。

（2）开展孕产妇自我监护、促进自然分娩、母乳喂养及孕期并发症、合并症防治指导。对随访中发现的高危孕妇应根据就诊医疗卫生机构的建议督促其酌情增加随访次数。随访中若发现有高危情况，建议其及时转诊。

4. 产后访视 在收到分娩医院转来的产妇分娩信息后，乡镇卫生院、村卫生室和社区卫生服务中心（站）应于产妇出院后一周内进行产后访视，并进行产褥期健康管理，加强对母乳喂养和新生儿护理方面的指导，同时进行新生儿访视。

（1）通过观察、询问和检查，了解产妇一般情况、乳房、子宫、恶露、会阴或腹部伤口恢复等情况。

（2）对产妇进行产褥期保健指导，对母乳喂养困难、产后便秘、痔疮、会阴或腹部伤口等问题进行处理。

（3）发现有产褥期感染、产后出血、子宫复旧不佳、妊娠合并症未恢复者及产后抑郁等问题的产妇，应及时转至上级医疗卫生机构进一步检查、诊断和治疗。

（4）通过观察、询问和检查了解新生儿的基本情况。

5. 产后 42 天健康检查

（1）乡镇卫生院、社区卫生服务中心（站）为正常产妇做产后健康检查，异常产妇到原分娩医疗卫生机构检查。

（2）进行询问、观察、一般体检和妇科检查，必要时进行辅助检查，对产妇恢复情况进行评估。

（3）对产妇应进行心理保健、性保健与避孕、预防生殖道感染、纯母乳喂养 6 个月、产妇和婴幼儿营养等方面的指导。

（三）服务流程

孕产妇健康管理服务流程如图 4-6 所示。

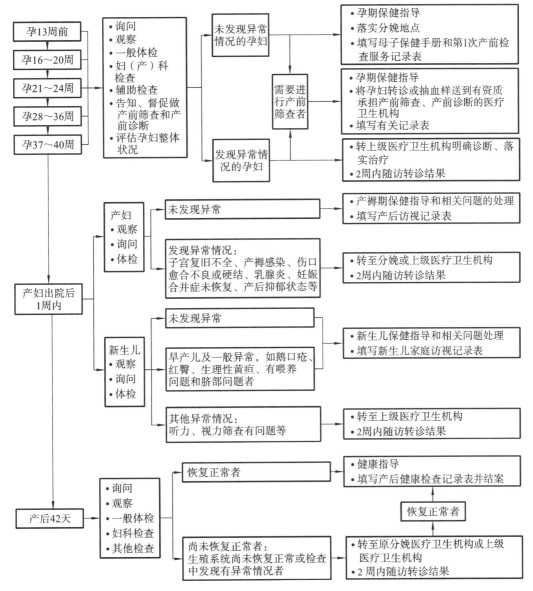

图 4-6 孕产妇健康管理服务流程

（四）服务要求

（1）开展孕产妇健康管理的乡镇卫生院和社区卫生服务中心（站）应当具备服务所需的基本设备和条件。

（2）按照国家孕产妇保健有关规范要求，进行孕产妇全程追踪与管理工作，从事孕产妇健康管理服务工作的人员应取得相应的执业资格，并接受孕产妇保健专业技术培训。

（3）加强与村（居）委会、妇联相关部门的联系，掌握辖区内孕产妇人口信息。

(4)加强宣传,在基层医疗卫生机构公示免费服务内容,使更多的育龄妇女愿意接受服务,提高早孕建册率。

(5)每次服务后及时记录相关信息,纳入孕产妇健康档案。

(6)积极运用中医药方法(如饮食起居、情志调摄、食疗药膳、产后康复等),开展孕期、产褥期、哺乳期保健服务。

(7)有助产技术服务资质的基层医疗卫生机构在孕中期和孕晚期对孕产妇各进行2次随访。没有助产技术服务资质的基层医疗卫生机构督促孕产妇前往有资质的机构进行相关随访。

(五)工作指标

(1)早孕建册率=(辖区内孕13周之前建册并进行第1次产前检查的产妇人数/该地该时间段内活产数)×100%。

(2)产后访视率=(辖区内产妇出院后28天内接受过产后访视的产妇人数/该地该时间段内活产数)×100%。

六、老年人健康管理服务

(一)服务对象

辖区内65岁及以上常住居民。

(二)服务内容

为老年人每年提供1次健康管理服务,包括生活方式、健康状况评估,一般检查,辅助检查和健康指导。

1.生活方式、健康状况评估　通过问诊及老年人健康状态自评了解其基本健康状况、体育锻炼、饮食、吸烟、饮酒、慢性病常见症状,既往所患疾病、疾病治疗情况及目前用药情况,生活自理能力等情况。

2.一般检查　包括体温、脉搏、呼吸、血压、身高、体重、腰围、皮肤、浅表淋巴结、肺部、心脏、腹部等常规体格检查,并对口腔功能、视力、听力和运动功能等进行粗测、判断。

3.辅助检查　包括血常规、尿常规、肝功能(血清谷草转氨酶、血清谷丙转氨酶和总胆红素)、肾功能(血清肌酐和尿素氮)、空腹血糖、血脂(总胆固醇、甘油三酯、低密度脂蛋白胆固醇、高密度脂蛋白胆固醇)、心电图和腹部B超(肝、胆、胰、脾)检查。

4.健康指导　告知评价结果并进行相应健康指导。

(1)对发现已确诊的原发性高血压和2型糖尿病等患者同时开展相应的慢性病健康管理。

(2)对患有其他疾病(非高血压或糖尿病)者,应及时治疗或转诊。

(3)对发现有异常的老年人建议定期复查或向上级医疗卫生机构转诊。

(4)进行健康生活方式及疫苗接种、骨质疏松预防、防跌倒措施、意外伤害预防和自救、认知和情感等健康指导,告知或预约下一次健康管理服务的时间。

(三)服务流程

老年人健康管理服务流程如图4-7所示。

(四)服务要求

(1)开展老年人健康管理服务的乡镇卫生院和社区卫生服务中心(站)应当具备服务内容所需的基本设备和条件。

(2)加强与村(居)委会、派出所等相关部门的联系,掌握辖区内老年人口信息变化。加强宣传,告知服务内容,使更多老年人愿意接受服务。

(3)每次健康检查后及时将相关信息记入健康档案,具体内容详见《居民健康档案管理服务规范》健康体检表。对于已纳入相应慢性病健康管理的老年人,本次健康管理服务可作为一次随访服务。

(4)积极应用中医药方法为老年人提供养生保健、疾病防治等健康指导。

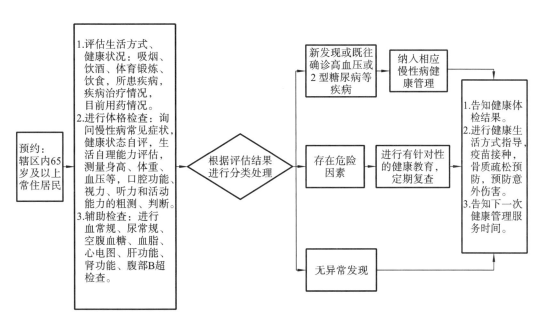

图 4-7 老年人健康管理服务流程

（五）工作指标

老年人健康管理率＝(年内接受健康管理人数/年内辖区内 65 岁及以上常住居民数)×100％。应注意,接受健康管理是指已建立健康档案、接受过健康体检、健康指导、健康体检表填写完整。

七、高血压患者健康管理服务

（一）服务对象

辖区内 35 岁及以上常住居民中原发性高血压患者。

（二）服务内容

1.筛查

(1)对辖区内 35 岁及以上常住居民,每年为其免费测量 1 次血压(非同日 3 次测量)。

(2)对第一次发现收缩压≥140 mmHg 和(或)舒张压≥90 mmHg 的居民在去除可能引起血压升高的因素后预约其复查,非同日 3 次测量血压均高于正常,可初步诊断为高血压。建议转诊到有条件的上级医疗卫生机构确诊并取得治疗方案,2 周内随访转诊结果,对已确诊的原发性高血压患者纳入高血压患者健康管理。对可疑继发性高血压患者,及时转诊。

(3)若有以下七项指标中的任一项高危因素,建议每半年至少测量 1 次血压,并接受医务人员的生活方式指导。

①血压高值:收缩压 130～139 mmHg 和(或)舒张压 85～89 mmHg。

②超重或肥胖,和(或)腹型肥胖。

③超重,24 kg/m² ≤BMI<28 kg/m²;肥胖,BMI≥28 kg/m²;腰围,男≥90 cm(2.7 尺),女≥85 cm(2.6 尺)为腹型肥胖。

④高血压家族史(一、二级亲属)。

⑤长期高盐膳食。

⑥长期过量饮酒(每日饮白酒≥100 mL)。

⑦年龄≥55 岁。

2.随访评估 对原发性高血压患者,每年要提供不少于 4 次面对面的随访。

(1)测量血压并评估是否存在危急情况,若出现收缩压≥180 mmHg 和(或)舒张压≥110 mmHg,意识改变、剧烈头痛或头晕、恶心呕吐、视物模糊、眼痛、心悸、胸闷、喘憋不能平卧及处于妊娠期或哺乳期同时血压高于正常等危急情况之一,或存在不能处理的其他疾病时,须在处理后紧急转诊。对于紧急转诊者,乡镇卫生院、村卫生室、社区卫生服务中心(站)应在2周内主动随访转诊情况。

(2)若不需要紧急转诊,询问上一次随访到此次随访期间的症状。

(3)测量体重、心率,计算体质指数(BMI)。

(4)询问患者疾病情况和生活方式,包括心脑血管疾病、糖尿病及吸烟、饮酒、运动、摄盐情况等。

(5)了解患者服药情况。

3. 分类干预

(1)对血压控制较好(一般高血压患者血压降至140/90 mmHg以下;≥65岁老年高血压患者的血压降至150/90 mmHg以下,如果能耐受,可进一步降至140/90 mmHg以下;一般糖尿病或慢性肾病患者的血压目标可以在降至140/90 mmHg以下的基础上再适当降低)、无药物不良反应、无新发并发症或原有并发症未加重的患者,预约下一次随访时间。

(2)对初次出现血压控制不理想,或出现药物不良反应的患者,结合其服药依从性,必要时增加现用药物剂量、更换或增加不同类的降压药物,2周时随访。

(3)对连续2次出现血压控制不理想或药物不良反应难以控制及出现新的并发症或原有并发症加重的患者,建议其转诊到上级医疗卫生机构,2周内主动随访转诊情况。

(4)对所有患者进行有针对性的健康教育,与患者一起制订生活方式改进目标,并在下一次随访时评估进展,告诉患者出现哪些异常时应立即就诊。

4. 健康体检 每年对原发性高血压患者进行1次比较全面的健康检查,可结合随访,内容包括体温、脉搏、呼吸、血压、身高、体重、腰围、皮肤、浅表淋巴结、心、肺、腹部检查等常规体检,同时对口腔功能、视力、听力、运动功能等进行判断。具体内容参考《居民健康档案管理服务规范》健康体检表。

(三)服务流程

1. 高血压患者筛查流程 如图4-8所示。

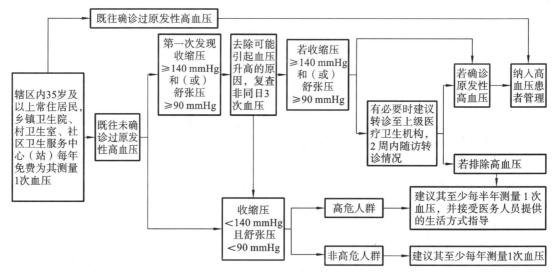

图4-8 高血压患者筛查流程

2. 高血压患者随访流程 如图4-9所示。

(四)服务要求

(1)高血压患者的健康管理由医生负责,应与门诊服务相结合,对未能按照管理要求接受随访的患者,乡镇卫生院、村卫生室、社区卫生服务中心(站)医务人员应主动与患者联系,保证管理的连续性。

(2)随访包括预约患者到门诊就诊、电话追踪和家庭访视等方式。

(3)乡镇卫生院、村卫生室、社区卫生服务中心(站)可通过本地区社区卫生诊断和门诊服务等途径筛查和发现高血压患者。有条件的地区,对人员进行规范培训后,可参考《中国高血压防治指南》对高血

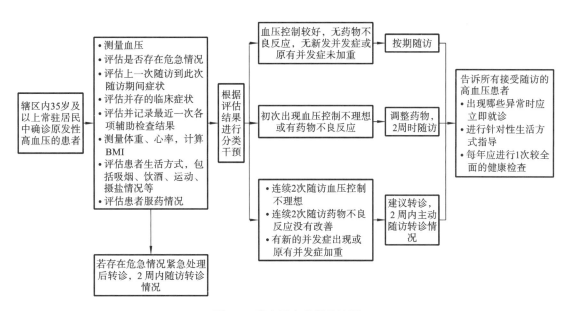

图 4-9 高血压患者随访流程

压患者进行健康管理。

（4）发挥中医药在改善临床症状、提高生活质量、防治并发症中的特色和作用，积极应用中医药方法开展高血压患者健康管理服务。

（5）加强宣传，告知服务内容，使更多的患者和居民愿意接受服务。

（6）每次提供服务后及时将相关信息录入患者的健康档案。

（五）工作指标

（1）高血压患者规范管理率＝（按照规范要求进行高血压患者健康管理的人数/年内已管理的高血压患者人数）×100％。

（2）管理人群血压控制率＝（年内最近一次随访血压达标人数/年内已管理的高血压患者人数）×100％。

（3）注意事项：最近一次随访血压是指按照规范要求进行最近一次随访的血压，若失访则判断为不符合标准；血压控制是指收缩压＜140 mmHg 且舒张压＜90 mmHg（65 岁及以上患者的收缩压＜150 mmHg 且舒张压＜90 mmHg），即收缩压和舒张压同时满足标准。

八、2 型糖尿病患者健康管理服务

（一）服务对象

辖区内 35 岁及以上常住居民中 2 型糖尿病患者。

（二）服务内容

1. 筛查 应向工作中发现的 2 型糖尿病高危人群提供有针对性的健康教育，建议其每年至少进行 1 次空腹血糖检测，并接受医务人员的健康指导及建议。

2. 随访评估 对确诊的 2 型糖尿病患者，每年提供 4 次免费空腹血糖检测，同时进行不少于 4 次的面对面随访。

（1）测量空腹血糖和血压，并评估是否存在危急情况，若出现空腹血糖≥16.7 mmol/L 或空腹血糖≤3.9 mmol/L，收缩压≥180 mmHg 和（或）舒张压≥110 mmHg，意识或行为改变、呼气有烂苹果样丙酮味、心悸、出汗、食欲减退、恶心、呕吐、多饮、多尿、腹痛、有深大呼吸、皮肤潮红、持续性心动过速（心率每分钟超过 100 次）、体温超过 39 ℃或其他的突发异常情况，如视力突然降低、妊娠期及哺乳期血糖高于正常值等危险情况之一，或存在不能处理的其他疾病时，须在处理后紧急转诊。对于紧急转诊者，乡镇卫生院、村卫生室、社区卫生服务中心（站）应在 2 周内主动随访转诊情况。

Note

（2）若不需紧急转诊，询问上一次随访到此次随访期间的症状。

（3）测量体重，计算体质指数（BMI），检查足背动脉搏动。

（4）询问患者疾病情况和生活方式，包括心脑血管疾病及吸烟、饮酒、运动、主食摄入情况等。

（5）了解患者服药情况。

3.分类干预

（1）对血糖控制较好（空腹血糖＜7.0 mmol/L），无药物不良反应、无新发并发症或原有并发症未加重的患者，预约下一次随访。

（2）对初次出现空腹血糖控制不理想（空腹血糖≥7.0 mmol/L）或有药物不良反应的患者，结合其服药依从性进行指导，必要时增加现有药物剂量，更换或增加不同类的降糖药物，2周时随访。

（3）对连续2次出现空腹血糖控制不理想或药物不良反应难以控制及出现新的并发症或原有并发症加重的患者，建议其转诊到上级医疗卫生机构，2周内主动随访转诊情况。

（4）对所有的患者进行针对性健康教育，与患者一起制订生活方式改进目标，并在下一次随访时评估进展，告知患者出现哪些异常时应立即就诊。

4.健康体检　每年对确诊的2型糖尿病患者进行1次比较全面的健康检查，可结合随访，内容包括体温、脉搏、呼吸、血压、身高、体重、腰围、皮肤、浅表淋巴结、心、肺、腹部检查等常规体检，同时对口腔功能、视力、听力、运动功能等进行判断。具体内容参考《居民健康档案管理服务规范》健康体检表。

（三）服务流程

2型糖尿病患者健康管理服务流程详见图4-10。

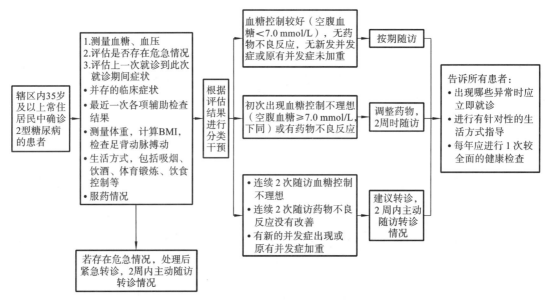

图4-10　2型糖尿病患者健康管理服务流程

（四）服务要求

（1）2型糖尿病患者的健康管理由医生负责，应与门诊服务相结合，对未能按照健康管理要求接受随访的患者，乡镇卫生院、村卫生室、社区卫生服务中心（站）应主动与患者联系，保证管理的连续性。

（2）随访包括预约患者到门诊就诊、电话追踪和家庭访视等方式。

（3）乡镇卫生院、村卫生室、社区卫生服务中心（站）要通过本地区社区卫生诊断和门诊服务等途径筛查和发现2型糖尿病患者，掌握辖区内居民2型糖尿病的患病情况。

（4）发挥中医药在改善临床症状、提高生活质量、防治并发症中的特色和作用，积极应用中医药方法开展2型糖尿病患者健康管理服务。

（5）加强宣传，告知服务内容，使更多的患者愿意接受服务。

（6）每次提供服务后及时将相关信息录入患者的健康档案。

（五）工作指标

（1）2型糖尿病患者规范管理率＝（按照规范要求进行2型糖尿病患者健康管理的人数/年内已管理的2型糖尿病患者人数）×100％。

（2）管理人群血糖控制率＝（年内最近一次随访空腹血糖达标人数/年内已管理的2型糖尿病患者人数）×100％。

（3）注意事项：最近一次随访空腹血糖是指按照规范要求进行最近一次随访的空腹血糖，若失访则判断为不符合标准；空腹血糖达标是指空腹血糖＜7 mmol/L。

九、严重精神障碍患者管理服务

（一）服务对象

辖区内常住居民中诊断明确、在家居住的严重精神障碍患者，主要包括精神分裂症、分裂情感性障碍、偏执型精神病、双相情感障碍、癫痫所致精神障碍、精神发育迟滞伴发精神障碍等。

（二）服务内容

1. 患者信息管理　在将严重精神障碍患者纳入管理时，必须由其家属提供或直接转自原先承担治疗任务的专业医疗卫生机构的疾病诊疗相关信息。同时，对患者进行一次全面的综合评估，建立健康档案，必须按照要求填写严重精神障碍患者个人信息补充表。

2. 随访评估　相应管理的严重精神障碍患者每年随访不少于4次，每次随访均对患者进行危险性评估，调查和评估患者的精神状况，包括感觉、知觉、思维、情感和意志行为、自知力等内容，询问和评估患者的躯体疾病、社会功能情况、用药情况及各项实验室检测结果等内容。其中，危险性评估结果分为六个级别。

（1）0级：无符合以下1～5级中的任何行为。

（2）1级：口头威胁，喊叫，但没有打砸行为。

（3）2级：打砸行为，局限在家里，针对财物，能被劝说和制止。

（4）3级：明显打砸行为，不分场合，针对财物，不能接受劝说而停止。

（5）4级：持续的打砸行为，不分场合，针对财物或人，不能接受劝说而停止（包括自伤、自杀）。

（6）5级：持续针对人的任何暴力行为，或者纵火、爆炸等行为，无论在家里还是公共场合。

3. 分类干预　对患者进行分类干预，根据患者的危险性评估结果、社会功能状况、精神症状评估结果、自知力，以及患者是否存在药物不良反应或躯体疾病情况对患者进行分类。

（1）病情不稳定患者。若危险性为3～5级，或精神症状明显、自知力缺乏、有严重药物不良反应或严重躯体疾病，对症处理后立即转诊到上级医疗卫生机构，必要时报告当地公安部门，2周内随访转诊情况。对于未能住院或转诊的患者，联系精神专科医师进行相应处置，并在居委会工作人员、民警的共同协助下，2周内随访。

（2）病情基本稳定患者。若危险性为1～2级，或精神症状、自知力、社会功能状况至少有一方面较差，首先应判断是病情波动或药物疗效不佳，还是伴有药物不良反应或躯体症状恶化，分别采取在规定剂量范围内调整现用药物剂量和查找原因对症治疗的措施，2周时随访，若处理后病情趋于稳定，可维持目前治疗方案，3个月时随访；未达到稳定者，应请精神专科医师进行技术指导，1个月时随访。

（3）病情稳定患者。若危险性为0级，且精神症状基本消失，自知力基本恢复，社会功能处于一般或良好，无严重药物不良反应，躯体疾病稳定，无其他异常，继续执行上级医疗卫生机构制订的治疗方案，3个月时随访。

（4）每次随访根据患者病情的控制情况，对患者及其家属进行有针对性的健康教育和生活技能训练等方面的康复指导，对其家属提供心理支持和帮助。

4. 健康体检　每年在患者病情允许的情况下，在征得监护人和（或）患者本人同意后，进行1次健康检查，可结合随访。内容包括一般体检、血压、体重、血常规（含白细胞分类）、转氨酶、血糖、心电图等。

（三）服务流程

严重精神障碍患者管理服务流程详见图 4-11。

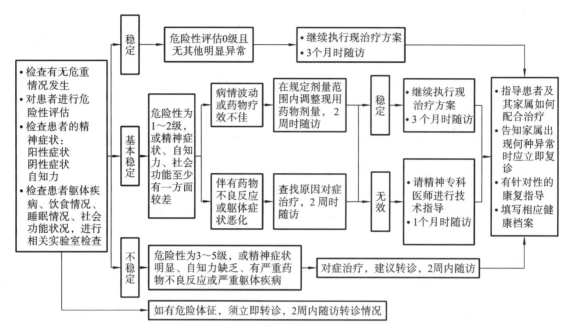

图 4-11　严重精神障碍患者管理服务流程

（四）服务要求

（1）配备接受过严重精神障碍管理培训的专（兼）职人员，开展规定的健康管理工作。

（2）与相关部门加强联系，及时为辖区内新发现的严重精神障碍患者建立健康档案并根据情况及时更新。

（3）随访包括预约患者到门诊就诊、电话追踪和家庭访视等方式。

（4）加强宣传，鼓励和帮助患者进行社会功能康复训练，指导患者参与社会活动，接受职业训练。

（五）工作指标

严重精神障碍患者规范管理率＝（年内辖区内按照规范要求进行管理的严重精神障碍患者人数/年内辖区内登记在册的确诊严重精神障碍患者人数）×100%。

十、肺结核患者健康管理服务

（一）服务对象

辖区内常住居民中确诊肺结核患者。

（二）服务内容

1. 筛查及推介转诊　辖区内前来就诊的居民或患者，若出现疑似慢性咳嗽、咳痰 2 周及以上、咯血、血痰或发热、盗汗、胸痛或不明原因消瘦等肺结核可疑症状，在鉴别诊断的基础上，填写"双向转诊单"。建议该患者到指定的结核病定点医疗机构进行结核病筛查。在 1 周内通过电话进行随访，跟进并确定其是否前去就诊，督促其及时就诊。

2. 第一次入户随访　乡镇卫生院、村卫生室、社区卫生服务中心（站）接到上级专业机构管理肺结核患者的通知单后，需要在 72 h 内访视患者。

（1）确定督导人员：督导人员优先为医务人员，也可为患者家属。若选择患者家属，则必须对患者家属进行培训，同时与患者确定服药地点和服药时间。按照化疗方案，告知督导人员"肺结核患者治疗记录卡"或"耐多药肺结核患者服药卡"的填写方法、取药的时间和地点，提醒患者按时取药和复诊。

（2）对患者的居住环境进行评估，告知患者及其家属做好防护工作，防止传染。

（3）对患者及其家属进行结核病防治知识宣传教育。

（4）告知患者出现病情加重、严重不良反应、并发症等异常情况时，要及时就诊。若 72 h 内 2 次访视均未见到患者，则将访视结果向上级专业机构报告。

3. 督导服药和随访管理

（1）督导服药。

①医务人员督导：患者服药日，医务人员对患者进行直接面视下督导服药。

②患者家属督导：患者每次服药要在家属的面视下进行。

（2）随访评估：对于由医务人员进行督导的患者，医务人员应每月至少记录 1 次患者的随访评估结果。对于由患者家属督导的患者，基层医疗卫生机构要在患者的强化期或注射期内每 10 天随访 1 次，继续期或非注射期内每个月随访 1 次。

①评估是否存在危急情况，如有则紧急转诊，2 周内主动随访转诊情况。

②对无须紧急转诊者，了解患者服药情况（包括服药是否规律、是否有不良反应等），询问上一次随访至此次随访期间的症状，询问其他疾病状况、用药史和生活方式。

（3）分类干预。

①对于能够按时服药、无不良反应的患者，则继续督导服药，并预约下一次随访时间。

②若患者未按定点医疗机构的医嘱服药，要查明原因。若是不良反应引起的，则转诊；若是其他原因，则要对患者强化健康教育。若患者漏服药时间达 1 周及以上，要及时向上级专业机构报告。

③对出现药物不良反应、并发症或合并症的患者，要立即转诊，2 周内随访。

④提醒并督促患者按时到定点医疗机构复诊。

4. 结案评估 一旦患者停止抗结核治疗，要对其进行结案评估，包括记录患者停止治疗的时间和原因，对其全程服药管理情况进行评估，收集和上报患者的"肺结核患者治疗记录卡"或"耐多药肺结核患者服药卡"。同时，将患者转诊至结核病定点医疗机构进行治疗转归评估，2 周内进行电话随访，了解其是否前去就诊并确定其确诊结果。

（三）服务流程

1. 肺结核患者筛查与推介转诊流程 详见图 4-12。

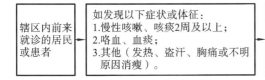

图 4-12 肺结核患者筛查与推介转诊流程

2. 肺结核患者第一次入户随访流程 详见图 4-13。

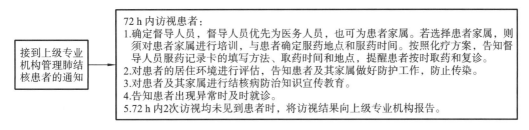

图 4-13 肺结核患者第一次入户随访流程

3. 肺结核患者督导服药与随访管理流程 详见图 4-14。

（四）服务要求

（1）在农村地区，主要由乡村医生开展肺结核患者的健康管理服务。

（2）肺结核患者健康管理医务人员需接受上级专业机构的培训和技术指导。

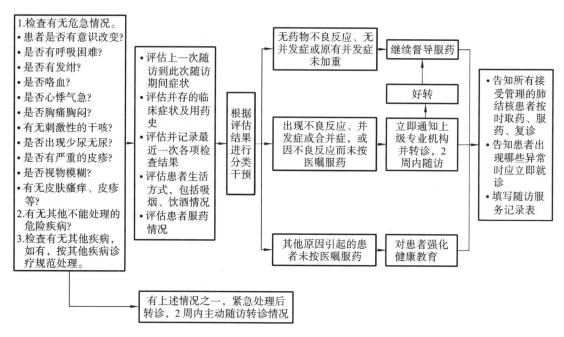

图 4-14 肺结核患者督导服药与随访管理流程

（3）患者服药后，督导人员按上级专业机构的要求，在患者服完药后在"肺结核患者治疗记录卡"或"耐多药肺结核患者服药卡"中记录服药情况。患者完成疗程后，要将"肺结核患者治疗记录卡"或"耐多药肺结核患者服药卡"交上级专业机构留存。

（4）提供服务后及时将相关信息录入"肺结核患者随访服务记录表"，每月录入 1 次，存入患者的健康档案，并将该信息与上级专业机构共享。

（5）管理期间如发现患者从本辖区居住地迁出，要及时向上级专业机构报告。

（五）工作指标

（1）肺结核患者管理率＝（已管理的肺结核患者人数/辖区同期内经上级专业机构确诊并通知基层医疗卫生机构管理的肺结核患者人数）×100％。

（2）肺结核患者规律服药率＝（按照要求规律服药的肺结核患者人数/同期辖区内已完成治疗的肺结核患者人数）×100％。

（3）规律服药：在整个疗程中，患者在规定的服药时间实际服药次数占应服药次数的 90％以上。

十一、中医药健康管理服务

（一）老年人中医药健康管理服务

1.服务对象 辖区内 65 岁及以上常住居民。

2.服务内容 为 65 岁及以上老年人每年提供 1 次中医药健康管理服务，内容包括中医体质辨识及中医药保健指导。

（1）中医体质辨识：按照老年人中医药健康管理服务记录表前 33 项问题采集信息，根据体质判定标准进行中医体质辨识，并告知服务对象其辨识结果。

（2）中医药保健指导：从情志调摄、饮食调养、起居调摄、运动保健、穴位保健等方面根据不同的体质进行相应的中医药保健指导。

3.服务流程 详见图 4-15。

4.服务要求

（1）开展老年人中医药健康管理服务可结合老年人健康体检和慢性病患者管理及日常诊疗的时间。

（2）开展老年人中医药健康管理服务的乡镇卫生院、村卫生室和社区卫生服务中心（站）应当具备相应的设备和条件。有条件的地区，应利用信息化手段开展老年人中医药健康管理服务。

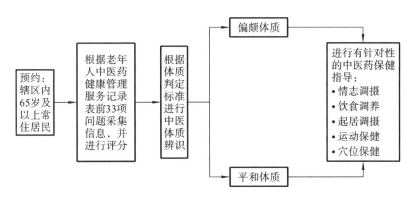

图 4-15 老年人中医药健康管理服务流程

(3)开展老年人中医体质辨识工作的人员应当为接受过老年人中医药知识和技能培训的卫生技术人员。开展老年人中医药保健指导工作的人员应当为中医类别执业(助理)医师或接受过中医药知识和技能专门培训、能够提供上述服务的其他类别医师(含乡村医生)。

(4)服务机构要加强与村(居)委会、派出所等相关部门的联系,掌握辖区内老年人口信息变化。

(5)服务机构要加强宣传,告知服务内容,使更多的老年人愿意接受服务。

(6)每次服务后要及时、完整记录相关信息,纳入老年人健康档案。

5. 工作指标

(1)老年人中医药健康管理率＝(年内接受中医药健康管理服务的 65 岁及以上居民数/年内辖区内65 岁及以上常住居民数)×100％。

(2)注意事项:接受中医药健康管理是指已建立健康档案,接受过中医体质辨识、中医药保健指导,服务记录表填写完整。

(二)0～36 月龄儿童中医药健康管理服务

1. 服务对象 辖区内常住的 0～36 月龄常住儿童。

2. 服务内容 在儿童 6、12、18、24、30、36 月龄时,从儿童中医药健康角度对儿童家长进行指导,具体内容如下。

(1)向儿童家长提供儿童中医饮食调养、起居活动指导。

(2)在儿童 6、12 月龄时,给家长传授摩腹和捏脊方法;在儿童 18、24 月龄,向家长传授按揉迎香穴、足三里穴的方法;在儿童 30、36 月龄,向家长传授按揉四神聪穴的方法。

3. 服务流程 详见图 4-16。

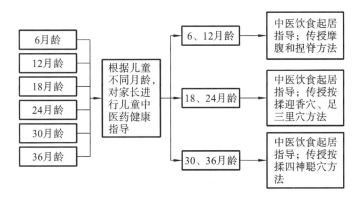

图 4-16 0～36 月龄儿童中医药健康管理服务流程

4. 服务要求

(1)开展儿童中医药健康管理服务应当结合儿童健康体检和预防接种的时间。

(2)开展儿童中医药健康管理服务的乡镇卫生院、村卫生室和社区卫生服务中心(站)应当具备相应的设备和条件。

Note

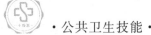

（3）开展儿童中医药健康管理服务的人员应当为中医类别执业（助理）医师，或接受过儿童中医药保健知识和技能培训、能够提供上述服务的其他类别医师（含乡村医生）。

（4）服务机构要加强宣传，告知服务内容，提高服务质量，使更多的儿童家长愿意接受服务。

（5）每次服务后要及时记录相关信息，纳入儿童健康档案。

5. 工作指标　0～36 月龄儿童中医药健康管理服务率＝（年度辖区内按照月龄接受中医药健康管理服务的 0～36 月龄儿童数/年度辖区内应管理的 0～36 月龄儿童数）×100%。

十二、传染病和突发公共卫生事件报告与处理服务

1. 服务对象　辖区内居民。

2. 服务内容

（1）传染病和突发公共卫生事件风险管理。

①乡镇卫生院、村卫生室和社区卫生服务中心（站）在疾病预防控制机构和其他专业机构指导下，协助开展传染病疫情和突发公共卫生事件风险排查、收集和提供风险信息，参与风险评估和应急预案制（修）订。突发公共卫生事件是指突然发生，造成或者可能造成社会公众健康严重损害的重大传染病疫情、群体性不明原因疾病、重大食物和职业中毒及其他严重影响公众健康的事件。

②乡镇卫生院、村卫生室和社区卫生服务中心（站）应按照规范填写分诊记录、门诊日志、入/出院登记本、X 线检查和实验室检测结果登记本，或由电子病历、电子健康档案自动生成规范的分诊记录、门诊日志、入/出院登记、检测检验和放射登记。首诊医生在诊疗过程中发现传染病患者和疑似患者后，需要按要求填写中华人民共和国传染病报告卡或通过电子病历、电子健康档案等方式自动生成符合交换文档标准的电子传染病报告卡；如发现或怀疑发生突发公共卫生事件，需要按要求填写突发公共卫生事件相关信息报告卡。

（2）传染病和突发公共卫生事件相关信息报告。

①报告程序与方式：具备网络直报条件的机构，在规定时间内进行传染病和（或）突发公共卫生事件相关信息的网络直报；不具备网络直报条件的机构，按相关要求通过电话、传真等方式进行报告，同时向辖区县级疾病预防控制机构报送传染病报告卡和（或）突发公共卫生事件相关信息报告卡。

②报告时限：发现甲类传染病和乙类传染病中的肺炭疽、重症急性呼吸综合征、埃博拉出血热、人感染禽流感、寨卡病毒病、黄热病、拉沙热、裂谷热、西尼罗病毒病等新发输入传染病患者和疑似患者，或发现其他传染病、不明原因疾病暴发和突发公共卫生事件相关信息时，应按有关要求于 2 h 内报告。发现其他乙类、丙类传染病患者、疑似患者和规定报告的传染病病原携带者时，应于 24 h 内报告。

③订正报告和补报：发现报告错误，或报告病例转归或诊断情况发生变化时，应及时对传染病报告卡和（或）突发公共卫生事件相关信息报告卡等进行订正；对漏报的传染病病例和突发公共卫生事件，应及时进行补报。

（3）传染病和突发公共卫生事件的处理。

①患者医疗救治和管理：按照有关规范要求，对传染病患者、疑似患者采取隔离、医学观察等措施，对突发公共卫生事件伤者进行急救，及时转诊，书写医学记录及其他有关资料并妥善保管，尤其是要按规定做好个人防护和感染控制，严防疫情传播。

②传染病密切接触者和健康危害暴露人员的管理。协助开展传染病接触者或其他健康危害暴露人员的追踪、查找，对集中或居家医学观察者提供必要的基本医疗和预防服务。

③流行病学调查。协助对本辖区患者、疑似患者和突发公共卫生事件开展流行病学调查，收集和提供患者、密切接触者、其他健康危害暴露人员的相关信息。

④疫点疫区处理。做好医疗机构内现场控制、消毒隔离、个人防护、医疗垃圾和污水的处理工作。协助对被污染场所进行的卫生处理，开展杀虫、灭鼠等工作。

⑤应急接种和预防性服药。协助开展应急接种、预防性服药、应急药品和防护用品分发等工作，并提供指导。

⑥宣传教育。根据辖区传染病和突发公共卫生事件的性质和特点，开展相关知识技能和法律法规的宣传教育。

(4)协助上级专业机构做好结核病和艾滋病患者的宣传、指导服务及非住院患者的治疗管理工作,相关技术要求参照有关规定。

3. 服务流程 详见图 4-17。

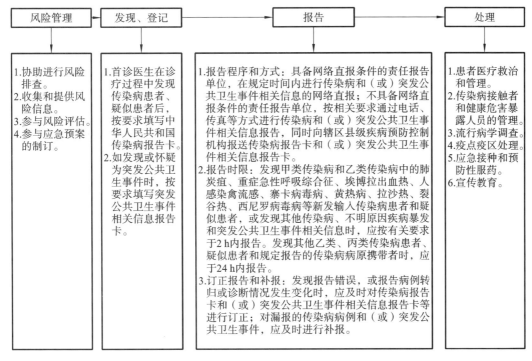

风险管理	发现、登记	报告	处理
1.协助进行风险排查。 2.收集和提供风险信息。 3.参与风险评估。 4.参与应急预案的制订。	1.首诊医生在诊疗过程中发现传染病患者、疑似患者后,按要求填写中华人民共和国传染病报告卡。 2.如发现或怀疑为突发公共卫生事件时,按要求填写突发公共卫生事件相关信息报告卡。	1.报告程序和方式:具备网络直报条件的责任报告单位,在规定时间内进行传染病和(或)突发公共卫生事件相关信息的网络直报;不具备网络直报条件的责任报告单位,按相关要求通过电话、传真等方式进行传染病和(或)突发公共卫生事件相关信息报告,同时向辖区县级疾病预防控制机构报送传染病报告卡和(或)突发公共卫生事件相关信息报告卡。 2.报告时限:发现甲类传染病和乙类传染病中的肺炭疽、重症急性呼吸综合征、埃博拉出血热、人感染禽流感、寨卡病毒病、黄热病、拉沙热、裂谷热、西尼罗病毒病等新发输入传染病患者和疑似患者,或发现其他传染病、不明原因疾病暴发和突发公共卫生事件相关信息时,应按有关要求于2 h内报告。发现其他乙类、丙类传染病患者、疑似患者和规定报告的传染病病原携带者时,应于24 h内报告。 3.订正报告和补报:发现报告错误,或报告病例转归或诊断情况发生变化时,应及时对传染病报告卡和(或)突发公共卫生事件相关信息报告卡等进行订正;对漏报的传染病病例和(或)突发公共卫生事件,应及时进行补报。	1.患者医疗救治和管理。 2.传染病接触者和健康危害暴露人员的管理。 3.流行病学调查。 4.疫点疫区处理。 5.应急接种和预防性服药。 6.宣传教育。

图 4-17 传染病和突发公共卫生事件报告与处理服务流程

4. 服务要求

(1)乡镇卫生院、村卫生室和社区卫生服务中心(站)应按照《中华人民共和国传染病防治法》《突发公共卫生事件应急条例》《国家突发公共卫生事件应急预案》等法律法规要求,建立健全传染病和突发公共卫生事件报告管理制度,协助开展传染病和突发公共卫生事件的报告和处置。

(2)乡镇卫生院、村卫生室和社区卫生服务中心(站)要配备专(兼)职人员负责传染病疫情及突发公共卫生报告管理工作,定期对工作人员进行相关知识和技能的培训。

(3)乡镇卫生院、村卫生室和社区卫生服务中心(站)要做好相关服务记录,传染病报告卡和突发公共卫生事件相关信息报告卡应至少保留 3 年。

5. 工作指标

(1)传染病疫情报告率=(网络报告的传染病病例数/登记传染病病例数)×100%。

(2)传染病疫情报告及时率=(报告及时的病例数/报告传染病病例数)×100%。

(3)突发公共卫生事件相关信息报告率=(及时报告的突发公共卫生事件相关信息数/报告突发公共卫生事件相关信息数)×100%。

(郭振友)

第六节 循证公共卫生管理

循证医学的兴起改变了传统医学实践模式,已逐渐发展成为一门以临床医学、临床流行病学和医学信息学相互结合的新交叉学科。运用循证医学的思路和方法指导临床实践工作和医学研究极大地促进了临床决策的科学性,提高了医疗质量。随着循证医学在临床医学领域的发展,公共卫生工作者尝试用循证医学的思维来解决公共卫生决策和医院管理存在的问题,从而在公共卫生领域的实践中建立特有的理论和方法。循证公共卫生政策行动虽然得益于循证医学的启发,但并不简单地是循证医学应用领域的拓展。公共卫生政策会影响更广泛的人群,应用的背景环境更加复杂。公共卫生政策制定者关注的问题不仅是"何为有效、何为无效",更是"何为有效,对谁、在何种环境背景下有效,为什么有效",这解释了虽然有关循证公共卫生的文章日渐增多,但尚未引起公共卫生管理部门或机构足够重视的原因。

一、循证公共卫生管理介绍

循证公共卫生管理包含宏观和微观两个层次。

在宏观上,循证公共卫生决策是用来提高整个公共卫生体系绩效。公共卫生决策者往往考虑两个方面因素:一是价值,二是资源情况。卫生服务的决策中,决策者往往需要首先考虑这种卫生服务或干预的价值怎么样,但以往决策者倾向于用自身的判断来确定对事物价值的大小,即根据自身的经验和相应的知识进行思维和判断,并以此做出决策。这种思维决策方法带来的问题是对问题的判断上没有依据,做出的决策很难使人信服并容易出现偏差。而循证公共卫生决策要求在制定公共卫生决策时,除了要考虑价值、资源情况两个方面外,更应该考虑证据。运用循证医学的思维来处理和解决群体的公共卫生问题,寻求慎重、准确和明智的现有最佳科学证据,同时根据当地社会情况和民众的服务需求,将这三者有机结合,从而制定切实可行的卫生政策。证据的获取是循证公共卫生决策的关键,而证据的评价是其核心,其最终目的是为科学决策提供依据。

在微观上,主要指通过循证医院管理提高资源利用效率和医院服务质量。以往医院管理以经验管理模式为主,存在医院管理的研究与实践脱节,证据往往在医院管理过程中很少受到重视。而循证医院管理则是遵循最科学的依据对医院实施的管理,在客观、科学依据的基础之上,同时结合个人管理经验做出的管理决策。并且,循证医院管理强调从单一医技质量管理上升到包括医疗质量、服务流程、医疗环境、医疗费用、服务态度等整体医疗服务质量的管理,减少不必要的医疗作业流程,以及不必要的用药、检查,从而节约医疗成本,尽最大努力降低患者的就医成本,提高患者的综合满意度。促进循证卫生管理使卫生研究者、管理决策者和公众需求之间形成了一个卫生服务链。卫生研究者和公众向管理决策者提供科学的研究证据和卫生需求,管理决策者根据具体的需求来制定相关政策和进行管理决策,从而使卫生政策和医院管理更具有针对性、有效性,卫生资源配置更加合理,医院管理更加科学和规范,真正实现维护人类健康利益的崇高理想。

二、循证公共卫生定义

1997 年,由 Jenicek 首次公开提出循证公共卫生的定义:尽责地、明白地、明智地运用当前的最佳证据,对有关社区及人群的健康保护、疾病预防、健康促进做出决策。随后,Brownson 在 1999 年完善了循证公共卫生的概念:通过应用科学论证的原则,包括系统地应用资料和信息系统,以及适当运用项目计划模型,制定、执行、评价公共卫生的政策和项目的有效性。2004 年,Kohatsu 重新定义了循证公共卫生:将以科学为基础的干预项目同社区的优先选择结合起来,以提高人群健康的过程。新定义引入以科学为基础及强调了社区优先选择(community preferences)的作用,以科学为基础包含学科的范围,包括流行病学(循证公共卫生的基础学科)、社会学、心理学、毒理学、分子生物学、人类学、营养学、工程学、经济学、政治学等,以及获得科学资料的途径或方法,包括运用定性和定量方法获得可能影响公共卫生实践的信息。

循证公共卫生的重要性:①保证公共卫生决策基于科学证据并有效实施;②保证得到最新的、可靠的信息,及时了解哪些决策能解决所针对的公共卫生问题及哪些干预措施无效;③针对专门的公共卫生问题,在单一时间内评估证据时,能有效地提供最好的信息。

三、循证公共卫生的证据要求和应用步骤

(一)循证公共卫生的证据要求

在循证公共卫生中的证据主要是指科学证据(research evidence),包括描述性、分类性、分析性、说

明或解释性以及评估性的研究证据等。这些科学证据可分成两类,Ⅰ类证据是能证明可预防风险与疾病之间存在较强联系的证据,Ⅱ类证据是能反映公共卫生干预措施或项目相对成效(relative effectiveness)的证据。

在循证公共卫生中,必须强调两点:①运用特定的证据形式,通知或知会公共卫生决策(public health decision);②重视评价和解释特定证据的清晰推理。

1. 证据金字塔 证据金字塔是根据证据的数量及其相关性建立的。证据金字塔的塔尖代表证据较少,但其意义最大;塔的底部证据最多,但其意义最小。这表示所有的证据并不一定具有同等的价值。

在循证公共卫生实践中,证据金字塔顶端研究并不能代表公共卫生最相关的研究。对公共卫生而言,观察/观测性研究或准实验研究常较随机对照试验(randomized control trials,RCT)更适合复杂项目公共卫生干预措施的成效研究。

2. 研究的设计与证据的水平 研究的设计与证据的水平之间有着密切关系,为循证公共卫生提供研究证据。

证据水平的数字越小,说明证据的水平越高;证据水平的数字越大,表明潜在偏倚越大,详见表4-1。需要强调两点:一是要知道可供选择的流行病学设计的相关强度,"好到足以"使你做出一个干预措施的结论;二是应注意到在某些公共卫生活动中,不论是从可行性上,还是政治上或伦理上都可能接受和实施观察性研究。

表 4-1 研究设计与证据水平的关系

研究设计	证据水平
相关的全部随机对照试验(RCT)的系统综述	Ⅰ
适当设计的随机对照试验(RCT)	Ⅱ
设计完好的虚拟对照试验(pseudo-RCT)	Ⅲ-1
与同时发生的但非随机性的对照的比较研究、队列研究或对照阻断时间序列设计	Ⅲ-2
既往对照的比较研究,2个或多个单臂研究(single-arm studies)或无平行对照阻断时间序列研究	Ⅲ-3
病例系列观察,前后测试/测定,无对照组研究	Ⅳ

3. 证据质量分级

(1)证据质量(quality of evidence)与研究设计(study design)、研究质量(study quality)、一致性(consistency)及直接值(directness)相关。因此,GRADE指南将证据的质量分为四级。

①高(high):进一步的研究极不可能改变我们在效果评估中的信心。

②中(moderate):进一步的研究有可能对我们在效果评估中的信心产生重要影响,以及可能改变评估结果。

③低(low):进一步的研究极有可能对我们在效果评估中的信心产生重要影响,以及可能改变评估成果。

④非常低(very low):任何效果的评估都具有极高的不确定性。

(2)美国预防服务工作队将证据质量分为三级,这种分级更容易理解。

①好(good):证据具有一致性结果,且来自设计完美、执行完好的研究,能直接对代表性人群的健康效果的影响做出评估。

②尚可(fair):证据充分,能确定对健康效果的影响,但证据的强度受到了研究的数量、质量或者一致性的限制,不是已概括成常规的行为规范,或者证据仅具有反映健康效果的间接特性。

③差(poor):证据不充分,不足以评估对健康效果的影响。因而,研究的数量有限或效力不够,研究的设计和执行存在重大缺陷,证据链之间有裂缝,或者缺乏有关健康效果的重要信息。

(二)循证公共卫生的应用步骤

(1)清晰地描述或陈述公共卫生问题。

(2)搜索文献资料。

（3）评价证据。

（4）选择最佳证据，作为决策依据。

（5）进行证据与公共卫生经验、知识、实践，及社区价值观及其优先选择的链接。

（6）制定公共卫生项目或政策，实施公共卫生措施。

（7）评估公共卫生项目或政策的成效。

（张康）

第五章　公共卫生论文与报告撰写技能

第一节　概　　述

一、公共卫生定义

公共卫生可以概括为以保障和促进公众健康为宗旨的公共事业,通过社会和国家的共同努力,预防和控制疾病与伤残,改善与健康相关的自然和社会环境,有效地保护国家和社会人民的健康,提高社区卫生质量,提升公众的健康素养,创建人人享有健康的社会。

二、公共卫生研究特征

公共卫生研究包含研究属性和非研究属性。

研究属性体现在研究目的是提出或更新可推广于人群的知识结论,以改善公共卫生现状,该研究的预期结论不仅可以应用于研究参与者,还可以推广到非研究的参与者乃至整个社会人群。通常可以对其所收集的人群信息进行相关的分析进而从中得出一些新的结论。通过一些方法以减少研究的偏倚然后概括出相关的结论,从而可以将结论应用于与原始研究人群不同的人群和环境中去。可以选择整群研究或者抽样调查,后者是从选定的个例中收集信息,以便了解样本来源人群的健康状况。

非研究属性体现在研究目的是识别和控制健康问题或改善公共卫生计划或服务。该研究的受众是研究的参与者或参与者社区,需要用收集到的数据来评估现状或改善参与者或参与者社区的健康,所得出的结论也不会超过项目本身的范围。

此外公共卫生研究还具有其他属性,如调查结果的发布、法律条文的修订、研究方法的设计等。

值得注意的是,参与者的选择及统计方法的改变,并不会将研究项目与非研究项目区分开来,因为这两种项目可以共享这些属性。虽然促进知识推广不是非研究项目最初目的,但非研究项目可以在项目开展后促进知识推广。在这种情况下,非研究项目一开始就不被归类为公共卫生研究。但是,如果对一些收集到的个人信息进行后续分析并且得到可以普及的知识,则该公共卫生研究便具备了研究属性。如果一个项目包含多个组成部分,并且这些组成部分中的至少一个有助于泛化知识,除非这些组成部分是可分离的,否则整个项目都具备了研究属性。

三、公共卫生论文的基本原则及特性

公共卫生论文是应用文的一种,具备严格的规范和非常鲜明的特点,其基本原则及特性一般可以概括为具有目的性、科学性、规范性、学术性、创新性、实践性及可读性。

(一)目的性

公共卫生论文要能够鲜明地体现作者的写作意图与创作动机,作者提出自己深刻的见解与主张,表达自己的观点均是写作目的性的体现。大多数公共卫生工作者从事论文写作是为了揭示人群中存在的

现象,在总结经验的同时发现公共卫生科学的规律,从而推动公共卫生领域的进步。

(二)科学性

公共卫生论文属于科技论文的一种,因此必须具备一定的科学性,这是由从事科学研究工作的任务所决定的。科学研究的目标和任务是通过揭示一切事物变化和发展的客观规律,探求事物变化的客观真理,形成人们改造世界的指南。无论是社会主义自然科学还是社会科学,都必须根据现代科学研究这一教育的总任务,对本领域和学科当中的主要研究对象和内容进行深入探讨,揭示它们内在的基本规律。

根据这个问题特点,公共卫生论文的撰写者就必然要具备良好的社会科学素养,能够充分运用唯物主义理论、观点与方法来解决公共卫生领域的社会科学课题;具备相当扎实和精深的相关专业理论知识;还需要具备对科学研究工作的激情、热爱和责任心,经过自己的不懈努力使自己对客观世界的理解与认识由感性的层面上升到理性的层面。论文的科学性是指论文中的内容应该论述准确、言之有据、真正可信,这才是科技论文的本质和生命,若论文缺少了科学性,无论其文笔多么流畅,辞藻多么华丽,那都是毫无意义的。

科学性的表现一般可以体现在学术论文的真实性、准确性、可重复性、可比性和逻辑性等主要方面,这也正是保证专业学术论文质量的基本的要求。

1. 真实性　公共卫生论文的撰写要求作者必须始终具有严谨的工作作风和实事求是的科学态度,做到科研项目设计精准,尽量避免出现技术上的错误,并且必须做到客观记录科研数据,尊重事实,不凭主观臆断和个人推断任意选择数据或歪曲结论。公共卫生论文必须正确反映客观事物的本质和规律,能够经得起实践的检验。推导出的结论绝对不能具有随意性和偏见的主观臆想。

2. 准确性　准确性是指论文目的明确,材料、数据、论点、用词和引文等准确无误,如实反映客观实际,准确性是研究结果可重复的必要条件。这就要求作者仔细地观察一个事物的发生、发展和变化的过程,认真地总结自己工作中的实践经验,全面地分析其中存在的问题,并对有关的数据材料进行精确的记录。通过客观的描述将内容准确有力地表述出来,从而形成能够令人信服的条理明确、概念正确、措辞严密、结构齐全的学术见解。

3. 可重复性　研究结果可重复,即研究得出的结论有充分的证据,符合客观规律,在相同的条件下,可获得与该论文相同或较近的研究结果和结论。真正揭示了该论文所涉及研究对象的内在联系,并且掌握了该对象的变动规律,才能够有效地保证论文结果与结论的可重复性。这就需要作者的科研项目设计合理,且写作时详尽地向读者介绍必要、关键的内容,特别是自身创新或者加以改进的科学技术与方法,以便于读者可重复出相同的结果。公共卫生论文具备了可重复性的结果,才有推广和应用价值,也才有确定的经济价值与社会价值。

4. 可比性　公共卫生论文结果可与其他相同或相似的已报道课题结果进行比较,以确定其是否具有先进性。这就需要设立对比观察,并用统计学的方法处理观察结果。这也就要求作者在选题、提出假设、搜集素材、推断结论及论文写作的全过程中,都必须严格遵守逻辑学的基本规律,不能出现违背逻辑学原理和规律的错误。

5. 逻辑性　公共卫生论文应观点概念清楚、思想鲜明、结构规范严谨、判别正确、层次分明、推理合理。公共卫生论文通过科学的研究方法,如观察、调查、实验等,并运用概念、判断、推理对论点进行严密而富有逻辑性的科学论证。所引用的论据无论是实地调查来的,还是实验中来的,或是文献中摘引来的,都要求真实典型,真正成为论点的支柱。

(三)规范性

规范性是所有大学高新技术专业论文的基本要求,在属性与内容结构上标准化是其重要特征,是公共卫生论文写作与其他文学创作不同的一个主要特征。公共卫生论文内容要求逻辑清楚、结构严密、前提充分、计算正确、语言流畅、图表简洁、符号规范、推断合理、前后呼应、系统完备。公共卫生论文无论其所处的研究领域范围是大还是小,都必须完全具备并拥有自己的科学先决条件或者经过假说、论证的科学素材及经过推断后所得出的科学结论。不能出现无中生有的结论及毫无根据的数据。公共卫生论文的写作,需要科学地、巧妙地揭露研究论点与论据之间的内在逻辑关系,以保证论据充分,论证有力。规范性这一基本原则,决定了公共卫生论文的行文具有简洁平易性,即要以一种通俗易懂的表达方式体现其中的一些科学理论道理,做到语言流畅、通顺,表达精练、准确、鲜明、和谐,力求语言生动而自然,内容深刻而完备。

撰写公共卫生论文的目的是促进交流、传播和储存新的公共卫生信息,最终方便他人了解和使用这些信息。因此,公共卫生论文必须按照一定的格式和规范进行写作,使其能够具有很高的可读性,在文字表现上,要能够做到言辞准确、简明、通顺、层次分明、条理清晰、论证严谨、推理恰当。在科学的技术表达上,要正确地使用专业术语、计量和单位,正确地使用数字、符号和数学式、化学式,正确地设计插图、表格,规范地著录参考文献。

目前,国家对相关的论文及报告等的编写制定了统一的格式标准,如 GB 7713—87《科学技术报告、学位论文和学术论文的编写格式》、GB/T 7713.1—2006《学位论文编写规则》、GB/T 7713.3—2014《科技报告编写规则》;在其他技术规范方面也制定了标准,如 GB/T 7714—2015《信息与文献 参考文献著录规则》、GB 3101—93《有关量、单位和符号的一般原则》、GB 3100—93《国际单位制及其应用》。因此,我们在撰写论文的过程中,必须按国家相关的标准、规范和要求,做到语言文字、名词术语、计量单位及论文格式均符合规范要求。

(四)学术性

学术性又称理论性,指一篇公共卫生论文必须具有从实践中总结出来的对某一事物的理性认识的特性,这些特性中包括了创新、深刻、实际三个特点。我们认为"创新",就是要求在论点或理念方法上富有创新性,或者要给某个论题加以新意。"深刻"是指研究要求具备一定的理论深度,能够把握问题的根源和内涵,对推动我国相关学科的建设与发展具有积极意义。"实际"是指所用的证据方法必须具有其权威性和所选的人群或者实验环境与实际情况相贴近,得到的证据都是经过组织和加工的,而不是事实的简单罗列。

公共卫生论文能够取得正确的学术价值,是评估该论文质量的普遍标准。学术性主要包含以下两个方面的意思:一是要从一定的理论层次去分析和总结经过实验、观察或其他方法研究所获得的结果,形成一定的科学见解,提出和处理一些有利于科学价值的问题;二是必须要用事实和理论对自身所提出的各种科学意见或者问题做出完全符合逻辑的论证、分析或者阐释,将自身的实践化为理论。公共卫生论文主要侧重于对客观世界中的事物作品进行抽象的概括或者论证,描述客观世界中事物产生和发展的内在原因及规律,表现出公共卫生知识的专业性、内容的系统性。公共卫生论文的读者通常都是那些曾经在某种卫生领域工作过的专家或者学者,专业性很强。

公共卫生论文与普通论文相比有很多区别,它必须要建立起自己独特的理论框架,需要从大量事实、结果等角度对其进行分析、研究,由传统的感性认识逐渐上升为理性认识。公共卫生论文通常具有完整的理论思想,其内容要求充分遵循历史的唯物主义与辩证法,符合"实事求是""既分析又综合"的社会科学研究思路与方法。写作往往是作者将自己的知识总结出来的过程,所要报道的各种发现或提出的发明不但具有理论价值,更具有实用价值。一篇博士论文如果只是简单地说明已经解决了某一个实际的问题,讲述了某一个关键的技术和手段,从"学术"的角度看则是不够的。

公共卫生论文绝对不能仅停留在对事实、现象的陈述和罗列上,必须深入探究这些事物的本质和规律。撰写公共卫生论文必须充分运用科学的理论思考,通过抽象、概括、讲解、说明、辩证等方式进行严谨系统的逻辑讨论,将普遍现象推向一定理论层面。没有科学理论基础所支撑的论文,只能停留在事实资料的积累层面,无法从常见的问题现象中揭示出这个问题的真正存在原因。因此,公共卫生论文要求由表及里,由此及彼,从而使我们能够更好地了解和把握研究对象发展的客观规律。公共卫生论文的科学理论属性是对作者所具备的学识层次、理论素养及实践经历的整体性综合总结。从事科学技术研究的人员,应注意并学会从理论上进行总结和提高,写出高学术水平的论文。

(五)创新性

创新性又称原创性,泛指所报道的主要研究成果还没有人进行过研究,或虽然已经进行过研究但仍存在值得我们深入思考和探索的问题。例如,发现某一新理论、新原理,或提出某种新应用、新方法、新技术等。这是公共卫生论文灵魂和价值的根本所在,是衡量论文学术水平的重要标志。一般来说,就是要求不能简单地重复前人的观点,而必须有自己的独立见解。公共卫生论文之所以要有创新性,这是由公共卫生研究的目的所决定的。从根本上说,人们进行公共卫生研究就是为了认识那些尚未被人们认识的领域,公共卫生论文的写作则是研究成果的文字表述。因此,研究和写作过程本身就是一种创造性活动。从这个意义上说,公共卫生论文如果毫无创新性,就不能称其为公共卫生研究,因而也不能称为公共卫生论文。因此,创新性是科学的本质,创新性是论文的生命。创新性的高低,是衡量学术论文价值高低的标准。论文不能人云亦云,必须创造性地解决某一专业领域的理论问题或实践问题。不同的研究者创造能力可以有大小,创造水平可以有高低,但无论是哪个层次的研究者,创新性这一点都必须是研究者从发现问题开始,到研究问题、解决问题,最后到撰写论文的整个过程中自始至终、坚持不懈的追求。

创新性的要求使得公共卫生论文的写作方式与教科书、研究报告、工作汇总等都有着很大的区别。教科书的主要内容就是向读者介绍和传授目前已有的知识,主要的读者通常都是外行人、初学者,强调其系统性、完整性和连贯性,常采用一种由浅入深、由表及里和循序渐进的方式,能否提出新的内容并不起决定作用。实验报告、工作总结等则是要求将所有进行实验的过程、操作内容和资料、所做的工作、采取的方法,所得的成绩、存在的缺陷,工作中的经验、体会等都写出来,也就是可将自己与别人相互重复的事情写进去。公共卫生论文在这方面非常不同,其要求所报道的内容必须是论文中作者自己最新发表的研究成果,而且基础性的知识、与其他人有关的重复性研究内容、一般性具体的实验流程和运用、数学的推导、比较浅显的理论分析等都不应该被写进此篇论文。

公共卫生论文的创新性主要表现在以下几个方面。

(1)填补某一专业领域空白的新发现、新发明、新理论:人类的科学研究活动,主要是发现活动和发明活动。发现是认识世界的科学成就,将原来存在却未被人们认识的事物揭示出来,"首次提出""首次发现"属于创新成就最高等级,如居里夫人发现镭,考古学家发现古人类化石等。发明是改造世界的科技成就,运用现有知识发明出对人类有用的新成果,成为直接的生产力,如电灯、蒸汽机等的发明。科学发明能为人类知识宝库增添财富,使科学得到发展。新理论是一种自成体系的学说,其对人类的实践具有巨大的理论指导意义,如爱因斯坦的相对论,李四光的新华夏构造体系等。

(2)在继承的基础上发展、完善、创新:创新离不开科学继承,有很多研究成果是在继承的基础上发展起来的。继承基础上的发展也是一种创新,只有创新才能发展。在前人基础上有所发现、发明,富有一定创新性,就有较大的价值。我国改革开放以来,关键技术装备就是走"引进、消化、吸收、再创新"的路子,加快了发展步伐,增强了国力。电子计算机也是经过一代又一代的继承、创新,不断发展,至今仍以日新月异的速度更新换代。

(3)众说纷纭中提出独到见解:百家争鸣助力科技进步,有时真理就掌握在少数人手中。开展科学研究的过程,百家争鸣是不可避免的,参加学术讨论切忌人云亦云,要认真思辨以应对别人提出的观点和根据,并积极参与争鸣,大胆提出自己的独立见解和立论根据。对活跃思维,产生科学创见做出一点贡献,也属于创新。

(4)推翻前人定论:由于人们在探究物质世界客观规律的过程中,不可能一下子穷尽其本质,任何学派的理论和学说,都不是永恒真理,不可能尽善尽美。研究者对研究对象的认识和研究者本人的知识结构、认知能力,不可避免地存在着局限性,由此而得出来的定论,即便当时被认为是正确的,但随着时间的推移、历史的发展、科学技术的进步、研究手段的更新等,很可能会被发现其实还存在着诸多问题。因此,对待前人已有的定论,要与时俱进,用发展的眼光去看待,提倡继承,但不盲目迷信。若发现其错误,就要用科学的勇气去批判它、推翻它、更新它。进化论的创立者达尔文,1859年发表了《物种起源》一书,提出自然选择说和进化论,用有力的证据推翻了神创论和物种不变论,很显然这也是一种创新。

(5)对已有资料做出创造性综合:当今世界,文字浩瀚,信息丰富,对众多资料作分门别类的索引,已经备受关注和欢迎,这为科学研究做出了实实在在的贡献。而整理性论文,不但提供了比索引更详细的资料,更可贵的是资料整理者在阅读大量同类信息过程中,以其特有的专业眼光和专业思维,做出筛选归纳,将信息高度浓缩。整理者将分散在各篇文章中的学术精华比较系统地综合成条理清晰的问题,这就是创造性综合。这种综合与普通文摘有明显区别,它需要有专业特长、学术鉴赏水平、综合归纳能力,更需要发现具有学术价值问题的敏锐力。之所以说创造性综合也是一种创新,是因为作者在综合资料过程中发现问题和提出问题,引导人们去解决问题。

虽然创新具有高低差异,但是只要我们有自己的一得之见,在现有科研成果基础上多多少少地增加一点新的事物和东西,提供一点人们所未能认识到的资料,这样既丰富了他人的理论点,又从不同的方向、不同的角度、不同的层次为学术做出了突破性的贡献,就可以把它看作一种创新。

(六)实践性

实践性是公共卫生理论研究中的特征之一,既对客观事物的外部直观地进行了陈述,又对事物的内部进行了抽象且概括的叙述或者分析论证,还从理论角度来对事物发展的内在本质及其变化规律等因素进行阐释。公共卫生论文的实践性主要体现在论文的可操作性与可重复的实践验证上,也体现在该论文所叙述的内容有着广阔的应用前景上。衡量一篇论文的应用性和实用性,可从三个重要的方面入手:一是要仔细地看这篇论文的内容是否从自己的学科研究和实践中创造出来,是否体现了自己在科学研究中的新成果、新课题;二是看论据是否正确,是从科学研究或者实际调查中获得的第一手资料,还是东拼西凑、道听途说的"无本之木";三是看到的问题是否能够解决或者回答学科或者相关专业在发展过程中所提出的一些迫切需要解决的问题,是否对于教学或者科研工作具备直接或间接的引导意义。例如,食品科学这个领域,相当大的一部分论文的应用性和实际操作价值比较直观,甚至能够直接产生更多的社会效益、经济效益和管理效益,对信息技术的进步和发展及其所涉猎的专门学科本身均具有较明显的前瞻性和现实意义。

(七)可读性

可读性的主要含义如下:我们不仅需要用一种通俗易懂的科学语言方式来准确说明自然科学的基本道理,还需要切实做到文字准确、鲜明、和谐,力求生动,切忌难懂、语句过长。这是因为包括公共卫生论文在内的所有科技论文讨论的都是复杂的、抽象的真理,用的是专门的术语,只有深入浅出地表达才容易为人们所普遍理解,才能达到描述科研成果的目的。论文需要做到逻辑性强,论题、论点、论据、论证之间的关系一环扣一环,循序渐进,且资料齐全,设计合理,避免牵强附会、虎头蛇尾、空洞无物。公共卫生论文与一般通俗读物相比,不需要特别注意修辞及华丽的辞藻,但一般都要求其行文严谨,重点凸显,文字语言规范、简明,能够使用一个字来表达清楚的就可以不用多的字。总之,尽量用简洁的文字说明需阐述的问题,最终使读者能用较少的精力和时间理解论文所阐述的观点和结论,并留下深刻的印象,获得更多有用的信息。

四、公共卫生论文的分类

(一)按论文资料来源分类

根据我们在医学领域中的论文所需要使用材料的数量和来源,通常将论文划分为原著性论文和编著性论文。其中,原著性论文是指科学家或研究者通过自己的选题、研究取样而获得第一手信息资源进行撰写的论文,而编著性论文则是指以自己发表的有关资料作品为主的一种综合性文献。

1. 原著性论文 原著性论文也可简称为原始学术性论文,即学术性著作的内容及其原本,是对作者在临床期间经过具体的选题之后所需要进行的市场调查分析研究、实践性的研究、临床科学研究结果及对临床科学研究工作经验的综合总结,是作者的第一手材料(即直接性材料)。其内容比较广泛,可以分为一般性的实验研究、观测性的研究、调查报告、疾病情况分析,也可以是公共卫生理论上的创新见解和新的科研成果,还可以是某种新理论、新技术应用于实际所取得的新进展的科学总结。原著性论文既是具体单位和个人科研水平的重要标志,又是医学研究工作者提出的某些假说和观点的主要载体。它的主要形式有论著、短篇报道(如病历报告、技术革新成果、经验介绍)等,医学期刊文章主要由原著性论文组成。原著性论文应有作者自己的见解及新观点、新理论和新方法,以推动医学科学向前发展。

原著性论文是公共卫生论文中重要的组成部分,同时新的观点和理论也是推动该研究领域发展的必要元素之一。

2.编著性论文 编著性论文的主要内容来源于已经发表的资料,即以间接资料为主,属于三次文献。结合作者个人的部分研究资料和经验,及多种渠道的、分散的、无系统的、重复的甚至矛盾的资料,按照个人的观点和体系编排起来,使读者能够在较短的时间内了解某一学科领域或某一专题的发展水平及进展情况。在医学图书中,编著性论文所占的比例较大(如教科书、参考书、专题讨论等),在医学期刊中,综述、讲座、专题笔谈、专题讨论等多属于编著性论文之列,其中以综述为代表。

编著性论文内容虽然不完全是作者本人亲历的研究,但却充满了新观点、新简介、新设想、新材料。它有助于收集到大量的最新资料,使得医学中的某个领域或者特定的专题更加具有系统性、条理性、完整性和科学性。编著性论文也是公共卫生论文的重要内容和组成部分。

(二)按论文写作目的分类

1.学术论文 其定义如下:学术论文是某一学术课题在实验性、理论性或观测性上具有新的科学研究成果或创新见解和知识的科学记录,或是某种已知原理应用于实际中取得新进展的科学总结,用以在学术刊物上发表,或在学术会议上宣读、交流或讨论,或作其他用途的书面文件。

学术论文是作者自行撰写投稿,经同行评审并在学术刊物上发表的论文,包括如下几种。

(1)论文:又称全论文,对某一创新性研究成果进行全面的报道并作分析讨论,是期刊论文最基本的类型,其篇幅通常为4～8个出版页。

(2)通讯:与论文没有本质的区别,简明,稍短,其篇幅通常为3～4个出版页。

(3)简报(或快报):以简要的形式对某一研究成果进行短小精悍的报道,注重报道的新颖性和时效性,不强调全面性。一般不需要写摘要,参考文献的数量也要精选。简报既可发表在设立简报栏目的期刊,也可发表在专门的快报类期刊,其篇幅通常在2个出版页以内。

(4)综述或评论:对已经发表的文献资料进行综合评述,属于三次文献,撰稿人针对某一个专题,在博览本专题国内外文献的基础上,高度浓缩几十篇甚至上百篇散乱无序、重复甚至矛盾的同类文献,对其成果与存在的问题或争论焦点进行归纳整理,使其条理化和系统化。作者可以不掺杂个人的任何观点,仅按个人思考的体系组织资料、编写成文,也可在此基础上分析其发展趋势,并表明自己的观点。综述或评论并不特别强调在研究内容上的原创性,但一篇好的综述或评论文章,也常包含某些先前未曾发表过的新资料或新思想。综述和评论不仅可以节约科技工作者查阅专业文献的时间,而且有助于科研人员借鉴他人成果,选择科研方向,寻找科研课题等。综述或评论既可发表在设立综述栏目的期刊,也可发表在专门的综述类期刊,其篇幅没有特定要求。

(5)学术会议论文:主要用于学术会议交流,有时汇编成会议论文集。同时学术会议论文既有原创性的研究论文,也有反映学术进展的综述或评论。

2.学位论文 学位论文一般是指论文作者为了获得一定的学位自主撰写的学术研究成果报告或者其他相关社会科学论文,其内容格式等各个方面都有严格的要求。学位论文本身就是一种具有学术性质的论文。一般来说可以将其划分成院校中的学士、硕士、博士论文三个研究层次。其中博士论文是质量要求最高的科学研究著作,具有一定独创性,是收集和利用的重点。学位论文水平代表着不同学历程度的学生学识水平,是重要的大学历史文献及信息数据来源之一。它一般不在各类学术刊物上直接进行公开刊载出版,只能通过高等学位证书授予管理单位、指定的图书收藏管理单位及其他各种私人流通渠道获得。

(1)学士论文相关标准GB 7713—87指出:学士论文应能表明作者确已较好地掌握了本门学科的基础理论、专业知识和基本技能,并具有从事科学研究工作或担负专门技术工作的初步能力。完成学士论文的目的,主要是使本科生了解科研的基本过程,在选题、查阅文献、开展研究、撰写论文等方面得到基本的科研训练,并在运用所学知识解决具体问题的能力方面得到锻炼。

对于学士论文的创新性,一般不作过高要求。其选题可以借鉴和移植前人的研究思路、研究方法,甚至大部分是重复前人的研究工作,但必须由其本人完成并具有自己的见解或结论。学士论文的篇幅一般为 6000~20000 字。

(2)硕士论文相关标准 GB 7713—87 指出:硕士论文应能表明作者确已在本门学科上掌握了坚实的基础理论和系统的专业知识,并对所研究课题有新的见解,有从事科学研究工作或独立担负专门技术工作的能力。完成硕士论文的目的,主要是使硕士研究生在科学研究方面得到一次全面的基本训练,具有担负专门技术工作的能力。

对硕士论文的具体要求:①硕士论文应具有一定的工作量。要求在导师的指导下,由研究生本人独立完成论文工作,投入论文课题研究的累计时间一般应在一年以上。②硕士论文应具有一定的创新性。要求在某些方面的研究有理论突破,或工艺改进,或技术革新,论文有自己的新见解。其创新程度,一般应足以在本专业较有影响的中文期刊上发表 2 篇以上的论文,或形成 1 个以上的专利。对于没有创新性或者创新性不强的下述三种情况,都不能作为硕士论文提交:a. 在研究内容方面,只有资料综述而没有原创研究,或只解决实际问题而没有理论分析;b. 在科研设计方面,仅重复前人的实验或自己设计工作量不大的实验,得出的结论是显而易见的或者只做过少量几个实验,又没有重复性和再现性,就匆忙提出一些见解和推论;c. 在论文写作方面,尽管实验工作量比较大,但只是报告了实验过程和实验结果,没有进行充分讨论,也未得出肯定的结论。③硕士论文的结构一般是类似于图书的章节形式,其篇幅一般不受限制。

(3)博士论文相关标准 GB 7713—87 指出:博士论文应能表明作者确已在本门学科上掌握了坚实宽广的基础理论和系统深入的专业知识,并具有独立从事科学研究工作的能力,在科学或专业技术上做出了创造性的成果。对博士论文的具体要求:①发表 2 篇以上的高水平论文。②博士论文应具有较高创新性。博士论文的创新性,可以从以下四个方面来衡量,至少符合其中条件之一:在理论上,发现有价值的新现象、新规律,建立新理论;在方法上,对实验方法或检测技术有新创造、新突破;在应用上,创造性地运用现有知识和理论,解决前人没有解决的工程关键问题;在效益上,提出具有一定科学水平的新工艺或新方法,在生产中获得重大经济效益。③博士论文的结构是类似于图书的章节形式,其篇幅一般不受限制。

(三)按论文的研究内容及资料内容分类

1. 描述性研究 对目前已有资料或者调查得到的相关资料进行梳理和归纳,按照所处的地区、时空及人群的分布不同而加以刻画。通过对比可以找到其分布特征,然后提出有关致病原因的假说。它被认为是流行病学科学研究的一个重要基础性阶段。患者的疾病情况与危险性等因素是同时获取得来的,描述性研究可以为其中的原因提供线索。为了更好地描述其分布,应该具备明确而统一的临床诊断指标、准确的患者数量及与其相关的人口名称。

2. 分析性研究 这是对流行病学所假设的病因或流行因素进行检验的方法。它是探讨疾病发生条件的规律,验证所提出的假设,分析性研究主要有如下两种。

(1)病例-对照研究:选择一定数量的病例,调查其中假设因素出现的频率,与对照组比较,分析假设因素与疾病的联系。这种研究方法对假设因素进行初步检验,但不能决定某因素与某疾病的因果关系。

(2)队列研究:将某特定人群分为假设因素的暴露组与非暴露组,追踪观察一定时间,比较两组的疾病发生率是否有差异,能直接估计所观察的因素与疾病的联系强度。

3. 实验性研究 按随机分配原则将实验对象分为实验组和对照组,随机地给某一组以某种措施,另一组不给予这种措施。其目的是研究疾病病因、疾病的危险因素、防治措施的效果等。实验性研究对病因假设能做出可靠的验证,也可用于检验或考核某项具体预防措施的效果。实验性研究可以分为如下两类。

(1)临床试验:在临床上观察某种新药或新疗法的疗效,某种疗法对生存寿命的影响,如肝癌早期手术对五年生存率的影响。

(2)社区实验:在人群中消除某因素或施加一些干预手段以观察其对疾病发生的影响,进一步证实这些因素的病因作用。由于是直接在人群中观察,所采用的干预手段应保证对人体无害。例如,戒烟对减少肺癌发生的作用,在食盐中加入碘以预防地方性甲状腺肿的发生。

4.理论性研究 除上述各类研究手段外,流行病学的研究也包括一些相应的科学研究,即理论性流行病学研究,又称数学流行病学研究,将对流行病学进行调查所获得的统计数据,以其中的数学符号来代表影响患者疾病发生和分布的各类因素。通过构建与病因、宿主和环境之间相互关系的一个数学模型,来揭示和阐明人体流行病学的规律,这种对理论的研究被统称为理论性流行病学研究。

(四)按论文的论述体裁分类

1.论著 论著是一种最常见的论述体裁,是公共卫生论文中最具典型性、最具代表性的体裁,多数为科研论文。在结合我国基础医疗时,研究大多是通过对科学和实验的直接观测,发现并搜寻新的资料,并且具有了新的创见,科学上许多具有突破力的成果也都是通过此类研究而获得的。当结合临床研究时,论文大部分为对人群特点进行研究的总结。

2.调查报告 调查报告是指反映针对某一个问题、某一事件或者方面状态进行调查研究取得的结果的一种体裁。调查报告既可以在各类报纸上公开发表,也可以作为领导部门解决问题、制定政策的基础或参照。这种调查报告本身就是一种具有说明性的文体,既兼具了通讯和批判性评论的一些特征,又与两者之间有着明显的不同。与传统的通信技术相比,两者都拥有大量的历史事实资料,而且两者对于事实的描述都比较完整;但是通讯往往是用手工书写一连串的故事和情节,具有形象的精心刻画和对细节的描绘,通过生动的真实事例和感人、形象的方式来充分表现故事的主题,而调查报告更侧重于运用事实来说明这个问题,其内容和主题都是由作者直接表述和呈现出来的。评论的主要目的就是通过各种逻辑推理和论证的方式来确认和证实自己的观点,而调查报告则主要是通过客观事实说明自己的观点,对被调查的对象做出评估,阐明自己的研究意义,或从总结这一点上的教训入手,讲明某个原因和道理。

3.技术与方法革新 主要介绍新技术、新方法的应用,并说明其原理及有关知识。技术与方法革新的写作范围很广,其内容包括新开展的各种手术方法、新的诊疗方法、新的经验技术及其他辅助检查技术、各种新型设备的应用及在原有技术基础上进行革新等的经验和成果。

4.文献综述 文献综述是医学文章中常见的体裁,也是医学期刊中不可缺少的栏目,是作者对某个专题领域进行搜索大量研究资料后,以自己的实践经验为基础,进行消化整理、综合归纳、分析提炼而形成的概述性、评述性的专题学术论文,可以反映现阶段某一领域中某学科或者专题的最新进度及有关问题的最新动态、趋势等。

(谭盛葵)

第二节 公共卫生论文撰写

一、基本格式

公共卫生论文规范性是其基本原则及特性之一,其主要体现在内容结构化上。结构化是指一篇论文整体的基础骨架,即论文全局各个部分及其他组成部分的相互结合。优秀的公共卫生论文需要具有良好的主题和素材,真正做到言之有物;具有良好的语言表达方法,真正做到言之有理;具有良好的架构,真正做到言之有序。论文结构安排要在中心论点的统领和支配下,将各个论证部分严谨周密地组织起来,分清主次轻重,做到层次分明,详略疏密有致。科技论文是特殊文体作品,其书写格式有科学的规范要求。根据 GB 7713—87《科学技术报告、学位论文和学术论文的编写格式》的规定及国外学术期刊的常规要求,一般将科技论文的结构概括为四个部分,即前置部分、主体部分、附录部分和结尾部分。

1.前置部分 公共卫生论文的前置部分包括论文题目、署名、摘要、关键词等。

(1)论文题目应该用最恰当和简明的词语来反映研究报告、论文中最为重要的特定内容的逻辑

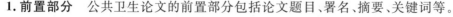

组合。

（2）署名应包括撰写者的真实姓名和工作单位（机构名）两项，具有表明著作权和作者文责自负，辅助文献检索，以及便于读者、编辑与作者联系等功能。

（3）摘要为本次研究报告、论文内容的简要陈述。

（4）关键词是为了进行文献标引，而从研究报告、论文中筛选出来的一个或多个可以用于表达全文研究主题和内容资料的单词或者术语。

2. 主体部分 公共卫生论文的内容为主体部分，由前言、材料与研究方法、结果、讨论、结论、致谢、参考文献等部分组成。

（1）前言（或者是绪论）简单明了地说明研究活动的目标、范围，有关领域前人的工作及其知识空白、理论依据和分析，研究思路、方法及其实验设计，预测的结果及重要性或意义。内容应言简意赅，不要与摘要有所雷同，不要变成对摘要或题目的注解。

（2）材料与研究方法是描述在何种物质条件下怎样开展的，其主要内容有两个部分，包括对材料和研究方法的描述，如调查的对象、实践和观察的方法、仪器设备、材料的原料、计算方法及编程的基本原理等。

（3）结果是描述实验所得到的数据与事实结果，是论文的关键部分。

（4）讨论是将研究结果从感性认识提高到理性认识的部分，综合说明全文结果的科学意义，根据研究结果阐述自己的见解。

（5）结论主要体现作者对整篇论文的更深层面的认识，是总体性归纳和总结，既是对观察、实验的综合说明，也是对正文中所讨论的各种建议意见进行的简单整理或者合并、重复。

（6）致谢是作者向给予研究工作提供各种帮助的组织或个人表示谢意的部分。

（7）参考文献是为撰写或编辑论文和著作而引用的有关文献信息资源，是在学术研究过程中对某一著作或论文的整体的参考或借鉴。

3. 附录部分 附录作为研究生论文主体部分的一个补充性部分，并非完全必要，为可选部分，由与论文相关的标准、计量单位及图表组成，主要有如下几种。

（1）为了整篇报告、论文材料的完整，但编入正文又有损于编排的条理和逻辑性，这一类材料包括比正文更为详尽的信息、研究方法和技术更深入的叙述，建议可以阅读的参考文献题录，对了解正文内容有用的补充信息等。

（2）由于篇幅过大或取材于复制品而不便于编入正文的材料。

（3）不便于编入正文的罕见珍贵资料。

（4）对一般读者并非必须阅读，但对本专业同行有参考价值的资料。

（5）某些重要的原始数据、数学推导、计算程序、框图、结构图、注释、统计表、计算机打印输出件等。

4. 结尾部分 结尾部分也为论文中的一个可选部分，为了使论文能够快速地被存放到电子计算机中，我们就可以向其提供与论文相关的输出信息。可以进行编排分类索引、作者索引、关键字搜索等，以及一个封三页和一个封底（其中应该包含版权页）。

二、主要内容与写作技巧

（一）题目

题目又称题名、篇名、标题或文题，是以最贴切、最简明的词语反映论文中最关键的特定内容的逻辑组合，是全文的微型文摘和精髓，是检索系统首先收录的部分，也是读者最先浏览的内容。题目具有画龙点睛、牵动全文主旨、激发读者兴趣的功能，编辑、审稿专家和读者通过其能够基本了解论文的内容。因此，规范拟定题目非常重要，拟定题目的具体方法归纳如下。

1. 明确撰写论文的意图和目标 明确自己撰写论文的目的和论文基本内容，要让审稿专家或读者了解自己的思想、想法及意图。

2. 题目应简洁精练，高度概括 公共卫生论文的题目，一定要文字简练，含义确切；要将整个论文的内容、研究的主要目的或所研究的各因素之间的关系,确切而生动地表达出来。报告、论文用作国际交流时,应有外文(多用英文)题目,而国际上很多知名科技期刊对题目的字数均有所限制,如美国、英国出版的科技期刊,要求论文题目不超过 12 个词或 100 个书写符号(包括间隔在内),国内科技期刊论文题目的字数要求是一般不超过 20 个汉字。邹承鲁院士曾指出,如果结论或主要发现能用一句话表明,用其作为论文题名有时可达到醒目、生动的目的。题目其实就是全文高度浓缩的精华,简明但已表明最重要的信息。

3. 题目要反映主题思想　确定选题之后,在撰稿过程中由于思路的变化或从新的爆发的灵感中对主题有了新的开拓,或者撰写过程中受到有关资料的启发,改变了已拟定的主题,这种情况是经常发生的。所以,题目也就要随主题的变化而变化,也就是说题目不仅受选题的宏观制约,还要受主题的具体制约。面对这种情况,往往先草拟一个题目,等论文完成后再拟定题目,要对初步拟定的题目及时进行修改。

4. 具体确切,表达得当　题目要直接体现论文的宗旨,必须与内容相吻合,应准确反映研究的目的、范围和深度。题目的外延和内涵一定要明确,既要防止"小题大做",又要避免"大题小做"。不能用笼统、泛指的词语和华而不实的辞藻。如果题目太宽泛,没有体现论文的实质,读者可能一看到题目就会觉得与他研究的问题或者他所感兴趣的领域没有多大关系,从而放弃。题要扣文,文要扣题,这是题目规范表达的基本准则。即使题目已经符合选题和主题内容的要求,还存在如何选定适当的词、词组或利用何种句式的问题。这种语言上的加工也是非常必要的,因为只有选用更加具体、形象、明朗、内涵稳定的词或词组,再辅以恰当的句式才能恰当、生动地把论文的亮点表达出来,能使读者透过题目窥视论文全貌,激发读者阅读全篇的兴趣。

5. 新颖而有特异性　查阅大量公共卫生论文会发现,部分领域的论文题目高度相似,很难让读者迅速精确检索到目的文献,并且还会让读者先入为主,通过雷同的题目主观判断该篇论文的内容而降低去阅读的意愿。所以在拟题过程中,要多设想几个题目加以选择,还可以提前查阅相关文献,避免与同类论文的题目相似或雷同。

6. 题目要有可检索性　题目所用每一个词语必须考虑到有助于选定关键词和编制题录、索引等二次文献,以提供检索的特定实用信息,所以题目应避免使用不常见的缩略语、首字母缩写、字符、代号、公式、化学式、专利商标名称、行话、罕见的或过时的术语等。在拟定题目时,作者应问一问自己:我怎样在索引中寻找这篇论文? 看到这种题名的论文我是否会继续往下看?

(二)署名

署名内容包括本篇论文作者的姓名和工作单位(机构名)两项,具有表明本篇论文作者文责自负的功能。全面、精细、准确刊登署名资料是对作者的著作权及其隶属单位合法权益的保护与尊重。因此,一定要高度重视自己的署名权,以免引发使用著作权的纠纷,给自己和单位带来不必要的损害。

1. 署名的意义

(1)署名是拥有著作权的声明。《中华人民共和国著作权法》规定:著作权属于作者。著作权包括发表权、署名权、修改权、保护作品完整权等。署名权,即表明作者身份,在作品上署名的权利,表明作者的研究成果及作者本人都得到了社会的承认和尊重,即作者向社会声明,作者对该作品拥有了著作权。在发表的论文中署名,是国家赋予作者的一种权利,受到国家法律的保护。

(2)署名是表示文责自负的承诺。所谓文责自负,就是论文一经发表,署名者即应对论文负责。如果论文中存在剽窃、抄袭的内容,或者政治上、科学上或技术上存在错误,那么署名者就应完全负责,署名即表示作者愿意承担这些责任。

(3)署名便于读者与作者取得联系。署名也是为了建立作者与读者的联系。读者阅读文章后,若需要同作者商榷,或者要询问、质疑或请教,以及求取帮助,可以直接与作者联系。

2. 署名的条件

(1)作者应是直接参加课题研究的全部或主要部分的工作的人,即做出主要贡献者。

(2)作者应为作品创作者,即论文撰写者。

（3）作者对作品具有答辩能力，并为作品的直接责任者。

（4）以下人员都不能作为作者署名：仅提供经费的机构或个人，仅协助采集样本、提供样品或收集资料的人员，仅承担某项分析或某项实验的测试人员，仅参加讨论或者翻译、审稿、校对的人员，未参与研究的行政管理负责人。虽然这些机构或个人对完成本论文不可或缺，但这些支持性工作本身还不足以使他们成为论文作者，但可以在论文的"致谢"部分作为感谢对象。

3. 署名的人数

（1）凡在个人的研究成果基础上撰写的学术论文，可以由其一人署名；凡是在集体科学技术研究成果基础上撰写的学术论文，应该由多人分别署名。

（2）单作者署名又称个人署名，是建立在个人努力的基础上的，反映个人所做的劳动。许多理论性较强的边缘学科、小课题或大课题中的分课题，均可由单独的科研活动来完成，这也是个人署名存在的客观原因。

（3）随着现代科学的发展，科学研究已成为一种专门的职业，研究形式也从个体的、自由式的研究，向集体的合作式研究发展，集体研究的形式逐步由小集体发展到大集体，进而到国家规模，现在又发展到地区间、国家间的合作，发展到了国际规模，科技论文的集体署名也随之产生，并越来越多。集体署名主要有两种表现形式：一是多个创造性作者集体署名；二是个别组织或单位署名。对于多个作者的特殊情况，需要将对该研究项目工作和论文撰写中实际贡献最大的人排为第一作者，贡献第二位的人排为第二作者，以此类推，作者全部的姓名都应该被列出。

4. 署名的排列　学位论文的署名一般不涉及作者排名问题。期刊论文中由多位作者共同研究的成果，则涉及作者署名的排列顺序。

（1）目前在论文联合署名时，比较通行的做法是按对论文的贡献大小排列，即以课题研究设想的提出、主要研究工作的承担、关键问题的解决及论文撰写为标准。以贡献大小为准，不按学术威望，不论职位高低，不可照顾关系。

（2）第一作者（first author）是该论文的主要贡献者和直接责任者。第一作者既是实验工作的主要贡献者（即体力上的贡献），也是文稿的主要撰写者（即智力上的贡献），同时还是论文内容真实性的直接责任者（即第一责任人）。

如果两个以上的作者在其主要贡献上显得难分伯仲，可以优先考虑对其采取"共同第一作者"（joint first author）的署名方式，并在官方网页上的脚注中明确说明"这些作者对研究工作的主要贡献都是相同的（these authors contributed equally to the work）"。共同第一作者多见于国外科技期刊中，国内有的期刊不提倡署名共同第一作者，因为可能存在滥用作者署名权的问题。

（3）通讯作者（corresponding author）是第一作者之外的重要作者，在许多情况下，通讯作者的贡献可以视作等同于第一作者。标出通讯作者是国际上科技论文署名的一种惯例。通讯作者是论文的通信联系人和主要责任人。作为论文的通信联系人，既是投稿期刊编辑部的联系人，也是文章读者的联系人，接受读者对文章内容和研究材料的咨询。通讯作者作为论文的主要责任人，对论文内容的真实性、数据的可靠性、结论的可信性，以及是否符合法律规范、学术规范和道德规范等方面负主要责任。通讯作者通常承担着课题经费保障、仪器设备保障、研究方案设计、文章修改等职责。

如果第一作者就是通讯作者，可以不专门标明通讯作者；如果没有专门注明通讯作者，默认第一作者就是通讯作者。在通讯作者和第一作者不一致时，有必要标明通讯作者。通讯作者和第一作者对论文具有同等的贡献时，通讯作者可排在第一、第二位或其他位置。通讯作者也常比较谦逊地将自己置于最后的位置。

5. 署名的格式　目前绝大多数期刊要求所有科技论文的作者提供真实和完整的身份证明。通常将署名放在题目下方，多位笔者的签名之间应该用一个逗号来分隔，以便于电脑自动进行切分。参加研究者已故时，应在姓名外加上线框。翻译的作品，应同时注明原作者和翻译者姓名。

作者的单位写在作者姓名下，用小一号字体印出。应使用全称准确地标注主体写作者的具体工作单位（由小到大，不得使用简称，包括本单位的全称、所在省市的名称（有些省会城市也可省略该省份的名称))及其邮政编码,以便于联络和按照地区、机构来统计本篇文章的发表量和分布;单位名称与省份或地方名之间宜用逗号隔开,整个作者单位项应使用圆括号括起;存在不同的工作单位的作者,在他们姓名的右上角分别加注不同的阿拉伯数字,并在其工作单位的名称之前添加相同的阿拉伯数字,以建立作者与工作单位之间的关系;多个工作单位连续排列时以";"隔开。有的作者因学习或工作原因,同时属于两个单位,可同时标出。

(三)摘要与关键词

1.摘要 摘要(abstract)又被称为论文提要,CB 6447—86《文摘编写规则》中对论文摘要的定义:以提供文献内容梗概为目的,不加评论和补充解释,简明、确切地记述文献重要内容的短文。摘要具有较强的独立性和自明性,能够充分体现研究的各种创造性科学特征,几乎拥有与论文同等量的主要信息。简而言之,不阅读全文通过摘要就可以获得必要的信息。设置论文摘要的目的不仅是便于读者概略性地了解该篇论文的主要内容,以便明确是否需要阅读全文或其中部分内容,同时也便于管理人员编写文摘和索引检索工具。公共卫生论文的摘要是论文基本思想的缩影,虽然排放在前面,但其实际上通常是全文完稿后才进行撰写的。有时,为了有效促进国际上的学术交流,还要将一些中文学术摘要翻译成英文或其他语言文种。摘要的主要描述内容应当包括本研究课题的研究目的、研究方法、研究结果和结论,重点是研究结果和结论。

(1)研究目的:在摘要中我们应该清楚地说明研究活动的目标、主体范围及作者写作的意图,可以包含研究的背景,即本人是出于什么样的考虑,为了解决哪些问题,在什么样的条件和环境下才能够进行深入的研究。

(2)研究方法:主要是指在进行科学研究过程中使用到的原理、技术、工艺、材料、手段、装置、资料及其他数据来源、数据分析、实际效果评估等。然而,摘要中关于技术方式及其手段与方法的说明应适度。

(3)研究结果:主要包括所收集和获得的各种实验结果,它们可以被认为是一种理论化的结果,也有研究者认为是通过搜集数据、关联式及所观察得到的影响和效应,如观测结果、检验结果、调查研究结果、统计学分析结果和论证研究结果。

(4)结论:在阐述成果所蕴含的内涵时,应该尤其注意结论和研究目的之间的相互联系。在这些结论之中也可以包含一些建议、应用、新的关系型或者持有异议态度的假定等。我们需要特别注意如何将结论和实验结果相互区分,实验结果就是我们在实践过程中发现什么,结论就是说明什么。

(5)英文摘要:为了方便国际上的学术交流,一般都会撰写英文摘要,但在撰写英文摘要时应特别注意,英文摘要大多是置于与中文摘要邻近的位置,但也有研究者将其放在每一个单篇文章的结尾部分,而且已经有一些学术期刊将所有学术论文的整个英文摘要都集中起来并放到了刊物后面。英文摘要的具体内容必须与所有中文摘要一致,其中必须包括论文的正式题目、摘要正文(包括研究目的、研究方法、研究结果和结论4个部分)及关键词。

2.关键词 关键词(key word)是一种自然语言词汇,在论文的文献检索标识中表达了文献主题的概念。关键词是论文信息的高度概括,是论文主题的集中体现。论文的关键词是从论文标题、层次标题和文本中选取的能够反映论文主题概念的词语或短语。

(1)关键词的意义:关键词可以让读者快速理解论文的主要内容。关键词以醒目的字体列在摘要的底部,这使得检索已发表的论文一目了然。如果作者发表的论文没有标注关键词或描述符,它们将不会包含在文献数据库中。关键词选择是否恰当与文章的被检索概率和成果的利用率有关。

(2)关键词的选择方法:首先从论文的标题和正文内容中选择几个建议的关键词,然后从已识别的词汇中选择自由词(如《医学主题词注释字顺表》《汉语主题词表》等),主要选择几个能够反映论文中心内容的词或术语。

(四)前言

前言(introduction)又被称为引言或导语,经常被用来作为一篇医学论文的开头和结尾,前言提出了在该文中应当主动研究的一些问题,引导广大读者认真地阅读和正确理解这篇论文。较长的重大论文,都是需要撰写前言的,以便给读者们提供一个阅读与领会整篇论文的思路。写前言时应开门见山,抓住中心,文字一般不宜太多。写法上也不拘一格,做到酌情撰写,不必面面俱到,切忌空话、套话、大话。注意前言与摘要应有所区别,不要将前言写成摘要的注解,前言中的内容应该起到指向和引出本文主题,给读者以启发和引导的效果。

前言中的内容安排可以具备较大的延伸性,常见的前言主要包括以下几项内容:①研究课题建立的背景、特征范围、研究目的及研究的意义和重要性;②前人的研究实践经过、成果、问题及综合评价;③概述达到理想结果的主要方法。前言通常先是介绍范围较宽泛的各种一般性事实,为了说明自己的研究工作与过去研究工作之间的区别,须回顾国内外研究的历史(包括文献回顾或相关文献综述),并对自己所研究的情况进行横向的比较,写明前人在本研究课题中或相关技术领域中所从事的研究工作及存在的一些空白或缺陷;然后将研究的重点逐步地转移到与论文中所需要探讨的问题具有密切联系的话题上;最后阐释研究的目的,将笔者的研究任务具体化,还应根据实际情况来说明笔者在自己已有的工作中做出了更大的贡献或是创新。对于篇幅比较长、结构复杂的学术论文,其在前言结尾处还应该简单地说明研究的主要结论、研究内容及论文框架。

(五)材料与研究方法

为了完全向读者展示内容的可靠性和科学性,材料与研究方法应该清楚地写出来。研究结果能复现是对科学探索的根本要求。材料与研究方法的描述可帮助快速判断研究结果是否可以重复。其主要内容包括两个部分:材料的说明和方法的说明。对材料进行说明指对研究所用材料进行描述,其内容包括对材料的概述,对材料的结构、主要成分、重要特性及设备的功能等的详述。对方法进行说明是指按照一个研究步骤的时间顺序或重要性程度,来描述一个研究工作中所用到的一种方法,其内容可能包括环境或条件,研究对象所需要选择的工具、方法,选用特定的材料、装置或方法的原因、步骤或过程,所用的统计学手段等。对有关实验的方法来说,主要介绍有关实验的仪器、实验设备、实验条件和其他测试手段的事项,并且详细地介绍主要实验的过程,涉及的各种实验的对象,实验材料的名称、来源、性质、数量、选取方法及处理方法,实验目的,使用的各种仪器、设备(包括类别、型号、名称、测量区域范围及精度等),实验及其测定的手段、方法和流程,出现的各种问题及所采取的措施。

1. 研究对象 实验研究的对象主要是动物时,必须写明动物品种的选择标准和动物分组的管理办法,如要确定野生动物的科学名称、品种、数量、来源、性别、年龄、体重、营养、健康情况、是否隔离等。实验研究的对象是微生物或细胞时,必须写明微生物的种、型、株、系、培养条件及实验条件。临床上研究的对象是患者时,必须详细地写明以下各个内容:①病例的来源和选择标准(包括诊断标准、分组评估标准等);②病例的数量、性别、年龄、职业、疾病情况、观察方法与评价指标等;③治疗措施,用药物治疗的需要写明药物名称、成分、剂量、性质、生产单位、批号、使用方式、疗程等;用手术治疗的需要详细说明手术的方法、操作步骤、注意事项等;④治疗效果观察项目(包括症状、体征、实验室指标)及治疗效果(包括疾病痊愈、显效、好转、无效);⑤随访情况,包括检查方法、观察计划、随访间隔和期限等;⑥实验组和对照组的选择和评价方法也应写出。

2. 研究方法及内容 实验方法在文中应详细、清晰地加以阐述和描绘,对大家尚不十分熟悉的方法应在文中注明作者和出处,通用方法一定要写明实验方法的名称。采用别人的方法时只对一个作者加以标注,不必照抄。对自己设计的新方法应该详细地介绍,以便别人进行复制,特别要注意那些可能直接影响测试结果的关键方法,以及创新和改进的实验方法。

需要注意的是,在叙述实验的过程时,通常采用实验过程的逻辑顺序而非采用实验进程的时间顺序。叙述的重点包括成功、失败、准确、谬误、可能性、局限性等方面,要求既简单明了,又无遗漏。防止写成流水账、不分主次,属保密性的方法可以不予介绍。

3. 统计分析方法 公共卫生论文必须根据其研究的目的和相关资料特点,并充分结合自己的专业知识,恰当、有效地运用各种统计手段,才能得到正确的、符合实际的结果。在充分区分研究数据中不同的反应变量的基础上,运用统计分析主要解决三个重要问题:一是反应变量之间是否有分组的差异;二是反应变量之间的差异是否可以被归因于分组的影响因素或者相互对比的影响因素;三是多个反应变量之间是否存在一定的联系。因此,科研数据的统计分析主要划分为以下 3 个步骤。

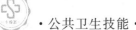

(1)数据整理:主要对数据信息质量进行检验,考察其中的数据分布和变量转化等,看其中的数据是否满足特定的统计学方法需要的条件。例如,计算平均数与标准差时要求数据基本呈正态分布,而分析方差时则要求每个组方差之间的区别不应太大。

(2)统计描述:按照分组因素或控制性因素分组分析计算各种不同相关反应变量的各种基础性相关统计量,如标准平均值、标准误、标准差、百分比等,得出各种相关统计资料的大致结构轮廓和进一步的统计分析研究方向,结果的呈现以各种统计图或者统计表为主。

(3)统计推断:用特定的统计学方法对数据进行详细的分析,如平均数之间的差别比较可以进行 t 检验或方差分析,反应变量之间的相关性可计算有机矩阵,反应变量和解释性变量之间的依存关系可拟合各种模型。各项检验所得的 P 值都是给出这一结论的重点和主要基础。

(六)结果

结果是描述调查和实验所得到的数据与事实,是论文的关键部分。实验成败由此判断,一切推理由此导出,所以结果不是原始资料的堆砌和原始数据的展示,而是将所获得的原始资料或数据充分表达出来,要求具体、真实、清楚、准确。

1.结果的内容 使用图或表对调查结果和实验结果进行分类,分析结果,讨论结果。通过数理统计和误差分析来说明结果的可靠性、再现性和范围。将实验结果与理论计算结果(包括异常现象和数据分析)进行比较。请注意:图表的结果及其直接的重要性需要用文字说明,复杂的图表需要指出作者强调的问题,或者希望读者注意的问题。

2.结果的表达形式

(1)图表:表达研究结果的有效手段,是公共卫生论文的重要组成部分之一。图表是一种具有形象意义的语言,起着文字叙述难以表达的作用。在多数医学类论文中,图表所占篇幅少于文字,且不与文字叙述重复,能节省篇幅。图表容易对比,可帮助理解。图更直观明了,表则使数据更精确紧凑。图表力求少而精,凡可用文字简单说明的资料,不必另做图表。一般的数据表示只用图、表之一;只有在表中数据非用图不能完整表述,或数据特别重要时,才可图、表并用。图应有自明性:只看图、图题和图例,不阅读正文,就可理解图意。每一幅图应有简短确切的图题,连同图号置于图下方。为了更好地便于被读者理解,有时会将图上的符号、标志、代码和实际使用的条件等,以最简练的语言和文字纵排于图解下方,作为图中例子的说明。

(2)照片:诊断和治愈效果的客观记录,具有直观性和说服力。要求具有清晰的图像、明确的层次和良好的对比度。显微镜下的病理照片上应显示放大尺寸和染色方法。

(3)统计表:简单明了,重点突出,层次清楚,有条理地罗列数据和统计量,方便阅读、比较和计算。通常使用三线表形式,即表中只有顶线、底线、标目线。表的上方注明表的标题和编号,表中数字一般用阿拉伯数字表示,表中的数字、符号、代码须对齐,如有需要,表中符号或代码说明可改为备注,放在表下方。

3.结果的写作要点

(1)要有科学性:在"三性(科学性、先进性、实用性)"中,科学性是基础,没有科学性,其他均为纸上谈兵,即使所得结果是真的,伪造数据和图表等虚假手段是绝对不允许的。为了保证数据和结果的可靠性,任何用以引证的数据必须相当有效,要经得起科学调查与研究。对照应有足够的数量,并给出 P 值。此外,为了避免计算性错误的发生,数字应经过反复核对,使全部数据准确无误,以保证结果的真实可靠。

(2)要用两分法撰写结果部分:要注意抓住事物的主要矛盾,但也不要忽视次要矛盾。要抓住事物的必然性,但也不要忽视事物发展中的偶然性。对一些成功的结果,要详细叙述,对一些不成功的或发生某些变故的结果,也要适当说明(如动物意外死亡、实验中出现的故障等),这些反面的教训可使他人少走弯路。

(3)要注意文风:撰写的科研论文,特别是其成果部分,要求有一种合乎逻辑、术语简单、明快流畅的意味。既要叙述详细又要简明扼要,抓住重点,特别是新发现的部分,应重点描述,而无关大局的一般性结果,则不必统统罗列出来,以减小篇幅,同时要求层次分明、简练可读。一定要熟练使用通用的临床医学术语及词汇和治疗技巧,忌用俗语和自创词汇。如"阑尾炎"不能写成"盲肠炎","踝部"不能写成"脚脖子"等。用词要适当,避免口语化,"就是"应改为"即","起初"应改为"开始","总的说来"应改为"总之"等。此外,还要求语句完整、节段清楚、层次分明、语句通顺和正确使用各种计量单位和符号等。

(4)正确地处理好文、表、图三者之间的关系:科研论文的内容必须做到客观、科学、完善,要尽量用大数据和事实说话。凡用简单的文字能够而且可以很好地讲清楚的知识点和内容,尽量以文字形式进行叙述,而使用文字不易说清或需讲得比较冗杂者,应该充分结合表或图来进行陈述。表和图必须具有一定的自明性,即其本身已经能够准确地说明这个问题,避免用表和图重复反映一组数据,也不必文字重复表中的数据。

(5)必须能够正确地使用法定的计量单位和各类符号:几乎每一篇论文在研究结果部分,都需要涉及法定的计量单位和各类符号。因此,应该引起重视并正确地运用一些法定的计量单位和符号。物理量与单位符号应按《中华人民共和国法定计量单位》的要求,选用合格、准确、可靠且具有一定规范性的单位和书写符号,不得已选用非合格、准确的单位或符号时,应当充分考虑到行业习惯。

(七)讨论

讨论是将研究结果从感性认识提高到理性认识的部分,是科研成果的总结性说明,其目的是综合说明全文结果的科学意义。讨论的焦点是说明研究结果、推论是否支持或者反对特定观点,并说明它们是否提出新的问题或见解。讨论的最大特点是,根据上述结果进一步追求"理性",分析和评价自己实验得到的结果,最终达到理论的高度,提出启发读者的新研究方向。

1. 讨论的内容 讨论的内容主要有以下几个方面。

(1)研究结果是否达到预期:回顾论文研究的主要目的或假设,探讨论文所得结果是否符合预期,如果未达到预期,则进一步说明原因。

(2)最重要结果的分析:概述最重要的研究结果,并对研究结果进行推理分析,说明得到该研究结果的原因或理由。

(3)对结果进行说明、解释或者推测:根据这些论文的结果能够得出一个怎样的推论。

(4)研究的局限性及其影响因素:指出研究的局限性及其影响因素,并提出改进措施。

(5)结果的理论意义:指出研究结果的理论意义和对社会医学实践的指导意义,即表明研究结果的实际应用价值。

2. 讨论的撰写 在流行病学调查类论文中,讨论部分应包括所调查疾病的传染源、病原体、暴发的原因、传播途径、影响因素和防治措施效果等,也可对调查方法和调查中某些重要结果进行讨论,或提出自己独特的见解,或肯定或否定前人的某些观点,或提出供后人借鉴的经验教训。如果由于调查设计或实施中的缺陷,本次调查得到的资料尚不能完全证实所提出的论点,也应加以说明,以供他人在同类调查中引起注意或继续探讨。

(1)在回顾性调查类论文中,讨论部分应包括以下3个方面的内容:①资料的质量控制;②混杂因子的控制;③疾病与暴露因素的联系的分析和解释。这里需特别指出的是,对回顾性调查结果的解释应特别谨慎。如果回顾性队列研究能代表全人群,则其结果对该人群有普遍意义;否则,意义较局限。病例-对照研究,如果包括了全人群的病例,对照又能代表全人群的非病例,其结论才有普遍意义。

(2)得出研究因素与疾病某种统计学关系主要有以下几个原因:①在设计或实施中的偏倚;②样本量小;③混杂因素的作用;④机会造成;⑤因果关系的反映。所以,不能一见有统计学联系,便做出研究因素与疾病相关的结论。

(3)就一个病例的对照来说,在基本上排除了偏倚、混杂因素、机会作用之后,还是应根据以下原则判断病例之间的因果关系:①联络强度;②剂量的反应关系;③特异性;④一致性;⑤与现有科学知识相符性。

(4)在国内市场调查类的论文中,所需要讨论的部分应该包括以下5个方面:①国内的研究结果、观点与本文的异同,并对其原因做出探讨;②对本文研究成果的重要性、价值和应用前景做出估计,表明本研究所具有的特点、水平;③对本文的研究成果做进一步的发挥和阐述,阐明作者的主要观点和见解;④研究分析与原来的假说或其他预期结果相矛盾或不完全符合的现象,提出看法并及时进行阐述;⑤提出存在的疑难点和问题,探讨今后研究的启示和设想。

(5)进行讨论时应当对本文所取得的结果加以推理,不能脱离自身的资源而去讨论别人的材料。讨论必须立论严肃,不做空泛的议题和超出限度的引申。一定要凸显自己的新发现和新认知,引证前人的目的是印证自己,罗列许多文献而不进行分析是毫无意义的,要尽量避免将这些讨论编译成一个关于文献的综述,也就是尽量避免与引言、方法及结果等组成部分重复。如果没有得到结论也不能勉强,避免在工作还没有完成时就提出或者暗示首创性。理由充分时,可以建立新的假设,但应当恰如其分。没必要重复前言和结果部分详述过的数据和资料。讨论中所提出的结论务必实事求是,切忌虚构和夸张,要简明、符合实际、合乎逻辑。切忌繁杂冗长,扣题不紧,东拉西扯。不要将与本文研究毫无关联或他人资料通通在讨论中加以评论。

(八)结论

结论又称结语或结尾语,位于正文的后面,是体现作者对整篇论文进行更深刻多维度的认识的总体性思考。该部分说明了全篇论文的核心思想和精髓,是整个研究过程的宝贵结晶,起着画龙点睛的作用。结论应该被视为论文正文的一个组成部分,但由于其十分重要,且其短而简明,内容上又具备了自己的相对独立性,因此,一般也可将其视为论文构成的一个组成部分。结论主要是对论文重点的归纳和提高,所以得到的结论既不是通过观察和实践得到的结果,也绝对不是在正文中所讨论的各种建议、意见之间进行简单的合并和重复。只有经过充分的论证,能够准确无误地说出来的观点,才能被写进结论。若研究工作还不能得到结论,就不要直接写结论。

结论主要是回答"研究出什么"的重大问题,其内容如下:研究的结果所需要揭示的理论、规律,所说明和解决的是理论与实际存在的问题;研究的是创新观点,对于已经发表的研究成果进行补充、修订和验收;研究工作与前人已有研究结果之间存在的差别;获得的科学研究成果及其具有的理论意义和实用价值;研究的局限性、遗漏未解决或是尚待发现和解决的问题,解决这些问题有可能存在的关键、方向和基本思路;对进一步深入开展研究或发表的相关课题提出建议和意见,指明可能在我国范围内的应用前景和进一步加强研究的发展方向。在结论的撰写中,应该注意以下三点。

1.精练准确 结论应该是精练而又完整、恰当的。对于内容比较多的研究论文,可以将结论的主要要点逐一列举出来,结论可以根据研究结果的重要性依次编排,分项式顺序书写后再进行叙述。每项都自成一个段落,几句乃至一句都是可以的,切忌繁杂冗长。不必写"才疏学浅""水平有限"等客套话,亦不必加入达到"国内先进水平"或"世界先进水平"等自我评价的言语。结论部分有时也包括笔者的意见和建议,如下一步研究工作的思路和设想、仪器装置将如何完善和改进、遗留哪些问题还有待解决等。

2.总结提高 结论的主要内容不仅包括作者通过对实验的结果和观测所得到的各类数据资料,更包括经过去粗取精、由表及里地处理与综合分析后,提炼出的具有典型概念的论据、若干个概念和判断,以及经过逻辑推理后逐渐形成的最终、总体论点,并对其做出恰当的评价。因此,结论促进研究从传统的感性认识向理性认识上升。结论以正文的阐述为基础,但比正文中的论述要更精练、更聚焦、更典型、更富有价值。

3.前后呼应 目前在一些学术论文中,存在着论文开始时讲一个事,收尾时又讲另一个事的现象,缺少前后的相互呼应。例如,在前言中我们首次明确提出了这篇论文的研究主旨和研究目的,但却始终未能在结语(或结论)中详细明确说明其研究目的及其是否能够实现的情况,发现了何种科学规律,解决了何种学术理论的实际应用问题;在前言中谈到的历史背景及其论文中前人所做的一些工作,但是在上述结语(或上述结论)中却始终未能详细明确地说明我们对于前人或他人的一些主要相关学术问题究竟做出了哪些新的检验,他们的结果与本文的主要研究结果是否相符,作者对此做出了哪些新的修订、补充、发展、肯定或者否定。因此,学术性论文的写作不妨学习一下文学作品讲究前后呼应的技巧。

(九)致谢

致谢是作者向给予研究工作提供各种帮助的组织或个人表示谢意的部分。致谢成为论文的一个组成部分,是由于现代科学发展的多极性和复杂性,致使科学研究越来越需要不同学科和多方面的协作。

1. 致谢的对象 对研究工作有直接实质性帮助的组织或个人,协助完成研究工作、提供帮助和便利条件的组织或个人,给予转载或引用权的资料、图片、文献、思想和设想的所有者,其他应感谢的组织和个人。

2. 致谢的禁忌

(1)剽窃之嫌:有的人对确实能够给予一些实质性帮助的事业单位或者个人不公开表示致谢,甚至连研究的方法都完全是从别人那里学来的,也只字不提,抢先发表。

(2)强加于人:将未曾参与、未曾阅读过论文的某些知名教授、专家、领导的名字统统写上,难免有借名家提高自己身价或搞关系之嫌。

3. 致谢的写作要点

(1)表达致谢的内容要具体:恰如其分地表达论文致谢的内容,是感谢对科技论文的选题、构思、撰写、修改给予指导的人员,还是感谢科学基金、奖学金基金、合同单位、企业组织,要逐一表达清楚。

(2)词语恰当、准确:应选用恰当的词语和句式来表述感谢之情,避免因用词不当而冒犯本应该接受感谢的个人或组织。

(3)选准表达形式:一般情况下,致谢放在正文之后,但大部分科技期刊要求把资助项目的感谢信息放到论文首页的脚注中。因此,要尊重出版物对致谢的习惯和规定的表达形式。

(4)注意联系沟通:应在论文完稿后与致谢对象联络、沟通,方便时请其阅读全文。成为被致谢者意味着他赞同论文的观点或结论。为了向他们本人表达崇高敬意,在致谢中写出接受感谢者的姓名时,可以直接添加具有博士、硕士学位或者兼任教授、高级技术工程师、研究员等高级专业技术职务(荣誉称号)的名称。

(十)参考文献

1. 参考文献的概念、引用目的和原则

(1)我国国家标准GB/T 7714—2015《信息与文献 参考文献著录规则》将参考文献定义如下:参考文献是对一个信息源或其中一部分进行准确和详细著录的数据,位于文末或文中的信息源。参考文献主要是在进行学术研究的过程中,对某一学术著作或者博士论文内容进行整体性的参考或者借鉴,是泛指为了进行该论文的写作而引用前人也包括自己已公开发表的其他有关文献,是科技论文必不可少的重要组成部分。引文评价质量指标与数量指标是作为考核和衡量评价各类相关科学技术性研究论文的学术质量、水平与一定科学技术基础所必需的重要衡量指标,是科学研究技术人员长期进行学术引文质量统计数据分析的主要信息数据来源之一。

(2)参考文献便于作者标明论文中某些论点、数据、资料与方法的出处,便于读者查阅原始资料,也便于作者进一步研究时参考,有助于证实论文的科学性,也表示对他人劳动成果的尊重。在论文撰写中,凡是引用他人报告、论文等文献中的观点、数据、材料、成果等,都应按论文中引用先后顺序排列,并在文中标明参考文献的顺序号。每篇参考文献按作者、篇名、文献出处排列。

(3)需要特别注意的是,凡被列入论文的参考资料,作者均应详尽地阅读了解,不能列入未阅读过的文献。一般只引用已公开发表的文献,内部讲义、内部刊物、私人信件及未发表的文章或著作一般不宜作为参考文献。论文写作收集资料量大,引用文献多,一般情况下只列出最主要的、最关键的、最近出版发行的文献。公共卫生论文的撰写会引用多种不同类型的文献,如常规性文献、特殊性文献等。文献的类型、载体形式不同,其引用格式就不同,应按每种文献相应的标准格式进行引用。

2. 参考文献的著录格式 国家标准规定必须著录的各类参考文献主要包括专著、专著中析出的文献、专利文献、连续出版物,以及连续出版物中的析出文献。参考文献的著录格式也应该有严格的要求和规定,根据ISO/DIS 690《文献工作—文后参考文献—内容、形式和结构》,我们可以考虑采用顺序编码制、著者-出版年制和引文标题注法3种形式,并对不同形式的文献著录格式作明确的规定。国际医学期刊编辑委员会(ICMJE)制订的《生物医学期刊投稿的统一要求》(又称温哥华格式,可在 https://www.icmje.org 上查看全文)规定,各种参考文献著录可以采用文献顺序排列编码制,我国最新的

GB/T 7714—2015《信息与文献　参考文献著录规则》规定,可以分别采用顺序排码制和著者-出版年制。顺序编码制就是对引文采用序号形式标注,文后参考文献列表按引文的序号排序的参考文献标注体系,其目前已成为我国许多大型高新技术论文期刊普遍推广使用的一种方式,顺序编码制的具体要求内容如下。

(1)论文正文中的引文用方括号标注阿拉伯数字,依正文中出现的先后顺序编号。方括号中的参考文献的序号,有的应采用上角标的形式,有的则不用。

(2)同一处引用多篇文献时,将各篇文献的序号在"[ ]"中全部列出,各序号间用逗号隔开。如是连续序号,可标注起讫号"-"。

(3)同一文献在论著中被引用多次,只编 1 个号,引文页码放在"[ ]"外,文献表中不再重复著录页码。

(4)如文中写出所引文献的著者,则引文编码标在原著者的右上角,如不出现引文著者名字,则标在该句(段)引文结束的右上角、标点符号之前。

(5)在文末参考文献表中按正文部分标注的序号依次列出所有的参考文献,项目应完整,内容应准确,各个项目的顺序和著录符号应符合规定(请注意:参考文献表中各著录项之间的符号是"著录符号",而不是书面汉语或其他语言的"标点符号",所以不要用标点符号的概念去理解)。

在提交的同一篇论文中,对于参考文献的著录,一定要注意 4 个方面的全文统一,即著录格式、作者项目、文献题名格式和文献来源格式。

(谭盛葵)

第三节　公共卫生报告撰写与应用

一、现场调查报告的撰写

现场调查报告是现场调查结果的集中展示,是现场处置人员与上级决策层、与关注事件的大众和媒体,以及与同行进行沟通的主要工具和手段。现场调查报告需要如实反映疫情的态势和控制的成效及进展;现场调查报告需要阐述疫情的原因、进展和调查的发现,并提出决策、建议,为上级决策层做好参谋;现场调查报告需要解释疫情发生的原因,满足风险沟通工作的需要和公众的知情权,提出公众应该采取的预防控制措施和建议,为卫生应急工作服务;现场调查报告便于同行交流调查发现、共享调查经验,为现在及未来的类似疫情的预防、调查和控制服务;现场调查报告还可为现场调查和疫情处置留下可溯源的真实记录和法律证据。

(一)现场调查报告的基本要求

现场调查报告应遵循的基本要求包括规范性、时效性、实用性、科学性、真实性、针对性,其中尤其重要的是规范性、时效性、实用性。对于初次报告和进程报告的撰写,必须迅速、及时,针对性较强,以便为上级部门做出正确决策和及时、有效的反应提供重要依据。科学性、真实性是现场调查报告的基本要求,创新性则往往要求相对较低。

1. 规范性　规范性是指调查报告的语言文字、表述形式等方面应遵循一定的质量要求,包括其中的行文格式、报告内容、专业术语等,以避免调查报告存在遗漏、谬误等问题,方便读者的阅读和使用。

2. 时效性　现场调查报告所陈述的问题,多为突发公共卫生事件处置中亟须解决的问题,是及时、有效开展现场调查和做出决策的重要依据,所以调查报告尤其是初次报告、进程报告等必须尽快完成,以免耽误疫情的控制。《国家突发公共卫生事件相关信息报告管理工作规范(试行)》对现场流行病学调查报告的种类和时限有明确的规定。

3. 实用性　现场调查报告要具有实际应用价值,对应对突发公共卫生事件有实用价值和推动作用,对当前疫情处置工作具有参考价值和指导意义。未来现场调查报告还可以适时转化为医学论文,让广大读者了解和掌握其内在的经验和规律,从而带来更深远的实用价值。

4. 科学性 现场调查报告的撰写应遵循科学的原理和方法,以及进行科学分析和论述。遵循科学原理,是指撰写时应遵循理论依据和事实依据,实事求是。科学的调查需要科学的方法,不能随意地取舍素材。分析和论述必须以足够的、可靠的调查数据为立论的基础,推导出科学、合理的结论。对于与现有材料相矛盾的、暂时不明确的调查结果,也应如实反映。

5. 真实性 真实性是现场调查报告的基础。现场调查报告的撰写必须以科学事实、客观数据和收集到的资料信息等为依据,通过客观的分析,合理的推理,得出真实、科学的结论。其写作过程,就是通过客观事实去认识和说明调查事件发生和发展的过程。

6. 针对性 现场调查报告必须具有针对性,要重点反映现时突发公共卫生事件控制中存在的问题。现场调查报告既要全面、客观地反映调查结果,也要避免对所有获知信息的堆砌,缺乏针对性和重点。

(二)现场调查报告的分类

1. 根据发生过程分类 按照《国家突发公共卫生事件相关信息报告管理工作规范(试行)》的要求,根据事件的发生发展过程、调查进度及相关调查报告的撰写时间,调查报告可以分为发生(初次)报告、进程报告、阶段报告(小结)和结案报告。

(1)发生(初次)报告:经初步核实后,根据事件发生情况及初步调查结果所撰写的调查报告,其目的是及时汇报事件发生的相关情况,提出遏制事件进一步发展的初步控制措施与建议,为下一步调查、控制提供依据。发生(初次)报告要求速度快、内容简明扼要。

发生(初次)报告一般要求如下:简要介绍已经掌握的事件相关特征,如事件名称、初步判断暴发事件的类别与性质、病例的发病时间、发病人数(人群)、住院人数(重症)、死亡人数、地区分布、主要的临床症状等;简要分析事件发生的原因(可疑因素),以及事态可能的发展趋势;简要介绍已经采取的措施或开展的工作,并就需要进一步开展的工作提出建议等。发生(初次)报告强调时效性,一般应在调查当天完成。

(2)进程报告:主要用于动态反映突发公共卫生事件中调查处理过程的主要进展、预防控制措施的效果及疫情发展趋势,并对前期工作的效果进行评价,对即将开展的后期工作提出建议。进程报告要求在获取有价值的最新信息后即刻完成,具有时效性,内容要新,速度要快。进程报告一般要求在调查展开初期每隔1~2天报告一次出现的新情况。事件处理中后期,由于疫情趋于稳定,报告间隔可根据实际情况适当延长。遇到重大及特别重大突发公共卫生事件时,至少按日进行进程报告。另外,进程报告的内容也是对发生(初次)报告的突发公共卫生事件相关信息报告卡、发生(初次)报告的内容进行补充和修正。

(3)阶段报告(小结):当调查处置持续进行较长时间时,每隔一段时间要对事件调查进行阶段性总结,回顾前期调查工作,对已采取的措施及其效果进行阶段性评价,对重大的措施转变进行分析论证,预测事件发展趋势,提出后期工作安排和建议。阶段报告(小结)一般是在突发公共卫生事件处置告一段落,或发生重大进展或转折,或需要对控制措施采取重大调整和改变等情况时撰写,要求内容全面,报告迅速。

(4)结案报告:在处置突发公共卫生事件全面调查结束后,需要对整个工作进行全面回顾时进行撰写,要求内容全面、数据准确、信息完整。结案报告一般包括以下内容:事件的发生和进展;病例数据及患者的救治;调查的开展、调查结果,以及分析和验证;采取的预防控制措施及其效果;事件发生及调查处理工作中暴露出的不足和缺点,通过事件总结出的经验教训,预防、处置类似事件的再次发生及下一步需改进的工作建议等。

2. 根据使用对象和撰写目的分类 调查报告根据使用对象和撰写目的的不同,可以分为行政报告、业务报告、医学论文、新闻通稿以及简报(快报、通报)等。

(1)行政报告:主要是向政府行政部门所作的报告。报告要求简明,速度快,简单介绍事件发生起因、发展经过和原因,已经开展的工作和取得的成绩,当前存在的主要问题,下一步行动计划和建议,需要政府部门出面解决的问题等。

(2)业务报告:一起事件的全面报告,类似于结案报告。业务报告没有固定的模式,格式和内容均较为灵活。

(3)医学论文:一般情况下,医学论文就是针对整个突发公共卫生事件调查处理的某个侧面,按照医学论文的格式和要求进行撰写的调查报告。

(4)新闻通稿:通过新闻媒体向公众正式发布消息的文稿。一般情况下,新闻通稿主要简单介绍事件发生起因、主要经过、有关部门采取的措施及其结果、公众注意事项等。

(5)简报(快报、通报):以简要的形式对某一研究成果进行短小精悍的报道,多用于系统内部通报情况,简单介绍事件发生起因、主要经过,重点强调暴露的问题和经验教训,提出建议。

3. 根据调查报告内容分类 调查报告根据所涉及的内容可以分为暴发疫情调查报告、不明原因疾病调查报告、中毒事件调查报告等。

(1)暴发疫情调查报告:基于传染病流行病学基本理论,侧重阐述传染病发生的三个环节及影响因素,分析疫情暴发的原因,说明采取的措施及效果。

(2)不明原因疾病调查报告:需在全面描述突发公共卫生事件发生发展情况的基础上,侧重分析事件发生可能的原因,病因假设的研究、探索或验证,以及可能开展的预防控制措施和建议。

(3)中毒事件调查报告:全面描述中毒事件发生的经过、波及范围、发生原因、危害程度、采取的措施,以及经验教训和建议等。

(三)调查报告的格式及内容要求

1. 标题 标题应简练、准确、高度概括现场调查的时间、地点及主要内容,有时"时间""地点"可以根据实际需要省略掉。其基本格式如下:×××关于×××的调查报告,关于×××的评价报告,如"2018年6月某学校沙门氏菌食物中毒事件的调查报告"。

2. 前言 前言部分主要是交代开展本次调查的性质及调查的背景,简述事件发生的时间、地点、接报及上报情况,调查经过及内容,一般在200字左右。

3. 基本情况

(1)背景资料:简述事件发生地的背景资料,包括相关的社会因素和自然因素,如地理位置、周边环境、气候状况、人口构成、社会经济、卫生服务机构、既往相关疾病流行情况、有关预防接种情况等。重点描述与突发公共卫生事件性质和原因有关的本底情况,例如,突发公共卫生事件疑似虫媒传染病,报告撰写时应说明疫情发生地的媒介(昆虫)的种类、密度及变化情况。如果是集体单位发生的传染病突发事件,应介绍该集体成员组成情况、日常活动情况等基本信息。

(2)疫情调查。

①发病情况:描述病例发现过程及发病情况。

②临床特点:包括患者的临床症状和体征、各种检查结果、主要诊断依据,以及疾病分型或分级。

③流行病学特征:根据不同阶段目的制订适宜的病例定义,描述疾病的流行强度,包括突发公共卫生事件的总发病数、发病率、死亡数、死亡率等,以及事件的波及范围,三间分布(发病的时间分布、地区分布、人群分布)特征,注意使用率来进行描述,尽可能附带图表来描述,以求简单明了。

④卫生学调查结果:描述突发公共卫生事件发生现场的环境卫生、食品卫生、人员卫生、生产环节、危险品溯源等卫生学调查结果。

⑤现场采样与实验室检测结果:描述样本的采集和检测结果,需注明各类样本的采集份数、检测项目、阳性份数及阳性率等。

⑥病因分析与验证:运用描述性流行病学研究方法,综合临床信息、流行特点、卫生学调查结果和实验室检测结果,提出病因假设;运用分析性流行病学研究方法(病例对照研究、队列研究)检验病因假设;运用实验流行病学研究方法(控制措施效果)验证病因假设;根据病因推断标准推断病因,做出可能的判断。

⑦防控措施与效果评价:描述各种防控措施的落实情况,采取措施的时间、涉及范围和对象等情况;

选择合适的过程性指标,如疫苗接种率、人群检测率、传染源的隔离率、新发病例数等;防控措施实施后,需要对其效果做出评价,效果好坏是验证病因假设的重要标准。如果效果不佳或新发病例数持续增加,应分析原因,判断是否病因假设存在问题,或控制措施存在漏洞,进而提出修正措施。注意对防控措施效果进行评价时,需分别描述已采取的防控措施和即将实施的防控措施。

⑧结论:应结合现场调查、流行因素分析、防控措施及效果评价等结果综合分析得出。

⑨疫情趋势预测:分析该事件可能的发展趋势。

4. 建议 综合调查结果、流行因素分析及防控措施效果,事件的复杂程度,分析该事件可能的发展趋势,进而提出下一步工作如何开展,包括深入调查研究的建议、仍需要解决的问题;根据调查结果、结论和经验教训,提出预防、控制和现场处置类似事件的建议。

5. 小结 若事件比较复杂,疫情处置持续时间比较长,可分部分和阶段进行小结。

6. 报告单位和报告日期 注明报告单位和报告日期。

(四)调查报告撰写的注意事项

(1)标题与调查报告的内容要一致,杜绝标题大、内容小或文不对题。

(2)不同类别报告有不同的格式要求和侧重点,需灵活把握,不拘泥于格式。

(3)要注意相关背景部分的描述,避免重要背景信息交代不清或无关背景信息混杂其中。

(4)要重视调查方法等要素的介绍,包括病例定义、抽样方法、实验方法等。

(5)要全面、客观地介绍流行病学调查结果,列举材料要充分,不要只列举对结论有利的材料。

(6)现场调查报告应做到文字精练、内容精确,审核和修改不容轻视。

(五)调查报告示例

【示例1】

关于某学校食物中毒事件的初次报告

2018年6月27日17时10分,某城区疾病预防控制中心接到某城区某学校卫生所电话报告,称该学校有数名学生出现发烧、恶心、呕吐、腹痛、腹泻等症状。接到报告后,本中心立即派遣相关专业技术人员赶赴现场开展流行病学、卫生学调查,并采集相关样品进行检测,协助该卫生所及时护送病情较重的学生到附近的人民医院进行救治,同时将该事件报告城区卫生局和市疾病预防控制中心。

1. 基本情况 某学校位于某城区××路××号,设初中班级15个,共有学生690人,教职工92人,其中住校生366人。学校有食堂一个,食堂卫生条件一般,生活饮用水为市政供水。

2. 发病情况 2018年6月27日15时40分,学校初中三年级学生王某某感觉恶心、腹痛,其后水性腹泻2次,感觉身体不适后来到学校医务室寻求治疗。其后,接二连三的发烧、恶心、呕吐、腹痛、腹泻等症状的学生到医务室求助,这引起校医的警惕,其怀疑学校发生食物中毒事件,于是向城区疾病预防控制中心报告。截至27日20时30分,共有24例患者到人民医院初诊,5例病情较重的患者住院治疗。患者的临床表现主要为恶心、呕吐、腹痛、腹泻、头痛、头晕等。

3. 流行病学调查 学校只有1个食堂,其中从事餐饮的工作人员有4人。中餐全校师生在此就餐,也供应早餐、晚餐给住校学生。6月25—27日早餐均为肉包子、米粉、煮鸡蛋和豆浆;6月25日中餐和晚餐一样,有烤鸭肉、肉丸、麻婆豆腐、青菜;6月26日中餐和晚餐一样,有鸡肉、豆腐干炒肉、四季豆、青菜;6月27日中餐有油炸带鱼、芹菜炒肉、莴笋、青菜。由于临近期末考试,学校领导考虑到学生们学习紧张,中午给每位学生免费提供一份××饼屋提供的奶油蛋糕。

4. 卫生学调查 食堂卫生许可证等证件齐全,从事餐饮的食堂工作人员均持有有效的健康证。学校使用的生活饮用水全部来自市政供水,供水管路正常,周边单位没有反映异常情况。学校无二次供水设施,学生宿舍卫生状况良好,学校无小卖部。

5. 采样和实验室检测 对15例患者(包括首发病例、住院患者)和10名健康学生进行了肛拭子采样,并采集27日中餐食品油炸带鱼、芹菜炒肉、莴笋、青菜,以及奶油蛋糕各2份(每份约250 g),呕吐物1份,送实验室检测。检测指标包括霍乱弧菌、沙门氏菌、副溶血性弧菌、蜡样芽胞杆菌、金黄色葡萄球菌、大肠埃希菌、志贺氏菌等,结果待出。

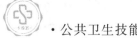

6. 初步调查分析 根据患者的临床表现,结合流行病学调查情况,初步推断很可能是一起食物中毒事件,具体病因有待流行病学调查和实验室检测确定。

7. 已采取的措施与下一步的工作建议

(1)积极治疗患者:目前住院的 5 例患者,医院采取对症治疗方案,病情稳定,未发生死亡病例。

(2)密切关注疫情动态,组织人员搜查漏诊对象,积极救治病情较重的患者,并密切关注已接受诊治但未住院的患者。

(3)学校食堂目前已封闭,食品已封存。××饼屋提供奶油蛋糕一事已报告市疾病控制中心,并由市疾病控制中心协调相关单位对××饼屋进行调查处置。

(4)继续进行流行病学调查和卫生学调查,分析查找暴发原因。

(5)建议学校及时与学生家长进行沟通,避免不必要的惊慌。

(6)建议有关部门关注舆论动态,必要时及时解释和引导,控制舆情的发展。

某城区疾病预防控制中心将根据流行病学调查、事件进展及实验室检测情况,及时向上级有关部门报告事态的进展情况。

某城区疾病预防控制中心

2018 年 6 月 27 日

【示例 2】

关于某学校食物中毒事件的进程报告

2018 年 6 月 28—29 日,我中心对某学校食物中毒事件继续进行调查,现将有关调查的进展情况报告如下。

1. 目前事态 目前事态已趋于稳定,截至 2018 年 6 月 29 日 10 时,某学校学生中共发现患者 55 例,7 例住院治疗。目前疫情已基本得到控制,住院患者已转好出院 5 例,剩下 2 例继续住院观察治疗,病情稳定。29 日,学校已恢复正常上课,学生均已正常生活和学习。食堂暂未恢复营业。

2. 事件原因调查情况 学校自有食堂 1 个,其中从事餐饮的工作人员有 4 人。中餐全校师生在此就餐,也供应早餐、晚餐给住校学生。该校共有学生 690 人,教职工 92 人,其中住校生 366 人。6 月 27 日中餐有油炸带鱼、芹菜炒肉、莴笋、青菜。由于临近期末考试,学校领导考虑到学生们学习紧张,中午给每位学生免费提供一份××饼屋提供的奶油蛋糕。学生领取蛋糕分两个窗口,1 号窗口和 2 号窗口。目前发现患者主要来源于 1 号窗口。另外,从 1 号窗口领取蛋糕的部分学生反映出一个问题,领取的奶油蛋糕感觉到味道"不正""不新鲜",很多没生病的学生都是只吃了不到一半就不吃了。25—27 日除 1 号窗口的蛋糕以外,其他食品和饮用水均没有发现异常情况。

现场调查情况显示,部分学生在 27 日 14 点 30 分就开始感觉到腹部不适。许多同学感觉不适后没有选择就医,而是服用了诺氟沙星胶囊等消炎药,目前均正常。

综合各方信息,本中心初步分析这是一起由于奶油蛋糕污染引起的食物中毒事件。目前暴发已得到控制,新增患者人数大幅下降,29 日凌晨至今只新增 1 例患者。采集的呕吐物、肛拭子和可疑食物标本均正在检测中,具体原因有待进一步调查分析。

3. 下一步工作打算

(1)继续救治在院患者,并跟踪随访已接受诊治的人员,同时要求学校密切关注学生状况,发现患者即刻报告本中心。

(2)完善流行病学调查和卫生学调查,查找、分析发病原因;对 1 号窗口环境状况和工作人员进行进一步调查,采集环境样本和工作人员肛拭子进行检测。

(3)请××饼屋所在地的卫生监督管理部门加强信息交流,及时通报调查结果。

某城区疾病预防控制中心

2018 年 6 月 29 日

【示例3】

关于某学校食物中毒事件的结案报告

2018年6月27日17时10分,某城区疾病预防控制中心接到某学校卫生所电话报告,称该学校有数名学生出现发烧、恶心、呕吐、腹痛、腹泻等症状。接到报告后,本中心立即派遣5名专业技术人员赶赴现场开展流行病学、卫生学调查,并从患者呕吐物、肛拭子,和××饼屋提供的奶油蛋糕中检出沙门氏菌。根据流行病学调查结果、患者临床表现和实验室检测结果,判断本事件为一起奶油蛋糕被沙门氏菌污染所致的食物中毒事件。现将有关调查情况报告如下。

1. 基本情况 某学校位于某城区××路××号,设初中班级15个,共有学生690人,教职工92人,其中住校生366人。学校有食堂一个,食堂卫生条件一般,生活饮用水为市政供水。

2. 发病情况 2018年6月27日15时40分,学校初中三年级学生王某某感觉恶心、腹痛,其后水性腹泻2次,感觉身体不适后来到学校医务室寻求治疗。随后接二连三的发烧、恶心、呕吐、腹痛、腹泻等症状的学生到医务室求助,这引起校医的警惕,其怀疑学校发生食物中毒事件,于是向城区疾病预防控制中心报告。本次暴发共有确诊患者56例,末例病例发病时间为6月30日10时30分,之后无新发病例。病情较重的住院患者7例,在学校附近的人民医院住院,给予补液和维持电解质等对症治疗,目前均康复出院,无危重病例及死亡病例。

3. 流行病学调查

(1)基本情况调查:学校自有1个食堂,其中从事餐饮的工作人员有4人。中餐全校师生在此就餐,也供应早餐、晚餐给住校学生。6月25—27日早餐均为肉包子、米粉、煮鸡蛋和豆浆;6月25日中餐和晚餐一样,有烤鸭肉、肉丸、麻婆豆腐、青菜;6月26日中餐和晚餐一样,有鸡肉、豆腐干炒肉、四季豆、青菜;6月27日中餐有油炸带鱼、芹菜炒肉、莴笋、青菜。由于临近期末考试,学校领导考虑到学生们学习紧张,中午给每位学生免费提供一份××饼屋提供的奶油蛋糕。学生领取蛋糕分两个窗口,1号窗口和2号窗口。从1号窗口领取蛋糕的部分学生反映出一个问题,领取的奶油蛋糕感觉到味道"不正""不新鲜",很多没生病的学生都是只吃了不到一半就不吃了。25—27日除1号窗口的蛋糕以外,其他食品和饮用水均没有发现异常情况。现场调查情况显示,部分学生在27日14点30分就开始感觉到腹部不适。许多同学感觉不适后没有选择就医,而是服用了诺氟沙星胶囊等消炎药,目前均恢复正常。

××饼屋调查结果显示,提供给某学校的奶油蛋糕是学校专门定制生产的,27日当天5点前制作完成,共制作700份,分7个包装盒进行分包,在常温下单独存放和运输。天气预报资料显示,27日白天最高温度达到34 ℃左右,蛋糕制作完成到中午就餐时间相隔7~8 h,加上外包装盒封闭包装保温性好,温度适宜,致病微生物在此环境中大量繁殖。由于该批产品为定制产品,所用原材料和成品都没有留存,是否由于生产环节污染或原材料存在问题还无定论。

(2)病例定义。6月27日中午在学校食堂就餐的师生,出现下列情况之一者判为病例:①发热、发烧(体温≥37.5 ℃);②24 h腹泻2次以上者;③24 h呕吐2次以上者;④有腹泻,伴随有恶心、腹痛等肠道不适症状;⑤有呕吐,伴随有恶心、腹泻、腹痛等肠道不适症状。经核实,符合病例定义者共有56例。

(3)三间分布。

①人群分布:全校学生690人,发病56人,罹患率8.12%,教职工无病例;男性22例,占39.29%,男性罹患率为5.71%;女性34例,占60.71%,女性罹患率为11.15%。女同学罹患率高于男同学,差异有统计学意义($P<0.05$),见表5-1。学校三个初中年级均分布有病例,年级之间差异无统计学意义($P>0.05$),见表5-2。

表 5-1 某学校食物中毒事件不同性别食物中毒罹患率

	学生数/人	病例数/人	罹患率/(%)	χ^2	P
男	385	22	5.71	6.737	0.009
女	305	34	11.15		
合计	690	56	8.12		

表 5-2 某学校食物中毒事件不同年级食物中毒罹患率

年级	学生数/人	病例数/人	罹患率/(%)	χ^2	P
初一	247	21	8.50		
初二	235	18	7.66	0.116	0.944
初三	208	17	8.17		
合计	690	56	8.12		

②时间分布:病例分布时间在餐后 2～96 h。首发病例在 6 月 27 日 14 点 30 分发病,末例病例为 6 月 30 日 10 点 30 分发病;潜伏期最短 2 h,最长 70 h,平均潜伏期为 8 h,见图 5-1。

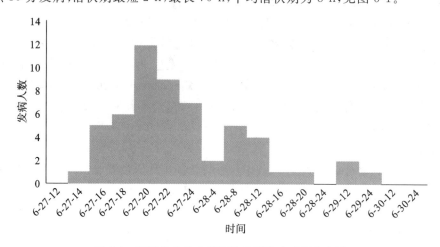

图 5-1 某学校食物中毒事件病例发病时间分布图

③地区分布:该校教室相对较为集中,学生集中住宿在一栋宿舍楼。校内住宿学生 366 人,罹患率为 8.74%。校外住宿学生 324 人,罹患率为 7.41%。校外住宿学生与校内住宿学生相比,罹患率差异无统计学意义($P>0.05$),结果见表 5-3。

表 5-3 某学校食物中毒事件不同住宿地点食物中毒罹患率

住宿地点	学生数/人	病例数/人	罹患率/(%)	χ^2	P
校外	324	24	7.41		
校内	366	32	8.74	0.411	0.521
合计	690	56	8.12		

4.卫生学调查 该校食堂卫生许可证等证件齐全,从事餐饮的食堂工作人员均持有有效的健康证,无生病不适者。食堂整体卫生情况一般,布局还算合理,生熟区分开。生活饮用水来自市政供水,供水管路正常,周边单位没有反映异常情况。学校无二次供水设施,学生宿舍卫生状况良好,学校无小卖部。

5.临床症状 患者的临床表现主要有恶心、呕吐、腹痛、腹泻等,部分病例还伴有头晕、乏力等症状。所有患者均有腹泻,24 h 腹泻 3～16 次,平均 5.5 次,以水样便为主。出现呕吐的比例超过 85%,24 h 呕吐 0～9 次,平均 2.6 次。其临床症状分布情况见表 5-4。

表 5-4 某学校食物中毒事件病例临床症状分布情况

临床症状	患者数/人	所占比例/(%)	情况说明
恶心	56	100.00	
呕吐	49	87.50	0～9 次/24 h,平均 2.6 次
腹痛	54	96.43	
腹泻	56	100.00	3～16 次/24 h,平均 5.5 次

续表

临床症状	患者数/人	所占比例/(%)	情况说明
头晕	45	80.36	
头痛	27	48.21	
乏力	16	28.57	
畏寒	3	5.36	
出汗	3	5.36	
口渴	12	21.43	
抽搐	1	1.79	
体温≥38.0 ℃	6	10.71	发热合计占比 64.29%
体温≥37.5 ℃	30	53.57	

6. 实验室检测　我中心对 15 例患者(包括首发病例、住院患者)、10 名健康学生,以及 1 名 1 号窗口工作人员进行了肛拭子采样,并采集 27 日中餐食品油炸带鱼、芹菜炒肉、莴笋、青菜,以及奶油蛋糕各 2 份(每份约 250 g),呕吐物 1 份,1 号窗口环境样本 5 份送实验室检测。检测结果显示,3 例患者肛拭子样本、奶油蛋糕以及呕吐物中均检测出沙门氏菌,未检出其他病原体。

7. 病因分析与推断　现场调查中,本中心对 35 例患者和 55 名未发病者进行个案调查,数据整理后输入 SPSS20.0 软件进行统计分析。结果显示,患者与未发病者食用 1 号窗口领取的蛋糕暴露率有显著差异($P<0.001$,OR$=23.843$,95%CI$=6.405\sim88.755$),见表 5-5。

表 5-5　某学校食物中毒事件危险因素暴露的比值比(OR)

危险因素	病例组		对照组		P 值	OR(95%CI)
	是	否	是	否		
27 日在食堂吃早餐	28	7	42	13	0.686	1.238(0.439~3.488)
食用 1 号窗口领取的蛋糕	32	3	17	38	<0.001	23.843(6.405~88.755)
食用 2 号窗口领取的蛋糕	3	32	38	17	<0.001	0.042(0.011~0.156)
油炸带鱼	21	14	33	22	1	1(0.421~2.375)
芹菜炒肉	12	23	20	35	0.841	0.913(0.376~2.219)
莴笋	28	7	39	16	0.335	1.641(0.596~4.516)
青菜	33	2	50	5	0.701	1.650(0.302~9.011)
米饭	33	2	53	2	0.641	0.623(0.084~4.636)

综合现场调查线索和病因分析,吃蛋糕在前,发病在后,符合关联的时间顺序;食用 1 号窗口领取的蛋糕者发病概率是非食用 1 号窗口领取的蛋糕者的 23.843 倍,存在较强的关联强度;实验室检测结果显示,3 例患者肛拭子样本、奶油蛋糕及呕吐物中均检测出沙门氏菌,存在实验证据;患者的临床表现主要有发烧、恶心、呕吐、腹痛、腹泻等症状,符合沙门氏菌中毒的特点,符合关联的特异性;从 1 号窗口领取蛋糕的部分同学,感觉味道不对后就没有吃完,这些同学大多数都没有生病,符合剂量反应关系。综上所述,食用 1 号窗口领取的蛋糕极有可能是引起本次沙门氏菌中毒的病因。

至于为什么患者主要集中在 1 号窗口,其原因很可能是部分蛋糕受到沙门氏菌的污染,该批次产品分装后集中在 1 号窗口分发。1 号窗口环境和工作人员不存在问题,污染源很可能与原材料(鸡蛋、奶油等)、包装盒、运输环节等有关。

8. 结论　根据临床表现、潜伏期、流行病学调查、卫生学调查和实验室检测结果综合分析,确认本次公共卫生突发事件是一起由沙门氏菌污染食物引起的食物中毒事件,病因为 6 月 27 日中午食用××饼屋提供的奶油蛋糕。

9. 建议

(1)有关部门加强对本次事件相关的食品制作场所的监督管理和教育培训,从原材料进货、生产场所、生产人员、食品存放和运输等环节入手,加强卫生质量管理,严格把关。

(2)学校要加强食品卫生安全管理,消除各种食品安全隐患,同时开展食品安全应急知识教育和培训。

(3)加强对社会公众的食品安全知识宣传和教育。

(4)在社区定期组织开展各类突发公共卫生事件的应急演练。

某城区疾病预防控制中心

2018 年 7 月 2 日

二、检测与评价报告书

(一)职业病危害因素检测与评价报告书编制要点

职业病危害因素检测与评价报告书系准法律文书。《中华人民共和国职业病防治法》规定,职业病危害因素检测、评价由依法设立的取得国务院安全生产监督管理部门,或者设区的市级以上地方人民政府安全生产监督管理部门,按照职责分工安排有相关资质的职业卫生技术服务机构进行。职业卫生技术服务机构所作检测、评价应当客观、真实,应当符合有关标准和规范。

职业病危害因素检测与评价报告书格式与内容如下。

1. 封面内容 职业病危害因素检测与评价报告书封面包括报告书编号、样品名称、委托单位、评价类别(一般委托、监督委托、鉴定委托)、检测评价机构(盖章)、报告日期等。

2. 正文 一般包括以下七个部分的内容。

(1)一般情况:样品名称、编号及数量,检测项目,受检单位及地址,委托单位及地址,检测评价单位、检测评价类别、检测日期、评价日期等。

(2)检测与评价依据:列出报告中所检测的职业病危害因素的检测依据及最低检出值;列出所检测的职业病危害因素相对应的国家职业卫生标准名称和所检物质的工作场所有害因素职业接触限值。

(3)工作场所现场情况:对所检测的工作场所职业危害因素种类与状态、作业方式、接触人数、接触时间和个体防护情况进行简述。

(4)检测条件和样品采集情况:简述定点采样和个体采样方法及采样时的生产状况(正常生产状态、半停产状态、停产状态、事故状态)和环境气象条件。

(5)检测结果与评价:检测点(工作地点、岗位)职业病危害因素浓度(或强度)未超过国家职业卫生标准的,判定为合格;超过国家职业卫生标准的,判定为不合格。

(6)改进措施和建议:对不合格的检测点(工作地点、岗位),应分析其原因,提出改进措施和建议。

(7)附录:对有关重要资料,如作业场所职业病危害因素测定点分布示意图、实验室检测报告等,可以用附录的形式呈现。

3. 注意事项

(1)职业病危害因素检测与评价报告书的编制应依据相关法律、法规、协议和国家卫生标准进行。

(2)报告书的评价结论及检测机构名称,未经同意不得用于广告、评优和商品宣传。

(3)对报告书检测与评价结论有异议的,应于收到之日起十五日内向检测与评价单位提出异议。

(4)检测与评价报告书涂改、增删无效。

(5)检测与评价报告书无检测人、评价人和审核人签字者无效。

(6)检测与评价报告书无检测评价机构盖章者无效。

(7)检测与评价报告书不得部分复制或复印件单位印章不符合者无效。

(8)检测与评价报告书一式三份(受检单位、受检单位交所在地安全生产监督管理部门各一份,检测评价机构存档一份)。

(二)其他项目(水质、公共场所等)检测与评价报告书编制要点

其他项目(水质、公共场所等)检测与评价报告书可以参考职业病危害因素检测与评价报告书格式与内容进行设置。其主要质量控制要点包括检测条件和样品采集情况、检测与评价依据、检测结果与评价、不符合项的原因分析等。

一般情况下,对于其他项目(水质、公共场所等)检测与评价报告书,各报告单位均有固定的模板,各单位所出具的报告书格式可能会有一些不同,但内容大体相同,主要内容和格式如下。

1.封面内容 封面内容包括报告书编号、样品名称、委托单位、评价类别(一般委托、监督委托、鉴定委托)、检测评价机构(盖章)、报告日期等。

2.现场检测与评价报告书说明 报告书说明主要内容包括注意事项,以避免不必要的纠纷。

3.正文 一般包括以下七个部分的内容。

(1)一般情况:样品名称、编号及数量,检测项目,受检单位及地址,委托单位及地址,检测评价单位、检测依据、评价依据、检测评价类别、采样方式、采样容器、采样人员、检测日期、评价日期等。

(2)评价目的:简述本次检测与评价的目的。

(3)检测结果与评价:检测项目、检测结果、标准限值等。检测结果符合标准限值,判定为合格;不符合标准限值,判定为不合格。

(4)不符合项的原因分析:对不符合项进行简要的原因分析,简述其危害。

(5)评价结论:根据评价目的和检测结果,得出评价结论。

(6)建议:对不合格的项目给出整改意见和建议。

(7)检测人、评价人、审核人签字。

(何晓)

附　　录

附录 A　老年人健康调查表

您好,我叫×××,来自××××。我们正在做一次与健康相关的调查。希望您能回答我们几个问题,我们想听听您的真实看法或想法。我们会占用您5～10分钟时间。本次调查不记姓名,对您的回答我们一定保密。调查时您可以咨询一些健康方面的问题,我们会尽量解答。感谢您对我们工作的支持,谢谢!

A　背景信息　本部分内容由调查员根据背景资料,在访问前预先填写。

A01 调查对象编号:＿＿＿＿＿＿＿＿＿＿(6位数地区编码＋4位数顺序号＋调查轮次(A～J),比如某县地区编码为450223,是第一轮调查,那么该县第一轮调查第一份问卷的编号为4502230001A,以此类推。)

A02 调查县(市):＿＿＿＿＿＿＿＿＿

A03 调查时间:＿＿＿＿年＿＿＿＿月＿＿＿＿日

B　一般情况和其他疾病史

B01 性别:①男　②女

B02 出生日期:＿＿＿＿年＿＿＿＿月＿＿＿＿日(或者＿＿＿＿岁)

B03 民族:①汉族　②壮族　③其他(请注明)＿＿＿＿

B04 文化程度:①文盲　②小学　③初中　④高中/中专　⑤大专　⑥本科　⑦硕士及以上

B05 职业:①工人　②农/牧民　③商业服务人员　④机关/事业单位工作人员

　　　　　⑤无业　⑥个体　⑦学生　⑧流动务工人员　⑨其他(请注明)＿＿＿＿

B06 婚姻状况:①未婚　②同居　③已婚/再婚　④离异/分居　⑤丧偶　⑥其他(请注明)＿＿＿＿

B07 已婚:①离异(时间:＿＿＿＿年＿＿＿＿月)　②丧偶(时间:＿＿＿＿年＿＿＿＿月)

B08 既往慢性病史(可多选):

①无　②高血压　③心脏病　④糖尿病　⑤结核病　⑥其他重要疾病(疾病名称:＿＿＿＿)

B09 现在您与谁居住在一起?

①配偶　②子女　③配偶＋子女　④独自一人　⑤异性同居　⑥其他人

B10 您现在的生活费从哪里来(可多选)?

①子女给　②退休工资　③以前的积蓄　④低保　⑤创收(种养/做生意/打工等)

⑥其他(请注明)＿＿＿＿

B11 您每个月累计能支配的生活费有＿＿＿＿元。

B12 您有＿＿＿＿个儿子,其务工情况:

①＿＿＿＿个在家务农　②＿＿＿＿个外出打工　③＿＿＿＿个在读书　④其他务工情况＿＿＿＿个

B13 您有＿＿＿＿个女儿,其务工情况:

①_____个在家务农　②_____个外出打工　③_____个出嫁　④_____个在读书
⑤其他务工情况_____个

C　艾滋病检测情况

C01 您听说过艾滋病吗？　①听说过　②没听说过（跳至D01）

C02 您是否接受过艾滋病检测？　①是（跳至C04）　②否

C03 您没有接受艾滋病检测的原因是什么？

①担心被感染　②没有时间　③不知道去哪里检测　④不愿意去医疗单位检测　⑤害怕扎针
⑥害怕在检测点被朋友看到　⑦如果自己去检测，人们会认为自己感染了艾滋病　⑧害怕检测人员或医护人员不能为自己保密　⑨等待检测结果的过程痛苦　⑩害怕知道自己是阳性　⑪如果检测结果阳性，害怕受到歧视　⑫因为没有治愈方法，所以检测没用　⑬如果检测结果阳性，不能负担治疗费用
⑭其他（请注明）_____

C04 您的性伴侣、配偶是否接受过艾滋病检测？　①是（跳至D01）　②否　③不知道

C05 您的性伴侣、配偶没有接受艾滋病检测的原因是什么？

①担心性伴侣、配偶接受不了现实　②担心受到歧视，不敢告知性伴侣、配偶　③一夜情，无法告知性伴侣检测　④性伴侣、配偶认为自己没有艾滋病，不需要检测　⑤性伴侣、配偶害怕检测出阳性，不敢检测　⑥其他（请注明）_____

D　与配偶/固定性伴侣性行为情况（只问婚姻状况为在婚或同居者）

D01 您目前与配偶或同居者平均每月发生性行为的次数为几次？

①10 次及以上　②5～9 次　③1～4 次　④0 次（跳至D05）

D02 您最近一次与配偶或同居者发生性行为时使用安全套了吗？　①使用了　②未使用

D03 目前您与配偶或同居者发生性行为时使用安全套的频率如何？

①从未使用　②有时使用　③每次都用（跳至E01）

D04 您与配偶或同居者发生性行为时，不使用安全套的原因是什么？（可多选）

①影响快感　②认为双方都是健康的　③认为双方无避孕需要　④怕对方怀疑自己不干净　⑤省钱　⑥对方不愿意使用　⑦其他（请注明）_____

D05 您和配偶停止性生活是什么时候？_____年_____月（或者_____岁）

E　与临时性伴侣性行为情况

（临时性伴侣是指非商业非固定性伴，即偶尔有性行为非商业性的异性性伴侣，如一夜情等。）

E01 您与临时性伴侣发生过性行为吗？①是　②否（跳至F01）

E02 您与多少个临时性伴侣发生过性行为？

①1 个　②2～4 个　③5～10 个　④>10 个

E03 您与临时性伴侣发生性行为的次数是多少？

①1～9 次　②10～49 次　③50 次及以上

E04 您与临时性伴侣发生性行为时使用安全套的频率如何？

①从未使用　②有时使用　③每次都用（跳至F01）

E05 您与临时性伴侣发生性行为时，不使用安全套的原因是什么？（可多选）

①影响快感　②认为双方都是健康的　③认为双方无避孕需要　④怕对方怀疑自己不干净　⑤省钱　⑥对方不愿意使用　⑦其他（请注明）_____

F　与商业性伴侣性行为情况（只问男性）

F01 您与商业性伴侣发生过性行为吗？（包括阴道交、口交、肛交等）

①是　②否，仅有抚摸等（跳至G01）

F02 您在哪一年有第一次商业性行为？_____年_____月（或者_____岁）

F03 您累计与多少个商业性伴侣发生过性行为？

①<5 个　②5～10 个　③11～20 个　④21～50 个　⑤51～100 个　⑥>100 个

F04 去年以来，您与商业性伴侣发生性行为的频率为每半年多少次？

①0 次　②1～4 次　③5～9 次　④10～19 次　⑤20～29 次　⑥30～59 次　⑦≥60 次

F05 您与商业性伴侣发生性行为时使用安全套的频率如何？

①从未使用　②有时使用　③每次都用(跳至 F07)

F06 您与商业性伴侣发生性行为时,不每次使用安全套的原因是什么？(可多选)

①影响快感　②认为双方都是健康的　③认为双方无避孕需要　④怕对方怀疑自己不干净

⑤省钱　⑥对方不愿意使用　⑦其他(请注明)_____

F07 您主动寻找或接受商业性行为的原因是什么？(可多选)

①寻求新鲜感　②配偶/固定性伴侣无法满足性需要　③配偶不在身边或无配偶

④朋友介绍　⑤其他(请注明)_____

F08 平均每次商业性性行为的花费是多少？(元/次)

①≤10　②11～20　③21～30　④31～40　⑤>40

F09 寻找商业性伴侣的地点(可多选)：①本市(县)　②本乡镇　③外市(县)

F10 您与哪些场所的商业性伴侣发生过性关系？(可多选)

①路边店(旅舍)　②发廊　③洗脚屋　④宾馆　⑤出租屋　⑥其他(请注明)_____

F11 如果您不用壮阳药,您与商业性伴侣每次发生性行为持续时间(分钟)为：

①≤5　②6～10　③11～20　④21～30　⑤31～40　⑥>40

F12 如果您用了壮阳药,您与商业性伴侣每次发生性行为持续时间(分钟)为：

①≤5　②6～10　③11～20　④21～30　⑤31～40　⑥>40

G　壮阳药使用情况(只问男性)

G01 当地是否有壮阳药卖？　①是　②否(跳至 H01)　③不知道(跳至 H01)

G02 您是否使用过壮阳药？　①是　②否(跳至 H01)

G03 如果您使用过壮阳药,最早购买壮阳药是_____年,平均每年花_____元,最近半年购买_____盒,花费_____元。

G04 您为何使用壮阳药？

①生殖器勃起功能障碍,力不从心,这种情况从_____年开始;

②在找商业性伴侣时使用,以追求更高的性快乐;

③满足性伴侣、配偶要求;

④其他(请注明)_____

G05 您使用壮阳药后感觉如何？

①性生活目的达到了　②没有效果　③性生活质量降低

G06 您如何获取壮阳药？(可多选)

①到药店和性保健品店自己购买　②商业性伴侣给　③其他(请注明)_____

G07 您最近一年使用壮阳药的频率如何？

①0 次　②1～5 次　③6～10 次　④10 次以上

G08 您使用的壮阳药种类：

①口服壮阳药(价格在_____元)　②外用壮阳剂(价格在_____元)

H　其他高危行为情况

H01 您与同性发生过性行为吗？　①是　②否

H02 您吸毒吗？　①是　②否

H03 最近半年,您是否曾被诊断患过性病？　①是　②否

H04 最近半年,您的性伴侣(含配偶/固定、临时、商业性伴侣)是否曾被诊断患过性病？

①是　②否　③不知道

H05 1998 年以前您卖过血(含全血、成分血等)吗？　①卖过　②没卖过

H06 您做过手术(包括输血、外科手术、牙科手术、探入性诊疗等)吗？　①做过　②没做过

I　实验室检测情况

I01 HIV 检测结果：

①阳性　②阴性

I02 HCV 检测结果：

①阳性　②阴性

I03 梅毒初筛结果：

①阳性　②阴性

调查员：　　　　　　　核查员：

附录 B　登革热病例个案调查表

一、基本情况

1.患者姓名：_____　联系电话：_____

如患者年龄＜14 岁,则家长姓名：_____　联系电话：_____

2.性别:①男　②女

3.年龄：_____岁

4.民族:①汉族　②壮族　③傣族　④其他少数民族_____

5.职业:

①幼托儿童　　　②散居儿童　　　③学生　　　　④教师　　　　⑤保育保姆

⑥餐饮从业人员　⑦商业服务　　　⑧医务人员　　⑨工人　　　　⑩民工

⑪农民　　　　　⑫牧民　　　　　⑬渔(船)民　　⑭干部职员　　⑮离退休人员

⑯家务待业　　　⑰其他_____

6.工作单位：_____

7.家庭住址：_____省(自治区/直辖市)_____市_____县(市/区)_____乡(镇/街道)

_____村

二、发病就诊情况

1.发病日期：_____年 _____月_____日

2.是否为重症病例:①是　②否

3.就诊情况

就诊日期	就诊医院	有无住院	住院日期	出院日期	出院诊断	备注

4.转归:①痊愈　②死亡(死亡日期：_____年_____月_____日)

三、血清学及病原学检测结果

项目		是否检测(未做请注明否)	标本采集时间	检测方法	检测结果(阴性/阳性)
登革抗体	IgG				
	IgM				
登革病毒分离					
登革病毒核酸					
登革病毒抗原	NS1				

病毒分型检测:①DENV-1　②DENV-2　③DENV-3　④DENV-4　⑤未检测

四、发病前后活动情况

(一)发病前外出史

1.发病前14天内是否有外出(离开本市县及出境旅游)史:①是　②否

如果选否,跳至"(二)发病前后外出活动情况"

如果选是,则外出地点为:

地点1:_____国/地区(适用境外)或_____省_____市(州)_____县(区)(适用境内)

日期:_____年_____月_____日至_____年_____月_____日

地点2:_____国/地区(适用境外)或_____省_____市(州)_____县(区)(适用境内)

日期:_____年_____月_____日至_____年_____月_____日

地点3:_____国/地区(适用境外)或_____省_____市(州)_____县(区)(适用境内)

日期:_____年_____月_____日至_____年_____月_____日

返回时间(或入境时间):_____年_____月_____日

2.外出期间是否明确有蚊虫叮咬史:①是　②否

如果选是,则叮咬地点为:

地点1:_____国/地区(适用境外)或_____省_____市(州)_____县(区)(适用境内)

地点2:_____国/地区(适用境外)或_____省_____市(州)_____县(区)(适用境内)

地点3:_____国/地区(适用境外)或_____省_____市(州)_____县(区)(适用境内)

3.是否随旅行团出行?

①是,同行团队名称(或旅行社名称):_____　团队人数:_____人

②否

(二)发病前后外出活动情况

发病前1天至发病后5天是否在国内?①是　②否

如果选是:

地点1:_____省_____市(州)_____县_____

日期:_____年_____月_____日至_____年_____月_____日

地点2:_____省_____市(州)_____县_____

日期:_____年_____月_____日至_____年_____月_____日

地点3:_____省_____市(州)_____县_____

日期:_____年_____月_____日至_____年_____月_____日

备注:_____

五、病例分类

1.是否为暴发疫情指示病例?①是　②否

2.病例类别:

①境外输入病例　输入国家或地区:_____

②境内输入病例　输入地区:_____省_____市(地区)_____县(区)

③本地病例

3.病例诊断分类:①疑似病例　②临床诊断病例　③实验室诊断病例

六、共同暴露者/接触者健康状况

若有病例有共同暴露者或者病毒血症期有密切接触者,请参照表B-1对其开展健康状况调查。

(一)有无外出同行者出现过发热等类似症状

(1)有,_____人出现发热等类似症状,外出同行者一共_____人

(2)无

(3)不详

(二)有无家庭其他成员/接触者出现过发热等类似症状

(1)有,_____人出现发热等类似症状,家中一共_____人

（2）无

（3）不详

（三）有无同事出现过发热等类似症状

（1）有，_____人出现发热等类似症状，所在部门同事一共_____人

（2）无

（3）不详

七、住所（病家）环境相关因素

（一）使用的防蚊设备（可多选）

①蚊帐　②蚊香　③纱门　④灭蚊剂　⑤其他_____

（二）积水容器类型（可多选）

①水生植物花瓶　②花盆托　③瓦盆　④铁罐　⑤碗碟缸

⑥树洞　⑦竹桩　⑧假山　⑨盆景　⑩其他_____

八、病例报告情况

是否通过网络直报系统进行报告？

①是　②否

如报告，该病例的传染病报告卡 ID 为_____

调查日期：_____年_____月_____日

调查者：_____

表 B-1　共同暴露者健康状况一览表

接触病例姓名_____　传染病报告卡 ID _____　调查日期_____　调查人_____

姓名	联系电话	与病例关系（共同出行者/家人/同事）	最近是否出现以下症状				发病日期*	就诊情况		是否采样	最终诊断（是否为登革热）	备注
			发热	关节痛	肌肉痛	皮疹/出血点		是否就诊	诊断结果			

＊：若无明确诊断则填症状出现日期。

参考文献

CANKAOWENXIAN

[1] 杨富强,夏光辉,曾志笠,等.2019年江西省新干县一起登革热暴发疫情调查分析[J].应用预防医学,2021,27(1):79-82.

[2] 王树坤,王志刚,张晓和,等.云南省元江县2010—2011年一起甲型副伤寒暴发调查与处置[J].中华流行病学杂志,2017,38(2):200-204.

[3] 李海,林玫,唐振柱,等.广西南宁市一起家庭聚集性人感染H7N9禽流感疫情的调查[J].中华流行病学杂志,2015,36(5):481-483.

[4] 许阳婷,张钟,吴小清,等.南京市人感染H7N9禽流感流行病学调查[J].现代预防医学,2014,41(10):1734-1737.

[5] Qi X,Qian Y H,Bao C J,et al. Probable person to person transmission of novel avian influenza A (H7N9)virus in Eastern China,2013:epidemiological investigation[J].BMJ,2013,347:f4752.

[6] 叶双岚,陈宗道,刘慧,等.广州市1起人感染H7N9禽流感家庭聚集性疫情调查分析[J].热带医学杂志,2014,14(7):968-972.

[7] 胡越,蔡恩茂,吴金贵,等.一起家庭聚集性人感染H7N9禽流感事件调查[J].中国公共卫生,2014,30(1):32-34.

[8] 杜明,刘俊华,王敏芳,等.一起有限人传人H7N9禽流感事件的调查[J].中国当代医药,2014,21(25):147-148.

[9] Uyeki T M,Cox N J. Global concerns regarding novel influenza A(H7N9)virus infections[J]. N Engl J Med,2013,368(20):1862-1864.

[10] 王陇德.突发公共卫生事件应急管理——理论与实践[M].北京:人民卫生出版社,2008.

[11] 《辽宁省突发公共卫生事件应急处置指导手册》编委会.辽宁省突发公共卫生事件应急处置指导手册[M].沈阳:辽宁科学技术出版社,2007.

[12] 林祥田.食物中毒调查处理指南[M].北京:人民卫生出版社,2010.

[13] 陈振锋,张磊,王心,等.化学恐怖袭击的医学救援策略[J].中国急救复苏与灾害医学杂志,2008,3(10):620-622.

[14] 李晔,张海芳,季巧英,等.新发传染病大流行常态化防控期间重大会议(活动)公共卫生保障体系建设的思考[J].中国地方病防治,2021,36(1):35-37.

[15] 孙妍.新冠疫情对中国经济的影响与对策分析[J].现代商业,2021(14):19-21.

[16] 陈安,夏保成.突发事件现场处置导则[M].北京:中国科学技术出版社,2016.

[17] 曹杰,朱莉.现代应急管理[M].北京:科学出版社,2011.

[18] 耿文奎,葛宪民.突发公共卫生事件监测预警及应急救援[M].北京:人民卫生出版社,2008.

[19] 宫琳,阎艳.应用统计学数据处理与综合教程[M].北京:北京理工大学出版社,2014.

[20] 詹思延.流行病学[M].8版.北京:人民卫生出版社,2017.

[21] 傅华.预防医学[M].7版.北京:人民卫生出版社,2018.

[22] 王皓田,姬鹏程.完善我国突发公共卫生事件监测预警体系的政策建议[J].中国经贸导刊,2020(16):57-61.

[23] 孙成均.生物材料检验[M].2版.北京:人民卫生出版社,2015.

［24］ 孙东平,江晓红,夏锡锋,等.现代仪器分析实验技术(上册)[M].2 版.北京:科学出版社,2021.

［25］ 康维钧,毋福海,孙成均,等.现代卫生化学[M].3 版.北京:人民卫生出版社,2021.

［26］ 李磊,高希宝.仪器分析[M].北京:人民卫生出版社,2015.

［27］ 唐非,黄升海.细菌学检验[M].北京:人民卫生出版社,2015.

［28］ 裴晓方,于学杰.病毒学检验[M].2 版.北京:人民卫生出版社,2015.

［29］ 李洁.从"制度"到"生活":新中国 70 年来公共卫生政策演变[J].中国公共卫生,2019,35(10):1281-1284.

［30］ 梁万年.卫生事业管理学[M].4 版.北京:人民卫生出版社,2017.

［31］ 陈庆云.公共政策分析[M].2 版.北京:北京大学出版社,2011.

［32］ 谢明.公共政策概论[M].2 版.北京:中国人民大学出版社,2014.

［33］ 陶芳标.妇幼保健学[M].合肥:安徽大学出版社,2003.

［34］ 杜玉开,张静.妇幼保健学[M].北京:人民卫生出版社,2009.

［35］ 罗家有,曾嵘.妇幼卫生保健学概论[M].北京:人民卫生出版社,2010.

［36］ 刘筱娴.妇幼卫生管理学[M].北京:科学出版社,1999.

［37］ 罗斯·C·布朗逊,伊丽莎白·A·贝克,特里·L·里特,等.循证公共卫生[M].黄建始,张慧,钱运梁,译.北京:人民卫生出版社,2012.

［38］ 杨明亮,吴廉.循证公共卫生[J].公共卫生与预防医学,2008,19(4):1-3.

［39］ 杨新军,邱洪斌.公共卫生执业医师基本实践技能训练教程[M].北京:人民卫生出版社,2013.

［40］ 冯子健.传染病突发事件处置[M].北京:人民卫生出版社,2013.

［41］ 王建明,倪春晖.公共卫生实践技能[M].北京:人民卫生出版社,2021.

［42］ 胡国庆,陆烨,李晔.医务人员个人防护用品的选择和使用[J].预防医学,2020,32(12):1189-1194.

［43］ 孟凤霞,王义冠,冯磊,等.我国登革热疫情防控与媒介伊蚊的综合治理[J].中国媒介生物学及控制杂志,2015,26(1):4-10.